Second Edition

프리미어 내과

The Essence of Internal Medicine

PREMIER INTERNAL MEDICINE

Second Edition

프리미어 내과

The Essence of Internal Medicine

PREMIER INTERNAL MEDICINE

프리미어 의학연구회

Volume 1

고려의학

프리미어 내과 제2판 서문

〈프리미어 내과〉 두번째 판입니다.

시작하던 날에 의학의 큰 길을 독자 여러분과 함께 가고 싶다고 말씀드린 바 있습니다. 〈프리미어 내과〉가 세상에 태어난 지도 그 뒤로 어언 3년이 더 흘러갔습니다. 세상에서 가장 빠르게 발전하고 있는 학문인 의학에 있어서 3년이란 세월은 정말 많은 것이 더해지고 발전해 가기에 충분한 시간입니다. 日新又日新이라.. 〈프리미어 내과〉 두번째 판은 큰 길 위에 더해진 또다른 발전을 담고자 다시 쓰여졌습니다.

정설로 인정받은 최신 지견을 최대한 다루고자 하였으며 어려운 내용을 좀 더 알기 쉽게 설명하고자 노력했습니다. 초판보다 글씨를 좀 더 키워 보기 편하게 만들되 기출문제를 빼고 더 좋은 종이를 사용하여 책의 부피를 조절해 양질의 책을 만들고자 하였습니다. 천연색의 적절한 그림과 이에 대한 정확한 설명을 싣고 중요한 내용의 맥을 짚어가려고 노력한 바는 이 책의 초지일관된 마음이요 자부심입니다. 늘 우리들 머리를 아프게 하지만 다른 어느 참고서도 말해주지 못하는 내용을 담아내고자 각 분과의 젊은 교수와 전문의 12명이 머리를 모았습니다. 지금은 아련한 기억에나 떠오르는, 시험 전날 의대생의 두 어깨를 더 무겁게 짓누르던 족보와는 다른 그런 책을 만들고자 하였습니다. Harrison과 Cecil을 밑줄 치고 공부하기에는 젊은 날의 시간이 모자라기만 한 우리 후배들에게 작은 도움이나마 되고자 힘써 지은 책입니다.

그리나 회고할 때마다 느껴지는 부족함은 지희를 부끄럽게 만듭니다. 지금 모자란 것은 독자 여러분들과 소통하면서 앞으로 더 나은 책이 되도록 애쓰겠다 약속드립니다. 아무쪼록 〈프리미어 내과〉가 의학의 길을 걸어가는 여러 독자들에게 짐이 아닌 도움이 되기를 간절히 바랍니다. 이 책이 나오기까지 많은 도움을 아끼지 않으신 최병진 사장님 이하 〈고려의학〉 식구들에게도 깊은 감사의 말씀을 드립니다.

이 책을 보시는 모든 독자와 그 식구들에게 늘 행복이 함께 하시기를 기원합니다.

2009년 12월 25일
대표 저자 드림

제1판 서문

의학은 만물의 영장 사람이라는 인격체를 직접 대하는 고귀한 학문이며 의사는 태어나는 순간부터 죽는 순간까지 사람과 의학을 이어주는 존재입니다. 또한 지구상에서 가장 빠르게 발전하며 활발히 연구되고 있고 고도로 분화되어 가는 선두 학문이 바로 의학입니다. 사이언스나 네이처보다도 더 높은 인용지수를 자랑하는 저널 역시 의학 저널 NEJM입니다. 의학도는 인류 최고의 학문을 연구하는 사람들입니다.

내과학의 대표적인 교과서인 Cecil 교과서의 타이틀 책이름이 무엇인지 기억하십니까? 바로 〈Textbook of Medicine〉입니다. 내과학 교과서의 이름이 〈의학 교과서〉인 셈이지요. 제일 위대한 학문인 의학 가운데서도 내과학의 위치를 적나라하게 말해주고 있는 대목이라 여겨집니다.

이와 같이 의학을 공부하고 계시는 여러분은 정말 중요한 학문을 배우고 익혀가는 매우 소중한 존재들입니다. 그리고 그 가운데에는 내과학이 있습니다. 의학의 길을 걸어가고 있는 여러분들께 내과는 두 어깨를 무겁게 짓누르고 있는 크고도 무거운 짐이기도 합니다. 가깝게는 눈 앞에 닥친 시험도 있지만 장차 환자의 생명을 구하는 힘이 여러분이 익히는 내과학으로부터 출발하기 때문입니다.

기하학에 왕도가 없듯이 내과학 역시 꼼수가 따로 있을 수는 없습니다. 무릇 의학도라면 원서와 씨름하고 논문을 찾아 읽고 환자를 직접 보며 고민고민하며 내과학을 익혀야 할 것입니다. 그러나 이상만을 좇아 살 수가 없고 최선이 아니라면 차선을 찾아야 하는 게 또한 옳겠지요. 이 넓고도 깊고, 그리고 전문화되어 가고 있는 내과학이라는 큰 바다 위에서 그래도 바른 길을 찾아 항해를 계속하려면 최소한의 전문성을 갖춘 길잡이를 구하는 것은 매우 중요한 일이라고 생각합니다.

〈프리미어 내과〉는 여러분에게 차선의 길잡이가 되고자 세상에 태어났습니다.

프리미어 내과가 완벽하다고는 말하지 않겠습니다. 하지만 내과 전문의이자 각 분과를 평생 전공하며 공부하고 연구해 갈 저자들이 책임감을 가지고 쓴 책이라는 점은 감히 말씀드리고자 합니다. 부족함이 많습니다만 지금까지 나온 유사한 종류의 어떤 책보다도 깊이와 품격을 두루 갖추고자 노력하였습니다.

독자 여러분의 걸음걸음을 도와 드리고자 합니다. 저희 저자들과 함께 의학의 큰 길을 함께 하시지 않으시렵니까?

돌아보면 결코 녹록하지 않은 제작 기간이었습니다. 이 책의 제작과 교정을 도와주신 가족들과 후배들에게 고맙다는 말을 전합니다. 또한 책 출판을 위해 애써주신 〈고려의학〉에도 심심한 감사의 말씀을 드립니다.

이 책을 보시는 모든 분들께 건강과 행복이 함께 하시길 기원드립니다.

2006년 8월 15일
대표 저자 드림

Volume 1
순환기학

Cardiovascular Diseases

Volume 1
호흡기학

Respiratory Diseases

Volume 2
소화기학

Gastroenterology

Volume 2
소화기학

Gastroenterology

Volume 2
내분비학
Endocrinology

Volume 3
신장학

Nephrology

Volume 3
혈액종양학
Oncology and Hematology

Volume 3
혈액종양학
Oncology and Hematology

Volume 4
감염학

Infectious Diseases

Volume 4
류마티스학

Rheumatology

Volume 4
알레르기학

Allergy

프리미어 내과

The Essence of Internal Medicine

PREMIER INTERNAL MEDICINE

순환기

Cardiology

순환기학

Cardiovascular Diseases

1

Approach to the Patient with Heart Disease

심장 질환 환자에 대한 접근

서론 (introduction)

A. 대표적인 심장의 이상과 그에 따른 증상들

1. 허혈 (ischemia)

(1) **흉통**

(2) 그 외 심부전, 빈맥, sudden cardiac death 등

2. 심근 수축력의 감소 또는 심부전 (congestive heart failure, CHF)

(1) Weakness, 피로감, 청색증 (cyanosis), 저혈압 (hypotension), 실신 (syncope)

(2) 약해진 심실의 후방에 위치한 혈관 내압 상승에 따른 변화

① Fluid accumulation

② Dyspnea

③ **Orthopnea : 누웠을 때 호흡곤란 증가**

④ Systemic/pulmonary edema

3. 부정맥 (cardiac arrhythmia)

(1) **갑자기 발생하고 갑자기 사라지는 것이 특징**

(2) **심계항진 (palpitation),** dyspnea, hypotension, presyncope

4. 혈류 폐쇄 (obstruction to blood flow)

(1) 심부전과 유사한 증상 발생

B. 계통적 접근법

· 아래와 같이 다각도로 질병을 이해해야 정확한 진단과 치료가 가능하다.

(1) 원인에 따른 접근 (underlying etiology) : 선천성(congenital)? 감염성(infectious)? 고혈압성(hypertensive)? 허혈성(ischemic)?

(2) 해부학적인 접근 (anatomic abnormality)

① 4심실 중 어디의 문제인가(which chamber)?

② 비후성 또는 확장성인가(hypertrophy *or* dilated)?

③ 어느 판막의 문제인가(which valve)?

(3) 생리적인 접근 (physiologic disturbances) : Arrhythmia? CHF? Ischemia?

(4) 기능적 관점에서의 접근 (functional disability) : 얼마나 활동에 장애가 있는가?

· NYHA functional classification로써 흔히 평가 (**Table 1-1**)

Table 1-1 **New York Heart Association Functional classification (NYHA Fc)**

Class I	No limitation of physical activity No symptoms with ordinary exertion **(일상적인 활동은 증상 없어)**
Class II	Slight limitation of physical activity Ordinary activity causes symptoms **(일상적인 활동에도 증상 나타나 eg, "계단 오르는 데도 숨 차")**
Class III	Marked limitation of physical activity Less than ordinary activity causes symptoms **(일상적인 활동 이하의 활동에도 증상 나타나 eg, "조금만 움직여도 숨 차")** Asymptomatic at rest
Class IV	Inability to carry out any physical activity without discomfort Symptoms at rest **(안정 상태에서도 증상 나타나)**

C. 가족력의 확인 (family history)

- Familial clustering (가족내에서 집락화되어 나타나는 경우) : Hypertrophic cardiomyopathy (H-CMP), Marfan syndrome, Sudden death d/t prolonged QT syndrome 등

D. Acute vs. Chronic ?

E. 위험인자 (risk factors) 확인

- 예컨대 동맥경화의 위험인자가 있는 환자는 무증상이더라도 치료의 대상이 될 수 있으며 질병이 있는 경우도 증상을 못 느끼는 경우도 있으므로 (silent disease) 병력 청취 때 꼭 확인해야 한다.

F. 다른 전신질환과 동반되는 흔한 심장 질환의 확인

(1) **Stroke** : **atrial fibrillation**, mitral stenosis

(2) Skeletal muscular dystrophies : cardiomyopathy

(3) Hemochromatosis : myocardial infiltration and restrictive cardiomyopathy

(4) Congenital deafness : prolonged QT interval and serious cardiac arrhythmia

(5) Raynaud disease : primary pulmonary hypertension and coronary vasospasm

(6) **Connective tissue disorders** : aortic dilatation and aneurysm, mitral valve prolapse

(7) **Hyperthyroidism** : **heart failure, atrial fibrillation**

(8) **Hypothyroidism** : **pericardial effusion, coronary artery disease**

(9) Rheumatoid arthritis : pericarditis, aortic valve disease

(10) Scleroderma : cor pulmonale, myocardial fibrosis, pericarditis

(11) Systemic lupus erythematosus : valvulitis, myocarditis, pericarditis

(12) Sarcoidosis : arrhythmia, cardiomyopathy

흉통 (chest pain/discomfort)

A. 원인 및 감별진단

· Table 1-2, Table 1-3 참조.

Table 1-2 급성 흉통의 원인.

Diagnosis	%	Diagnosis	%
Gastroesophageal disease GERD Esophageal motility disorders Peptic ulcer Gallstones	42	Pulmonary embolism	2
Ischemic heart disease	31	Lung cancer	1.5
Chest wall syndromes	28	Aortic aneurysm	1
Pericarditis	4	Aortic stenosis	1
Pleuritis/pneumonia	2	Herpes zoster	1

※ AMI를 제외한 입원 환자에서의 흉통의 원인.

B. 환자에 대한 접근법 (approach to patients)

1. Chest pain으로 내원한 환자에 대한 평가의 2가지 목표

(1) 응급한 치료가 필요한지 여부 결정 : 환자가 → unstable하다면 'stabilization'부터!

(2) 진단 : 병력청취 (history taking), 신체검진 (physical examination), 진단적 검사

2. Chest pain 환자의 진단을 위한 접근 원칙

(1) **생명을 위협하는 상황(life-threatening)이 아닌가?**

* 'Life-threatening' acute chest pain의 원인 질환
① Acute coronary syndrome (AMI, unstable angina) ② Aortic dissection
③ (tension) pneumothorax ④ (massive) pulmonary embolism

Table 1-3 흉통의 감별진단.

상황	통증의 기간	양상	위치	특징
Stable angina	2~10min. (길지 않다)	**'뻐근하다'** '우리하다' '조인다' '답답하다'	**Retrosternal.** Radiation to **neck**, jaw, **shoulders**, arms	**악화인자 : exertion(운동)**, 추위 노출, 정신적 스트레스 **완화인자 : 휴식, SL NG** **CVD risk factors (+)**
Unstable angina	**Stable angina보다 좀 더 길다 (〈30min.)**	Stable angina와 같지만 좀 더 심함	Stable angina와 같다.	Stable angina와 같지만 pain이 발생하는 threshold가 더 낮다. Resting, Crescendo, New onset
AMI	다양 **(〉30min. 일수도)**	Stable angina와 같지만 좀 더 severe	Stable angina와 같다.	NG로 통증 완화 잘 안 됨 Heart failure, arrhythmia 동반 가능 CXR에서 pulmonary edema
Pericarditis	수 h~수 days (episodic 하기도)	Sharp pain	Retrosternal *or* toward cardiac apex	**완화인자 :** **앉거나 몸을 앞으로 구부리기 (forward leaning)** **Friction rub(+)**
Tachyarrhythmia	비교적 **sudden onset**	'답답함 (discomfort)' **'두근두근**거림 (palpitation)'	Retrosternal	Tachycardia(PSVT는 HR〉150/m) Irregular pulse (+) → Atrial fibrillation, APB, VPB
Aortic dissection	Abrupt onset & Progression	**'찢어지는 듯 한'** 매우 심한 통증	Ant. *or* post. (interscapular). **Dissection되는 방향을 따라 진행**	**고혈압** 또는 connective tissue ds. (eg. **Marfan syndrome**) 동반 심한 **발한** (diaphoresis) 동반 CXR에서 mediastinal widening
Pulmonary embolism	Abrupt onset → 수분 - 수시간	**Pleuritic (기침, 호흡으로 악화)**	Embolism 발생한 부위	주로 dyspnea 호소 Tachypnea, Tachycardia 동반 DVT risk factors (+)
Pneumothorax	**Sudden onset** → 수 h	Pleuritic	Unilateral	**마르고 키 큰 젊은 남자에 흔함.** **한쪽 폐야 breath sound ↓** Tension pneumothorax는 hypotension 발생
Esophageal reflux	10~60min.	**'속이 탄다' (heartburn)**	Substernal, Epigastric	**악화인자 : 식사 직후, 누울 경우 (잠 잘 때)** **완화인자 : antacids**
Peptic ulcer	Prolonged	**'속 쓰리다'**	Epigastric	완화인자 : antacids, food
GB disease	**Prolonged**	'답답하다' '짓누르듯이' '칼로 찌르듯'	Epigastric, **RUQ**, Substernal	악화인자 : food
Musculoskeletal (chest wall syndrome)	다양	'쑤시듯'	다양	**악화인자 : 움직임** Local **tenderness** 있기도 (eg, rib fracture)
Herpes zoster	다양	'찌르듯'	Dermatome을 따라 분포	통증 부위에 **vesicle**, rash
Emotional, psychiatric	다양	다양	다양 (retrosternal인 경우도)	통증을 유발하는 situation(+) Anxiety, Depression 동반하기도

(2) **심각한 합병증을 일으킬 수 있는 chronic condition은 아닌가?**

① Stable angina

② 기타 : pulmonary hypertension, aortic stenosis

(3) **Specific treatment가 필요한 질환은 아닌가?**

· Pericarditis, Pleuritis/ pneumonia, Herpes zoster

(4) **치료할 수 있는(treatable) 질환은 아닌가?**

· Esophageal disease (esophageal reflux, spasm), peptic ulcer, GB disorders, cervical disc ds., arthritis (spine, shoulder), costochondritis, other musculoskeletal diseases, anxiety

3. 병력청취 (history taking)

(1) **통증 (pain) : 기간, 양상, 위치, 방사통, 완화/ 악화인자(relieving/ aggravating factors)**

(2) **동반 증상들 : dyspnea, palpitation, epigastric pain 등**

(3) **위험인자 (risk factors) : coronary heart disease, DVT risk factors**

4. 신체검진 (physical examination)

(1) V/S : BP (4지 모두 측정해야 esp. aortic dissection 등 vascular disease), HR

(2) 청진 : murmur, S3, S4, friction rub, inspiratory crackle, breath sound ↓ in one lung field

(3) 압통 (tenderness) : if (+)면 chest wall disease (eg. rib fracture) 의심할 수 있다.

5. 기본 검사 (initial laboratory tests)

(1) **ECG** : ST elevation/depression, Q wave 등

(2) **Cardiac enzyme** : CK/CK-MB, troponin

(3) **Chest x-ray** : pulmonary edema, cardiomegaly, mediastinal widening

(4) BNP, CRP, D-dimer

심계항진 (palpitation)

· 심장의 박동을 느끼는 것. "두근거린다(fluttering)", "탕탕 친다(pounding)"

A. 원인 (etiology)

(1) 다른 감각기능이 특별히 작용하지 않을 때 : 잠자기 위해 누워있을 때 (평소에 안 들리던 시계 소리가 도드라져 들리듯이 자신의 심장 박동도 유난히 느껴짐)

(2) Depression, panic disorder : 가장 흔함

(3) Cardiac arrhythmia

(4) Enlarged LV : hypertension, CHF

(5) Catecholamine ↑ : thyrotoxicosis, hypoglycemia, pheochromocytoma, fever

B. 환자에 대한 접근법 (approach to patients)

1. "Life-threatening"한 상황은 아닌가?

: ECG로 ventricular arrhythmia, AMI 확인

2. 병력청취와 신체검진 (history taking & physical examination)

(1) Onset, duration

① Abrupt onset → 수 min. 후 종료 : ventricular/ supraventricular tachycardia

② Gradual onset : sinus tachycardia

(2) Regularity

① **Irregularly irregular : atrial fibrillation**

② **Skipped beat : premature beat**

· with compensatory pause : atrial

· without compensatory pause : ventricular

(3) 유발인자 : drug 등

(4) 동반 질환 : depression, anxiety

3. 검사소견 (laboratory findings)

(1) ECG with rhythm strip

(2) Arrhythmia 가능성 있으나 내원 당시 증상 소실된 상태이고 ECG에서 이상 발견 못하면 → **24 h ambulatory ECG (Holter) monitoring**

실신 (syncope)

A. 정의 (definition)

(1) **Syncope** : 뇌혈류 감소로 인한 일시적인 **의식 소실 (loss of consciousness)**

(2) **Dizziness : 의식 소실 없이** '균형감각이 흐트러지거나 (imbalance) 넘어질 것 같은 느낌 (sensation of falling), 어찔한 (lightheaded) 느낌, 주위가 도는 것 같은 느낌'을 총칭 → 크게 3가지의 medical term으로 재분류

① Faintness : syncope 전 단계 ... LOC는 발생하지 않은 ischemic symptom

② **Vertigo : 주위가 도는 것 같은 느낌 (feeling of spinning)'**

· Physiologic vs. Pathologic

· Peripheral (labyrinth) vs. Central (brainstem/cerebral)

③ 기타 (miscellaneous head sensations)

B. Syncope에 대한 접근

1. 우선 'emergency' 상황인지 확인한다 (esp. elderly)

... massive bleeding, AMI with cardiac arrhythmia

2. Vasovagal syncope (neurocardiogenic syncope) : 50%

(1) 임상양상 (clinical manifestations)

① **발생기전 (pathogenesis) : Bezold-Jarisch reflex**

... 여러 유발인자들에 의해 **LV receptor stimulation**

→ **급격한 vagal (parasympathetic) efferent discharge ↑**

→ **HR ↓, peripheral vasodilatation → BP ↓**

② **유발인자 (precipitating factors)**

〈1〉hot/ crowded environment 〈2〉alcohol 〈3〉extreme fatigue 〈4〉severe pain 〈5〉prolonged standing 〈6〉emotional stress 〈7〉hunger

... 영화에서 쓰러지는 장면의 대부분이 vasovagal syncope

③ **Prodromal symptoms (syncope 수 초~수 분 전) : nausea**, weakness, diaphoresis, lightheadedness, blurred vision, palpitation

④ Syncope시 facial pallor (+) *but* 넘어지면서 injury 생기는 일은 많지 않다.

⑤ Standing, sitting 중인 상황에서 발생 ... Supine position에서는 드물다.

→ Supine에서 발생하면 arrhythmia, seizure, panic attack 등 고려

(2) 진단 (diagnosis) : **Head-tilt test** ... recurrent한 경우 확진 위해 시행

(3) 치료와 예방 (treatment & prevention)

① Recumbent position → 증상 완화

② 예방 (prevention) : β-blocker, SSRI, bupropion

3. Syncope 등 의식소실을 일으키는 다른 원인

(1) **Orthostatic hypotension : '일어설 때' 발생 ... elderly에서 흔함**

(2) **Drugs** : antihypertensives, antidepressant

(3) **Autonomic disorders : DM 등**

(4) CNS disorders

(5) After physical deconditioning

(6) Hypovolemia

(7) Situational syncope

① **Carotid sinus hypersensitivity : 넥타이 매거나 면도할 때**

② Cough, micturition(배뇨), deglutition(연하) 때 발생

(8) **Cardiovascular disease : 대개 cardiac arrhythmia가 원인**

... HR 〈 30/min 또는 〉 180/min인 상황에서 cerebral blood flow 유지 실패

① Bradyarrhythmia : abrupt onset, recurrent

② Tachyarrhythmia : palpitation, lightheadedness가 선행한다.

(9) **Cerebrovascular ds.** : syncope 단독으로 오는 경우는 적음. TIA의 한 manifestation일 수도.

(10) **Panic attack**

- Facial pallor (-), recumbency로 증상 호전 (×) 흔히 finger와 perioral tingling sense (+)
- **Hyperventilation syndrome** : hyperventilation으로 유발될 때

(11) **Seizure** : injury 발생하는 경우 흔하다.

(12) **Hypoglycemia : DM 있는 환자에서 우선적으로 고려!!**

신체검진 (physical examination)

A. 신체검진 (physical examination)

1. 전신 소견 (general appearances)

: tachypneic, central/ peripheral cyanosis

2. 혈압 (BP, blood pressure, 단위 : mmHg)

(1) 혈압계의 선택

① 팔의 둘레에 따라 적절한 크기를 선택 : 비만한 사람은 넓게, 마른 사람은 좁게

② **혈압대가 너무 좁으면 실제보다 높게, 너무 넓으면 실제보다 낮게 측정됨**

③ 공기주머니 (inflation bag)

· 너비 - 팔둘레의 40% 정도, 길이 - 팔둘레의 80%가 적절

· Bladder within cuff : **팔의 80% 이상을 감싸야**

(2) **측정방법**

① **30분 이상 커피, 흡연을 삼가고 5분간 안정 후 측정**

· 양쪽 팔, supine, upright position 모두 측정

· 고혈압 진단을 위해서는 적어도 2분 간격을 두고 2회 이상 측정

② **상완 동맥(brachial artery)이 심장과 같은 높이에 위치**하게 한 후 **antecubital crease보다 2.5 cm 높게 공기주머니를 위치시키고 중앙에 상완 동맥**이 오도록 감는다.

③ 촉진법 : 요골동맥을 촉진하며 압력을 올리다가 안 만져질 때보다 30 mmHg 높은 지점부터 서서히 압력을 줄이면서 촉진해서 처음 맥박이 만져지는 압력이 수축기 혈압

④ 청진법 : 상완동맥에 청진기(bell)를 놓고 촉진으로 잰 **수축기압보다 30 mmHg 이상 높이 압력을 올린 후 초당 2~3 mmHg 속도로 압력을 줄인다.**

· **수축기 혈압** (systolic BP) : **Korotkoff 음이 처음 들릴 때 (phase 1)**

· **확장기 혈압** (diastolic BP) : **Korotkoff 음 완전히 사라질 때 (phase 5)**

cf. severe AR에서는 phase 4를 DBP로 잡는다.

∵ phase 5가 0 mmHg까지 지속될 수 있어

3. 심박수 (HR, heart rate, 단위: 회/min)

: 30초간 측정해서 ×2 → 분당 심박수

4. 망막관찰 (안저경 검사)

Hypertensive retinopathy (flame shaped hemorrhage), DM (cotton-wool spots), hypercholesterolemia (beading), retinal emboli

5. 복부와 사지 (abdomen & extremities)

(1) Abdominal aortic aneurysm (pulsating mass), constrict pericarditis (ascites), renal artery stenosis (systolic bruit)

(2) 말초동맥질환 (weak peripheral pulse), pulmonary embolism (thrombophlebitis in calf or thigh), heart failure (edema)

B. 동맥파 (arterial pulse, Figure 1-1)

(1) **Hypokinetic pulse** ← hypovolemia, LV failure, restrictive pericardial ds., mitral stenosis

(2) **Parvus et tardus pulse**

① Pulsus parvus ← LV stroke vol.↓, pulse pressure↓, peripheral vascular resistance (PVR)↑

② Pulsus tardus ← aortic stenosis

(3) **Hyperkinetic pulse** ← LV stroke volume↑, wide pulse pressure, PVR↓

(4) **Bisferiens pulse** ← aortic regurgitation (**AR**), hypertrophic cardiomyopathy (**H-CMP**)

(5) **Dicrotic pulse** ← a very low stroke volume (D-CMP, dilated cardiomyopathy)

(6) **Pulsus alternans** ← severe LV failure, 정상인에서 premature beat

* pulsus bigeminus : PVC + normal beat 반복될 때

(7) **Pulsus paradoxus** : 흡기 때 systolic pressure 감소가 정상보다 크게 나타나는 것 (≥ 10 mmHg). **Pericardial tamponade**, airway obstruction, SVC obstruction 등에서 관찰

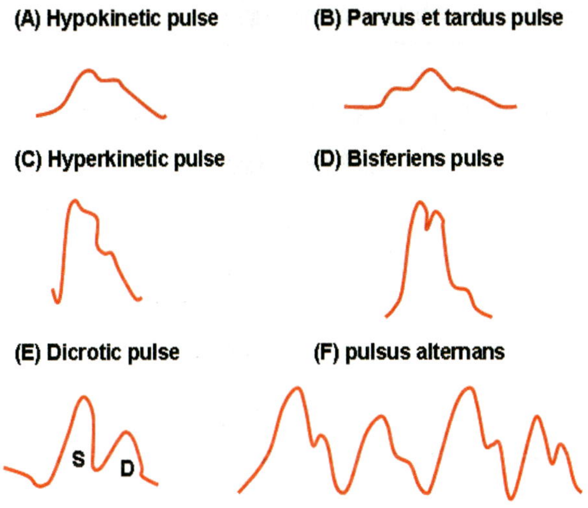

Figure 1-1 다양한 동맥파형.

C. 경정맥파 (JVP, Jugular venous pulse, Figure 1-2)

1. a wave : RA contraction → venous distension

(1) Large a : tricuspid stenosis (TS), pulmonary hypertension, pulmonic stenosis (PS)

(2) Cannon a : junctional rhythm, AV dissociation, complete AV block

(3) Absent a : atrial fibrillation (Af)

2. c wave : closure of TV ... tricuspid valve가 RA쪽으로 bulging할 때

3. x descent : atrial relaxation + TV downward displacement

(1) Accentuated x : constrictive pericarditis

(2) x wave의 nadir가 감소하는 경우 : RV dilatation

(3) x wave의 nadir가 뒤집히는 경우 : tricuspid regurgitation (TR)

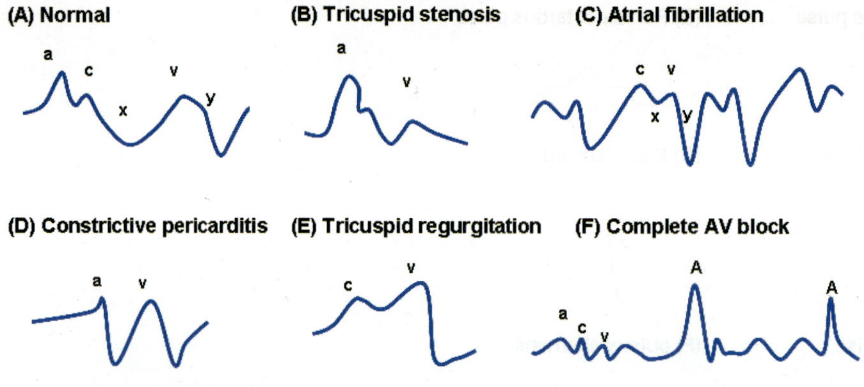

Figure 1-2 다양한 경정맥파형.

(A) Normal (B) Large a wave : Tricuspid stenosis (C) Absent a wave : Atrial fibrillation (D) Accentuated x wave : Constrictive pericarditis (E) CV form (no x wave) : Tricuspid regurgitation (F) Cannon a wave : Complete AV block

4. v wave : venous return (RA filling)

(1) **Prominent v : TR** (심할 경우 x가 없고 큰 v 만 나타남), MR

5. y descent : RV systole이 끝나고 TV가 열려 RV로 inflow가 생기면서 나타남

(1) Rapid, deep y : severe TR

(2) Sharp y descent + deep y trough : constrictive pericarditis, severe RV failure and high venous pressure

(3) Slow y : TS, RA myxoma

D. CVP (central venous pressure, Figure 1-3)

(1) **CVP ↑ : RV failure & RV diastolic pressure ↑**

(2) **Kussmaul's sign** : inspiration시 CVP가 증가하는 현상

← constrictive pericarditis, RV infarction

* 정상적으로는 inspiration 때 venous return 증가하므로 CVP가 낮아지지만 constrictive pericarditis처럼 diastolic function에 문제가 생긴 경우 inspiration 때 오히려 증가할 수 있다.

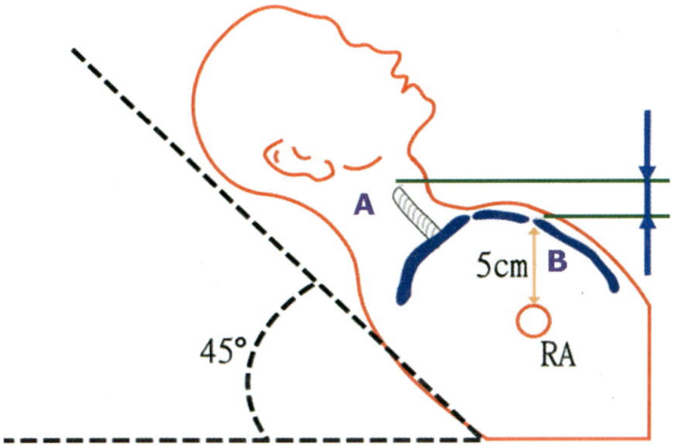

Figure 1-3 CVP 측정법.
환자를 45°로 눕힌 상태에서 jugular venous pulse가 보이는 가장 높은 지점(A)과 sternal angle(B) 사이의 수직거리를 재어 5cm을 더한다.

E. Precordial palpation

1. 정상 심박동

- 4th 또는 5th intercostal space(ICS)의 left midclavicular line 위치에서 2.5 cm 이하의 크기

2. 이상 소견 (abnormal findings)

(1) LV hypertrophy → 박동이 아래쪽, 바깥쪽으로 이동하여 6th 또는 7th ICS에 위치

(2) H-CMP → double systolic apical impulse

(3) RV hypertrophy → sustained systolic lift at the lower left parasternal area

(4) LV dyssynergy 또는 diffuse myocardial disease ← ischemic heart disease

: apex보다 1~2 cm medial, 1st/2nd ICS 위쪽에 systolic bulging 느껴짐

(5) Left parasternal lift : severe MR & large LA

(6) Right parasternal lift : severe TR & giant RA

(7) Pulmonary artery pulsation ... lt. 2nd ICS

← pulmonary HTN, pulmonary blood flow ↑, poststenotic pulmonary artery dilatation

(8) **Thrill** ← MR, AS, VSD 등에서 느껴짐

(9) Percussion : 심장, 위, 간의 위치 파악

F. 심음 (heart sound)

- **Figure 1-4**의 apex, left sternal border (LSB)에서 들리는 정상 심음의 timing을 보면서 공부할 것
- 일반적인 청진의 위치는 **Figure 1-5** 참조.

1. S1

(1) S1에 영향을 주는 요인

① 심실 수축이 시작될 때 mitral valve (MV)의 위치

② 좌심실압력이 상승하는 속도

③ MV 의 구조적 이상 유무

④ 청진기와 심장 사이에 조직, 공기, fluid등의 존재 유무 또는 그 양

(2) **S1 ↑**

① **빈맥 (tachycardia)** : diastole이 짧아

② **High cardiac output** : AV flow 빠를 때

③ **MS** : atrioventricular flow 길 때 (특히 LA pr. 높아서 수축기 초반에도 MV가 열려 있을 경우)

④ **Short PR**

(3) **S1** ↓

① Poor conduction of sound

② Long PR interval

③ LV pr.의 상승 속도가 느릴 때

④ MV의 imperfect closure

⑤ MS 있지만 anterior leaflet이 잘 안 움직일 때

(4) S1 splitting : MV와 TV가 닫히는 시간차 *정상적으로는 MV가 TV보다 먼저 닫힘

① Widening of splitting (TV가 더 늦게 닫힐 때) : complete RBBB

② Reversed splitting of S1 (MV가 오히려 더 늦게 닫힐 때) : severe MS, LA myxoma, LBBB

2. S2

· S2 splitting (**Figure 1-6**) : AV와 PV가 닫히는 시간차

*정상적으로는 AV가 PV보다 먼저 닫힘.

3. S3

· Low-pitched sound. LV failure, aortic valve regurgitation 또는 ventricular filling 속도가 증가한 상황에서 들릴 수 있다. ("ventricular gallop")

4. Pericardial knock

· S3보다 좀 더 일찍, 그리고 보다 high pitch의 심음. eg, constrictive pericarditis

5. OS (opening snap)

: Brief, high-pitched, early diastolic sound

(1) AS

(2) MS * A2-OS interval : LA pr. 크기와 반비례 ... LA pr. 높으면 OS 빨리 들린다.

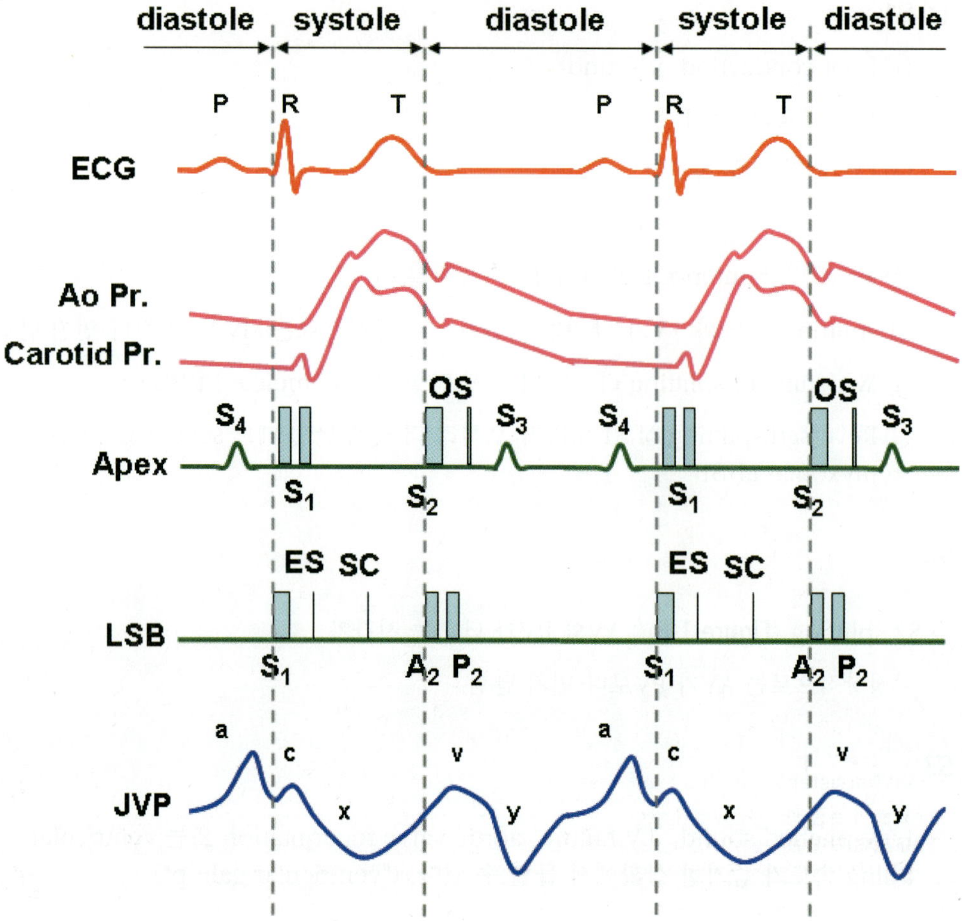

Figure 1-4 정상 심전도, 동맥압, 심음, 정맥압.
심장 cycle에 따라 각각을 알아보도록 하자. ECG의 QRS시작부터 T-wave 끝이 수축기, 그 다음부터 다음 QRS전까지가 이완기이다. 수축기가 시작되면 mitral valve (MV)와 tricuspid valve(TV)가 닫히며 S1을 만들어내며, TV가 뒤로 밀리며 atrial pressure를 반영하는 JVP(jugular venous pressure) 상에서 c wave를 만들어 낸다. Aortic valve (AV)가 열리며 피가 뿜어져 나가면서 ejection sound(ES)를 만들어 낼 수 있고, aortic pressure (Ao Pr.)와 carotid artery pressure(carotid Pr.)가 상승한다. 상승하는 pressure에 periphery에서 반사되어 오는 박동이 합해져 carotid Pr.의 peak가 나타나며 Ao Pr에서는 이보다 늦게 peak가 나타난다. 이 시기는 atrium의 확장기에 해당하며 심방 내압이 떨어지면서 JVP에 x descent가 나타난다. 심방 내압은 수축기 중반에 nadir에 도달한 후 지속적으로 atrium으로 유입되는 혈류에 의해 다시 상승한다. 수축기 중반 이후에 mitral prolapse가 있는 경우 systolic click (SC)이 들릴 수 있다. 수축기가 끝나면 AV와 pulmonic valve(PV)가 닫히며 S2가 들린다. AV가 닫힐 때의 충격파가 Ao Pr에서 incisura로 보이고, Carotid Pr에서는 dicrotic notch로 보이며 이후 다음 수축기 때까지 동맥압은 떨어지게 된다. 정상적으로 S2는 흡기 때 우측 심장으로 혈류가 증가되며 PV가 늦게 닫히게 되어 S2가 분리되어 들린다(S2 splitting). 심실이 이완되고, 심방의 압력이 심실보다 높아지면 MV와 TV가 열리며 심실로 혈류가 유입되는 이완기가 시작된다. Mitral stenosis가 있는 경우 이 때 opening sound(OS)가 들린다. JVP는 MV가 열리는 직전에 peak를 보인 후(v-wave)심실로 혈류 유입에 따라 떨어지며 y-descent를 만든다. 심실로 유입되는 혈류에 의해 심실이 늘어나며 S3를 만들 수 있다. 이완기 중반이 되면 atrial pressure와 심실압력이 같아 진 후 상승하기 시작한다. 다음 수축기 직전 atrial contraction이 일어나며 마지막으로 심실로의 혈류 유입이 일어나며 S4가 들릴 수 있고, JVP상에는 a-wave가 보인다.
* LSB (left sternal border)

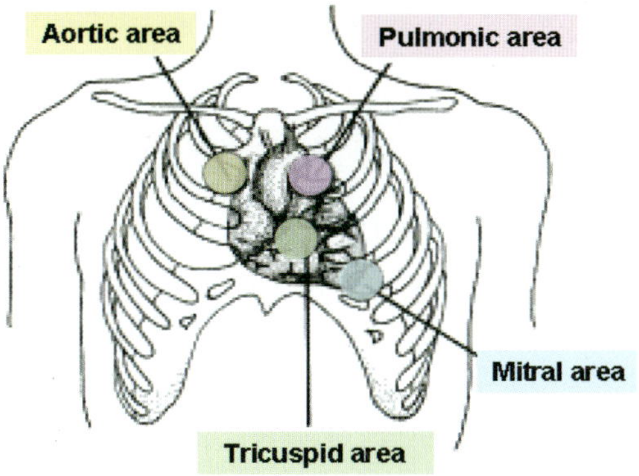

Figure 1-5 일반적인 청진의 위치.
① Right upper sternal border : Aortic valve
② Left upper sternal border
 : Pulmonic valve, ASD, PDA, VSD (subaortic)
③ Left lower sternal border
 : Tricuspid valve, VSD
④ Apex : Mitral valve

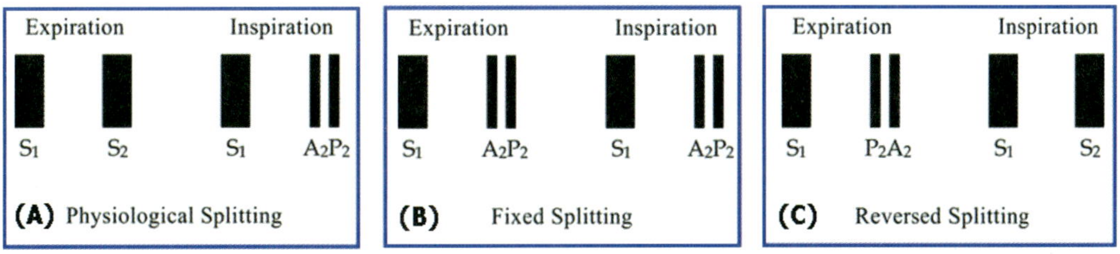

Figure 1-6 S2 splitting.
(A) Physiologic splitting : Inspiration 때 RV→pulmonary a. flow가 늘어나 PV가 늦게 닫혀 split됨
(B) Fixed (persistent) splitting : PV가 늦게 닫히거나 AV가 일찍 닫히는 상황
 ① PV 늦게 닫힐 때 : RBBB, RV pressure overload/ contraction time↑, constrictive pericarditis
 ② AV 일찍 닫힐 때 : LV VPB/ pacemaker
 ③ ① + ② : ASD, VSD, MR
(C) Reversed (paradoxical) splitting : PV가 일찍 닫히거나 AV가 늦게 닫히는 상황
 ① PV 일찍 닫힐 때 : RV VPB
 ② AV 늦게 닫힐 때 : LBBB, LV systole↑ (severe aortic outflow obstruction, large aorto-pulmonary shunt, systolic hypertension, IHD or CMP

6. S4

(1) Low-pitch의 presystolic sound. Atrial contraction에 의한 ventricular filling때 나타나는 소리 ("atrial gallop")

(2) Systemic hypertension, AS, H-CMP, ischemic heart disease, acute MR

7. Nonejection 또는 midsystolic clicks

· Mitral valve prolapse (MVP)

G. 심잡음 (heart murmur)

1. 분류와 양상 (Figure 1-7)

· 정상인에서 심초음파에 의해서만 관찰되고 심잡음은 들리지 않는 trivial MR, trivial TR, Trivial PR, trivial AR등이 있을 수 있고 나이에 따라서 증가하는 양상을 보인다.

2. Grade (I~VI)

(1) I → VI로 갈 수록 심잡음 크게 들린다.

· Grade I : 겨우 들릴 정도

· Grade IV : thrill이 감지될 정도의 잡음

· Grade VI : 청진기를 가슴에 대지 않아도 들리는 정도

(2) 시작 시간, 끝나는 시간, murmur의 양상 등은 두 chamber간 압력차가 생기는 양상에 따라 결정. **Figure 1-8** 참조.

3. Physiologic 또는 pharmacologic intervention이 심잡음/심음에 미치는 영향

(1) **호흡**

① **흡기** : **systemic venous return↑ → Rt. heart** tricuspid 또는 pulmonic valve에서 나는 소리↑ & 우심실의 S3, S4↑

② **호기 : pulmonary vein → left atrium으로 가는 혈류↑ → Lt. heart 소리↑**

(2) **Valsalva maneuver** : 양쪽 ventricular filling 감소

① **대부분의 심잡음이 약해지고 짧아지나**

② **H-CMP**(hypertrophic cardiomyopathy), **MVP**(mitral valve prolapse)에서는 **심잡음↑**

· Valsalva를 풀면 우측 심장의 잡음 소리부터 정상 크기로 돌아온다.

(3) VPB 이후 또는 AF에서 상대적으로 느린 심실 박동 이후 : semilunar valve의 심잡음↑, AV valve 역류에 의한 잡음은 짧아지고 작아진다.

(4) Positional change

① **Standing** : LV volume 감소 → **대부분 심잡음은 ↓** *but* **H-CMP, MVP는 ↑**

② **Squatting/ passive leg raising** : venous return이 증가하고 systemic arterial resistance↑ **→ 대부분의 심잡음은 ↑, H-CMP, MVP는 ↓**

(5) Exercise : isotonic, submaximal isometric (**hand grip**) → systemic arterial pr.↑, HR↑

① PS, MS, MR, VSD, AR↑

② **H-CMP는** near maximal **handgrip exercise에서** ↓

③ IHD에서 운동시 S4, S3↑

(6) Pharmacologic intervention

① **Amyl nitrite** inhalation → systemic arterial pressure↓, blood flow↓

a. Initial hypotension : MR, VSD, AR은 ↓, AS는 ↑

b. Later tachycardia phase : MS, right side lesion 또한 ↑

c. MVP는 처음에는 약해졌다가 후에 커진다.

② Phenylephrine : amyl nitrite 반대 효과

(7) Transient arterial occlusion

: 양쪽 팔을 cuff로 감아 동맥을 occlusion시키면 SBP↑, MR, VSD, AR↑

* 각 영향에 따라, 우측 심장으로 유입되는 혈류, 좌측 심장으로 유입되는 혈류, systemic resistance의 변화 등이 어떻게 되는 지 알아두면 쉽게 이해 할 수 있다.

4. Systolic murmurs

(1) **Holosystolic (pansystolic) murmur**

① **MR**

② **TR**

③ **VSD**

(2) **Midsystolic (systolic ejection) murmur**

① **AS** : supravalvular/valvular/subvalvular (H-CMP)

② Papillary muscle dysfunction 동반한 MR 또는 TR

③ Blood flow증가된 경우 정상인에게서도 pulmonic area의 functional murmur 들릴 수 있다.

(3) Early systolic murmur

① Large VSD with pulmonary hypertension, small muscular VSD

② pulmonary hypertension 없는 TR ∵ 후반기에 RV pr. = RA pr. 되므로

③ Noncompliant LA가 있는 acute MR도 마찬가지

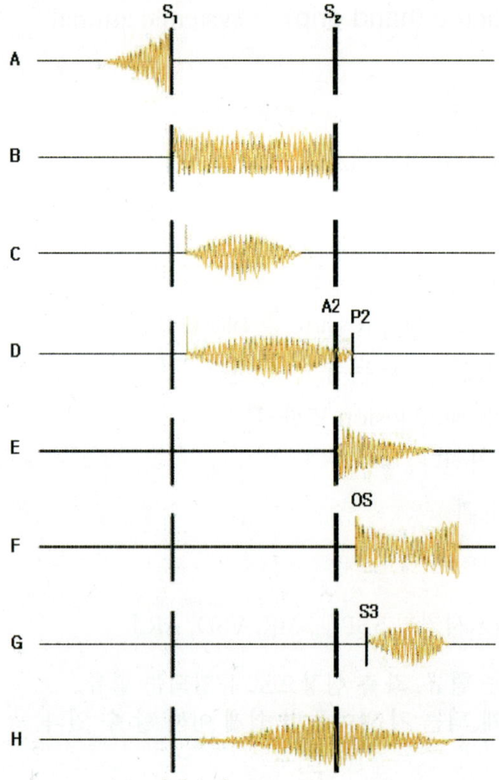

Figure 1-7
심잡음의 양상(diagram)과 분류.
(A) Presystolic murmur : MS, TS
(B) Holosystolic(pansystolic) murmur : MR, TR, VSD
(C) Aortic ejection murmur with ejection click
(D) Pulmonary stenosis (P2가 지연되어 있고 A2 지나서도 murmur가 있다.)
(E) Aortic or pulmonary diastolic murmur : AR, PR
(F) MS with OS
(G) S3 + short middiastolic inflow murmur
(H) Continuous murmur : PDA

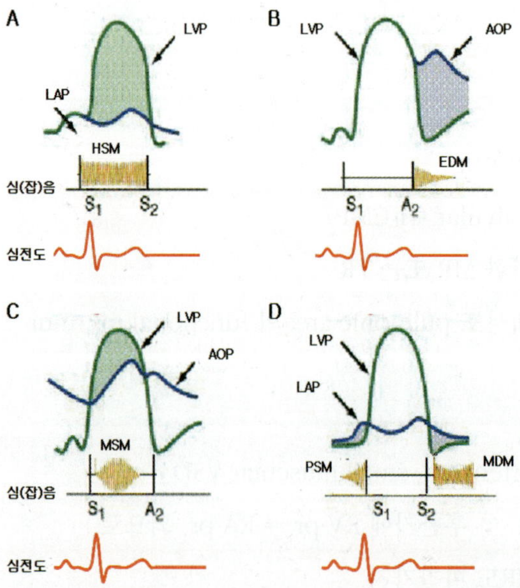

Figure 1-8 심전도, 좌심실압 (LVP), 좌심방압 (LAP), 심잡음의 관계 모식도.
HSM : holosystolic murmur
EDM : enddiastolic murmur
MSM : midsystolic murmur
PSM : presystolic murmur
MDM : middiastolic murmur

(4) Late systolic murmur

① Papillary muscle dysfunction

② MR with MVP

5. Diastolic murmur

(1) Early diastolic murmur : AR, PR

(2) **Middiastolic murmur**

① **MS** (OS 이후에 발생), TS

· Stenosis의 심한 정도 ∝ murmur duration ... intensity와는 오히려 반비례

② Large left-to-right shunt 또는 severe **AR** : 상대적으로 많은 blood flow가 AV valve 통과하게 되어 middiastolic murmur 들릴 수도

③ **Austin-Flint murmur** : acute severe **AR** 때 middiastole에 LV pr. 〉 LA pr. 되어 생기는 'diastolic MR'로 인해 chronic, severe AR 때 AR jet와 LV inflow가 anterior mitral leaflet에서 잡음을 일으키는데 이를 일컬음 ... midsystolic 또는 presystolic murmur로 들릴 수 있다.

(3) Presystolic murmur : atrial contraction으로 발생하는 잡음

① AS

② Atrial myxoma

6. Continuous murmur

(1) **PDA**, aortopulmonary septal defect

(2) **AV fistula** : systemic, coronary AV fistula

(3) Anomalous origin of the left coronary artery from the pulmonary artery

(4) **Sinus of Valsalva rupture** : rt. heart 쪽으로

(5) ASD with high LA pressure

(6) Coarctation of aorta, partially occluded pulmonary embolism

7. Pericardial friction rub : constrictive pericarditis

2

Electrocardiography

심전도

Basic electrophysiology

A. 심장내 전류형성의 3요소 (Figure 2-1)

(1) **Pacemaker cells** * SA node : 정상적인 경우 이곳에서 심장 박동이 시작된다.

(2) Specialized **conduction tissue** : AV node, His bundle, bundle branches, Purkinje fibers

(3) **Heart muscle**

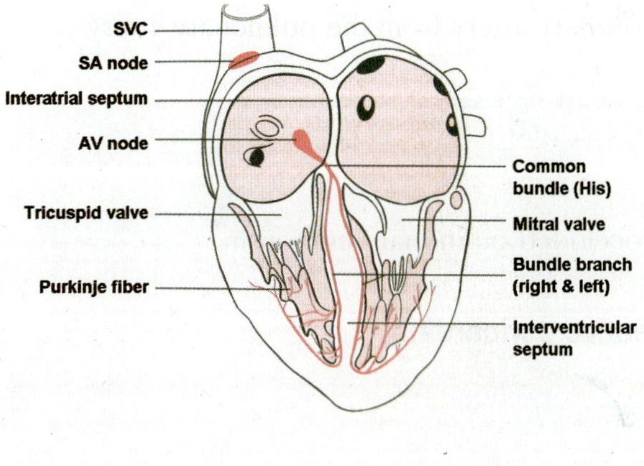

Figure 2-1
심장 전도계 (conduction system).
SA node → Atrium (RA→LA) → AV node → His bundle → Bundle branches → Purkinje fibers → Ventricular m. 의 순서로 conduction 이 일어남.

B. 심전도의 벡터 (vector cardiogram)

- 심근세포는 depolarization과 repolarization을 일으키는 동안 전기를 생성한다.
- 이러한 각각의 심근세포가 생성한 전기가 합쳐져 '방향성이 있는 전류(vector)'가 생성되고 체표면에 부착된 다양한 방향의 전극에서 그 벡터가 형성하는 전위차를 읽어 기록하게 되는데 이 결과물이 심전도이다.
- 질환이 있을 경우에 벡터의 방향이 변하게 되고 이것이 심전도에 반영되기 때문에 심전도로 질환을 특정 질환을 진단할 수 있다.

(1) 12 leads (**Figure 2-2**) : 심장 내부의 현상을 3차원적으로 기록할 수 있다.

(2) Frontal plane (**Figure 2-2, Figure 2-3**) : limb leads

* **Axis** : 전류가 가장 세게 기록되는 lead의 방향이 심장의 전기적인 축

(3) Horizontal plane : precordial leads. (**Figure 2-2** 참조)

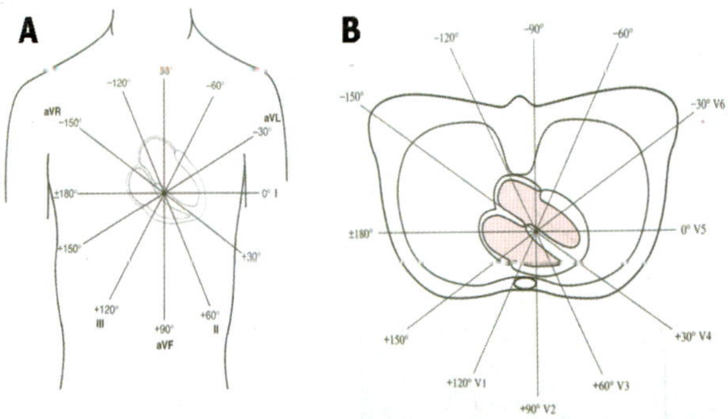

Figure 2-2
심장의 벡터 (12 leads).
Frontal plane(A)과 horizontal plane (B)에 부착된 전극에 의해 3차원적으로 심장내 전위차의 vector를 읽게 된다.

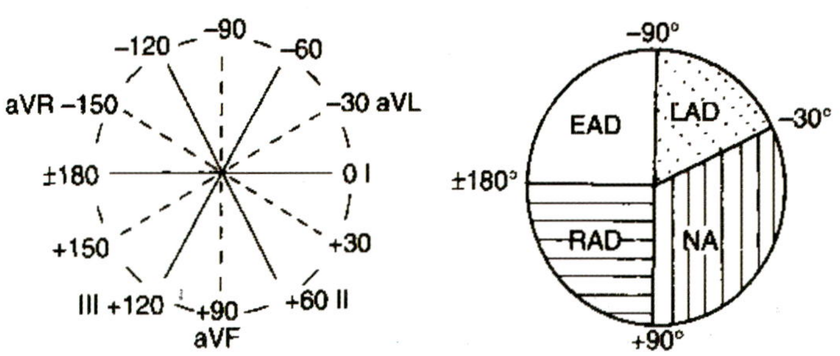

정상축(normal axis) : -30°~+100°
RAD (right axis deviation) : > +100°
LAD (left axis deviation) : < -30°
EAD (extreme axis deviation)

Figure 2-3 Axis.
6개의 limb lead에서 QRS wave가 가장 높게 (+)로 나타나는 방향이 심장의 전기적인 축이 된다.

C. 정상 심전도 (normal ECG, Figure 2-4, Figure 2-5, Figure 2-6)

- 심전도는 heart muscle의 depolarization과 repolarization의 기록이다. Lead를 향해 오는 '전류'를 (+) wave로, lead로부터 멀어지는 '전류'를 (-) wave로 기록한다.
- Lead로 가까워지는 depolarization 또는 lead로부터 멀어지는 repolarization → (+) wave
- Lead로부터 멀어지는 depolarization또는 lead로 가까워지는 repolarization → (-) wave

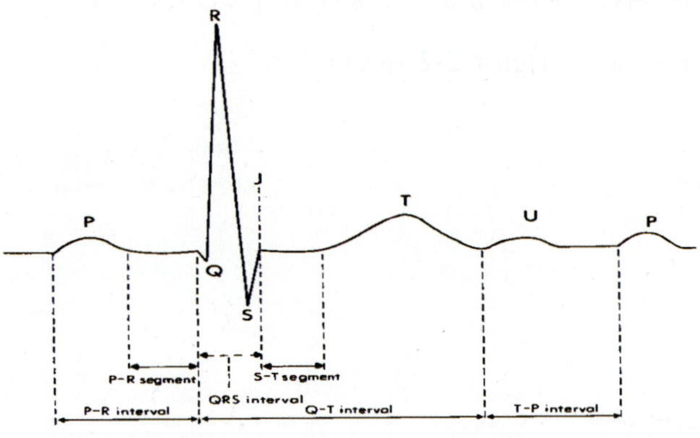

Figure 2-4
정상 심전도 파형.

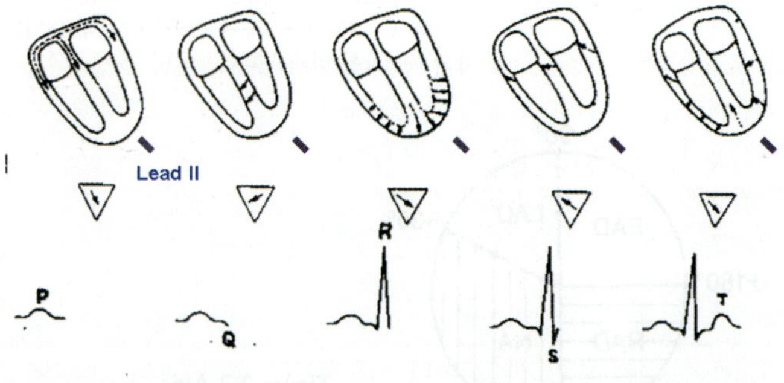

Figure 2-5 정상 심전도 파형 (Lead II에서 1 cycle 진행 과정).
P wave : Atrial depolarization
PR interval : A-V conduction
QRS wave : Ventricular depolarization (Q : septal depolarization; RS : Intra-ventricular conduction)
T wave : Ventricular repolarization
QT interval : Ventricular depolarization과 repolarization 사이 시간 간격

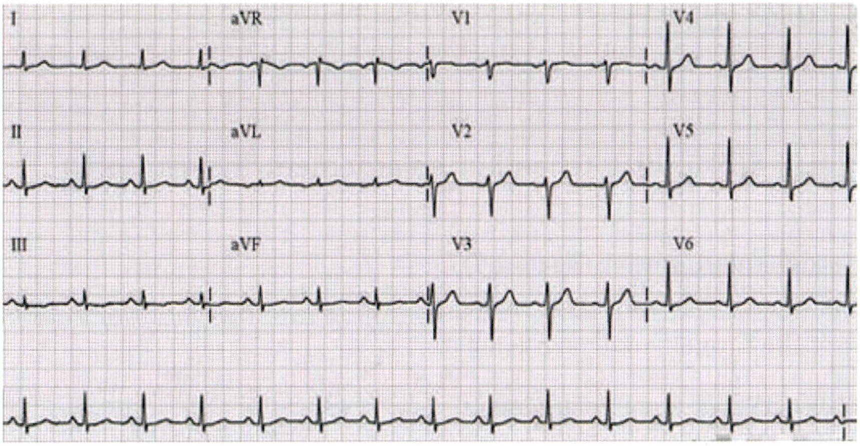

Figure 2-6 정상 심전도 (12 leads). 심전도는 모눈종이 위에 그려지며 가로축은 시간(sec), 세로축은 전압(mV)을 나타낸다. 모눈종이 작은 눈금 한 칸은 가로 0.04sec, 세로 0.1mV를 의미한다. 세로축의 0에 해당하는 가로선을 'isoelectric line'이라 하며 실제 심전도에서는 'TP segment'를 isoelectric line이라고 보면 된다.

※ 정상 심전도 파형 정리

- P wave : 〈 0.12 sec, 〈 0.25 mV, 일정한 모양의 P wave가 lead II 등 대부분 lead에서 (+), aVR은 (-)
- PR interval : 0.12~0.20 sec
- QRS wave :
  - 가로 폭 : intraventricular conduction을 의미. 〈0.10 sec
  - 세로 높이 : 각 lead의 극성은 Q또는 R, S 중 가장 큰 (+)크기와 (-)크기를 합하여 결정된다. Frontal plane(limb leads)에서는 -30°~ +100° 사이에 axis가 위치하며 horizontal plane (precordial leads)에서는 V3 또는 V4를 기준으로 그 이전은 (-) (S wave 〉 R wave), 그 이후는 (+) (R wave 〉 S wave)로 바뀐다. 이 때 (-)→(+) 로 바뀌는 부분을 'transition zone'이라 한다.
- RR interval = heart rate : 60~100회/min.
- J point : QRS와 ST segment가 만나는 지점
- ST segment : elevation/ depression 없이 isoelectric line 상에 있는 것이 정상.
- T wave : aVR을 제외한 대부분의 leads에서 (+)
- QTc = QT interval / $\sqrt{RR}$ (ventricle의 depolarization과 repolarization 사이의 시간) : 〈 0.44 sec
- TP segment : isoelectric line의 기준으로 삼는다.

주요 심전도 이상 소견

A. 심방과 심실의 확장과 비대 (chamber enlargement/hypertrophy)

1. 심방 확장 (atrial enlargement, Figure 2-7)

(1) 우심방 확장 (RAE, right atrial enlargement)

(2) 좌심방 확장 (LAE, left atrial enlargement)

2. 심실 비대 (Ventricular hypertrophy, Figure 2-8)

(1) 좌심실 비대 (LVH, left ventricular hypertrophy)

(2) 우심실 비대 (RVH, right ventricular hypertrophy)

(3) 양심실 비대 (BVH, bi-ventricular hypertrophy)

B. 심실내 전도 이상 (intraventricular conduction abnormality)

1. Bundle branch block (BBB, Figure 2-9)

(1) RBBB (right bundle branch block)

(2) LBBB (left bundle branch block)

2. Hemiblock (unifascicular block) in Left bundle system (Figure 2-10)

(1) Left anterior fascicular block (LAFB)

(2) Left posterior fascicular block (LPFB)

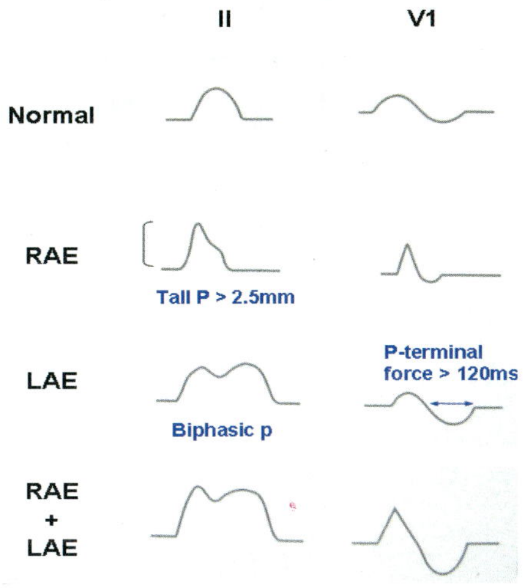

Figure 2-7 심방 확장 (atrial enlargement).

- RAE : II에서 0.25mV 이상의 'peaked P'가 관찰됨. (p-pulmonale)
- LAE : II에서 0.12sec 이상의 biphasic, 'notched P'가 관찰되고 V1에서는 (-) wave의 p-terminal force가 〉0.04sec 이상으로 확장된다. (p-mitrale)

* p-terminal force = 폭 × 깊이 : 즉, 심전도 작은 눈금으로 가로 세로 1칸 넓이 이상이면 LAE (+)

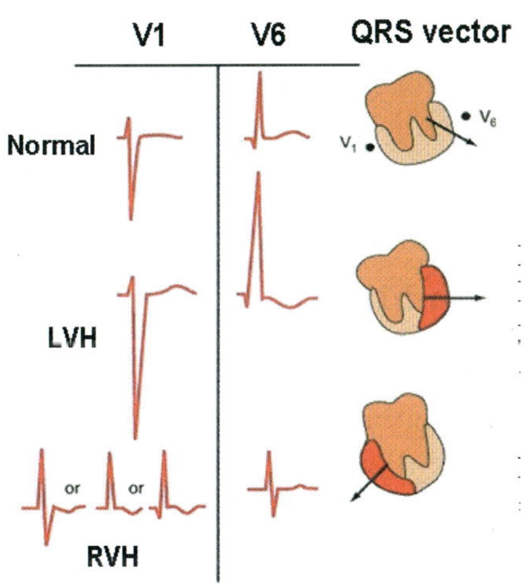

Figure 2-8 심실 비대 (ventricular hypertrophy).

High R voltage, axis deviation, ventricular strain 등을 종합하여 판단한다.

- LVH :
  - V5-6에서 high R, V1에서 deep S
    (SV1 + RV5 or V6 〉 3.5mV)
  - LAD
  - LV strain
  - LAE
- RVH :
  - V1에서 R〉S (Rs)
  - RAD
  - RV strain

* Ventricular strain
  LV strain : V5 6 ST depression + T inversion
  - RV strain : V1-2 ST depression + T inversion

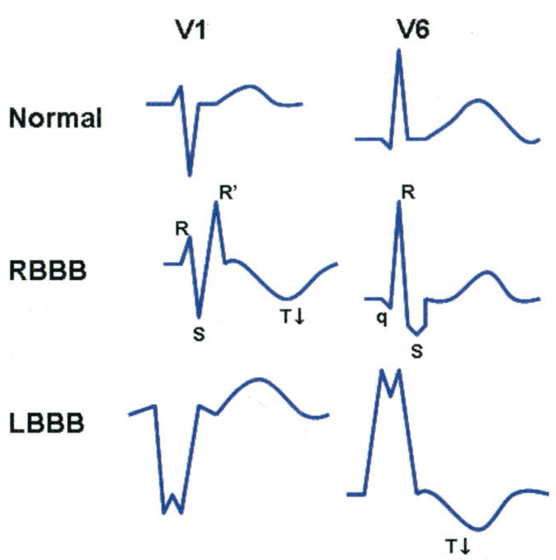

Figure 2-9 Bundle branch block.

- RBBB :
  - V1 : rSR (triphasic QRS), T inversion
  - V6 : qRS ... 'deep slurred S'
- LBBB :
  - V1 : QS ... 'deep S'
  - V6 : R, T inversion

* LBBB, RBBB는 각각 LV, RV의 depolarization이 지연되어 QRS widening이 나타나는 것이 특징
- Complete BBB : 〉 0.12sec
- Incomplete BBB : 0.10~0.12sec

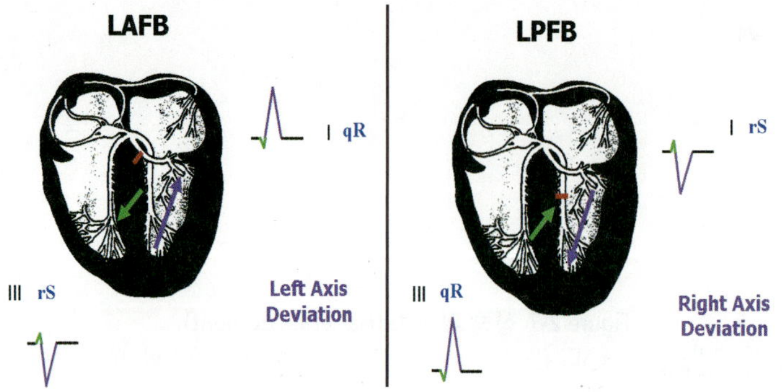

Figure 2-10
Unifascicular block.
- LAFB :
  - I : qR, III : rS
  - LAD
- LPFB :
  - I : rS, III : qR
  - RAD

* QRS duration은 정상 ('narrow QRS')

C. 심실 조기 흥분 (pre-excitation)

· Bypass tract을 통한 심실 조기 흥분 (eg. WPW syndrome)

* WPW (Wolff-Parkinson-White) syndrome (Figure 2-11)

· Triad :

① Wide QRS

② Short PR interval

③ Δ(delta)-wave

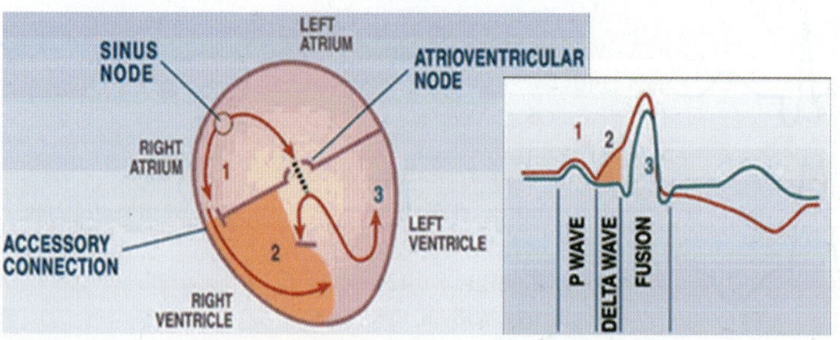

Figure 2-11
WPW syndrome.
Kent bundle이라는 bypass tract(accessory connection)을 통해 AV node를 통한 정상적인 것보다 이른 시기에 ventricle의 depolarization이 일어나 'delta wave'가 만들어진다. Δ-wave 때문에 QRS는 widening되고 PR interval은 짧아진다.

순환기학

D. 허혈성 심질환 (myocardial ischemia & infarction)

1. Ischemic heart diseases의 심전도 판독 : 5가지 중요한 감별점

(1) Reversible *or* irreversible? : 심전도가 정상화 되는지?

(2) Acute *or* chronic? : 시간에 따른 심전도의 변화를 알아야 함.

(3) Transmural *or* subendocardial : Figure 2-12 참조

(4) Anterior *or* inferoposterior : localization을 할 수 있어야 함.

(5) Underlying abnormality (eg, ventricular hypertrophy, conduction abnormality) : 동반된 이상을 알아야 적절한 치료를 할 수 있음.

2. 허혈 심근은 어디인가? (localization)

(1) Acute transmural **anterior** (apical + lateral) wall ischemia : **V1부터 V6** 또는 I, aVL lead중 한 개 이상에서 ST elevation *or* T wave 크기의 증가 (hyperacute T wave)

(2) **Inferior** wall ischemia : **II, III, aVF**에서 ST elevation *or* T wave 크기 증가

(3) Posterior wall ischemia : V1 또는 V3에서 reciprocal ST depression이 나타남.

(4) Right ventricular ischemia : V3R 또는 V4R에서 ST elevation

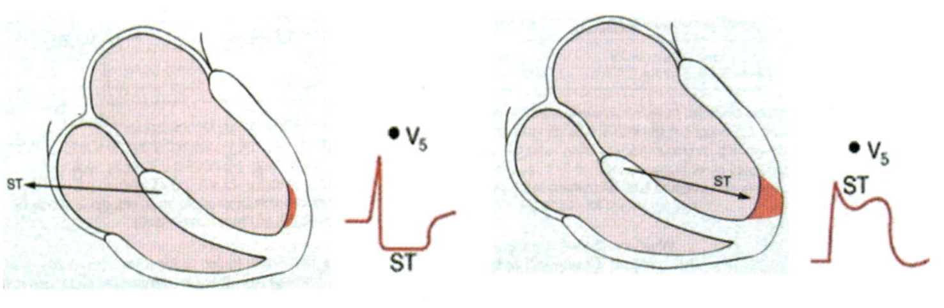

Figure 2-12 ST segment deviation의 발생 원리. Ischemia 발생 부위는 resting membrane potential이 작아지고 action potential의 길이가 짧아져서 ischemia가 발생하지 않은 부위와 전위차가 생기고 이에 따라 전류가 발생되는데 이것이 ST segment deviation을 유발한다. (A) Subendocardial ischemia. 해당부위에 ST segment depression이 나타남. (B) Transmural ischemia. 해당 부위에 ST segment elevation이 나타남.

3. ST elevation MI에서 ischemic ECG change의 시간에 따른 변화

- Figure 2-15 참조.
- 수 시간 또는 수 일에 걸쳐 ST elevation과 hyperacute T wave는 다음 중 하나 이상의 변화를 나타낼 수 있다.

(1) T wave inversion

(2) Abnormal Q wave formation

(3) Normalization (특히 variant angina의 경우)

(4) ST elevation이 지속되는 경우 → ventricular aneurysm 의심

※ Abnormal Q wave : 많은 심근이 괴사되면 R wave가 작아지며 abnormal Q wave가 나타날 수 있다. 따라서, infarction을 Q wave의 유무에 따라 Q wave infarct, non-Q wave infarct으로 나눌 수 있고 이는 심근괴사의 심한 정도를 시사한다.

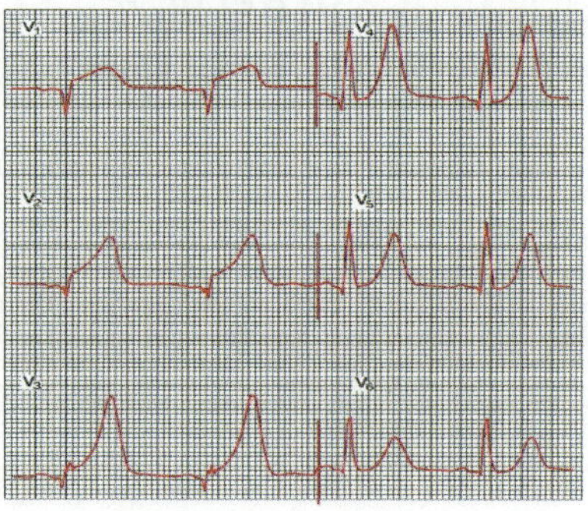

Figure 2-13 Anterior wall myocardial infarct.
V1부터 V3까지 ST elevation과 hyperacute T wave를 볼 수 있다.

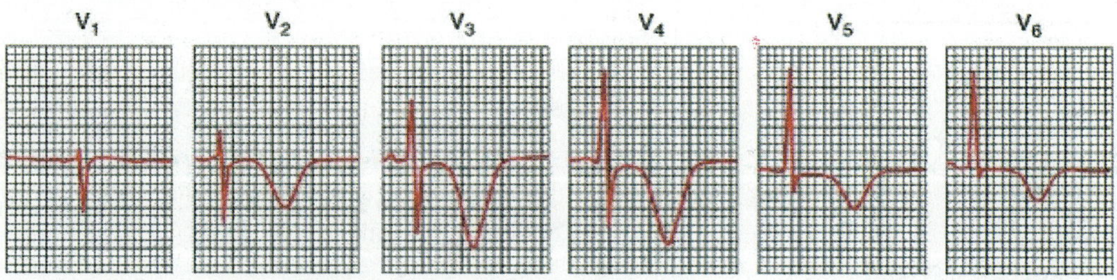

Figure 2-14 LAD stenosis 의심되는 ECG 소견.
평소 심전도가 정상이던 사람이 흉통이 있으면서 이와 같이 deep T wave inversion이 acute하게 나타나면 left anterior descending artery (LAD)에 high grade stenosis를 의심해 볼 수 있다. 반대로, 평소 심전도가 이렇던 사람이 흉통이 있으면서 심전도가 정상화된다면 (pseudonormalization of T wave) 마찬가지로 LAD stenosis를 의심해야 한다. 이와 같이 ischemia의 심전도 진단은 이상 소견 자체보다는 흉통의 존재 유무, 그에 따른 심전도의 변화 여부를 보는 것이 더욱 중요하다.

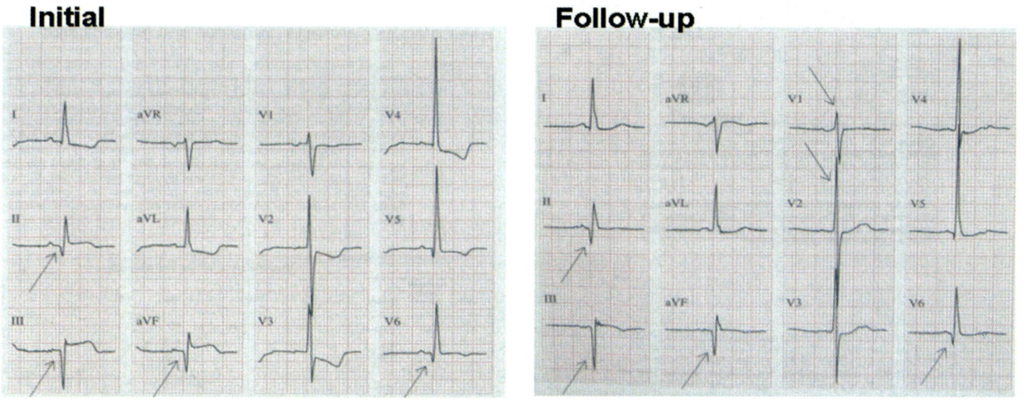

Figure 2-15 Inferior Q wave MI의 시간에 따른 변화.
진단 당시 II, III, aVF의 ST elevation과 Q wave가 경과 관찰시 ST elevation은 정상화 되고, Q wave는 더 깊어지며, T wave는 flat해지거나, inversion이 나타나는 것을 볼 수 있다.

Table 2-1 심근 허혈에 따른 ECG 변화 정리.

허혈성 심질환	ECG 변화
Noninfarction subendocardial ischemia (classic angina)	No change 또는 Transient ST depression
Noninfarction transmural ischemia	Transient ST elevations, paradoxical T wave normalization (평상시에 있던 T inversion이 정상화 되는 경우)
Non-Q wave (non-ST elevation) infarction	ST depressions, T wave inversions, no Q wave
Q wave infarction	New Q waves with hyperacute T waves/ST elevations → T wave inversion으로 진행

4. Exercise (stress) ECG

- Chapter 3, Chapter 18 참조
- 협심증의 진단에 이용되며, 운동이나 약물을 통하여 심근에 부하를 준 후 horizontal or down-sloping ST depression이 새롭게 나타나는지 여부를 확인.

5. 허혈성 심질환의 ECG 진단에서 유의할 점들

· 심근허혈의 심전도 진단에서 항상 염두에 두어야 하는 것이 false positive, false negative의 문제이다. 정상 심전도이더라도 AMI가 있을 수 있고, 많은 심전도 변화가 다른 원인에 의해서도 생길 수 있다.

· 따라서, 앞에서 언급한 바와 같이 흉통의 존재여부, 시간에 따른 심전도의 변화 등을 관찰하는 것이 중요하다. 아래에서 false negative, false positive가 나타날 수 있는 소견들을 정리해 두자.

(1) **False negative ECG (심근허혈을 놓칠 수 있는 경우)**

① **LBBB**

② Electronic ventricular pacemaker patterns

③ WPW preexcitation

(2) **False positive ST-segment elevation (ST 상승이 나타날 수 있는 다른 질환)**

① **Acute pericarditis**

② **Normal variant (early repolarization pattern)**

③ LVH *or* LBBB

④ Brugada syndrome (V1~V3에서 RBBB pattern의 ST elevation)

⑤ Hypothermia (J wave/ Osborn wave)

⑥ Myocarditis

(3) **False positive Q wave (abnormal Q wave가 보일 수 있는 다른 질환)**

① Physiologic *or* positional variants

② Ventricular hypertrophy

③ Acute *or* chronic noncoronary myocardial injury

④ **Hypertrophic cardiomyopathy (H-CMP)**

⑤ Ventricular conduction disorders

(4) **False positive ST depression (ST depression이 보일 수 있는 다른 질환)**

① **Digitalis**

② **Ventricular hypertrophy**

③ **Hypokalemia**

E. Metabolic factors & drug effects

(1) Hyperkalemia (**Figure 2-16**)

- 심해질수록 **tenting T wave** → AV conduction abnormality → sine-wave pattern의 ECG → cardiac arrest 등으로 나타난다.

(2) Hypokalemia (**Figure 2-17**) : QT prolongation & **prominent U wave**

(3) Quinidine 외 action potential을 늘리는 약제(amiodarone, TCA…) : QT prolongation

(4) Subarachnoid hemorrhage (**Figure 2-18**)

- Marked QT prolongation
- Deep & wide T wave inversion ('CVA T wave' pattern)

(5) Hypocalcemia (**Figure 2-19**) : QT prolongation

(6) Hypercalcemia (**Figure 2-20**) : QT shortening

(7) Hypothermia : J point의 convex elevation (Osborn wave)

(8) Digitalis effect (**Figure 2-21**) : 특징적인 ST-T-wave의 scooping

(9) 기타

① Electrical alternans : 매번 심박마다 심전도가 변하는 것

← pericardial effusion, cardiac tamponade

② Poor R progression : precordial lead V1~V3/V4까지 R wave가 작거나 없음

← LV *or* RV enlargement/ hypertrophy, LBBB 등

③ Non-specific ST-T wave changes

- T wave flattening, mild T-wave inversion, mild ST segment depression 등을 통칭하는 말
- 다양한 원인 : 전해질, 산염기 불균형이나, CNS의 이상, 내분비이상, 약제효과, 허혈성 심질환, 저산소증 등

순환기학

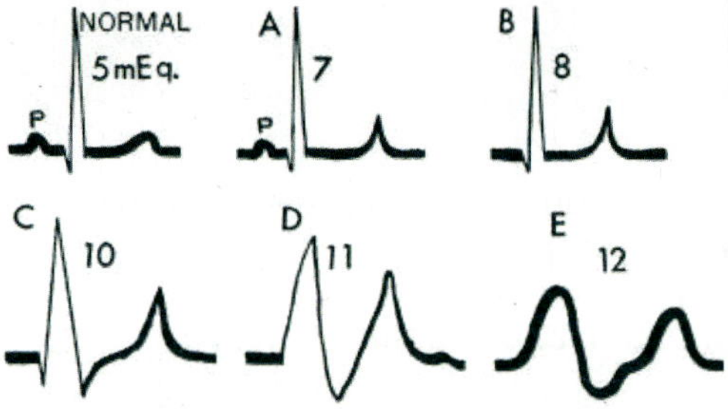

Figure 2-16 Hyperkalemia. A→E로 갈 수록 severe hyperkalemia. C, D에서 'tenting T'가 잘 보인다.

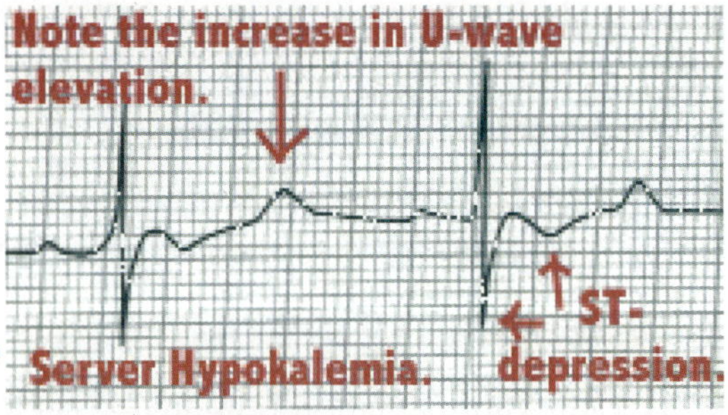

Figure 2-17 Hypokalemia. Prominent U wave가 관찰된다.

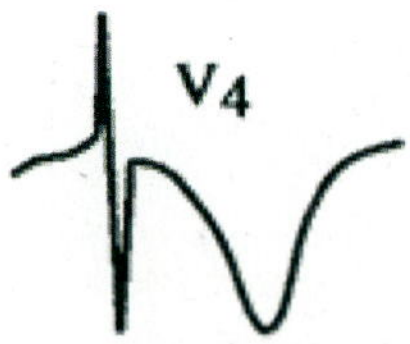

Figure 2-18
SAH의 ECG 소견.

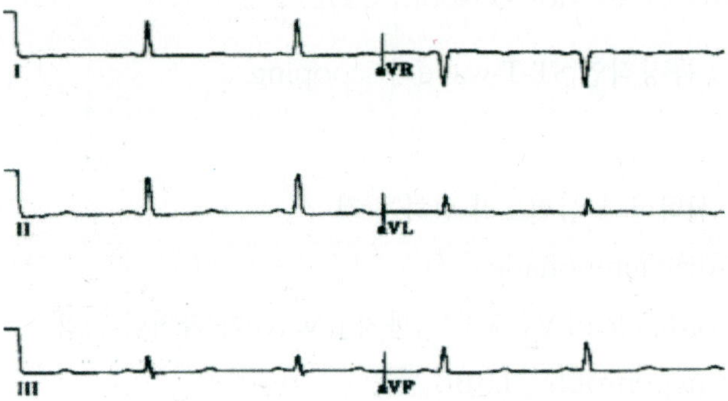

Figure 2-19 Hypocalcemia. QT prolongation이 관찰된다.

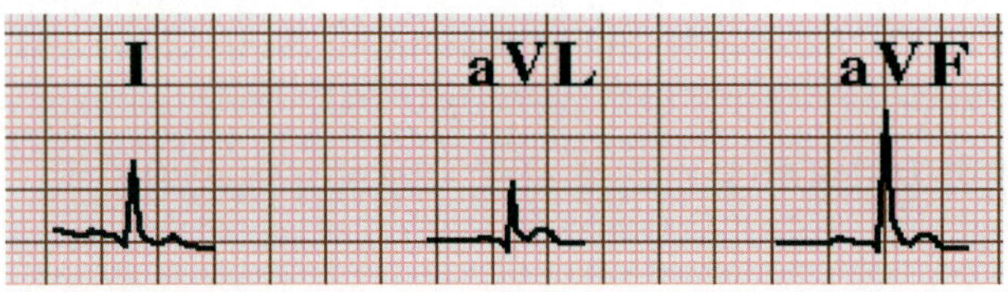

Figure 2-20 Hypercalcemia. QT shortening이 관찰된다.

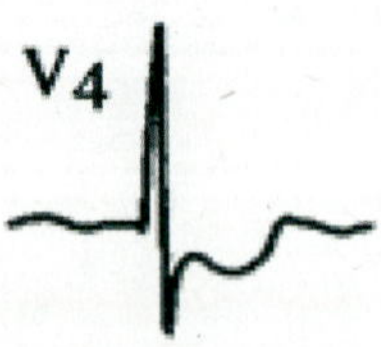

Figure 2-21
Digitalis effect.
ST-T wave scooping.

※ 체계적인 심전도 판독을 위한 check points 14가지

① 먼저 전위의 크기, 용지 속도가 적절한지, 모든 lead가 제대로 부착되었는지 확인할 것.
② Heart rate
③ Rhythm
④ PR interval
⑤ QRS interval
⑥ QT interval
⑦ Mean QRS electrical axis
⑧ P waves
⑨ QRS voltages
⑩ Precordial R wave progression
⑪ Abnormal Q waves
⑫ ST segments
⑬ T waves
⑭ U waves

3

Noninvasive Tests

비침습적 검사법

심장 초음파 검사 (echocardiography)

A. 2차원 심초음파 검사 (2D-echocardiography)

1. 기본 원리

(1) Transducer에서 발생되는 초음파가 반사되어 나오는 것을 분석하여 2차원적 이미지를 재구성. 이를 통해 형태 관찰, size 측정, 움직임을 관찰할 수 있다.

(2) Transducer의 위치에 따라 (**Figure 3-1, Figure 3-2**)

① **Transthoracic echocardiography (TTE)** : transducer를 흉벽에 대고 시행

② **Transesophageal echocardiography (TEE)** : transducer를 심장 바로 뒤 식도 내에 위치시키고 시행

(3) 장점 : 기계의 이동이 용이하여 bedside에서 검사를 시행할 수 있다.

(4) 단점 : 흉벽두께, 폐와 심장의 위치관계에 따라 영상의 quality가 크게 좌우됨.

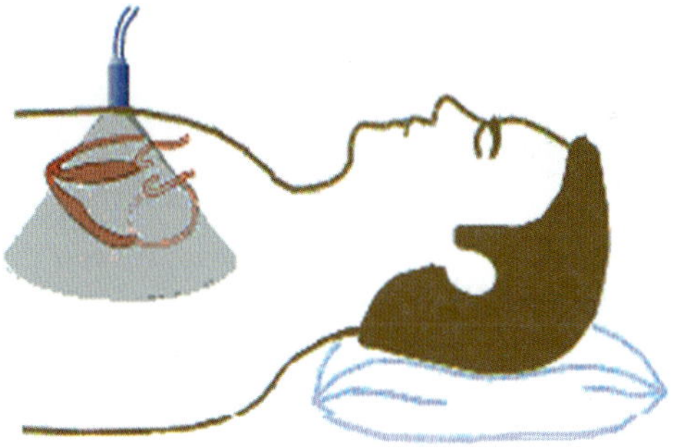

Figure 3-1
TTE를 시행하는 모습과 transducer의 위치.
흉벽에 transducer를 대고 검사한다. 몸 밖에서 심장을 들여다보게 되므로 비만한 사람이나 폐기종이 심한 사람 등에서는 좋은 영상을 얻지 못하는 경우가 있다.

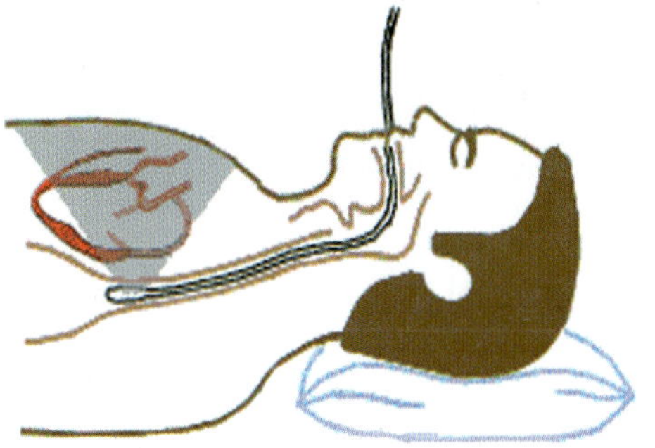

Figure 3-2
TEE에서 transducer의 위치.
내시경을 통해 식도에 transducer를 위치시키고 검사를 시행한다. 보다 깨끗한 영상을 얻을 수 있고 심장 뒤쪽에 위치한 좌심방이 잘 보인다. TTE보다 침습적인 방법이다.

2. 적용

(1) Chamber size & function

① LV chamber size/ LV wall thickness : 수축기와 이완기 모두 측정

② **Ejection fraction** :

· EF(%) = Stroke volume / LV enddiastolic volume
=(LV enddiastolic volume-LV endsystolic volume)/LV enddiastolic volume.

· 이 계산식에 의해 구해지는 값인데, 2D image인 심초음파로는 부피를 바로 구할 수 없기 때문에 LV systolic and diastolic dimension 또는 area를 통하여 계산됨.

③ Regional wall motion abnormality : endocardial motion과 wall thickening의 관찰을 통하여 hypokinesia, akinesia, dyskinesia등으로 기술

④ LA, RA, RV 등은 geography가 복잡하여 visual analysis만 한다.

(2) Valve abnormality

① 형태와 움직임을 관찰

② Doppler study와 함께 시행하여 valve disease의 원인과 severity 판별에 도움

(3) Pericardial effusion

① Black echolucent ovoid structure가 심장 주위로 관찰

② Pericardiocentesis를 할 때 guide역할

(4) Intracardiac masses

(5) Aortic disease

· Aortic dissection의 진단 : intimal flap의 관찰

B. 도플러 심초음파 (Doppler echocardiography)

1. 기본 원리

(1) 움직이는 적혈구에서 반사되는 초음파를 이용하여 Doppler 원리에 의해 혈류의 속도를 측정

(2) Modes

① Color-flow Doppler imaging : 2D image상에 혈류의 움직임을 실시간으로 속도에 따라 색깔로 표시한 것. Transducer 쪽으로 다가오는 혈류는 빨간색, 멀어지는 혈류는 파란색, turbulent jet는 녹색으로 표시된다.

② Pulsed-wave Doppler (pw) : 비연속적으로 초음파를 보내서 반사되어 돌아오는 초음파를 일정시간 간격으로 분석하면 특정 부위의 혈류 속도를 측정할 수 있다. 이러한 원리를 이용하여 LVOT, mitral valve tip 부위 등 특정 부위의 혈류 속도를 측정하는 mode이다.

③ Continuous-wave Doppler (cw) : Doppler beam 상의 모든 속도를 측정하여 가장 빠른 속도를 보여준다. 이렇게 얻은 속도로 다음의 〈베르누이 방정식〉을 통해 두 chamber 사이의 압력 차를 계산할 수 있다.

$\Delta P = 4 \times V^2$ (ΔP : pressure change, V : velocity)

④ Tissue Doppler echocardiography : 혈류보다 비교적 느린 심장 조직의 움직임을 도플러로 분석하는 mode.

2. 적용

(1) **Valve gradient** : valve stenosis가 심해지면 stenotic valve를 지나는 혈류속도도 빨라지게 된다 (cw mode로 측정). 이를 통해 압력 차를 추정할 수 있고, 또한 stenotic valve의 단면적도 계산해 낼 수 있다.

(2) **Valve regurgitation** : 역류가 있는 곳에 모자이크 패턴의 jet flow가 생기는 것을 color Doppler mode로 확인할 수 있고, jet의 크기와 범위를 이용하여 역류의 정도를 반정량적으로 평가할 수 있다(**Figure 3-4**).

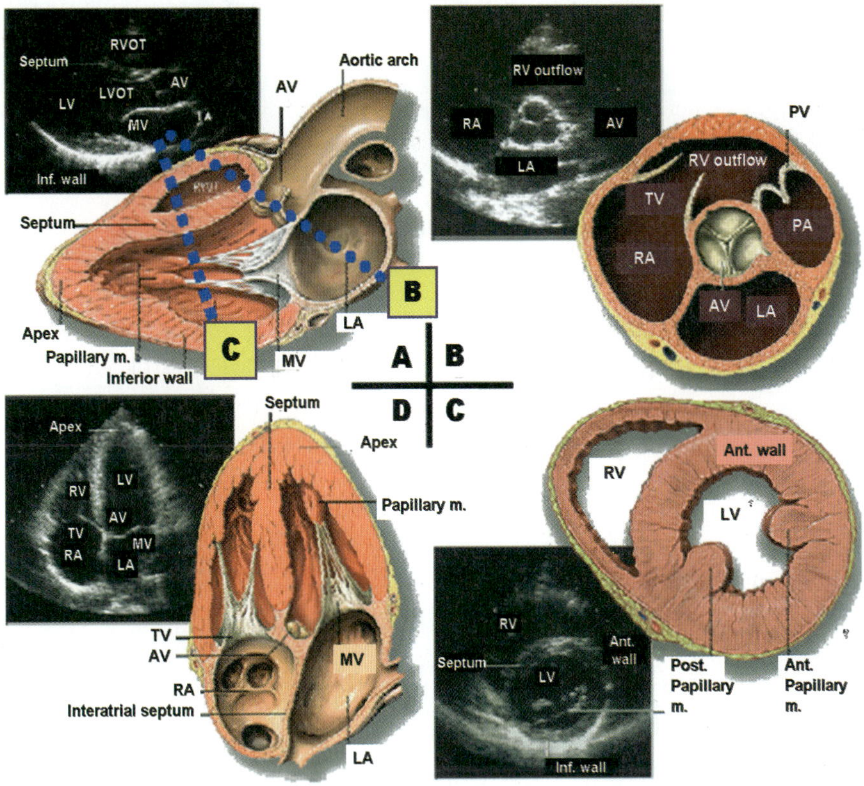

Figure 3-3 TTE의 기본 views.
(A) Parasternal long axis view
(B) Parasternal short axis view (LVOT level)
(C) Parasternal short axis view (lower level)
(D) Apical 4 chamber view
*Transducer의 위치 : view를 이루는 부채꼴의 꼭지점.
Parasternal long axis view를 잡고 transducer를 직각으로 돌려 C, D의 위치에서 조영하면 각각의 level에서 parasternal short axis view가 나오게 된다. Apical 4 chamber view는 심장의 apex에 transducer를 위치시킨다.
(RVOT : right ventricle outflow tract, LVOT : left ventricle outflow tract, AV : aortic valve, MV : mitral valve, TV : tricuspid valve, PV : pulmonic valve, LA : left atrium, RA : right atrium, LV : left ventricle, RV : right ventricle)

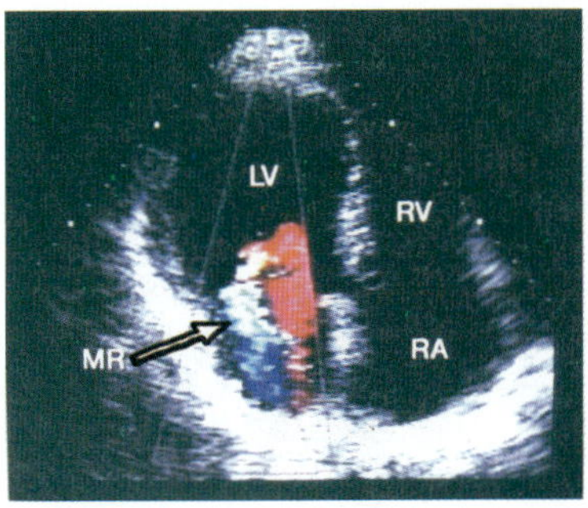

Figure 3-4 Color Doppler (mitral regurgitation).
왼쪽 그림의 화살표는 regurgitant jet가 LV에서 LA쪽으로 형성되는 것을 color Doppler mode로 보여주고 있다.

(3) Intracardiac pressure : 베르누이 방정식에 의해 심장 내 압력의 분포를 분석할 수 있다.

* TR jet에서 측정한 속도로 pulmonary artery pressure를 추정하는 방법을 예로 들어보자.
① 우심방의 압력을 PRA라 할 때 수축기 우심실 압력 PRV는 베르누이 방정식 $\Delta P = 4 \times V^2$ 에서 PRV = 4 × (TR jet velocity)^2 + PRA (mmHg) 이다.
② RVOT 협착이 없다면 수축기 때 pulmonary artery pressure와 RV pressure는 같으므로 수축기 우심실 압력이 곧 수축기 폐동맥압이 된다.

(4) Cardiac output : 일정 단면적을 (보통 LVOT의 단면적이 측정하기 쉬워서 이를 이용함) 지나는 혈류의 속도를 알면 다음 공식에 의해 CO을 계산할 수 있다.

CO = (LVOT 단면적) × (1회 수축기 동안 LVOT velocity의 시간에 대한 적분값) × (심박수/분)

(5) Diastolic filling

a. LV filling은 몇 가지 요소에 영향을 받는다.

① Rate of ventricular relaxation

② Driving force across the valve

③ Compliance of the LV

b. Diastolic dysfunction의 진행 정도를 Doppler를 통하여 평가할 수 있다.

① Relaxation abnormality

② Pseudonormal pattern

c. Restriction to filling : 진행될수록 LA pressure 즉, LV filling pressure가 높아진 상태가 되며 추가적으로 pulmonary venous flow, tissue Doppler of annular motion, right-sided chamber flow velocity등을 측정하면 보다 정확한 진단에 이를 수 있다(**Figure 3-5**).

(6) Congenital heart disease : stenosis, regurgitation을 측정하고 shunt의 확인과 양 측정, 수술 후 평가 등에 이용된다.

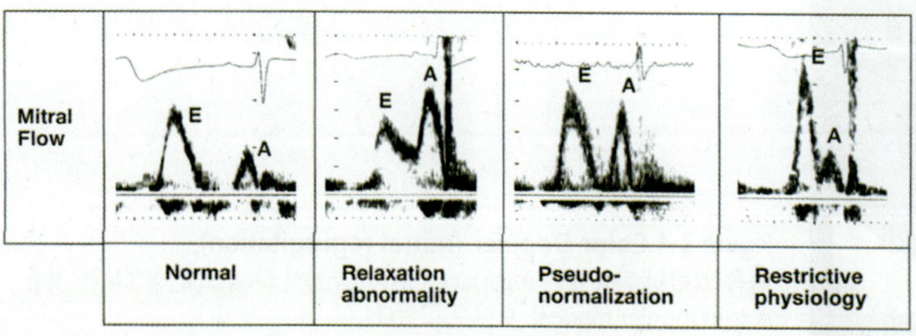

Figure 3-5
Mitral inflow를 이용한 diastolic dysfunction의 진단.
Mitral leaflet부위에서 mitral inflow의 pulsed-wave Doppler 소견이다. 왼쪽에서 오른쪽으로 갈수록 심한 이완기 장애가 있는 것이다.

C. 부하 심초음파 (stress echocardiography)

· Resting 시기와 stress* 시기의 심장을 관찰하여 다음의 경우 진단에 도움을 받는다.

* 부하 방법 : (1) 운동 *or* (2) 약물 (dobutamine)

① Coronary artery disease (CAD)의 진단

· Regional wall motion abnormality (RWMA)의 관찰: 초음파로 관찰하는 RWMA는 심전도나 흉통에 비해 stress 초기에 관찰된다.

· Stress시 발생하는 new RWMA관찰을 통해 CAD를 진단하고 심한 정도를 판단한다.

· 그 외, EF의 감소, end-systolic volume의 증가 등도 CAD의 증거가 된다.

② Myocardial viability의 평가 : RWMA가 있는 심근이 low-dose dobutamine (5~10 μg/kg/min)을 주면 움직이고 high dose (10 μg/kg/min 이상)에서 다시 RWMA가 발생하면 해당 myocardium은 viable한 것으로 판단하게 된다. 죽은 myocardium이라면 dose에 상관없이 안 움직인다.

③ Valvular disease의 severity 평가 : 운동 후 valve gradient가 증가하는지, pulmonary pressure가 증가하는지를 관찰하여 진단과 치료에 이용한다.

D. Transesophageal echocardiography (TEE)

(1) 식도와 심장이 가까워서 고해상도의 화면을 얻을 수 있다.

(2) **TEE는 left atrium을 잘 볼 수 있어 LA appendage의 thrombosis 등 진단에 유용하다.**

(3) 적용 범위

① Aortic dissection의 진단

② **Embolism source의 평가**

〈1〉**Atrial thrombi (Figure 3-6)**

〈2〉PFO (patent foramen ovale)

〈3〉Aortic debris

③ Masses

④ Infective endocarditis와 이에 의한 complication 진단

⑤ Mitral prosthesis의 평가

⑥ Cardiac surgery 도중 guide의 역할

⑦ AF에서 cardioversion전에 thrombus의 확인

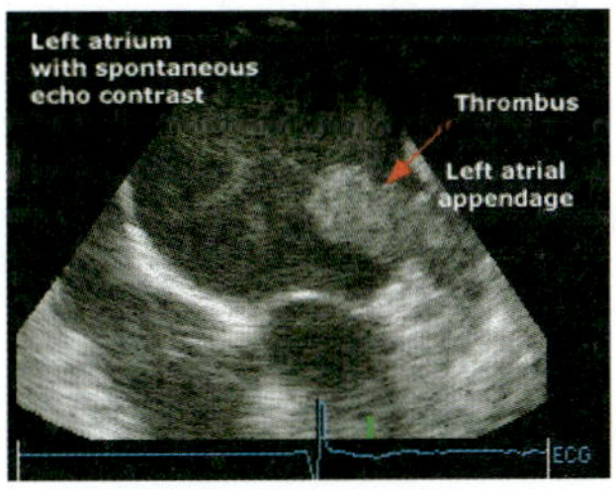

Figure 3-6 LA thrombus.
TEE로 관찰한 좌심방 혈전

E. 응급 심초음파 검사 (emergency echocardiography)

1. 혈역학적으로 불안정한 환자가 있을 때 반드시 관찰해야 할 내용

(1) LV size & function

(2) RV size & function

(3) Acute valvular regurgitation 유무

(4) Pericardial tamponade 유무

2. Chest pain syndrome의 감별 진단을 위해 평가할 항목

(1) Regional wall motion abnormality (RWMA)

(2) Acute aortic dissection

(3) Pericarditis with effusion

핵의학 영상 (nuclear imaging)

A. 기본 원리

(1) γ-ray를 방출하는 동위원소를 사용 (^{99m}Tc, ^{201}Tl)

(2) 방출되는 photon을 gamma camera로 영상화함

B. 심실 기능 (ventricular function) 평가

1. Multiple-gated blood pool imaging

(1) ^{99m}Tc이 표지된 알부민이나 적혈구를 사용

(2) 심전도로 gating하여 여러 cycle 동안의 심장 내 동위원소 pool을 영상화 함

(3) 적용 범위 : LV function & size, RV function & size, atrium이나 great vessel의 크기, diastolic filling parameters, valvular regurgitation의 심한 정도

2. First-pass radionuclide angiography

(1) ^{99m}Tc을 표지 없이 직접 주사

(2) RA → RV → pulmonary circulation → LA → LV 순서로 심장을 한 번 통과해 지나가는 동위원소를 포착하여 영상화함

(3) Ventricular function을 평가

3. Gated single-photon emission computed tomography (SPECT)

(1) Ejection Fraction, RWMA등의 평가에 쓰임. 심전도로 gating하여 영상을 얻음

(2) ^{99m}Tc 또는 ^{201}Tl 이 표지된 compound를 사용

C. 심근 관류 (myocardial perfusion) 평가 : SPECT

1. 개념

(1) Ischemic heart disease의 평가에 널리 쓰임

(2) Resting시와 stress시에 동위원소를 각각 주사하여 심근으로 섭취되는 정도를 부위별로 평가하여 각 부위로의 혈류량을 추정한다.

(3) 심근으로의 혈류량은 운동시 resting때보다 5배까지 증가한다. 관상동맥의 협착이 있으면 해당부위의 혈류는 이렇게까지 증가하지 못하여 혈류량의 불균형이 생기게 되고 동위원소 섭취량이 달라지게 되어 이를 영상화 하게 된다.

(4) 운동 또는 pharmacologic agent (adenosine 또는 dipyridamole) 사용 : Bronchospastic lung disease가 있는 환자는 대신 dobutamine을 사용할 수 있다.

2. ^{201}Tl

(1) Potassium analogue로서 최초 주사에서 혈류량에 비례해서 심근세포에 섭취됨

(2) **Redistribution**

① 최초에 허혈이 있어서 ^{201}Tl이 적게 섭취됐으나 심근이 살아있는 부위는 계속해서 섭취하게 되고, 최초에 혈류가 좋아 많이 섭취한 부위는 ^{201}Tl을 방출해서 주사한 뒤 몇 시간 지나면 분포가 균일해 지는 현상.

② Fibrosis된 부위는 끝까지 섭취가 없다. 이를 이용해 **delayed image**를 얻을 경우 viability를 평가할 수 있다.

(3) Delayed imaging 직전에 reinjection 하면 ischemia를 좀 더 예민하게 확인 가능.

(4) Increased lung uptake during stress : pulmonary capillary wedge pressure의 상승을 의미 → severe CAD ± LV dysfunction이 있음을 의미

(5) Transient post-stress LV dilatation : severe CAD ± LV dysfunction을 의미

3. ^{99m}Tc-sestamibi

(1) ^{201}Tl보다 고에너지의 photon을 방출하고 반감기가 짧아 보다 많은 양을 주사할 수 있어 양질의 영상을 얻을 수 있다.

(2) Viable myocardium의 mitochondria에 비가역적 부착 → redistribution이 없다.

D. Positron emission tomography (PET)

(1) 양전자의 소멸 때 발생하는 high energy photon을 이용

(2) Cyclotron, PET camera 등 고가의 장비가 필요

(3) Myocardial blood flow : $^{13}N\text{-}NH_3$, $^{15}O\text{-}H_2O$

(4) Myocardial metabolism : ^{18}F-deoxyglucose

(5) Myocardial viability의 평가

① Glucose/blood flow mismatch : perfusion이 감소한 부위에 fluorodeoxyglucose uptake가 증가해 있을 때, 이 부위는 ischemic or hibernating myocardium임을 알 수 있다.

② Thallium 또는 Tc-sestamibi scan 보다 예민하게 viable myocardium을 찾아낼 수 있어 gold standard로 사용된다.

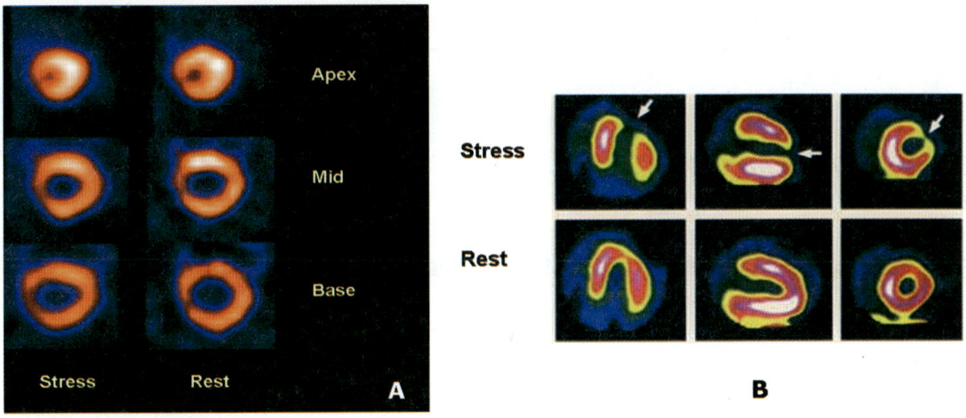

Figure 3-7 심근 허혈의 진단.
(A) 정상 : stress때와 rest때의 혈류 분포의 차이가 없다.
(B) 심첨부와 측하벽 허혈 (apical, inferolateral ischemia) : 화살표 부위의 혈류가 stress때 감소해 있고 rest 때는 회복되는 'reversible' perfusion defect가 있는 것을 볼 수 있다.

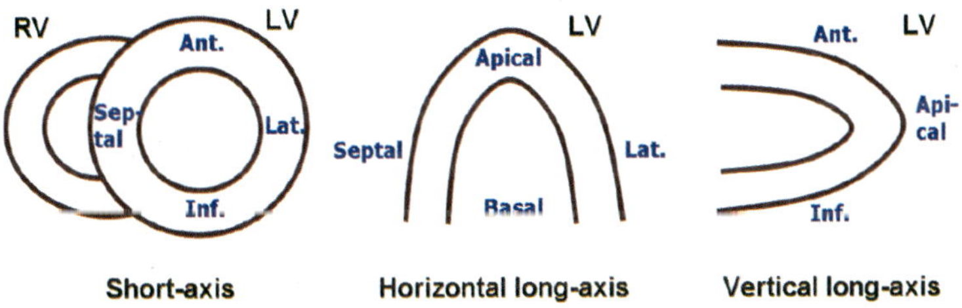

Figure 3-8
SPECT view.

Table 3-1 ^{201}Tl vs. ^{99m}Tc-sestamibi scan.

^{201}Tl	^{99m}Tc-sestamibi
· 값이 저렴 · Increased pulmonary uptake 측정 가능 · Resting ischemia (즉, hibernating myocardium) 확인 가능	· 영상의 질이 뛰어남 · Ventricular function을 first-pass 또는 gated SPECT로 평가 가능함 · 촬영 protocol이 간단하고 촬영시간이 짧아 AMI나 unstable angina때도 사용 가능하다.

부하 검사 (stress tests)

A. 적합한 초기 부하검사 선택

1. 운동 부하 심전도 검사(exercise ECG)가 'standard initial stress test'

2. 부하 심초음파 또는 핵의학 검사를 초기 검사로 쓸 경우

(1) 안정시 ECG 이상소견이 있는 경우

① ST depression ≥ 1 mm

② LV hypertrophy

③ LBBB

④ Pacemaker rhythm

⑤ Preexcitation

(2) 환자가 digoxin을 복용중일 때

(3) 이전에 coronary revascularization을 받은 환자일 때

3. 부하 방법

(1) **운동 (exercise)**

· 가장 적합한 부하검사

· 운동을 시키기 곤란할 경우에 약물을 쓰는 것이 일반적

(2) **약물 (drug)**

① **Adenosine**

② **Dipyridamole** (조직의 adenosine 농도를 증가시킴)

③ **Dobutamine**

*** Dipyridamole 부하 검사**

· 기전 : coronary vasodilation → stenosis 부위는 coronary steal로 혈류 감소
→ regional wall motion abnormality 발생

··· HR, Stroke volume 증가하지 않음
cf. Treadmill test : HR↑, SV↑

· 부작용 : chest pain, headache, dizziness, hypotension, **MI, bronchospasm**

· 금기 (contraindications)
〈1〉bronchial asthma
〈2〉high degree AV block
〈3〉hypotension, hypovolemia

4. 심초음파 검사 vs. 핵의학 검사

Table 3-2 부하검사로 심초음파 검사와 핵의학 검사의 비교.

Echocardiography	Nuclear imaging
장점 · 추가적인 structural information을 얻을 수 있다. **단점** · COPD, severe obesity의 경우 좋은 영상을 얻기 힘들다.	**장점** · Previous infarction 있거나, 특정 부위의 ischemia를 진단할 때 선호된다. · More sensitive than stress echocardiography **단점** · Less specific than stress echocardiography

B. 예후 평가를 위한 부하 검사 (stress testing for prognosis)

1. Exercise ECG

(1) Good prognosis (〈1% annual mortality) : Bruce protocol로 5분 이상 운동해도 angina가 없고 ST segment change 없을 때

(2) High risk (연간 사망률 〉3%) : 낮은 운동부하로도 angina, ST segment change를 보이는 경우

2. Imaging test

※ Exercise ECG가 intermediate risk로 나올 때 특히 유용

(1) Low risk : normal myocardial perfusion scan / increased EF and decreased LV dimension during stress

(2) High risk

a. Nuclear imaging	① Large stress-induced defect
	② Multiple stress-induced defect
	③ Large fixed defect with LV dilatation
	④ Increased ^{201}Tl lung uptake
b. Echocardiography	① Drop in EF
	② Multiple RWMA의 출현
	③ End systolic volume의 증가

CT, MRI

A. MRI

(1) 10~15초간 숨을 참는 동안 ECG gating을 이용해 정지 영상 또는 동영상을 얻을 수 있다.

(2) 혈액과 심근의 대조가 뛰어나 EF, LV volume, cardiac mass 등의 정확한 평가 가능

(3) 일단 영상을 얻으면 다양한 plane에 대한 영상을 얻을 수 있는 장점이 있다.

(4) 임상적 이용 분야

① Complex congenital heart disease

② Cardiac masses

③ Pericardial diseases

④ Arrhythmogenic RV dysplasia : fatty infiltration을 관찰 (T1-weighted image에서 high signal intensity)

⑤ MRA : great vessel을 평가

⑥ Myocardial perfusion and viability의 평가 : contrast를 사용

⑦ Valvular heart disease의 평가 : flow속도와 volume을 측정가능

(5) 금기 (contraindications)

① Pacemaker, Internal defibrillator, Cerebral aneurysm이 있는 경우

② 폐쇄 공포증 환자, unstable한 환자

B. CT imaging

(1) Electron-beam CT를 이용하여 ECG triggering하에 정지 영상과 동영상을 얻음

(2) Clinical applications

① Pericardial calcification

② Cardiac masses

③ Cine images : wall motion, EF, LV volume

④ CT angiography (CTA) : pulmonary embolism, coronary CTA

⑤ Coronary calcification (**Figure 3-9**) : atherosclerosis의 진단 및 grading이 가능

(3) 제한점

① ionizing radiation

② iodinated contrast의 사용 → renal insufficiency, contrast allergy 등 부작용

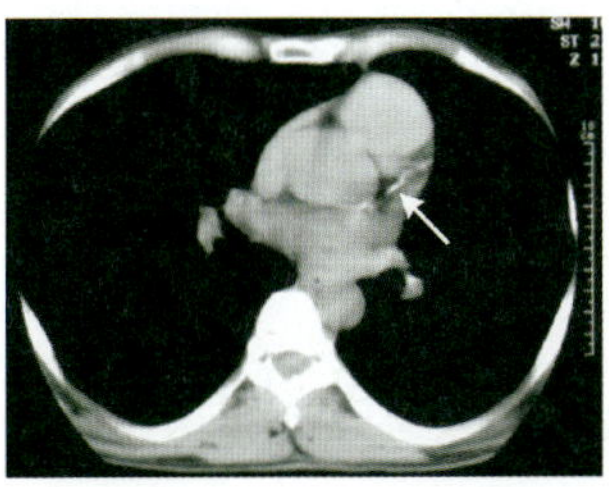

Figure 3-9
Coronary calcification (CT).
Non-contrast CT에서 high attenuation으로 보이는 부분 (화살표)

4

Cardiac Catheterization and Angiography

심도자술 · 심혈관조영술

서론 (introduction)

1. 적응증 (indications)

※ 아래 내용을 읽고 이해만 해 놓자.

(1) 검사 비용과 시술 중 발생할 수 있는 합병증을 감수할만큼 검사가 꼭 필요할 때

(2) 임상적으로 심장질환이 의심되며 그에 대한 해부학적, 기능적인 장애 정도의 평가와 동반질환의 확인이 필요할 때

(3) 환자의 증상이나 장애 정도가 점차 심해지고 비침습적 검사에서 심근경색이나 기타 합병증에 대해 high risk를 가진 환자로 확인되었을 때

(4) Congenital or valvular heart disease의 수술 전 평가 또는 치료방침, 예후 결정을 위해 (요즘은 임상소견과 비침습적 검사로 대치되는 경향이 있다.)

(5) Coronary artery disease 환자의 치료 방침 (수술 또는 PCI) 결정을 위해

2. 금기 (contraindications)

(1) Relative contraindication (검사 관련 mortality 〉 1/1,000 으로 알려진 내용)

① Uncontrolled ventricular irritability

② Uncorrected hypokalemia or digitalis toxicity

③ Uncorrected hypertension

④ Intercurrent febrile illness

⑤ Decompensated heart failure (eg, acute pulmonary edema)

⑥ Anticoagulated state: prothrombin time 〉18 s

⑦ Severe allergy to radiographic contrast agent

⑧ Severe renal insufficiency and/or anuria

(2) 검사를 고려할 때 특별히 조심해야 할 환자들 (high risk patient)

① Age : infant (〈1 month), elderly (〉85 years, especially women)

② Functional class : NYHA Fc IV patients

③ Severity of CAD : left main CAD

④ Valvular heart disease : severe state에 CAD까지 동반되어 있을 때

⑤ Left ventricular dysfunction : LV EF 〈 30%

⑥ Severe noncardiac disease : renal insufficiency, DM, CVA, peripheral vascular disease, severe pulmonary insufficiency

3. 합병증 (complications)

(1) Death

(2) Stroke, MI

(3) Transient tachy-/ bradyarrhythmias

(4) Catheter 삽입 부위의 멍 또는 출혈

(5) Contrast agent에 의한 합병증 : renal failure, allergic reactions (urticaria ~ anaphylaxis)

- Contrast allergy 예방 : 시술 18시간 전부터 prednisone, antihistamine, H_2 antagonist 투약

(6) 드문 기타 합병증 : cardiac perforation, arterial dissection

심도자술 (cardiac catheterization)

A. 서론 (introduction)

(1) NPO, sedation, aspirin 처방 등 전처치 (premedication)

(2) 시술을 위해 이용하는 혈관 : **femoral artery** (→left heart) *or* femoral vein (→right heart) puncture가 일반적이나 최근 brachial *or* **radial artery** puncture도 많이 함.

(3) 시술의 적용

① Coronary artery disease (CAD) 환자 : LV ventriculography, coronary angiography

② Valvular heart disease 환자 : hemodynamic evaluation 포함 right & left heart catheterization 모두 시행

B. 우심장 심도자술 (right heart catheterization) : Swan-Ganz catheter

1. 적응증 (indications)

(1) Significant LV/ RV dysfunction

(2) Valve disease

(3) Myopericardial disease

(4) Intracardiac shunt

*** Swan-Ganz catheterization**
Right heart catheterization은 보통 심혈관조영실에서 영상을 보며 시행한다. Swan-Ganz catheter는 right heart cath.를 bedside에서 시행할 수 있게 하기 위해 부드러운 catheter의 끝에 air balloon을 달아, 단순히 pressure monitoring만 하며 central vein을 통해 삽입하면, 혈류의 흐름을 타고 pulmonary artery까지 도달 할 수 있게 해 놓은 catheter를 말한다. 이것을 이용하면, bedside에서 right heart cath.를 통해 얻을 수 있는 data를 모두 얻을 수 있다.

2. 방법 (technique)

(1) Femoral vein으로부터 IVC (또는 SVC) → RA → RV → main pulmonary artery → pulmonary artery wedge position까지 catheter를 진행시키면서 압력을 측정하고 산소포화도 측정을 위한 혈액을 채취한다.

*** Pulmonary capillary wedge pressure(PCWP)란?**
LA pressure를 반영하는 압력이다. 측정하는 방법은 폐동맥 periphery까지 catheter를 밀어 넣어 풍선을 부풀리거나 하여 꽉 끼게 만듦으로써 catheter 옆으로 flow가 생기지 않게 만든다. (이를 'wedge'라 한다) 이렇게 되면 catheter tip부터 LA까지 압력이 균일하게 되어 LA pressure를 측정할 수 있다.

(2) **Step-up of O_2 saturation** : left-to-right shunt 있는 부위 전후의 산소포화도가 큰 차이 나는 현상

→ 이를 이용하여 shunt 부위 추정

eg, ASD : RA가 IVC, SVC보다 O_2 sat.↑↑, VSD : RV가 RA보다 O_2 sat.↑↑

(3) 심박출량 (cardiac output, **CO) 측정**

① Fick principle

$$Q\ (\text{CO, L/min.}) = \frac{O_2\ \text{consumption (mL/min.)}}{\text{(a-v)}\ O_2\ \text{difference (mL/L)}}$$

- O_2 consumption : 직접 측정할 수도 있으나 보통 상수값을 쓴다.
  - * normal O_2 consumption index : 110~150 L/min/m^2
- (a-v)DO_2 (arteriovenous O_2 difference) : pulmonary a.와 LA(= LV = Aorta)의 산소포화도 차이를 쓰거나, aorta와 mixed venous O_2 (SVC와 IVC의 산소포화도로부터 계산됨) 차이를 가지고 사용한다.

② **Thermodilution technique** : 실온의 solution 10 mL를 RA에 주입하고 원위부에서 실시간으로 온도 변화를 체크한 후 열량 보존의 법칙을 사용하여 CO을 계산하는 방법. Fick principle보다 부정확하다.

- Swan-Ganz catheter는 IVC (또는 SVC) → RA → RV → PA로 삽입되기 때문에 폐정맥 손상이나 LBBB 등의 시술 합병증은 유발하지 않는다.

C. 좌심장 심도자술 (left heart catheterization)

1. 방법 (technique)

· Catheter를 femoral artery에서 central aorta까지 진행하여 압력 측정 → aortic valve를 통과하여 LV로 진행하여 압력 측정. 이 상태에서 right heart (RV 또는 PCW) pressure와 left heart pressure를 동시에 측정하면 많은 정보를 알아낼 수 있다.

(1) Systemic vascular resistance = 80 × (Mean aortic pressure - Right atrial pressure) / Systemic blood flow

(2) Pulmonary vascular resistance = 80 × (Pulmonary artery pressure - PCWP) / Pulmonary blood flow

(3) Stenotic valve area (Gorlin formula)

: Valve area = flow/ {K × (pressure gradient)$^{1/2}$} (K = 44.3 in aortic valve, 37.7 in mitral valve)

D. 각종 질환의 심도자술 소견

1. 정상 심도자 소견

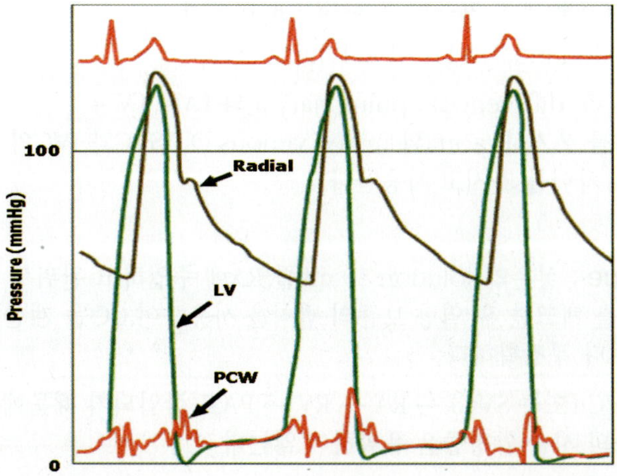

Figure 4-1 정상 심도자 소견. 심전도를 보고 수축기와 이완기를 구분하여 보도록 하고 radial a. pressure는 arterial pressure를 나타내고, LV 는 LV pressure, PCW는 LA pressure를 대변한다. 각 단계별로 각 chamber의 pressure 변화를 관찰하고 이후 이상소견을 익히도록 하자.

2. Mitral stenosis

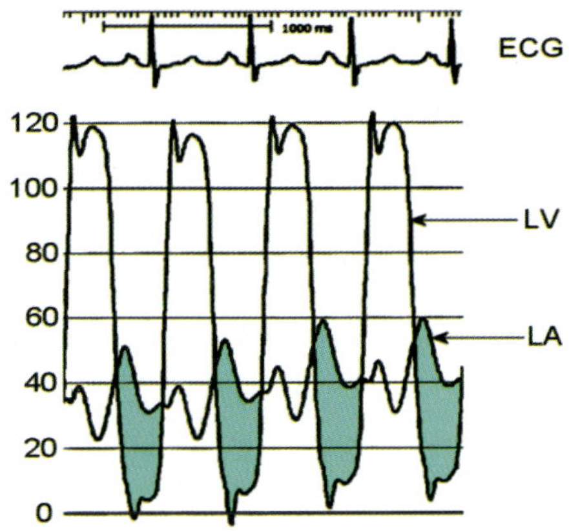

Figure 4-2 Mitral stenosis.
이완기에 LA 와 LV 사이의 pressure gradient가 크게 생기고 있는 것을 볼 수 있다.

3. Mitral regurgitation

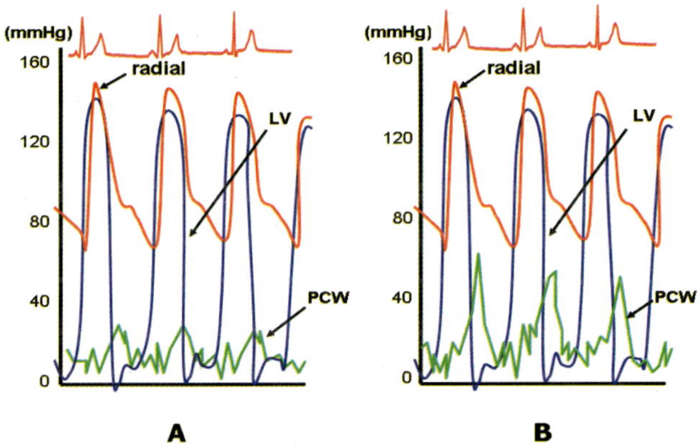

Figure 4-3
Mitral regurgitation.
(A) 정상에 비해 수축기말 PCW pressure가 상승되어 있는 것을 볼 수 있다(v wave 상승), LV→ LA 역류에 의해 수축기말에 LA pressure가 상승하는 것이다.
(B) 같은 환자의 운동 후 소견이며 v wave가 더욱 상승하는 것을 볼 수 있다.

4. Aortic regurgitation

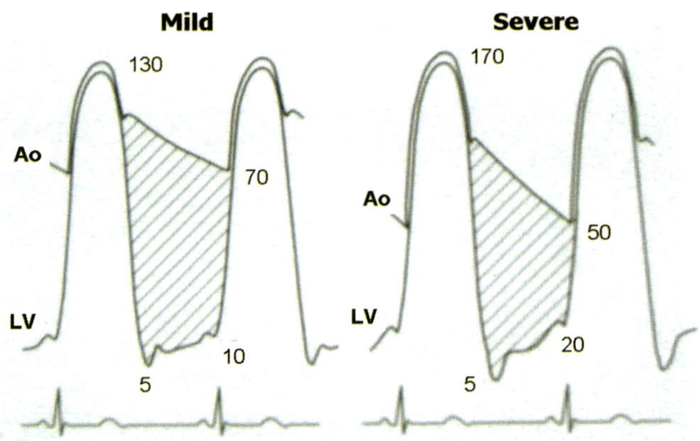

Figure 4-4
Aortic regurgitation.
좌측 경미한 환자에 비해 우측의 중증 환자의 결과를 보면 대동맥 판막의 역류에 의해 이완기에 동맥압이 급격히 감소하여 수축기 동맥압과 이완기 동맥압의 차이가 커지고 LVEDP가 높아지는 것을 관찰할 수 있다.

5. Constrictive pericarditis

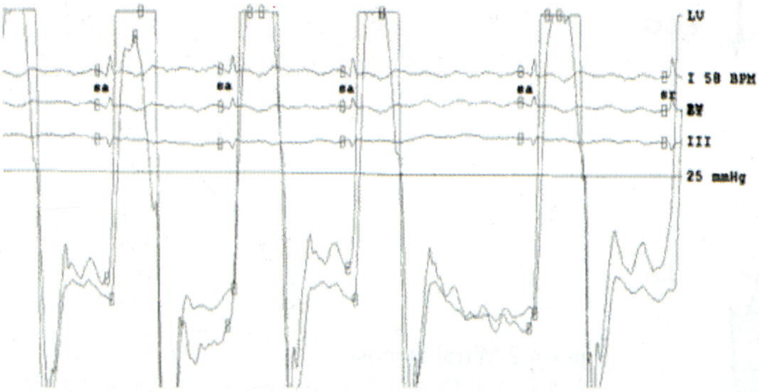

Figure 4-5
Constrictive pericarditis.
이완기에 LV 와 RV의 압력이 거의 같으면서 'dip and plateau (square root sign)'을 보이는 것을 관찰할 수 있다.

6. Congestive heart failure

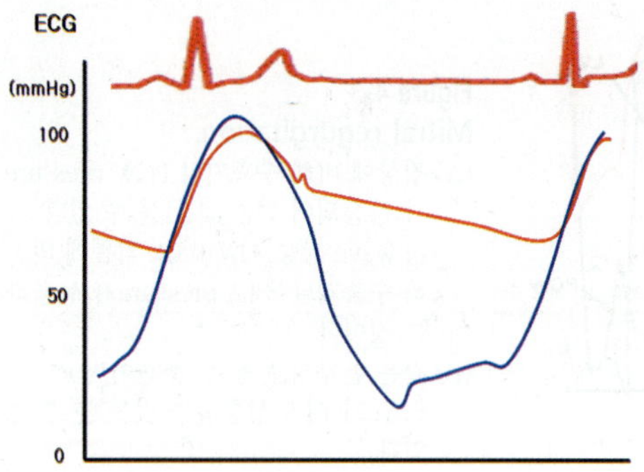

Figure 4-6 Congestive heart failure.
LV pressure의 상승과 하강이 완만하며 LV enddiastolic pressure가 상승되어 있는 것을 관찰할 수 있다.

심혈관 조영술 (cardiac angiography)

A. 좌심실 조영술 (left ventriculography)

· Contrast dye를 좌심실 내에 빠른 속도로 주입하여 LV silhouette 확인 → **LV volume**, **LV EF**, RWMA, MR grading 등의 평가에 사용

(1) **RWMA (regional wall motion abnormality, Figure 4-7)**

① Normal

② Hypokinesia

③ Akinesia

④ Dyskinesia

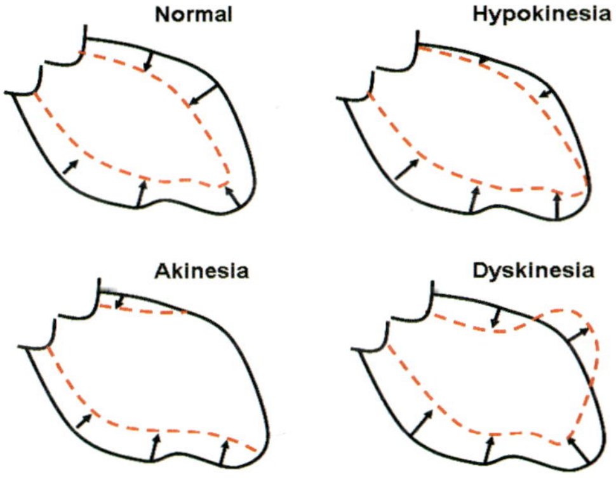

Figure 4-7 RWMA.
실선 : end-diastolic 점선 : end-systolic

(2) Mitral regurgitation의 평가

· Dye가 LA내로 역류되는 정도에 근거하여 grade 1부터 grade 4까지 나눈다.

- Grade 1 : LA 일부로 조영제가 역류되고 역류된 조영제가 매 박동마다 LA에서 없어질 때
- Grade 4 : 한 박동에 LA 전체에 조영제가 차고 일부는 pulmonary vein으로도 역류할 때

(3) 기타 : idiopathic subaortic stenosis, mural thrombi, VSD 등을 관찰할 수 있다.

B. 대동맥 조영술 (aortography)

Ascending aorta에 catheter tip을 놓고 조영제를 빠르게 주입하여 촬영

(1) AR grading (grade 1+ ~ 4+)

(2) PDA, sinus of Valsalva rupture 진단

(3) Aortic aneurysm, aortic dissection등의 진단에도 사용

C. 관상동맥 조영술 (coronary angiography)

- Catheter tip을 lt & rt coronary artery 입구에 집어 넣어 조영제를 주입하며 촬영
- Stenosis의 정확한 평가를 위하여 여러 각도에서 촬영 : RAO cranial, RAO caudal, LAO cranial, LAO caudal, spider view 등
- **중요한 동맥과 그 분지들 (Figure 4-8)**
  - ① **L main (left main coronary a.)** : LAD와 LCx가 갈라지기까지의 짧은 구간
  - ② **LAD (left ant. descending a.)** : lt. ant. descending a. → diagonal (D), septal (S) branch
  - ③ **LCx (left circumflex a.)** → obtuse marginal(OM) branch
  - ④ **RCA (right coronary a.)** → posterior descending (PD)
- 각 관상동맥이 담당하는 심근 영역 분포 (**Figure 4-9**)

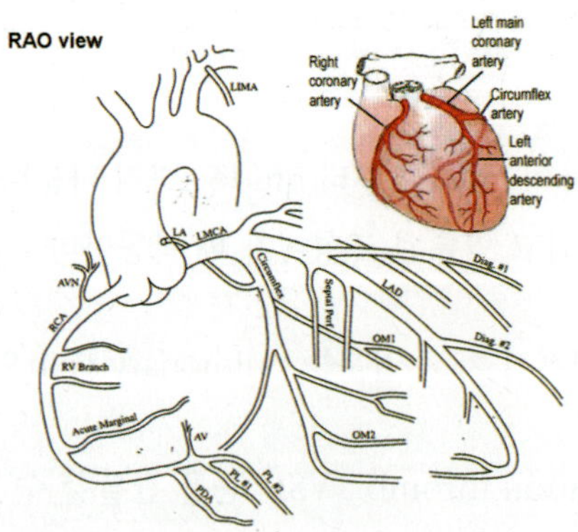

Figure 4-8 Coronary artery의 분포.
RAO view로 본 모습.

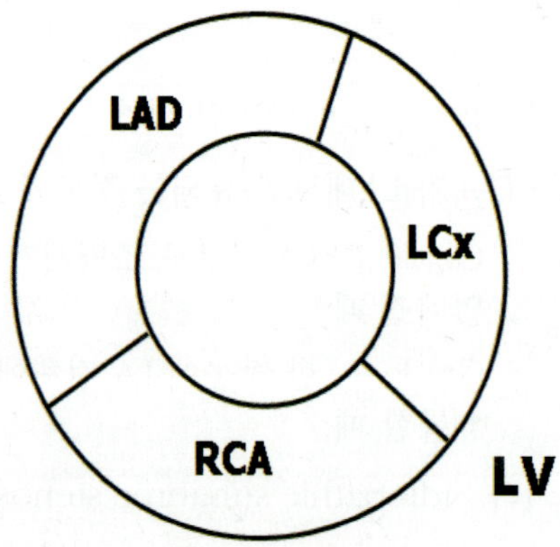

Figure 4-9 좌심실의 혈관 분포.
① LAD → Anterior, Anteroseptal
② LCx → Lateral, Inferolateral
③ RCA → Inferior, Inferoseptal (+ RV)

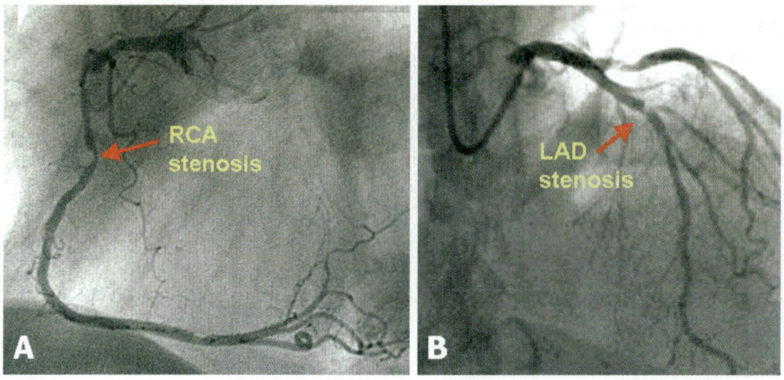

Figure 4-10
관상동맥 협착.
(A) RCA stenosis
(B) LAD stenosis

(1) 관상동맥 협착 (coronary artery stenosis, **Figure 4-10**)

- "Hemodynamically significant stenosis" : 주변 혈관에 비해 50% 이상의 협착

(2) 기타

① coronary flow 속도

② blush of capillary filling in myocardium

③ 선천성 관상 동맥 기형

④ bypass graft의 patency 평가 등

D. 시술 전 후 관리 (peri-/postprocedure care)

(1) Catheter 도입 시점에서 heparin 2,000~3,000 IU으로 anticoagulation

(2) 시술 후 catheter를 뽑고 puncture site에 local pressure를 가해 10~15분간 눌러 주고, 2~4시간 동안은 bed rest하도록 둔다.

(3) 최근에는 sealing device가 많이 개발되어 지혈을 위한 시간과 수고를 많이 덜어 주고 있다.

Images in Cardiology

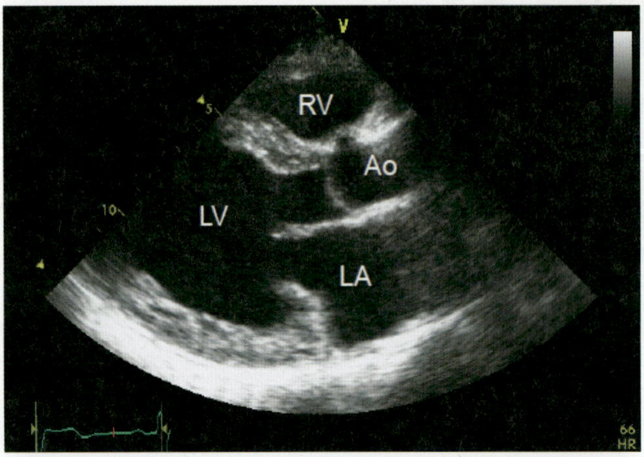

Figure 4-11
경흉부초음파도.
(transthoracic echocardiography)
2D mode, parasternal long axis view. 좌심실과 좌심방, 그 사이의 mitral valve, 대동맥 기시부와 aortic valve를 잘 볼 수 있고 우심실의 일부도 관찰할 수 있다.

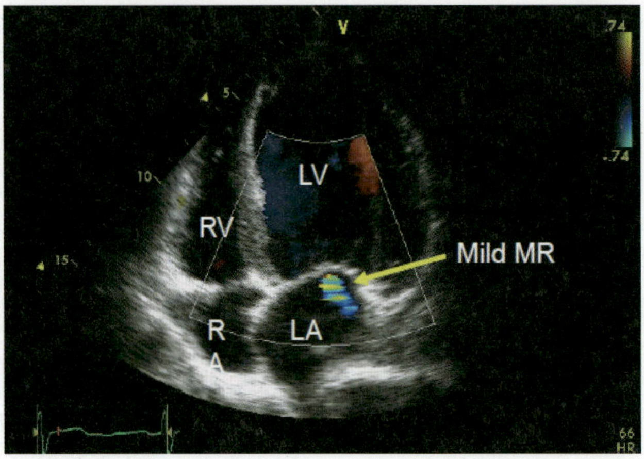

Figure 4-12
경흉부초음파도.
(transthoracic echocardiography)
Color Doppler mode, apical long axis view. 좌심실과 좌심방, 우심실과 우심방이 보이고 있고 부채꼴 모양의 관심영역 내에 혈류의 흐름이 color로 표현된다. 붉은색이 초음파 probe로 다가오는 혈류, 푸른색이 멀어지는 혈류이며 모자이크 패턴은 turbulent flow를 의미한다. 이 경우는 승모판 역류가 관찰되는 것이다.

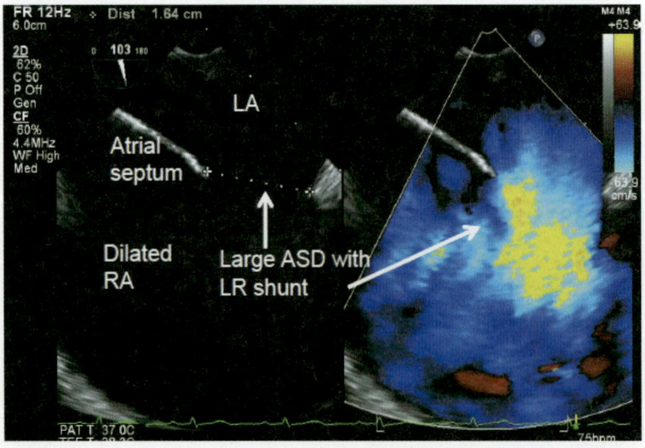

Figure 4-13
경식도초음파도.
(transesophageal echocardiography)
2D and color mode. TEE에서는 항상 부채꼴의 꼭지 부위가 좌심방이며 이 경우 ASD 환자의 확장된 우심방이 관찰되고 있으며 그 사이의 심방 중격이 관찰되나 일부 결손이 보인다(점선부위), 그 사이로 좌심방에서 우심방으로의 혈류가 관찰되고 있다(오른쪽, color Doppler mode)

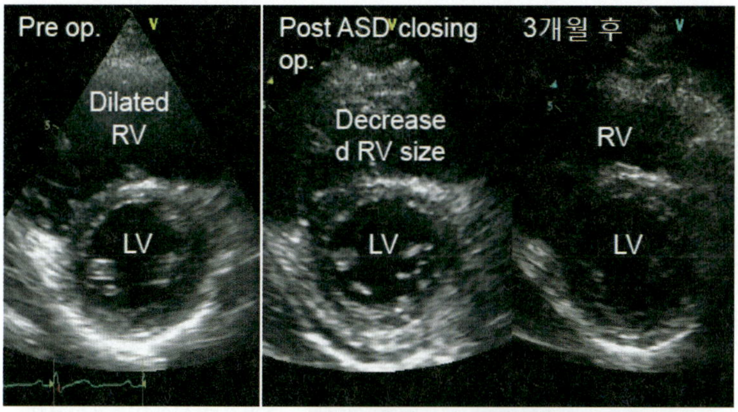

Figure 4-14
Atrial septal defect.
(Left) Preop. **Figure 4-13**의 환자의 수술 전 TTE parasternal short axis view이며 확장된 우심실이 관찰된다. (Right) Post-ASD closing op. 심방중격결손을 막아주는 수술을 시행한 직후의 동일 환자 소견이며 우심실의 크기가 감소한 것을 확인할 수 있다. 3개월 후까지 경과 관찰하였으며 우심실의 크기가 정상화되었다.

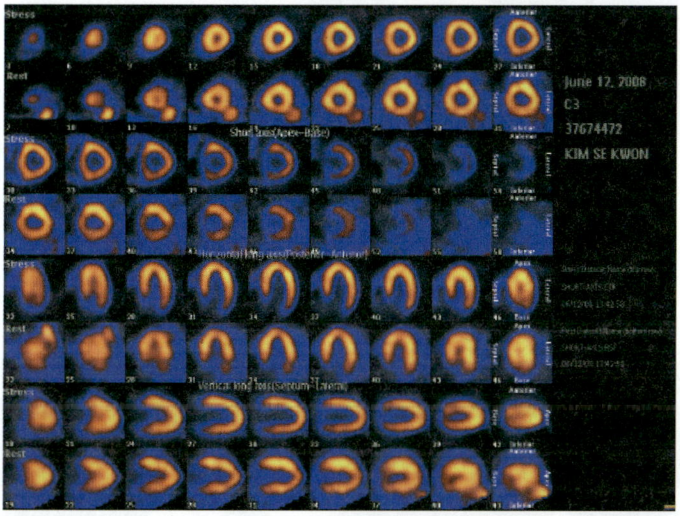

Figure 4-15
Myocardial perfusion SPECT.
normal perfusion.

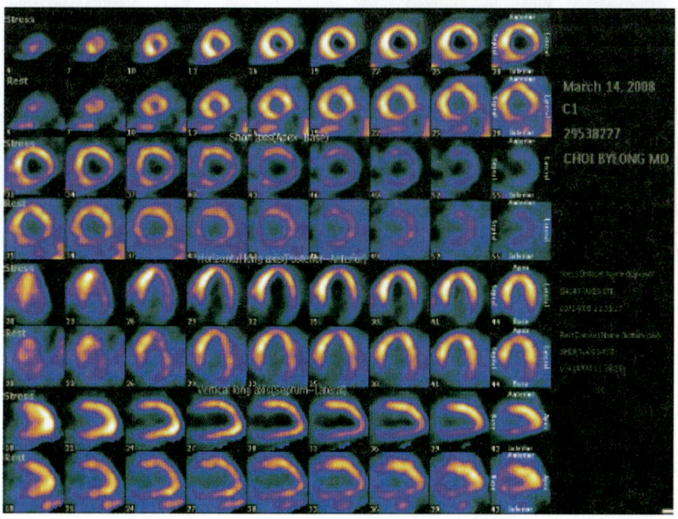

Figure 4-16
Myocardial perfusion SPECT.
persistent perfusion decrease in apicobasal inferolateral wall.

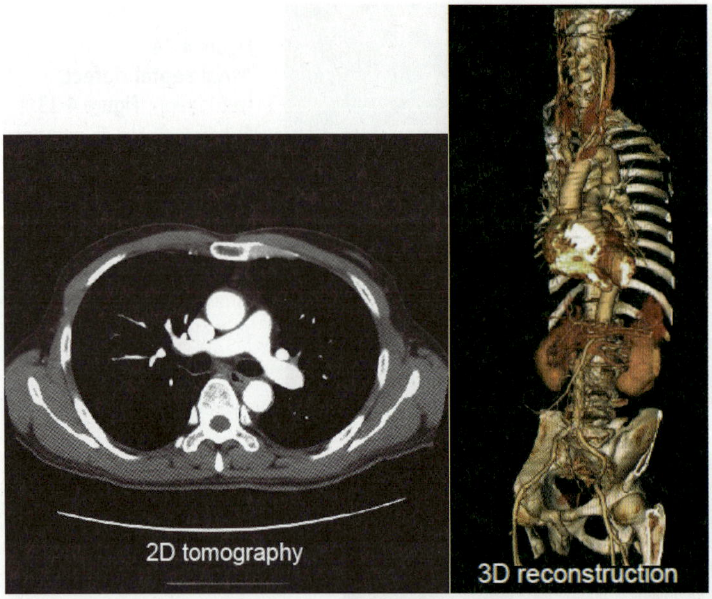

Figure 4-17
CT angiography.
최근 CT 기계 및 프로그램의 발달로 이전에 단면으로만 관찰할 수 있었던 혈관 병변을 이제 3차원으로 재구성하여 관찰할 수 있게 되었다. 왼쪽처럼 조영제를 주입한 후 이차원 영상을 얻은 후 조영 증강되어 있는 부위를 3차원적으로 재구성하면 오른쪽과 같이 심장, 대동맥 및 그 분지들을 생생히 볼 수 있어 환자의 치료 방침 결정에 큰 도움을 주고 있다.

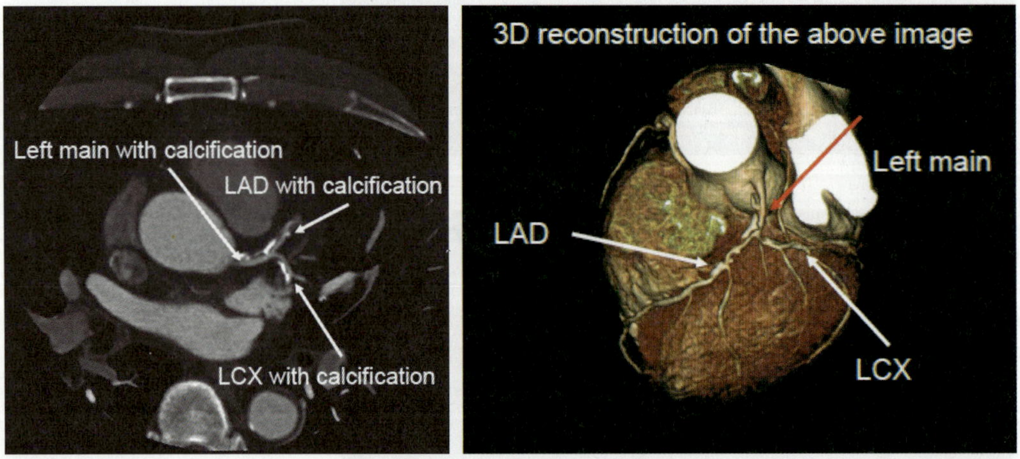

Figure 4-18
CT coronary angiography.
Multi-detector가 개발되고 scanning time이 줄어들면서 ECG gating 기법을 이용하여 심장 CT가 가능하게 되었다. 최근에는 non-invasive modality인 treadmill test, myocardial SPECT와 함께 CT가 coronary artery disease 진단에 많이 사용되고 있다. 특히 응급실에서 chest pain의 감별 진단에 CT를 사용하게 되면 pulmonary embolism, aortic dissection 등을 동시에 감별할 수 있는 장점이 있다. 왼쪽이 단층 촬영된 좌측 관상동맥과 그 분지들이고 오른쪽 그림은 단층 촬영된 것들을 3차원적으로 재구성한 그림이다. 혈관 내강뿐만 아니라 외부의 calcification까지 관찰할 수 있다.

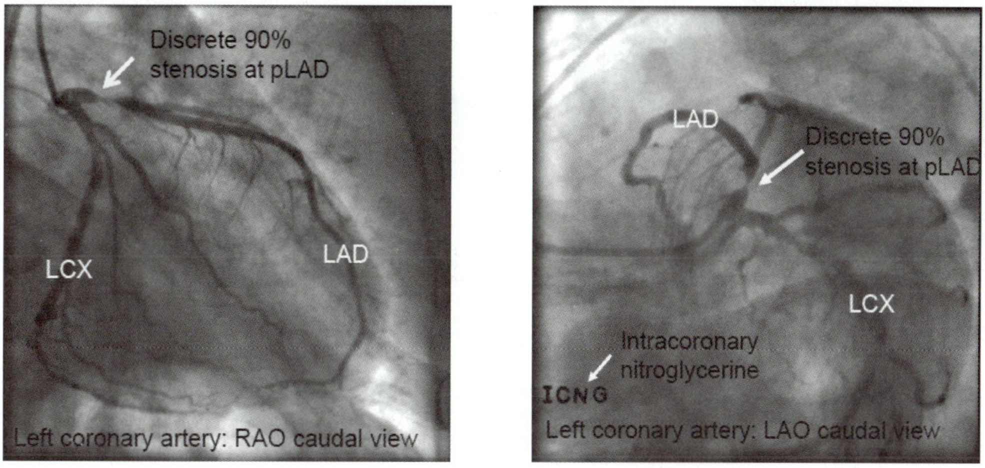

Figure 4-19 Coronary angiography.
관상동맥 질환의 진단과 치료에 사용되고 있는 관상동맥 조영술 영상. 좌측 관상동맥이 삽관되어 조영되고 있다. 혈관의 협착을 정확히 판단하기 위해서는 여러 각도에서의 촬영이 필요하다. 왼쪽 : 우측 앞쪽 아래 방향에서 심장을 바라보았을때의 혈관 모양. 근위부 좌전하행지에 심한 협착이 관찰되고 있다. 오른쪽 : 동일한 환자의 심장을 좌측 앞쪽 아래방향에서 촬영한 영상.

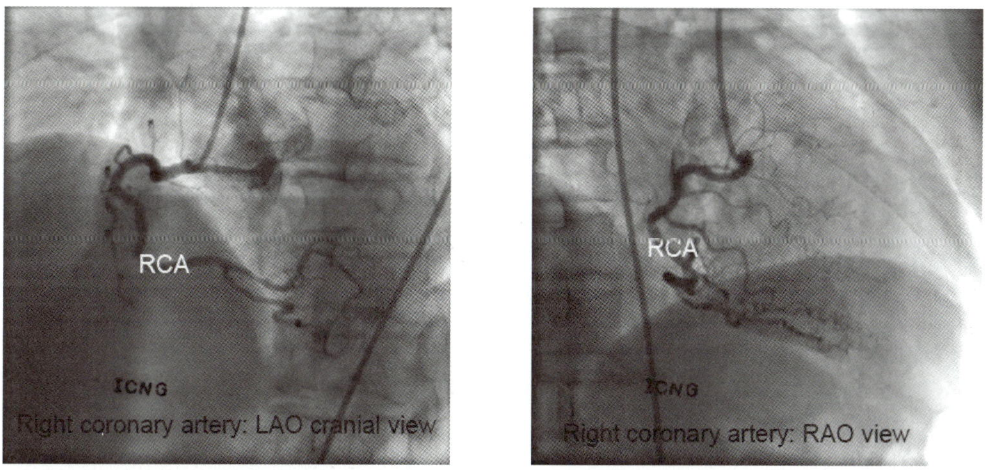

Figure 4-20 Coronary angiography.
관상동맥 조영술 영상. 우측 관상동맥이 삽관되어 조영되고 있다. 왼쪽 : 왼쪽 앞쪽 위 방향에서 심장을 바라보았을 때의 혈관모양. 오른쪽 : 동일한 환자의 심장을 우측 앞쪽 방향에서 촬영한 영상.

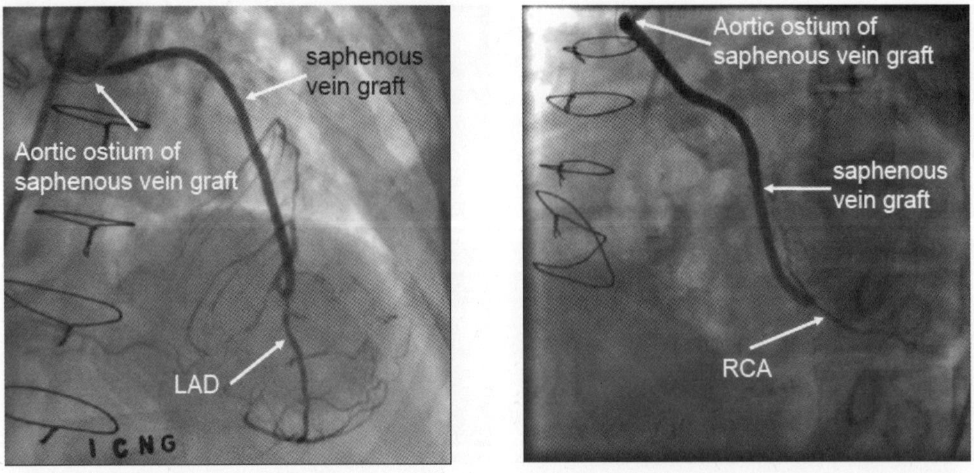

Figure 4-21 Coronary angiography.
관상동맥 우회술을 시행한 환자의 관상동맥 조영술 영상. 왼쪽 : 복재정맥(saphenous vein) 정맥편이 삽관되어 조영되고 있다. 근위부는 대동맥에 연결되어 있으며 원위부는 좌전하행지에 연결되어 있다. 좌전하행지의 근위부에 심한 협착이 관찰되고 있다. 오른쪽 : 근위부는 대동맥에 연결되어 있고 원위부는 우측 관상동맥 원위부에 연결되어 있다. 우측관상동맥의 근위부에 심한 협착이 있다.

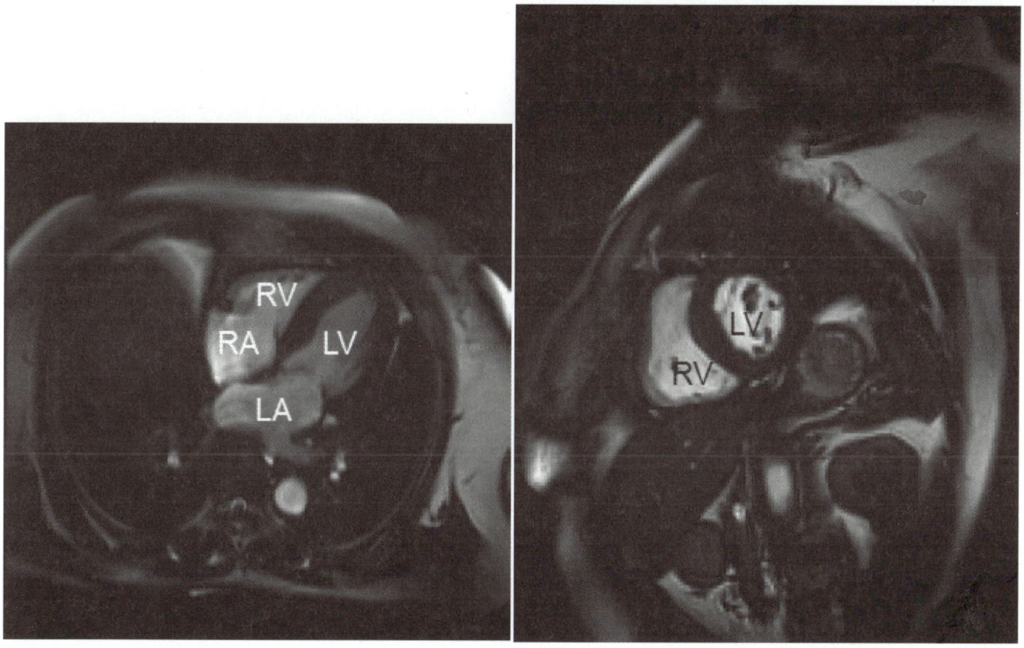

Figure 4-22 Cardiac MRI.
뛰어난 해상도와 조직의 특성 분석이 가능하며 조영제를 사용하면 관상동맥 혈류까지 분석할 수 있어서 최근 심장 질환의 진단에 널리 사용되고 있다. 한번 data를 얻어 놓으면 여러 방향에서의 재구성이 가능하여 심장의 병변을 이해하는데 큰 도움을 주고 있다. 왼쪽: 4 chamber view, 오른쪽: two chamber view

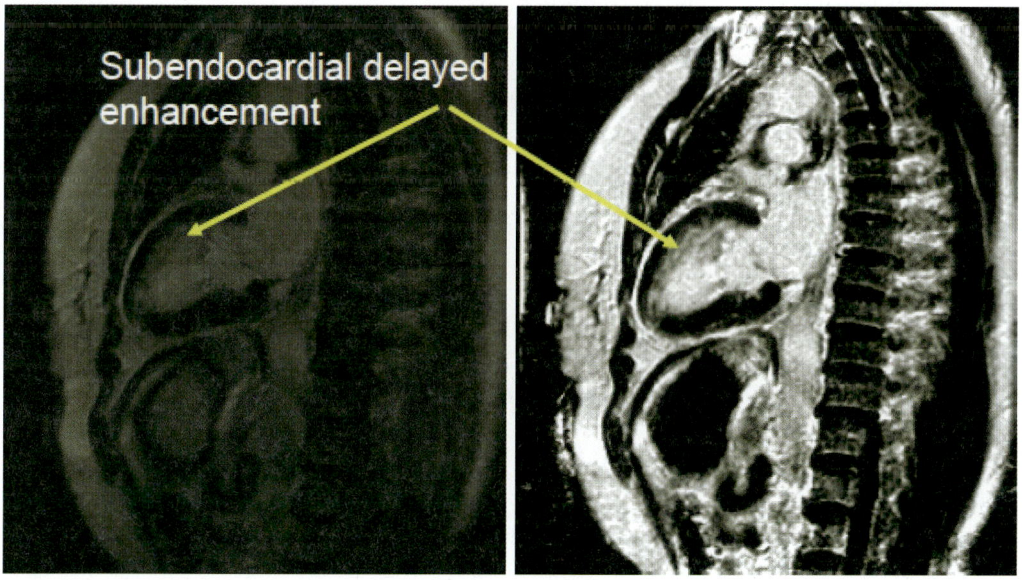

Figure 4-23 Cardiac MRI : acute myocardial infarction in LAD territory.
심근경색 후 조영제를 사용하여 심근 손상정도와 혈류 장애를 평가할 수 있다. 심근경색이 일어난 부위는 delayed enhancement가 관찰되는데 이 경우 anterior wall의 subendocardial area(화살표) 부위가 조영 증강되고 있는 것을 관찰할 수 있다.

5

Bradyarrhythmias

서맥 부정맥

Arrhythmia의 접근법

*** 부정맥(arrhythmia)의 발생기전 : "Generation or Conduction의 이상"**

(1) **Bradyarrhythmia**
- ① **Generation 이상** · Sinus nodal activity ↓ : sinus bradycardia
  · AV dissociation, complete AV block
- ② **Conduction 이상** · Blocks (S-A, A-V, Intra-V)

(2) **Tachyarrhythmia**
- ① **Generation 이상** · Premature beat : ectopic beat, escape beat
  · Triggered activity : long QT, TdP*
- ② **Conduction 이상** · Re-entry

* Torsade de pointes

*** ECG에서 arrhythmia에 대한 접근 방법**

(1) **Brady- or Tachycardia ? ← HR**
- ① HR 〈 60/min. → Bradycardia
- ② HR 〉 100/min. → Tachycardia

(2) **Generation : "어디에서 발생했는가?" ← P, QRS**
- ① Supraventricular → Narrow QRS * 예외 3가지 : WPW, Aberrancy, BBB
  - 〈1〉Sinus : P P P
  - 〈2〉Atrial : P P' P''
  - 〈3〉Junctional : inverted P
- ② Ventricular → Wide QRS

(3) **Conduction : "어느 conduction 단계의 문제인가?" ← PP, PR, RR, QRS**
- ① SA ← PP interval
- ② AV ← PR interval
- ③ Intra-V
  - 〈1〉 Unifascicular block : narrow QRS + axis deviation
  - 〈2〉 BBB : wide QRS

*** Bradyarrhythmia의 종류**

(1) **Sinus**
- Sinus arrest
- Sinus bradycardia
- Sinus arrhythmia
- Bradycardia-tachycardia syndrome
- Sick sinus syndrome

(2) **S-A block**

(3) **A-V block**
- 1° AV block
- 2° AV block
    - Mobitz type I (Wenchebach)
    - Mobitz type II
- High degree AV block
- Complete AV block

(4) **Intra-V block**
- Uni-F : LAFB, LPFB
- BBB : LBBB, RBBB

Sinus node/sino-atrial conduction의 이상

A. 원인과 임상양상 (etiology & clinical manifestations)

1. 원인 (etiology)

(1) Idiopathic degeneration

(2) Drugs

(3) 기타 : blood supply 이상, senile amyloidosis, infiltrative disease, hypothyroidism, advanced liver disease, hypothermia, typhoid fever, vasovagal syncope, severe hypoxia, hypercapnia, acidemia, acute hypertension 등

2. 증상 (symptoms)

· Asymptomatic ~ paroxysmal dizziness, presyncope, syncope

3. 발생기전 (pathogenesis)

(1) Sinus pause : sinus arrest, sinus exit block (SA block)

(2) 운동이나 스트레스에서 심박수 증가의 부족

(3) Drug에 민감하게 반응 ← digoxin, β-blocker, CCB, amiodarone 등

B. 진단 (diagnosis, Figure 5-1)

(1) Sinus arrest : sinus pause 〉 3sec

(2) Sinus bradycardia : HR 〈 60/min

(3) Sinus arrhythmia : PP interval이 0.16 sec 이상 또는 10% 이상 변동하는 불규칙한 동율동

(4) Bradycardia-tachycardia syndrome

- Atrial tachycardia(PAT, Af, AF)와 sinus pause가 번갈아가며 나타남.

(5) Sick sinus syndrome

- Dizziness, Fatigue, syncope등 증상이 sinus bradycardia, SA block, sinus arrest 등에 의해 나타나는 것 → 증상과 ECG의 관련성 확인이 진단에 핵심 (Holter monitoring 등)

(6) Sinoatrial (SA) exit block

① 1° SA block

- SA node → atrium으로 전도는 되지만 delay되는 것
- Surface ECG로는 진단 불가능, invasive intracardiac recording (EP study)해야 진단가능

② 2° SA block : SA node

- Atrium conduction의 intermittent failure
- 'Intermittent absence of P wave' ... surface ECG로 확인 가능한 유일한 SA block

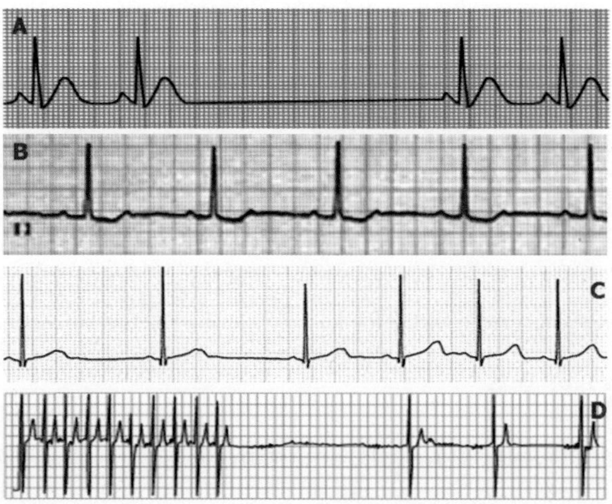

Figure 5-1 Sinus node dysfunction.
(A) Sinus arrest
(B) Sinus bradycardia
(C) Sinus arrhythmia
(D) Bradycardia-tachycardia syndrome

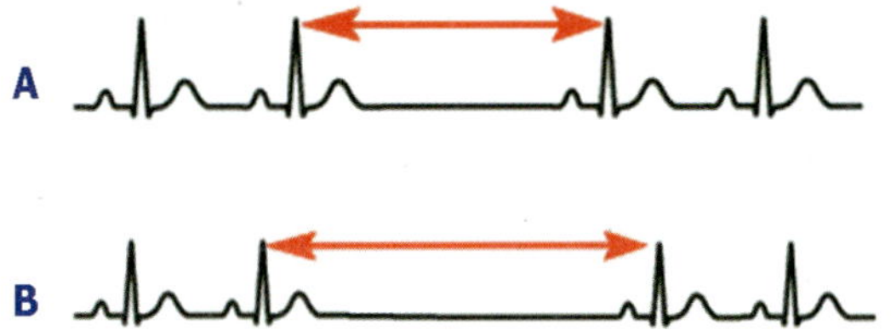

Figure 5-2 SA block vs. Sinus arrest.
(A) 2° SA block : RR interval의 정수배의 pause
(B) Sinus arrest : RR interval의 정수배가 아닌 pause

③ 3° (complete) SA block : SA node에 의한 atrial activity가 없는 상태

- EP study를 통해 SA node activity를 확인하여야 sinus arrest와 감별 가능

1. Sinus node/SA conduction 이상의 진단 방법

(1) **Surface ECG**

(2) **24h Holter monitoring** : 환자의 증상과 부정맥의 연관성 증명

(3) Provocation test → 자율신경계 자극

① Carotid sinus pressure

② Valsalva maneuver

③ Drugs : atropine, isoproterenol, β-blocker

(4) Intrinsic heart rate

- Atropine, β-blocker로 chemical autonomic blockade 유발 후 SA node 자체에 의한 HR
- 정상값 : 118.1-(0.57×age)
- 증상이 없는 sinus bradycardia 환자에서 SA node 자체 이상과 autonomic imbalance 구별

(5) Invasive EP (electrophysiology) study

- 증상이 SA node dysfunction에 부합하지만 ECG 이상소견이 관찰되지 않을 때 시도한다.
- Sinus node recovery time (response to overdrive atrial pacing), SA conduction time (APB에 대한 반응을 보는 간접적인 방법과 sinus node electrogram을 직접 기록하는 방법이 있음) 등을 평가하여 이상 유무를 판단
- AV conduction abnormality, carotid hypersensitivity등의 동반 유무도 꼭 확인해 주어야 한다.

C. 치료 (treatment)

·치료의 적응증 : 증상이 있을 때	·치료 방법 : Pacemaker

(1) SA node dysfunction이 증명된 증상이 있는 환자 → permanent pacemaker

(2) Bradycardia가 intermittent하게 나타나는 환자 → demand ventricular pacemaker

(3) Chronic bradycardia 또는 frequent episode가 나타나는 환자 → dual-chamber pacing

Atrioventricular (AV) conduction의 이상

A. 원인 (etiology)

(1) **Myocardial infarction** (특히 **inferior wall**; right coronary artery(RCA)에 의해 AV node는 혈류를 공급받기 때문) *or* RCA spasm

(2) Drugs : digitalis, β-blocker, CCB

(3) Acute infection 및 기타 전신 질환

(4) Congenital

(5) AV node를 침범하는 degenerative disease

B. 임상양상, 진단, 치료 (clinical manifestations, diagnosis & treatment)

* **AV block에서 고려할 3가지**
① Conduction 장애가 발생하는 부위
② Complete block으로 진행될 수 있는 가능성
③ Block 원위부에 적절한 escape rhythm이 발생하여 혈역학적으로 안정될 수 있는 가능성

1. 1° (first-degree) AV block

(1) PR interval > 0.20 sec : AV conduction은 되지만 delayed(**Figure 5-3**)

(2) 치료 : 특별한 치료는 필요 없다.

2. 2° (second-degree) AV block

(1) Intermittent AV block (P wave에 따라오는 QRS complex가 없다(**Figure 5-4**)

(2) Mobitz type I(Wenckebach block): PR interval이 점점 길어지다가 AV block

① 발생 부위 : 거의 대부분 AV node에 국한

② Complete block 진행 가능성 : ↓

③ Escape rhythm : His bundle 상부에서 발생

∴ 치료 : 특별한 치료 필요 없다.

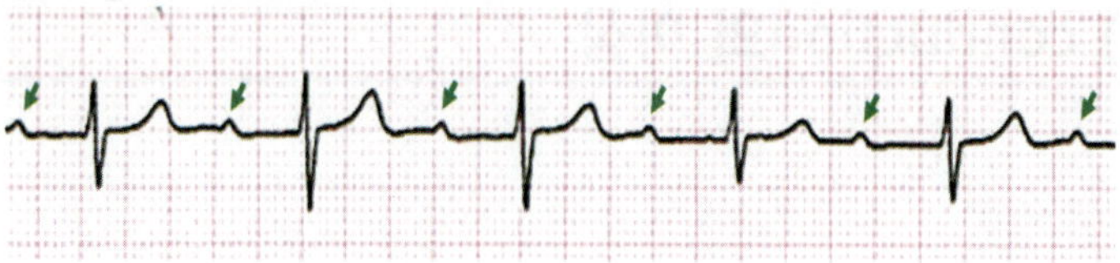

Figure 5-3 1° AV block.
(화살표가 P wave)

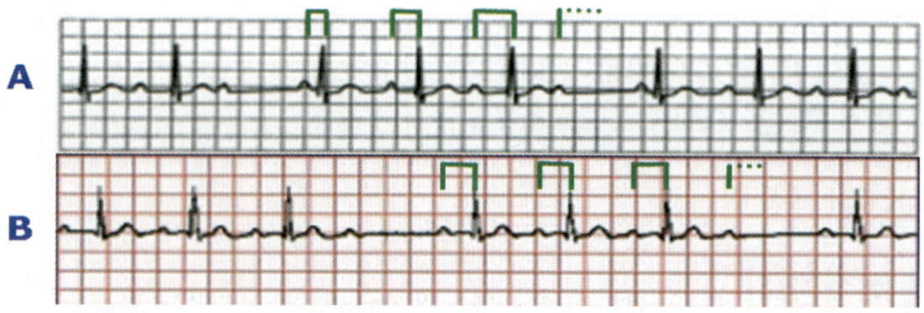

Figure 5-4 2° AV block.
(A) Mobitz I : PR이 점점 길어지다 block
(B) Mobitz II : PR이 일정하게 나타나다 block

(3) Mobitz type II : PR interval의 변화 없이 갑자기 AV block 발생

① 발생 부위 : 보통 His-Purkinje system의 질병

② Complete block 진행 가능성 : ↑

③ Escape rhythm : 느리고 불충분

∴ 치료 : pacemaker 삽입이 필요.

3. High-degree AV block

(1) 연속적으로 두 개 이상의 P 차단(**Figure 5-5**)

(2) 치료 : pacemaker 삽입 추천

4. 3° (complete) AV block

(1) Atrial pulse가 전혀 ventricle로 전달 안됨 (**Figure 5-6**)

(2) Escape rhythm이 40~55회/min 일 경우 → 차단 부위가 대부분 AV node로 증상이 없다면 약물치료만으로 escape rhythm 조절하며 관찰 가능

(3) Escape rhythm이 40회/min 일 경우 → 차단 부위가 His 이하 부위이며 pacemaker 삽입 권장

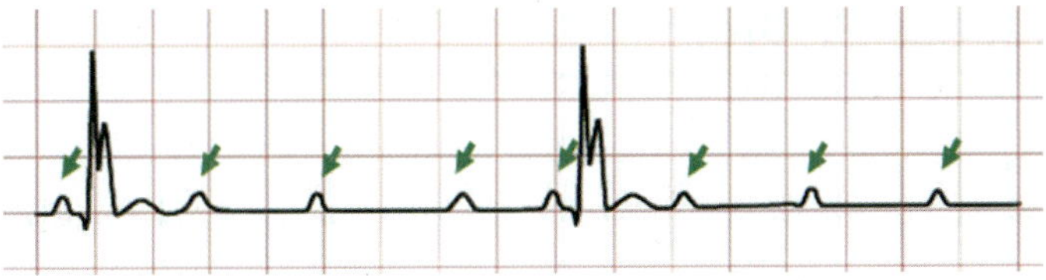

Figure 5-5
High degree AV block.
P wave 4번에 QRS가 1번씩 전도되는 4:1 AV block

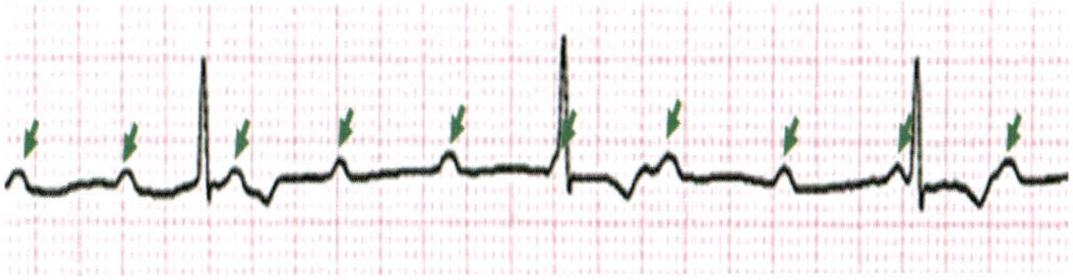

Figure 5-6
Complete AV block.
PP : regular, RR : regular
but PR : irregular
∴ "A, V 따로 논다."

5. AV dissociation (방실 해리)

- Atria와 ventricle이 각자 다른 pacemaker에 의해 움직이고 있을 때를 지칭

(1) **Complete AV block** with escape ventricular rhythm

(2) AV conduction 장애가 없는 AV dissociation

① Severe sinus bradycardia때 AV junctional rhythm이 생길 때. 특히 sinus rhythm과 junctional rhythm이 유사해서 p wave와 QRS wave가 앞서거니 뒤서거니 나오는 경우를 isorhythmic AV dissociation이라 함. Sinus rhythm을 빠르게 할 수 있는 치료를 하면 호전된다.

② Junctional 또는 ventricular pacemaker의 기능이 항진되어 sinus rhythm보다 빨리 뛸 때 interference AV dissociation이라 부름. Accelerated rhythm을 없앨 수 있는 치료를 한다.

C. Intracardiac electrocardiographic recordings (EP study)

- AV conduction disturbance 치료 방침은 대개 surface ECG만 보아도 판단 가능하나 다음 4가지의 경우는 intracardiac recording으로써 차단 부위를 확인하고 치료 방침을 세우는 것이 필요

(1) AV block이 증명되지 않았으나 syncope + BBB *or* bifascicular block이 있을 때

(2) 2:1 AV conduction을 보이는 AV block (∵ Mobitz type I, II 감별 불가능)

(3) Wenckebach block이 있으면서 BBB 있는 경우

(4) Asymptomatic complete AV block

Intraventricular conduction의 이상

· 순환기학 Chapter 2 참조

Bradyarrhythmia의 치료

A. 약물 치료

주로 급성기에 **HR↑** 위해 사용

(1) **Atropine** : 0.5~2.0 mg IV

(2) **Isoproterenol** : 1~4 μg/min. IV

B. Pacemaker

1. Pacemaker의 분류

(1) **Temporary pacing**

a. 적응증

① **Permanent pacemaker 삽입 전 필요한 경우**

② 일시적인 원인(약물, ischemia)에 의한 **bradycardia**

b. 방법 : electrode catheter를 RV apex에 위치시켜 pacing을 한다.

(2) **Permanent pacing**

a. 적응증

① Persistent *or* intermittent **symptomatic** bradycardia

② **증명된 infranodal 2°/ 3° AV block**

b. 방법 : subclavian/ cephalic v.으로 lead를 넣어 right atrial appendage 또는 RV apex에 위치시킨다. 또는 심장의 바깥쪽에 전극을 위치시키는 epicardial lead가 사용되기도 한다.

c. 유효 기간 : battery의 수명과 관련되며 단순 pacemaker의 경우 약 10년 정도 사용할 수 있다.

2. Pacing code

(1) 표시 방법 : 3~5글자

① 첫번째 글자 : pacing 되는 부위 (V : ventricle, A : atrium, D : dual-chamber)

② 두번째 : electrical activity가 감지되는 부위 (V, A, D)

③ 세번째 : 감지된 electric signal에 대한 반응 (I : inhibition of pacing function, T : triggering, D : dual response)

④ 네번째 : programmability & rate modulation

⑤ 다섯째 : antitachycardia function

(2) 사용 예

- VVIR : ventricle을 pacing하고 ventricle을 감지하여 자발적인 심장박동이 있으면 기능이 억제되며 rate modulation기능이 있다.
- DDDR : 심방, 심실을 모두 pacing하며, 양쪽을 모두 감지하여 기능을 억제하거나 가동시키며 rate modulation 기능이 있다.

3. 임상 적용 (clinical applications)

(1) **DDD와 VVI가 가장 흔하게 사용되는 mode**이다.

(2) Borderline hemodynamic reserve를 가진 환자에서는 AV synchrony를 구현할 수 있는 DDD가 선호된다(**Figure 5-7**).

(3) Atrial fibrillation (Af) 환자는 DDD 금기

(4) 최근 LV septal wall 과 lateral wall의 synchronized activation이 가능하게 한 biventricular pacing이 heart failure 환자에서 hemodynamic function을 개선시킨다고 알려졌다.

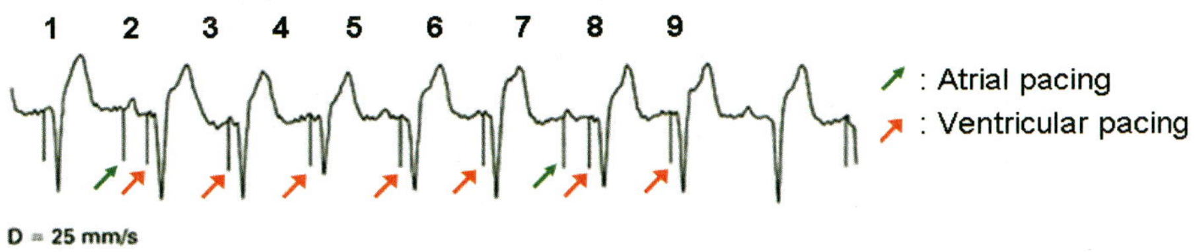

Figure 5-7 DDD pacemaker.
2, 7의 경우 program된 시간에 atrial beat가 없는 것을 인지하고 atrial pacing을 했고, ventricular pacing 역시 시행되었다. 3, 4, 5, 6, 8의 경우는 atrial beat를 인식하고 atrial pacing은 억제시켰고, ventricle pacing만 되었다. 9의 경우는 atrial and ventricular beat를 인지하고 두 쪽 모두 pacing을 억제 시켰다.

4. Programmability of pacemakers

Radiofrequency system을 이용하여 삽입된 pacemaker의 setting을 조정할 수 있으며, pacemaker malfunction을 진단하고 치료할 수 있다.

5. 합병증 (complications)

(1) Over- *or* undersensing

(2) Output failure

(3) Lead fracture *or* displacement

(4) Pacemaker syndrome

① Fatigue, dizziness, syncope, distressing pulsation 등이 다음 상황에서 나타날 수 있다.

a. Loss of atrial contribution to ventricular systole

b. Vasodepressor reflex initiated by cannon a wave (심방과 심실이 동시에 수축할 때)

c. Systemic and pulmonary venous regurgitation due to atrial contraction against a closed AV valve

② 치료 : VVI의 경우 DDD로 변경, 또는 escape rate를 paced rate보다 15~20 beats/min 낮추어서 programming을 함 (hysteresis)

(5) Pacemaker-mediated tachycardia

① DDD의 경우 VPB 또는 ventricular pacing에 의한 retrograde atrial depolarization이 발생하면 이것이 감지되어 ventricle을 다시 pacing 하게 되면서 이러한 cycle이 반복될 경우 tachycardia가 유도될 수 있다.

② 치료 : atrial refractory period를 reprogramming함으로써 교정할 수 있다.

6

Tachyarrhythmias

빈맥 부정맥

서론 (introduction)

A. Tachyarrhythmia란?

≥ 3개의 이상 박동이 ≥ 분당 100회로 나타나는 부정맥

* Tachyarrhythmia의 종류

(1) Supraventricular tachyarrhythmia
- ① Sinus : Sinus tachycardia
- ② Atrial : APC
  - Atrial tachycardia
  - Atrial fibrillation/flutter
- ③ Junctional : PSVT

(2) Ventricular tachycardia
- ① PVC
- ② VT
- ③ Ventricular fibrillation/flutter

B. Tachyarrhythmia의 발생 기전

- 대개 APC, VPC에 의해 시작되는 reentry에 의해 발생
- 일부는 triggered activity가 관여

- **Generation 이상** : "disorders of impulse formation" ... Premature beat, Triggered activity
- **Conduction 이상** : "disorders of impulse propagation" ... Re-entry

1. Reentry (disorders of impulse propagation)

(1) **발생 조건 (pathogenesis, Figure 6-1)**

① 심장내 electrophysiologic inhomogeneity **(conduction ± refractoriness의 차이)가 있는 2개 이상의 전도로가 closed loop**를 이룰 수 있을 때

② **한 전도로에서 일방향 전도 차단**(unidirectional block)이 일어나면서

③ 다른 쪽 전도로에서 slow conduction이 있어서, initially blocked pathway가 excitability를 회복할 시간을 준 경우

→ initially blocked pathway의 reexcitation이 일어나 'loop of activation'이 형성되며 지속적인 impulse가 만들어 지는 것

※ Reentrant arrhythmias는 premature complexes나 rapid stimulation에 의해 initiation/ termination이 재현될 수 있다 → triggered activity와 차이점

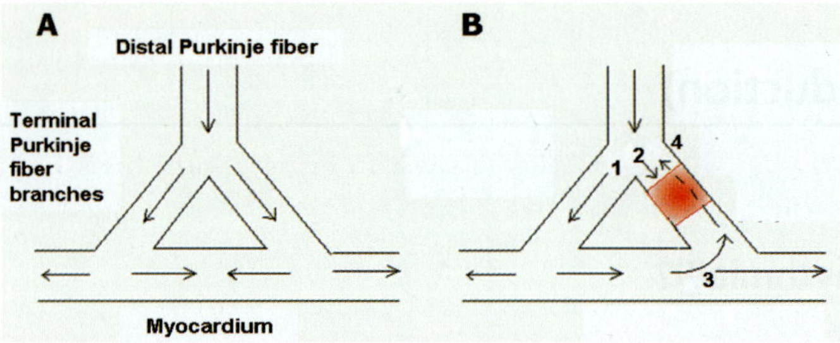

Figure 6-1 Reentry. (Figure 6-12 참조)
(A) Dual conduction pathway가 있지만, 느린 HR에서 별다른 문제없이 전도가 이루어 지고 있다.
(B) 오른쪽(붉은색)이 불응기가 긴 통로이다. Premature beat가 발생하면 불응기가 짧은 왼쪽 통로로는 느리게라도 전도되지만 (1), 불응기가 긴 오른쪽 통로로는 전도가 차단된다 (2). 느리게 loop를 돌아온 pulse가 오른쪽 통로로 돌아오면 (3), 불응기에서 회복된 때가 되어 loop를 돌아온 전도가 역방향으로 전달된다 (4). 이렇게 되면 loop를 돌아가는 전기의 흐름이 계속해서 나타나게 되는 것이다.

2. Disorders of impulse formation

(1) **Abnormal automaticity**

· 평소에는 SA node activity에 의해 억제되어 있던 atrial, AV junctional, Purkinje fibers 등의 'latent pacemaker fibers' 가 다음 원인으로 인하여 정상 자동능이 항진되거나 비정상적 자동능을 갖게 되는 것. Pacing에 의해 유발되거나 정지되지 않는다.

① Endogenous/exogenous catecholamines ↑

② Electrolyte disturbances eg, hypokalemia

③ Hypoxia/ischemia,

④ Mechanical effects eg, stretch

⑤ Drugs eg, digitalis

(2) Triggered Activity

a. 발생기전 (pathophysiology)

- Intracellular Ca^{2+} ↑ → afterdepolarization → threshold 넘으면 → repetitive activity
- Atrial, ventricular, His-Purkinje tissue에서 발생
- Cardiac electrical frequency의 변화가 trigger로 작용하여 발생

b. 종류

① **Early afterdepolarizations (EAD, Figure 6-2)**

- Action potential phases 2, 3 때 발생
- 발생 원인 : bradycardia, hypokalemia, 기타 AP duration을 연장시키는 상황들

② Delayed afterdepolarizations

- AP Phase 3 가 끝나고 난 후 발생
- 발생 원인 : digitalis intoxication, AIVR in AMI/ after reperfusion, exercise-induced VT, hypercalcemia

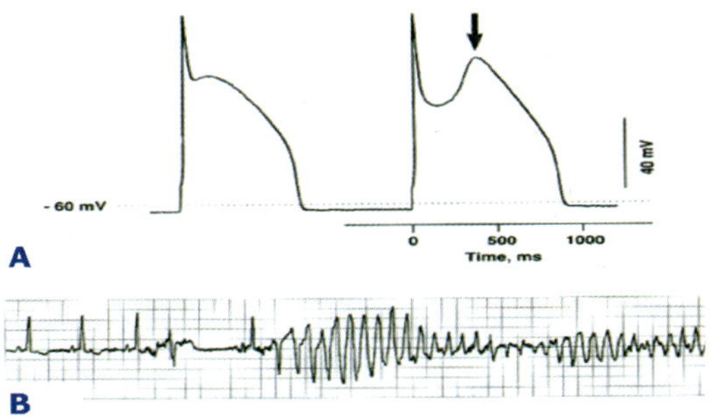

Figure 6-2 EAD.
Triggered activity 중 early afterdepolarization (EAD)에 의해 발생하는 torsades de pointes를 보여주는 그림. (A)는 심장 조직의 action potential로서 AP 1 cycle이 종료되기 전에 다시 AP activity가 발생하는, 곧 afterdepolarization을 보여주고 있다. (화살표) 이 EAD는 AP phase 2에서 발생했다. 발생한 EAD가 역치를 넘으면 지속적으로 전기활동을 만들어 내면서 (B)와 같이 VT이 발생한다.

조기박동 (premature complex)

1. Atrial premature complexes (APCs)

(1) 정상 성인의 60% 이상에서 24시간 심전도 검사에 APC가 나타난다.

(2) 증상 (symptoms) : Sx.(-), palpitation, PSVT (reentry 있는 환자)

(3) ECG (**Figure 6-3**)

① 'Atrial' : sinus P wave와 morphology가 다른 early P waves (P', P'', P''')

② 심실 전도 : refractory period에 따라

〈1〉Normal conduction 〈2〉Conduction delay
〈3〉Aberrant conduction 〈4〉Conduction block 모두 가능

③ Sinus activity가 나타나기 전 잠시 pause가 있게 되며 보통 sinus node를 reset시켜 noncompensatory interval을 보이게 된다.

→ pre- + postextrasystolic PP intervals 〈 2번의 sinus PP interval

(4) 치료 (treatment)

① 대개 필요 없다.

② 하지만, palpitation/ trigger PSVTs를 유발할 경우 alcohol, tobacco, adrenergic stimulants 등 APC를 유발할 수 있는 것들을 금지시키고 mild sedation, β -blocker 고려

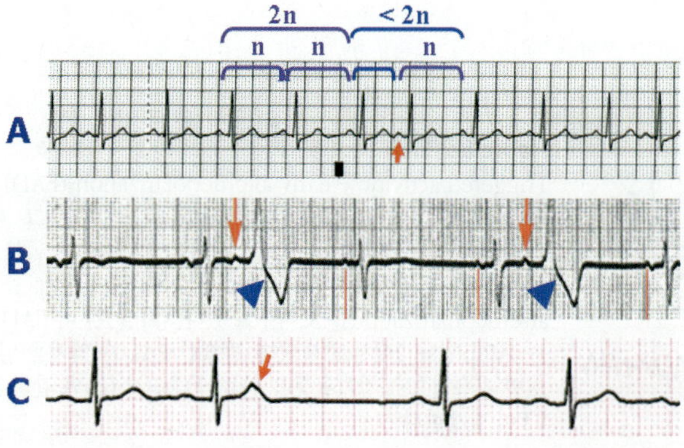

Figure 6-3
APC의 ventricular conduction.
(A) Normal conduction : normal QRS가 보인다. APC에 의해 early P가 나오고 APC가 sinus node를 reset시킬 경우 APC 후 normal P파까지는 이전의 PP interval과 같아지므로 결국 이전 PP interval 2번의 합보다 짧아진다. (noncompensatory pause)
(B) Aberrant conduction (편위전도) : 불응기가 짧은 일방향으로만 전도되어 QRS complex가 widening (파란색 화살촉)
(C) Conduction block

2. AV junctional complexes

(1) 발생 부위 : His bundle

(2) APC, VPC보다 드물지만 cardiac disease, digitalis intoxication과 연관되는 경우가 보다 흔하다.

(3) ECG (**Figure 6-4**)

① Junction에서 발생한 impulse에 의한 atrial activation은 'inverted P'로 나타나 (Lead II)

→ inverted P는 QRS 앞이나 뒤에 오거나 QRS와 겹쳐져 안 보일 수 있다.

② Normal QRS

(4) 대개 증상이 없으나 palpitations, cannon a waves(목에 불편한 박동감을 호소함)의 증상을 호소할 경우 APC와 같이 치료해 볼 수 있다.

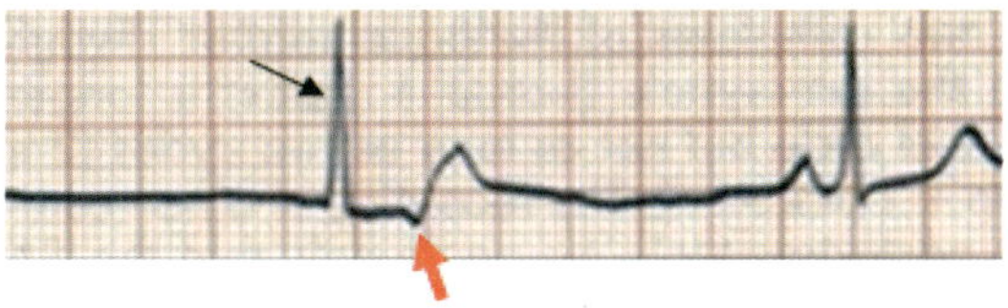

Figure 6-4 Junctional premature complex.
Junctional premature beat에 의해 ventricular activation은 정상으로 일어나 normal QRS(검은 화살표)이 보이고 retrograde하게 형성된 inverted P wave가 QRS 뒤에 보이고 있다. (빨간 화살표)

3. Ventricular premature complexes (VPCs)

(1) **24 h ECG (Holter) monitoring에서 정상 성인의 60%가 VPCs를 보인다.**

→ 이런 소견이 있다고 해서 **mortality, morbidity 증가하지 않는다.**

(2) 임상양상 (clinical manifestations)

① 증상 (symptoms) : palpitations, neck pulsations, syncope, lightheadedness

② 징후 (signs) : cannon a waves, postextrasystolic ventricular contractility potentiation

(3) ECG (**Figure 6-5**)

① P wave 선행 없이 발생하는 wide(〉0.14s), bizarre QRS complex

② **Fully compensatory pause** (VPC 양쪽의 conducted sinus beats 간격이 basic RR intervals의 두배임) ← sinus node가 reset되지 않기 때문

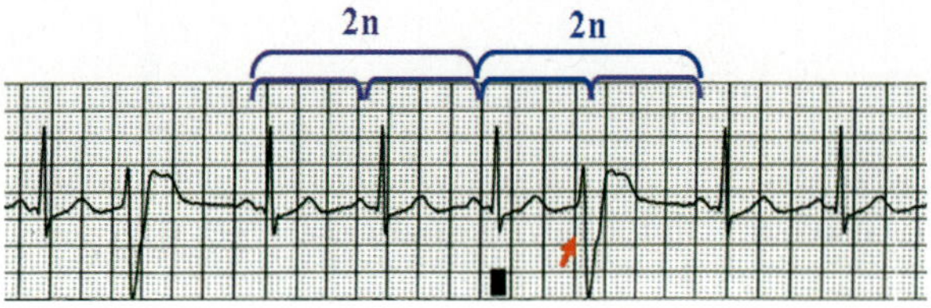

Figure 6-5 VPC.
Compensatory pause를 보이고 있다. (붉은 화살표가 VPC)

③ VPC의 다양한 양상

- Single, bigeminy (1 VPC + 1 sinus beat + 1 VPC + 1 sinus beat), trigeminy (1 VPC + 2 sinus beats + 1 VPC + 2 sinus beats)
- Pairs *or* couplets (two successive VPCs)

  cf. VT : ≥ 3 VPCs & HR ≥ 100 beats/min
- 비슷한 모양 (monomorphic, uniform) vs. 다양한 모양 (polymorphic, multiform)

(4) VPC의 임상적 의미

a. **이전 MI 있었던 환자의 80%에서 VPC(+)** ... **다음의 경우 mortality ↑**

① **자주 발생 (〉10 VPCs/ h)**

② **Complex type** : couplets

→ VPC 자체에 의한 mortality 증가라기 보다는 ventricular function과 관련된 것으로 생각

b. Spontaneous VPC와 life-threatening VT/ Vf 사이에 cause-and-effect relation은 없다.

c. Very early cycle (**R-on-T**) VPCs → **sudden death risk ↑**

(5) 치료 (treatment)

a. Cardiac ds. (-) → Tx.(-) ... 단, sx.(+)이면 β-blocker가 도움

b. Cardiac ds. (+) →

- Frequent VPC가 sudden/ nonsudden cardiac death 증가와 관련이 있다고는 알려져 있지만 직접적인 원인-결과 관계는 아니다.
- 항부정맥제로 치료할 경우 항부정맥제의 proarrhythmic effects로 인해 오히려 사망률을 높였다는 보고가 있어 **치료하지 않는 것이 좋다.**

심실상성 빈맥 (supraventricular tachyarrhythmias)

*** 여러 종류의 빈맥에 대해 아래의 사항을 확인하면서 감별진단을 공부하자.**
① 발생 부위 : P wave, QRS complex widening 여부
② 규칙성 : PP, RR, PR interval
③ Atrial activity와 ventricular activity의 관계 확인
④ 부정맥 때와 부정맥 종료 후 정상 동율동일 때 P, QRS 비교
⑤ Vagal maneuver(eg, carotid massage)에 대한 반응 관찰

1. Sinus tachycardia

(1) Sinus rhythm HR 〉 100/min. → normal P, normal QRS, regular (**Figure 6-6**)

(2) 원인 : 여러 자극에 대한 생리적 반응

- Fever, volume depletion, anxiety, exercise, thyrotoxicosis, hypoxemia, hypotension, heart failure

(3) 서서히 시작되고 서서히 정상박동으로 돌아오며, carotid massage에도 맥박수가 서서히 줄어들면서 정상화됨.

cf. PSVT는 vagal maneuver에 맥박수가 거의 줄어 들지 않다가 갑자기 종료됨

(4) 치료 : 원인 질환 치료

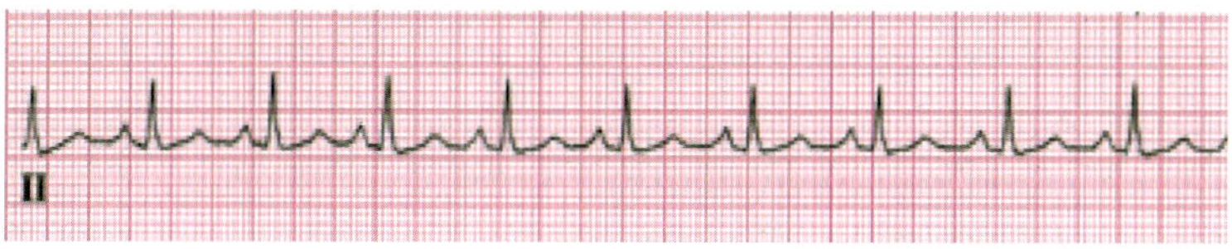

Figure 6-6
Sinus tachycardia.

2. 심방 세동 (atrial fibrillation, Af)

※ 이 책은 Af : atrial fibrillation, AF : atrial flutter로 쓴다.

(1) 특징 (**Figure 6-7**)

① Atrial activity가 baseline이 흔들리는 정도로 관찰되거나 350~600 bpm정도의 sharp deflection으로 나타남 ('fibrillatory P wave')

② Ventricular response : "**irregularly irregular**"

∵ AV node를 통해 심방전류가 전도된 후 AV node의 일시적인 불응기가 있음

a. **Rapid ventricular response (Af with RVR)** : ventricular rate 〉 100 bpm

b. **Af 있음에도 불구하고 ventricular rate가 regular하면서 30~60 bpm 정도 → complete heart block 시사**

(2) 원인 (etiology)

① 정상인 ← emotional stress, acute alcoholic intoxication, vagal tone ↑ (vasovagal response)

② 심폐 질환(+) ← hypoxia, hypercapnia, metabolic/hemodynamic derangement

③ **Hyperadrenergic state : thyrotoxicosis, fever, bleeding**

④ Persistent Af ← mitral valve disease, HTN, chronic lung disease, ASD

(3) Af에 의해 발생하는 이상

① **Excessive ventricular rate (rapid ventricular response)**

② Af이 종료된 후 pause가 나타나며 syncope발생

③ **Systemic embolization**

④ **심방 박동 소실 → cardiac output감소**

⑤ Palpitation → anxiety

⑥ Tachycardia-induced cardiomyopathy

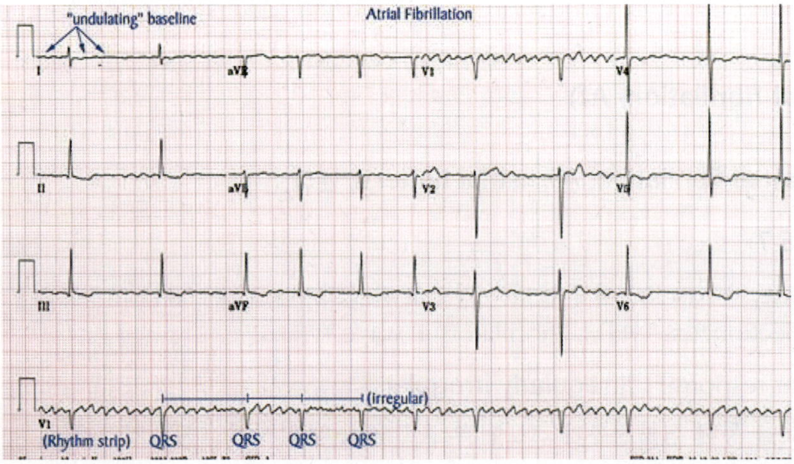

Figure 6-7
Atrial fibrillation. Fibrillatory P wave에 의해 떨리는(undulating) baseline이 관찰된다. Af이 conduction되어 나타나는 ventricular response (QRS complex)는 RR interval이 'irregularly irregular'한 것이 특징.

(4) 치료 (treatment)

a. Acute Af

① 원인 질환이 있으면 치료

② **치료의 diagram (Figure 6-8)**

③ **재발을 막기 위한 약물 치료 (Figure 6-9)**

b. Chronic Af : sinus conversion이 어렵다.

esp. 〈1〉 Long-standing rheumatic heart ds.

〈2〉 LA 〉 45 mm

〈3〉 Recurrent, paroxysmal lone Af   * 'Lone' : no structural heart ds.

→ 치료의 목적 : ① Ventricular response의 조절

② Systemic embolization의 예방

① **Ventricular response 조절**

- Pharmacologic : digitalis, beta blocker, calcium channel blocker
- RFCA (radiofrequency catheter AV node ablation : complete AV block을 만들어 줌) → permanent pacemaker 삽입

② **Systemic embolization의 예방 (Table 6-2) : chronic anticoagulation**

③ Ablation therapy (Figure 6-10)

- Focal atrial tachycardia가 Af으로 신행된 경우에 효과적
- Focal lesion : LA 바로 직전의 pulmonary vein에 흔함
- Pulmonary vein과 LA 연결부를 ablation하여 전기적으로 차단시킴
- 합병증 : pulmonary v. stenosis, pulmonary hypertension, stroke
- Multiple lesions 일 경우 : maze procedure

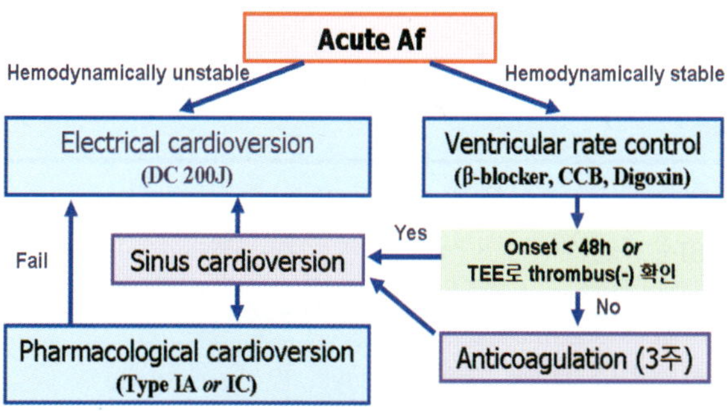

Figure 6-8
Acute atrial fibrillation의 치료 방침.

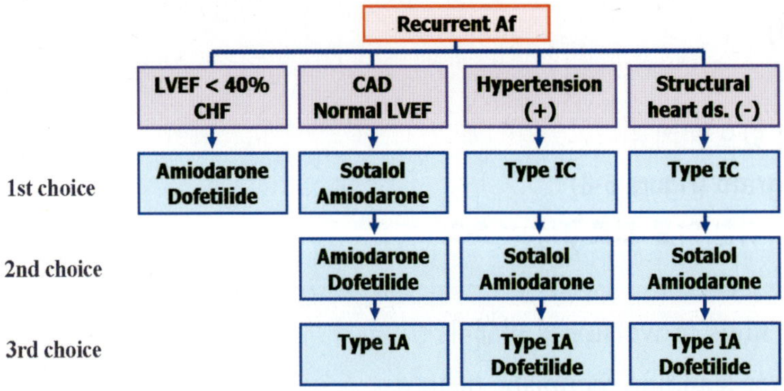

Figure 6-9
Af 재발을 막기 위한 약물 치료.

Table 6-1 Antiarrhythmic drugs.

Class	작용기전	약물
Class I	Vmax↓, inward Na^+ ↓	
IA	Vmax↓, AP duration↑	Quinidine, procainamide, disopyramide
IB	Vmax↓(특히 HR↑에서), AP duration N/↓	Lidocaine, phenytoin
IC	Vmax↓, AP duration N	Propafenone, flecainide
Class II	SA node automaticity↓	β-blocker eg, propranolol
Class III	AV node 불응기, 전도 속도↑	Amiodarone, Sotalol, Dofetilide
Class IV	AP duration↑ AV node 불응기, 전도 속도↓	Calcium channel blockers eg, Verapamil, Diltiazem
기타	AV node로 전도 차단	Digitalis, Adenosine

※ Adenosine, Verapamil IV 주입방법
· Adenosine → rapidly ∵ 빨리 분해된다.
· Verapamil → slowly ∵ AV block을 유발할 수 있어

Table 6-2 CHADS2 score에 따른 anticoagulation 지침.

	조건	점수
C	Congestive heart failure	1
H	Hypertension	1
A	Age >75 years	1
D	Diabetes	1
S2	이전의 Stroke or TIA	2

점수 합	위험도	지침
1	low	Aspirin daily 81~325 mg
2	moderate	Aspirin daily or warfarin [target INR 2.5 (range 2.0~3.0)]
> 2	moderate to high	Warfarin [target INR 2.5 (range 2.0~3.0)]

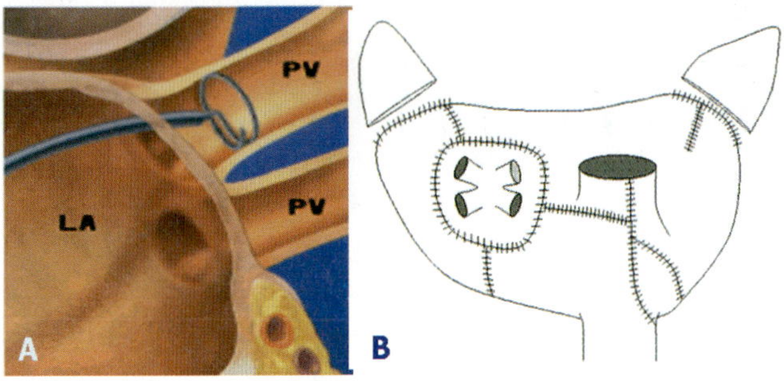

Figure 6-10
Ablation therapy.
(A) Pulmonary v. ablation
(B) MAZE procedure : RA와 LA에 여러군데를 ablation하여 전기적으로 수많은 구획으로 나누면 Af wave의 propagation을 막아 정상 동율동을 얻어 낼 수 있다.

3. 심방 조동 (atrial flutter, AF)

(1) 특징 (**Figure 6-11**)

① Atrial rate : 250~350 bpm, 특징적으로 ventricular rate는 이 절반인 150 bpm

∴ **150 bpm인 빈맥은 atrial flutter를 꼭 고려해야**

② 심전도상 **sawtooth-like atrial activity**

③ 발생기전 : Right atrium 내에 생긴 localized reentry (대부분)

④ 발생 기간 : Af에 비해 오래가지 않지만, 일주일 이상 지속되면 Af으로 진행하기도

⑤ Systemic embolization : AF에 비해 적게 발생한다.

(2) 원인 (etiology)

① Organic heart disease

② Paroxysmal flutter : pericarditis, acute respiratory failure

③ Open heart surgery

(3) 치료 (treatment)

① **DC cardioversion : 25~50 J**

* Af와 유사하게 anticoagulation을 신경써야 한다.

② 심장 수술 후 또는 AMI에서 자꾸 재발할 경우 → pervenous lead로 atrium에 flutter rate보다 115~130% 빠르게 pacing을 해주면 쉽게 종료시킬 수 있다.

③ Ventricular rate를 느리게 해주기 위해 beta blocker와 CCB도 사용 가능하고 이후 type IA, IC 항부정맥제로 동율동 전환을 시도해 볼 수도 있다.

④ RFCA : tricuspid 근처에 존재하는 reentry 경로인 narrowed isthmus ← 재발성인 경우

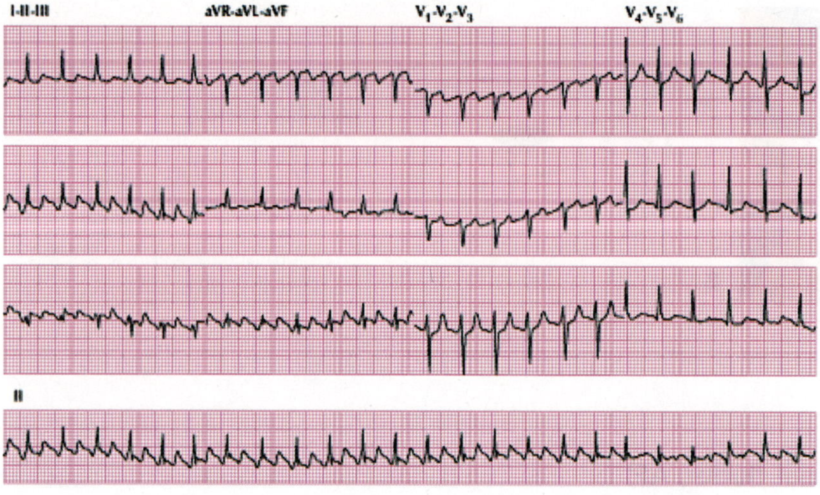

Figure 6-11
Atrial flutter.

4. Paroxysmal supraventricular tachycardia (PSVT)

(1) 발생 기전 : **Reentry** (**Figure 6-12**)

- SA node에서 ventricle에 이르는 전기전도로의 일부에 전도속도와 불응기가 차이 나는 두 갈래 길이 존재하고 심장 내 premature complex에 의해 이 두 갈래 길을 타고 도는 reentry가 형성되면 PSVT가 발생한다.

(2) 분류 (**Figure 6-13**)

- 두 갈래 길은 SA node, atrium, AV node등 좁은 곳에 국한되어 있을 수도 있고, atrium과 ventricle을 잇는 bypass tract이 존재하면 이 tract과 AV node를 통하는 큰 두 갈래길이 있을 수 있다.

① **AV nodal reentrant tachycardia (AVNRT)** : 좁은 구역의 reentry

② **AV reentrant tachycardia (AVRT)** : bypass tract을 포함하는 큰 reentry

(3) **AVNRT**

a. 서론 (introduction)

① **Most common PSVT**

② 120~250 bpm

③ **APC**가 PSVT를 시작시키고 또한 종료시킬 수 있다.

④ Retrograde p wave : QRS에 묻혀 안 보이거나, QRS의 끝을 변형시키는 형태로 관찰된다.

⑤ AV node의 dual pathway (fast pathway & slow pathway)를 가지고 있다.

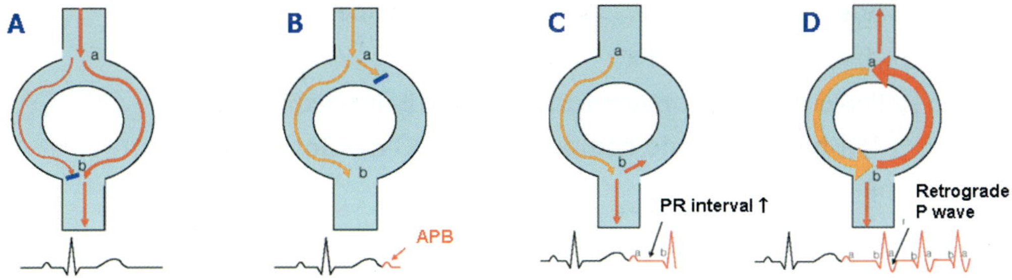

Figure 6-12 PSVT의 발병기전. * Lt. : 느리고 불응기 짧은 통로, Rt. : 빠르고 불응기 긴 통로

(A) 정상 : 느린 길로 온 전류가 b지점에 도착할 때면 빠른 길로 온 전류가 이미 지난 후여서 불응기에 빠져 전달이 안된다. 즉, 길은 2개이지만 실제로는 빠른 길을 통해서만 전도가 일어난다.

(B) 빠른 길이 불응기에서 회복하지 못한 시점에 atrial premature beat(APB=APC)이 발생하면 a지점에서 빠른 길은 차단되어 전도되지 못하고 불응기가 짧은 느린 길로 전류가 전도되어 b지점에 이르게 된다.

(C) b지점에 도달한 전류는 ventricle로 전달이 되고 동시에 이 때쯤이면 불응기에서 회복한 빠른 길로 거꾸로 전류가 올라가게 된다. (느린 길은 지나온 후 ventricle이 자극되므로 PR interval이 길어져 있다.)

(D) 이때부터 b→a→b로 계속해서 순환하는 전류가 발생하며 이로 인하여 atrium과 ventricle이 계속해서 전기자극을 받아 tachycardia가 발생한다. (a-b 간격은 전류가 느린 길을 통과하는 시간, b-a간격은 빠른 길을 지나가는 시간과 같다.)

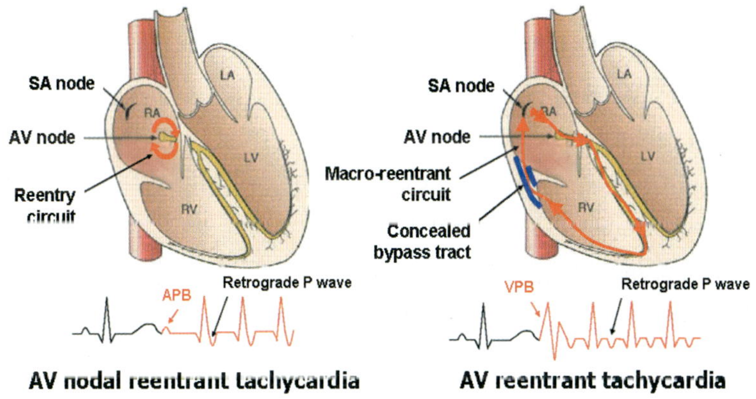

Figure 6-13 AVNRT vs. AVRT.

b. 임상양상 (clinical manifestations)

① Palpitation, syncope, heart failure

② **갑자기 시작되었다가 갑자기 종료**되는 특징 → sinus tachycardia와의 감별점

c. **치료 (treatment)**

① **Vasovagal maneuver**

⟨1⟩ **Carotid sinus massage** : carotid sinus를 gentle하게 rubbing/pressing

⟨2⟩ 찬 물에 얼굴 담그기

⟨3⟩ 수 초간 숨 참기

② **Adenosine** (12 mg IV) : **treatment of choice**

③ β - blocker도 사용가능

④ Pervenous atrial *or* ventricular pacing : if intractable to drugs

⑤ 심한 **hemodynamic compromise → DC cardioversion** (100 J)

d. 예방 (prevention)

① β-blocker, calcium channel blocker, digoxin

② **RFCA** if recurrent(+) : AV node dual pathway를 없애줌.

→ 95% 이상에서 완치. 1~2%에서 AV block 발생

(4) **AVRT**

a. 서론과 진단 (introduction & diagnosis)

① Concealed AV bypass tract이 관여

* Concealed bypass tract : A→V conduction(antegrade direction)은 안되고 V→A conduction(retrograde direction)만 되는 bypass tract

cf. WPW bypass tract : A→V, V→A conduction이 모두 가능

② **APC, VPC** 모두에 의해서 발생 가능.

→ VPC에 의한 PSVT의 발생 : AVNRT와 감별점

③ P wave는 보통 QRS가 끝나는 부분에 관찰된다.

④ EP(electrophysiologic study) : atrium의 각 부위가 activation되는 순서를 mapping해 bypass tract의 위치를 알아낼 수 있다.

b. **치료 (treatment) : AVNRT와 유사**

· 재발하는 환자는 bypass tract을 찾아내 **RFCA**을 시행하면 90% 이상 완치된다.

5. Nonreentrant atrial tachycardias

(1) 원인 (etiology)

① Digitalis intoxication : triggered activity가 발생 기전

② Severe pulmonary *or* cardiac disease

③ Hypokalemia

④ Theophylline, adrenergic drugs : multifocal atrial tachycardia의 흔한 원인

(2) Multifocal atrial tachycardia (MAT, **Figure 6-14**)

① **3개 이상의 서로 다른 모양의 P wave (P', P'', P''', ...),** 100 bpm 이상

② Irregular ventricular rate, Af/AF이 잘 발생함 (50~70%)

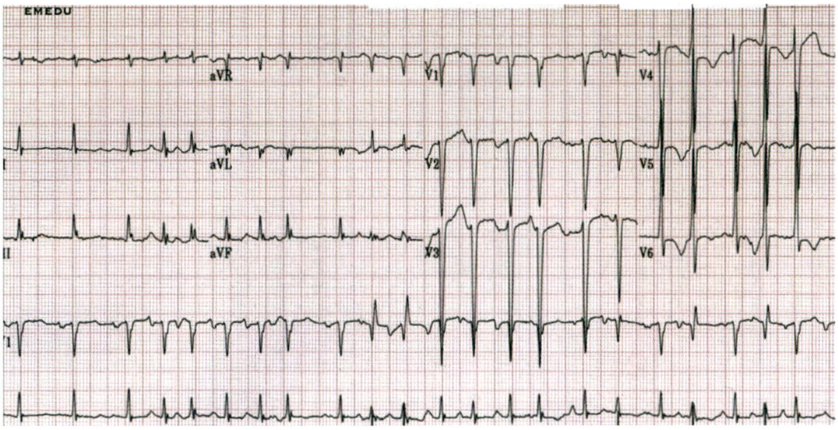

Figure 6-14
MAT.

(3) 치료 (treatment)

① Underlying disease이 치료

② Digitalis 중독→ digitalis 중단

③ Ventricular rate control : β-blocker, calcium channel blocker

④ Catheter ablation : arrhythmia focus 제거

6. Preexcitation (WPW) syndrome

(1) Preexcitation

a. AV ring 둘레 어딘가에 **bypass tract('Kent bundle')**이 존재 : atrial-like muscle로 구성

b. ECG 특징 (**Figure 6-15**) : bypass tract로 인한 delta wave 형성으로 생기는 변화

① **Short PR** (〈0.12 s)

② **Δ(delta)-wave** : slurred upstroke of QRS complex

③ **Wide QRS complex**

(2) Paroxysmal tachycardia in WPW syndrome (**Figure 6-16**, **Figure 6-17**)

① Orthodromic AVRT : AV node를 통한 정상 antegrade conduction → ventricle에서 atrium으로 conduction은 bypass를 통한 retrograde conduction: reentry를 구성

② Antidromic AVRT : 약 5% 미만에서는 반대 방향의 reentry가 형성되기도

③ Af, AF도 흔히 발생 → bypass tract은 conduction delay가 없어 ventricular rate가 매우 빠르거나 ventricular fibrillation(Vf)이 발생할 수 있다.

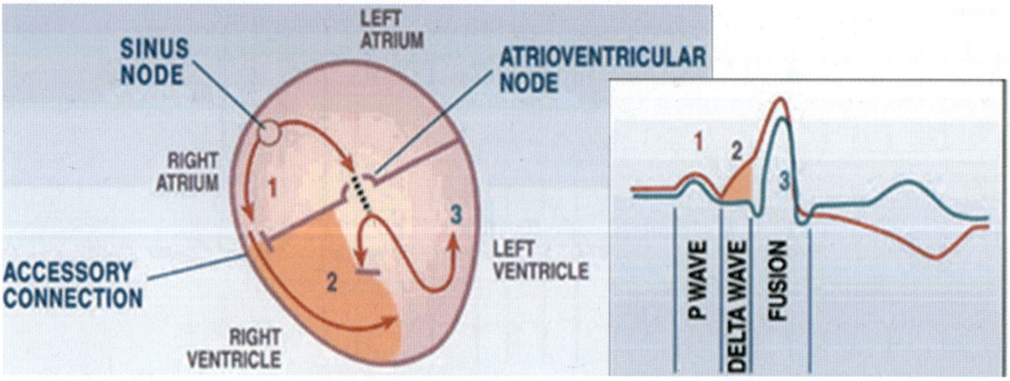

Figure 6-15 WPW syndrome. Δ-wave, PR shortening, QRS widening이 관찰된다.

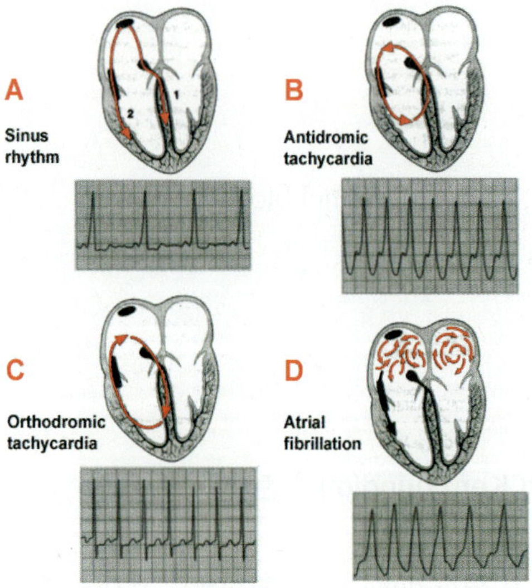

Figure 6-16
WPW syndrome에서 tachyarrhythmia.
(A) Normal
(B) Antidromic PSVT
(C) Orthodromic PSVT
(D) Atrial fibrillation

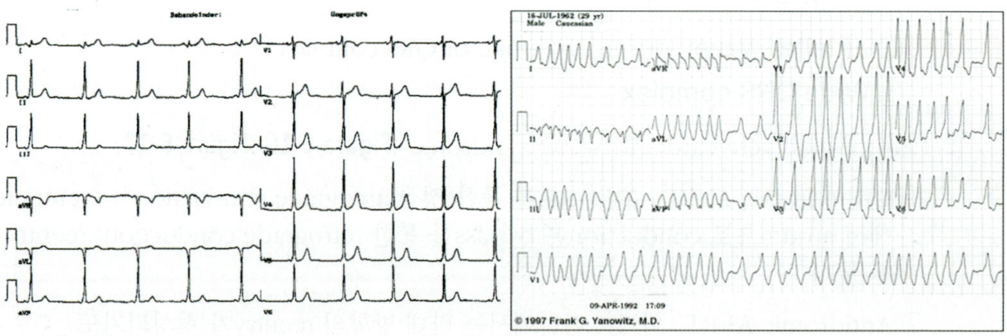

Figure 6-17 WPW syndrome에서 Af.
왼쪽은 증상 없을 때, 오른쪽은 증상 있을 때. 학생 수준에서 이와 같이 증상 있을 때와 없을 때 ECG를 각각 제시할 때는 WPW with Af을 가장 먼저 떠올린다.

(3) 치료 (treatment)

① AV node 억제 : β-blocker, calcium channel blocker

② Bypass tract을 억제 : quinidine, flecainide

③ **WPW syndrome with Af** : Vf으로 진행하여 급사할 수 있다.

a. DC cardioversion if hemodynamically unstable

b. Lidocaine (3~5 mg/kg), Procainamide (15 mg/kg)

- 혈역학적으로 안정적일 때 사용 가능
- **Digoxin, verapamil** → AV node를 억제하면서 bypass tract으로의 전도를 촉진시켜 VF을 유발할 수 있으므로 **절대 금기**

④ RFCA of bypass tract : 90% 이상에서 완치

7. Nonparoxysmal junctional tachycardia

(1) 기전 (pathogenesis) : AV junction의 automaticity가 증가하거나 triggered activity

(2) 원인 (etiology) : digitalis intoxication, inferior wall MI, myocarditis, catecholamine excess 등

(3) 특징

① 서서히 시작됨

② 70~150 bpm

③ Sinus rhythm 때와 동일한 모양의 QRS

(4) 치료 (treatment) : 원인질환의 치료

심실성 빈맥 (ventricular tachyarrhythmia)

cf. Wide QRS의 supraventricular tachycardia
① SVT with aberrant intraventricular conduction
② SVT with LBBB or RBBB
③ WPW syndrome

※ VT가 이들과 다른 점
① VT은 structural heart disease를 가지고 있는 경우가 많다.
② AV dissociation : cannon a wave, 청진상 S1의 크기 변화
③ 정상일 경우의 QRS와 다른 모양의 QRS
④ ECG상 VT을 좀 더 시사하는 특징들
a. QRS complex 〉 0.14 s
b. AV dissociation (간혹 fusion beat, captured beat가 관찰)
c. RBBB pattern이면서 superior QRS axis일 경우
d. 모든 lead에서 QRS pattern이 concordance를 보일 때
: 모두 positive deflection이거나 모두 negative deflection일 때
e. 전형적인 RBBB 또는 LBBB의 QRS 모양이 아닐 때

1. 심실 빈맥 (ventricular tachycardia, VT)

(1) VT의 분류

① Nonsustained VT

a. 정의 (definition) : **3 successive VPCs** ~ 30초 이내 VT

cf. 2연속 VPCs : couplets

b. 특별한 원인 질환이 없이도 잘 발생

c. 보통 Sx(-)

② **Sustained ventricular tachycardia**

a. 정의 (definition) : **30s 이상의 VT 또는 혈역학적으로 불안정해 즉시 치료를 요하는 VT**

b. 원인 (etiology)

〈1〉Chronic ischemic heart disease (특히, 이전의 MI와 관련) → 보통 polymorphic VT

〈2〉Nonischemic cardiomyopathy

〈3〉Metabolic disorder *or* drug toxicity

〈4〉Prolonged QT syndrome

c. 증상이 동반되며 Vf으로 발전하기도 한다.

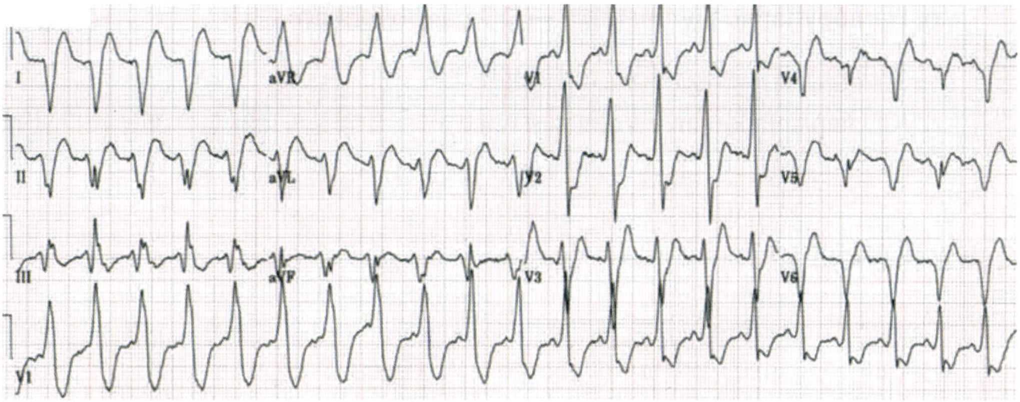

Figure 6-18 VT.
Wide QRS, regular tachycardia는 VT을 우선 생각한다. 단, 상술한 바와 같이 다른 tachycardia일 수도 있다. 이 환자의 경우는 RBBB pattern(V1에서 +, V6에서 -)이면서 superior axis(I -, aVF -)로 VT일 가능성이 높겠다.

(2) ECG 특징

① **Wide QRS complex, Regular RR**

② 〉 100 bpm, 약간의 변화가 있을 수는 있어도 rhythm은 regular함

③ VT의 모양은 uniform (monomorphic) 또는 polymorphic으로 나타남

④ A-V activity의 dissociation 또는 retrograde atrial activation이 일어나기도

⑤ Tachycardia는 갑자기 시작되고 보통 VPC가 선행된다.

(3) 임상양상

a. Hypotension, syncope

→ 특히 ventricular rate가 빠르고 underlying myocardial dysfunction이 있을 때 심함

b. 예후 (prognosis)

① AMI 6주 이내에 발생한 sustained VT → 1년 사망률이 75%

② AMI후 non-sustained VT → VT이 없는 환자보다 사망 위험이 3배 크다.

③ **심질환이 없는 uniform VT → 예후가 좋고** sudden death의 가능성 희박

(4) 치료

a. 치료 대상에 대한 고찰 : 해당 VT의 예후와 antiarrhythmic agent가 가진 proarrhythmic effect를 고려한 risk-benefit 평가가 되어야

① **심질환이 없는 무증상의 nonsustained VT은 치료하지 않는다.**

② Congenital long QT syndrome + 재발성 polymorphic VT → sudden death의 위험이 높으므로 치료해야 한다.

b. Hemodynamically unstable → DC cardioversion

c. Hemodynamically stable → procainamide

d. ICD implantation : recurrent sustained VT에서 약물치료와 함께 또는 ICD 단독

e. EP study로 VT circuit을 찾아 낸 경우 RFCA나 수술적 치료로 완치 가능

2. 특별한 형태의 VT

(1) **Torsade de pointes (TdP, TSD)** : 크기와 방향이 기선을 중심으로 진동하는 변하는 QRS complex를 보이는 polymorphic VT (**Figure 6-19**)

← QT prolongation 〉 0.60sec (Long QT syndrome) 선행

① Congenital long QT syndrome

a. 발생기전 : Sympathetic activation (adrenergic surge) → 불응기↓ → Premature beat에 의한 reentry 발생 ('Catecholamine-dependent')

b. Genetic predisposition : 'ion channel 이상' ... 최소한 5가지 정도 알려져 (**Table 6-3**)

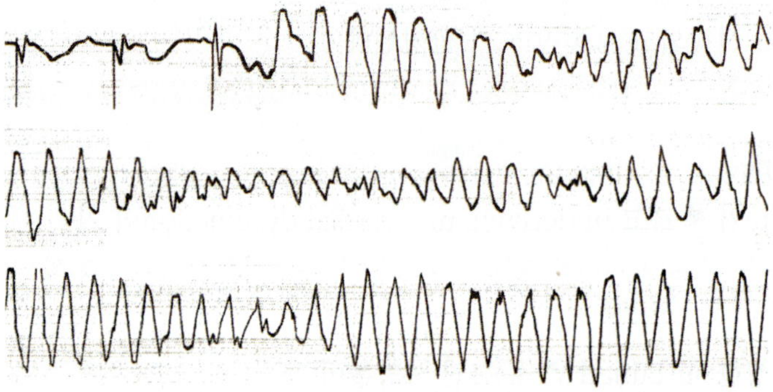

Figure 6-19
Torsade de pointes.

Table 6-3 Congenital LQTS genetic predisposition.

LQT	Gene	Chromosome	Abnormal ion channel
LQT1 (45%)	*KCNQ1 (KvLQT1)*	11	K^+ channel
LQT2 (40%)	*KCNH2 (HERG)*	7	K^+ channel
LQT3 (10%)	*SCN5A*	3	Na^+ channel

c. 임상양상

- 대개 20세 이전에 event 발생
- 격한 운동이나 emotional stress 후 syncope, sudden death 발생
- Syncope는 LQT1, 2에서 흔하고 sudden death는 LQT3에서 더 많아

d. 치료 : 'adrenergic blocking'

〈1〉 **β-blocker** ... QT interval을 줄여주는 것은 아님

〈2〉 Sympathectomy if intractable to β-blocker

〈3〉 ICD(implantable cardioverter-defibrillator) : 특히 급사 위험 높은 LQT3에서 고려

② Acquired long QT syndrome

a. 발생기전

- Bradycardia가 생기거나 VPB 발생 후 compensatory pause 때와 같이 repolarization이 길어지는 상황이 발생하고 ('pause-dependent') 이 때 early afterdepolarization (EAD)가 생겨나 이것이 새로운 action potential을 만들면서 (triggered activity) tachyarrhythmia를 발생시킨다.
- Repolarization이 길어지면 ECG 상에서는 QT prolongation이 나타난다.

b. 유발 요인 : repolarization을 연장시키는 상황

〈1〉 Bradyarrhythmia eg, 3rd degree AV block, VPB

〈2〉 전해질 이상 : hypokalemia, hypomagnesemia, hypocalcemia → K^+, Ca^{2+} channel에 영향

〈3〉 Drugs → K^+ channel inhibition

- Class IA : quinidinc, procainamidc, disopyramidc
- Class III : sotalol, amiodarone, ibutilide
- 기타 : phenothiazine, TCA, erythromycin, ketoconazole, terfenadine, astemizole, cisapride etc.

〈4〉 Intracranial events : SAH

c. 치료

〈1〉 **Mg + Overdrive pacing**

〈2〉 Isoproterenol

〈3〉 유발 인자 제거

(2) Polymorphic tachycardias with normal QT interval

① 원인 (etiology) : Ischemic heart disease가 있는 환자에게서 "R on T" VPC가 발생한 경우

② 기전 (pathogenesis) : reentry

③ 치료 (treatment) : TdP와 차이

a. Class I, III drugs

b. Ischemia의 해소 (revascularization)

(3) **AIVR (accelerated idioventricular rhythm** = slow VT)

① ECG : 60~120 bpm의 wide QRS (∵ventricular rhythm이니까) (**Figure 6-20**)

② **AMI후 특히 reperfusion될 때 잘 발생**, 그 외 다양한 질환에서도 발생 가능

③ 대개 일시적. 심각한 혈역학적 장애를 일으키지 않고 증상도 없다.

④ 치료 : 증상이 있으면 **atropine**으로 sinus rate를 올리면 소실된다.

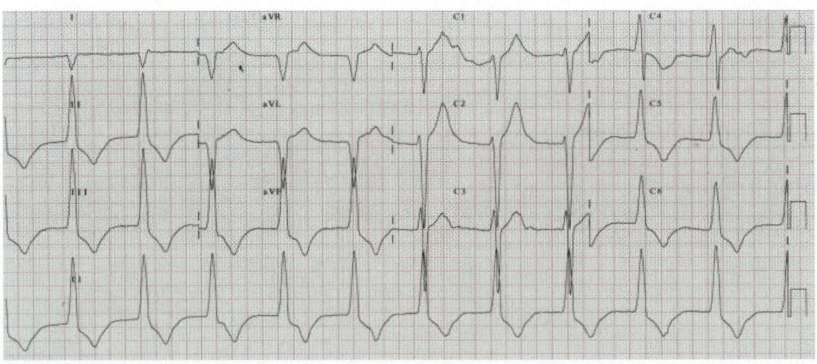

Figure 6-20
AIVR.

3. Ventricular flutter(VF)/Ventricular fibrillation(Vf)

(1) 특징 (**Figure 6-21**, **Figure 6-22**)

① Ventricular flutter (VF) : sine wave 모양, 150~300 bpm

② Ventricular fibrillation (Vf) : 다양한 amplitude, 모양, 속도의 파형이 irregular 하게 떨리는 형태. 한가지 VT reentry 파형으로 시작해 multiple reentry의 wave 들이 합쳐진 모양

(2) 원인

① Ischemic heart disease : AMI 후 48시간 이내 가장 잘 발생 but VF의 재발 적어 예후는 좋다.

② Antiarrhythmic agent의 부작용으로 나타날 수 있다.

③ WPW with Af : 매우 빠른 RVR(rapid ventricular response)을 보일 때

(3) 임상양상

① VPC가 vulnerable period에 발생하면 ("R on T") VT가 잘 생기고 VT으로 시작해 VF으로 진행

② VF은 발생하자마자 의식상실을 가져옴 → cardiac arrest & death

(4) 치료

① **발생 즉시 resuscitation : defibrillation**이 핵심

② 생존자의 경우 EP를 시행 → focal lesion이 있으면 ablation

③ 장기치료 (VF의 예방) : Amiodarone vs. ICD

* ICD가 amiodarone 약물 치료에 비해 장기 생존율이 좋은 것으로 밝혀지고 있다. 특히 EF〈40%의 환자에서는 ICD삽입을 적극 추천해야 한다.

(5) 알아두어야 할 유전자 이상

· VT이나 sudden cardiac death와 관련된 유전자이상이 최근 많이 보고되고 있다.

① Congenital long QT syndrome : 위의 내용 참조

② **Brugada syndrome** (**Figure 6-23**)

a. ECG : Pseudo RBBB pattern, ST elevation, T wave inversion in V1~V3

b. Structural heart abnormality(-)

c. 관련 gene : SCN5A (Na^+ channel 관련) ... LQT와 같은 유전자의 이상이지만 mutation 자체는 다른 것으로 생각

③ Hypertrophic cardiomyopathy : multiple cardiac sarcomeric gene들의 이상 (troponin T, troponin I, myosin heavy chain 등) → Chapter 14 참조

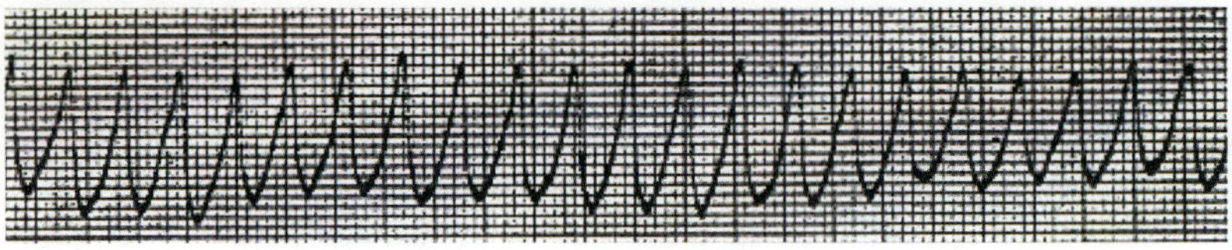

Figure 6-21
Ventricular flutter.

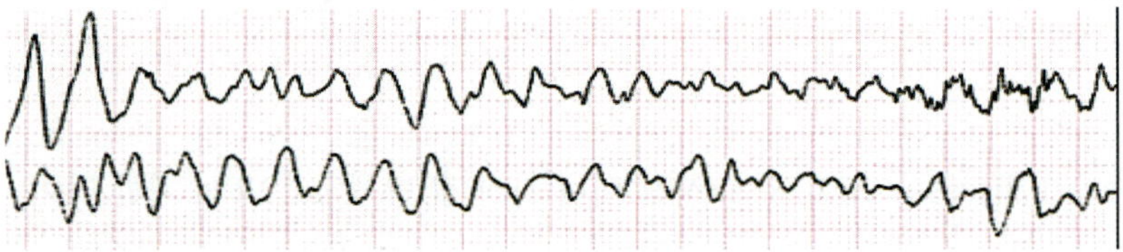

Figure 6-22
Ventricular fibrillation.

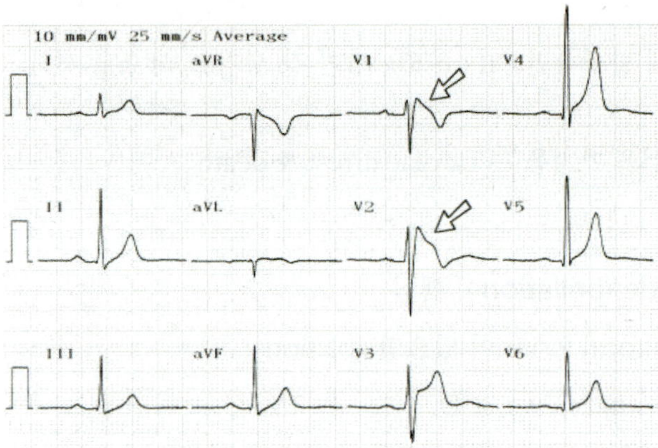

Figure 6-23
Brugada syndrome.
V1~3 lead에 이렇게 생긴 전형적인 pattern(화살표)을 기억하자. (pseudo-RBBB, ST elevation, T inversion)

*** 학생 수준에서 tachyarrhythmia 감별 진단의 point !**

	Narrow QRS	Wide QRS
Regular RR	Sinus tachycardia Atrial flutter PSVT	VT
Irregular RR	Atrial fibrillation	WPW syndrome with Af

7

Heart Failure

심부전

서론 (introduction)

A. 심부전(heart failure, HF)

· 여러 가지 원인으로 심장이 조직의 대사를 유지할 수 있는 **심박출량(CO, cardiac output)을 유지하지 못하거나** 또는 유지하기 위해서는 **심실이완기 압력이나 용적의 이상을 수반**하는 상태

* CHF (congestive heart failure) = HF

B. 역학 (epidemiology)

(1) 발생률 : 연령↑ 따라 급격히 증가, 85세 이상은 매년 30명/1,000명 발생

(2) 사망률 : 5년 생존율 남자 ~35%, 여자 ~50%. Class IV의 경우 연간 사망률 30~70%

C. 심부전 발생 원인

1. 심박출량(CO)을 결정하는 요소

※ **Cardiac output(CO) = Stroke volume(SV) × Heart rate(HR)**

* Cardiac performance(*or* stroke volume)를 결정하는 주요 인자

① Ventricular systolic function (contractility)

② Ventricular **preload** (LV filling pressure *or* LV end-diastolic volume)
← 체내 총 혈액량, 혈액분포(체위, 흉강내압력, 심막내압력, 정맥긴장도, 골격근의 수축 작용), 심방수축(atrial contraction여부)에 따라 달라짐

③ Ventricular **afterload** = arterial pr. × systemic resistance *or* systolic wall stress
= Pr × LV radius / LV wall thickness

④ 그 외에 ventricular diastolic function, relaxation, stiffness, cardiac rate/ conduction, myocardial blood flow등이 심박출량에 영향을 미친다.

2. 심부전의 발생 원인 (etiology)

· Myocardial necrosis, pressure/volume overload 일으키는 어떤 경우도 심부전 발생 가능

· 주요 원인 : **coronary artery disease, hypertension, valvular heart disease**

(1) **수축기 기능 장애 : contractility ↓**

① Ventricular filling pressure(=LV end-diastolic volume)가 증가되어 있음에도 불구하고 stroke volume이 normal Frank-Starling curve를 따라 증가하지 못하고 있는 상태

② 흔히 **ejection fraction**(**EF** = stoke volume/ end-diastolic volume)으로 측정

③ **EF 〉 50% : "정상"** cf. EF 〈 30% : "Severe depressed systolic function"

(2) **이완기 기능 장애 : restricted filling, stiffness ↑**

① Diastole의 3 phases : active relaxation, conduit phase, atrial contraction

② Ischemia, hypoxemia → energy-dependent active relaxation의 장애

③ Recurrent ischemia, pathologic hypertrophy, chronic volume overload, aging → interstitial fibrosis → stiffness증가와 relaxation의 장애발생

④ Poor relaxation → LV filling pressure 증가 → LA hypertension → pulmonary congestion

(3) **기계적 이상 : obstruction, regurgitation 등**

(4) **Rate/ rhythm 이상**

① Bradyarrhythmia : sinus node dysfunction, conduction abnormalities

② Tachyarrhythmia : ineffective rhythms, chronic tachycardia

(5) **폐질환 (pulmonary heart disease)**

(6) **High-output 상태 : thyrotoxicosis, beriberi, anemia 등**

D. 심부전 진행과 악화에 관여하는 요인

1. Neurohormonal Responses

· Compensatory mechanism이자 HF progression에 중요 역할

(1) **Sympathetic nervous system activation**

① Pulse pressure ↓ → a. baroreceptor와 renal hypoperfusion에 의해 감지 → sympathetic tone ↑

② **Norepinephrine level ↑ : 나쁜 예후**와도 관련

③ **β-blocker 치료의 근거**가 된다.

(2) **Renin-angiotensin-aldosterone system activation**

① Renal hypoperfusion과 베타 교감신경계 자극에 의해 유도된다.

② Vasoconstriction, sodium retention, myocardial fibrosis 등에 의해 나쁜 예후를 초래한다.

③ **ACE inhibitor, angiotensin receptor blocker(ARB), spironolactone 치료의 근거**가 된다.

(3) 기타 neurohormonal system : natriuretic peptides, PGs, endothelin, AVP

(4) Cytokine activation : TNF-α, IL-1β, IL-6 등

2. Renal physiology의 변화

(1) High-pressure baroreceptors/juxtaglomerular apparatus의 desensitization

(2) Cerebral thirst center의 activation으로 fluid intake가 늘어난다.

3. LV remodeling & Heart failure progression

(1) **점진적인 LV 확장**

(2) **정상 타원형 모양이 구형으로 변해감**

(3) **진행성 섬유화**

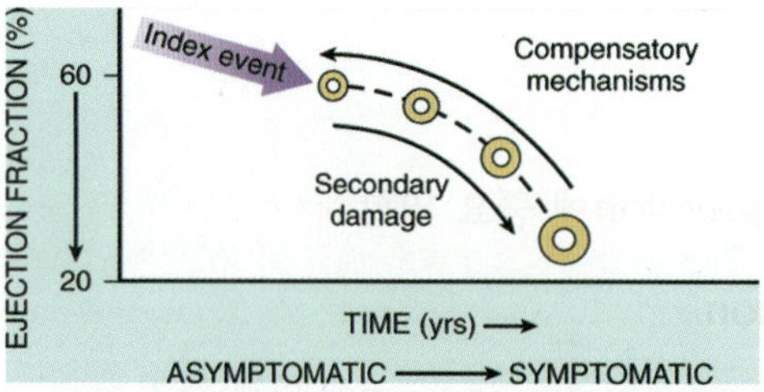

Figure 7-1 심부전의 진행. 원인이 되는 사건이 발생하고 이차적인 손상이 누적되면서 심장의 기능이 점차 나빠지게 된다. 보상 작용으로 인해 환자는 증상 없이 지낼 수도 있지만 결국은 균형이 깨지면서 증상이 발현하게 된다.

※ Heart failure의 주요 progressive mechanism 정리

① Initial cardiac injury
② Neurohormonal activation & cardiac remodeling
③ Fluid retention & peripheral vasoconstriction
④ Contractile failure
→ 이러한 심부전의 진행은 이후 치료를 다룰 때 중요한 개념이 되므로 잘 알아두자.

임상양상 (clinical manifestations)

※ **"Typical heart failure"** : 심장질환이 있는 (또는 발생한) 환자가 dyspnea로 내원하며 JVP↑, peripheral edema, dependent lung에 inspiratory crackle/wheezing이 들린다.

A. 심부전의 임상양상

1. 급성 심부전 (acute heart failure)

(1) 갑작스런 shortness of breath, 수 분 만에 발생하는 pulmonary edema, 또는 progressive dyspnea로 발현한다.

(2) 원인 (causes)

① **Myocardial infarction**

② Acute valvular regurgitation

③ Bacterial endocarditis

④ Aortic dissection

⑤ Myocarditis

⑥ Toxic damage 등

2. 만성 심부전 (chronic heart failure)

(1) **좌심부전 (left-sided heart failure)**

① **LV filling (diastolic) pressure↑** → dyspnea, **pulmonary edema**

② **CO↓ → exertional m. fatigue, impaired renal fxn., mentality↓**

(2) **우심부전 (right-sided heart failure)**

a. 원인 (causes)

① RV pressure overload eg, LV dysfunction, cor pulmonale

② Intrinsic RV dysfunction

③ Valvular abnormality

b. **Jugular venous distension, peripheral edema, ascites, hepatic/ bowel edema, GI complaints ... Pulmonary edema는 rare**

(3) **수축기 기능이 유지되는 심부전 (heart failure with preserved systolic function)**

a. **LV ejection fraction 45~50% 이상인 심부전**을 말함.

b. 원인 (causes)

① **Diastolic dysfunction (m/c)**

- **전체 심부전 환자의 20~40%, 65세 이상에서 새로 발생하는 심부전의 70% 이상**이 diastolic dysfunction으로 인한 심부전이라고 보고
- Hypertension, ischemic heart disease, DM 등의 환자에서 hypertrophy, fibrosis 등에 의해 chamber stiffness 증가하며 발생
- Diastolic dysfunction 추정 방법 : Doppler echocardiography를 이용할 수 있으나 specific 하지 않으므로 diastolic dysfunction은 다른 질병을 배제한 후에야 내릴 수 있는 진단이라는 것을 알아두면 좋겠다.

② 기타

〈1〉HF 아닌데 HF로 잘못 진단 : pulmonary disease, obesity

〈2〉EF 잘못 측정

〈3〉EF overestimation eg, MR시

〈4〉Episodic systolic dysfunction eg, ischemic heart disease

〈5〉Arrhythmia, pericardial disease 등

(4) **만성 심부전의 급성 악화 (acute decompensation of chronic heart failure)**

① Drugs : **쓰던 약을 끊었거나, β-blocker, NSAIDs 등 새로운 약물 복용**력 확인

② **Diet, activity**

③ Superimposed events : **arrhythmia, ischemic events, HTN, valvular abnormalities**

④ Systemic disease : **fever, infection, anemia**

B. 심부전이 의심되는 환자에 대한 평가

1. 증상 (symptoms)

(1) Dyspnea : 주로 운동시에, pulmonary congestion과 연관되어 발생

(2) **Orthopnea/ paroxysmal nocturnal dyspnea** : 사지와 장의 혈액 또는 체액이 누운 자세에서 폐순환으로 이동하여 발생

(3) Acute pulmonary edema → **cough**, **frothy pink sputum**

(4) Exercise intolerance

(5) Fatigue

(6) Edema & fluid retention (ascites, pleural effusion, pericardial effusion)

· 주로 **dependent edema** (발, 발목 부위), RA pressure 상승과 연관되어 발생

(7) Abdominal/GI symptoms : RUQ pain and jaundice, nausea, malabsorption

(8) Sleep disorders/ CNS manifestations : impaired memory, irritability …

(9) Cardiac cachexia

2. 징후 (signs)

(1) Dyspneic, pale, diaphoretic

(2) Arterial pulse : **pulsus alternans** ... 심한 심부전인 경우

(3) **Jugular venous pressure ↑** *or* **abdominal-jugular reflux (+)** : **가장 민감**

① **JVP ↑** : sternal angle에서 pulsation이 있는 높이에다가 5 cm을 더한 값이 8 cm 이상일 경우 증가되어 있다고 한다(**Figure 7-2**).

② **Abdominal-jugular reflux** : RUQ에 손바닥으로 30초 동안 압력을 가한 후 JVP가 1 cm 이상 상승하는 경우를 positive로 본다.

(4) **Crackles** : 보통 PCWP 20 mmHg 이상에서 (+)

(5) 심장이 커진 경우 point of maximal impulse가 5번째 늑간 이하, midclavicular line 바깥쪽에서 만져지게 된다.

(6) **S_3 : "Significant LV dysfunction의 strong indicator"**

(7) Enlarged liver, ascites, edema

Table 7-1 Framingham Criteria for Diagnosis of CHF.

MAJOR CRITERIA	MINOR CRITERIA
Paroxysmal nocturnal dyspnea	Extremity edema
Neck vein distention	Night cough
Rales (crackle)	Dyspnea on exertion (DOE)
Cardiomegaly	Hepatomegaly
Acute pulmonary edema	Pleural effusion
S_3 gallop	Vital capacity reduced by one-third from normal
Increased venous pressure (〉16 cmH_2O)	Tachycardia (≥120 bpm)
Positive hepatojugular reflux	
MAJOR *OR* MINOR	
Weight loss ≥ 4.5 kg over 5 days' treatment	

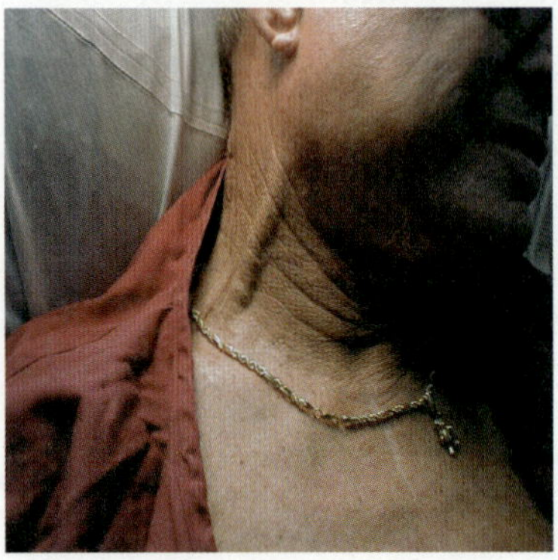

Figure 7-2 JVP 상승.
(**Figure 1-3** 참조)

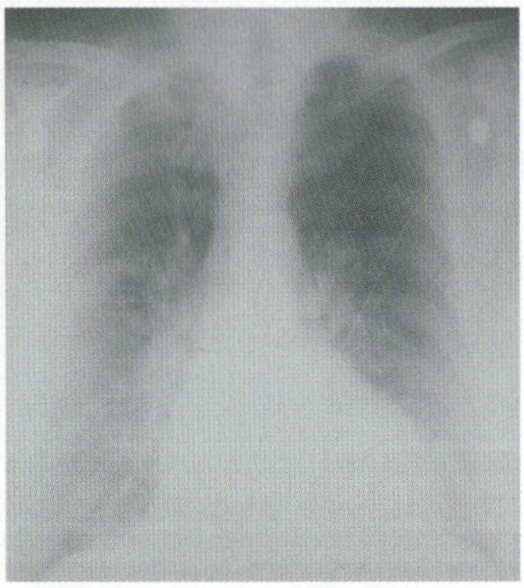

Figure 7-3 CHF. Cardiomegaly, pulmonary edema가 관찰된다.

진단 (diagnosis)

- 심부전 발생의 위험 인자가 있는(coronary artery disease, hypertension, DM, alcoholics, old age) 환자에서 호흡곤란, 피로감, orthopnea, edema 등의 증상이 있으면서 JVP 상승, rales 등의 소견이 있을 때 심장초음파부터 시작해서 확진을 위한 검사를 시행해 볼 수 있다.

A. 심부전 진단을 위한 검사

1. Chest radiography

· Figure 7-3 참조.

(1) **Cardiomegaly : cardiothoracic (CT) ratio 〉 0.50**

(2) Pulmonary venous hypertension : upper lobe redistribution, enlarged pulmonary veins

(3) **Interstitial/ alveolar edema**

(4) Pleural effusion : Rt.에 더 흔하고 양이 더 많다.

2. ECG

· Rhythm, prior MI, LVH 등을 평가

3. 심초음파 (echocardiography)

※ **가장 중심이 되는 검사로서 아래 항목들을 평가**

(1) **LV systolic function : EF (ejection fraction)**

(2) **LV/ RV size**

(3) **Regional wall motion abnormality : ischemia 시 해당 local wall motion abnormality (+)**

(4) **Valve의 평가**

(5) **LV hypertrophy 진단**

4. Natriuretic peptide : NT pro-BNP (N-terminal pro-B natriuretic peptide)

(1) Bedside에서 간단히 측정할 수 있는 방법으로 dyspnea의 감별진단에 유용

· **if ↑, heart failure** 〉 pulmonary disease

(2) HF 진단 + 치료 반응, 예후 판정에 도움이 될 것으로 기대

B. 심부전으로 진단한 환자의 추가/ 추적 검사

1. 진단시 검사 (routine diagnostic assessment)

(1) Laboratory testing

a. CBC : anemia 확인

b. Renal function, electrolytes (Mg level 포함)

c. LFT

d. Blood glucose/ lipid → DM, dyslipidemia 확인

e. 그 외 thyroid test, ferritin level 등을 확인해 볼 수 있다.

(2) LV function의 평가 : systolic vs. diastolic dysfunction을 판별하는 것은 진단 및 치료에 있어서 매우 중요하다. 치료 방침이 달라지기 때문이다. 하지만 그 감별이 쉽지 않다. Echocardiography외에 radionuclide를 이용하여 EF을 측정해 볼 수 있겠고, left ventriculography등을 이용해 볼 수 있다.

2. 추가 진단적 검사 (additional diagnostic evaluation)

(1) **Coronary artery disease (CAD) 평가**

a. **CAD는 HF의 m/c 원인** ∴ ischemic sx.의 치료와 예후 향상을 위해 꼭 확인해야

b. 현재 **ischemic sx.이 있는 환자는 바로 coronary angiography (CAG) 시행**

c. 현재 증상이 없으나 이전 **MI Hx.이 있거나 revascularization을 할만한 환자이면 non-invasive stress test (nuclear myocardial perfusion imaging, stress echocardiography) 등을 시행 후 CAG 시행**

d. Sx., Hx. 모두 없으면 추가 검사는 시행하지 않는다.

(2) Myocardial biopsy : fulminant myocarditis (eosinophilic/ giant cell myocarditis), cardiac transplantation 환자일 경우 진단과 치료를 위해 시행해 볼 수 있다.

(3) Exercise capacity 평가 : 예후 판정, 심장 이식 환자의 평가, 치료 결과 판정 등에 쓰일 수 있다.

(4) Arrhythmia의 평가 : asymptomatic 환자의 routine 평가는 필요 없고, syncope나 hemodynamic compromise가 있는 ventricular arrhythmia는 정밀 검사와 치료를 요한다.

3. 추적 검사 (follow-up evaluation)

(1) 심장이식 환자나 상태의 중대한 변화를 보이는 심부전 환자를 제외하고는 monitoring을 위한 검사가 추천되지 않는다.

(2) 환자의 증상과 몸무게, 가족들의 증언을 면밀히 추적 관찰하는 것이 가장 중요하다.

치료 (treatment)

· 환자의 증상과 심장의 structural disease 유무에 따라 stage A, B, C, D로 나누고 이에 따라 치료방침을 세운다(**Figure 7-4**).

A. 예방 (prevention)

(1) Primary prevention : initial cardiac injury를 줄 수 있는 위험 요인 관리

① lipid-lowering agents

② Anti-HTN drugs

(2) Secondary prevention : cardiac injury후 심부전으로의 진행을 줄이는 치료

① Acute MI에서 생존 심근을 살리기 위한 치료 : revascularization

② Reinfarction 예방 : β-blocker, ACE inhibitor

B. 외래 치료 (outpatient treatment)

1. General managements (life-style modifications)

(1) Weight reduction

(2) Stop smoking

(3) Moderate sodium restriction cf. hyponatremia 없으면 수분 제한은 불필요

(4) 적당량의 운동 권장

(5) NSAIDs 사용은 심장, 신장 기능을 악화 시킬 수 있으므로 피한다.

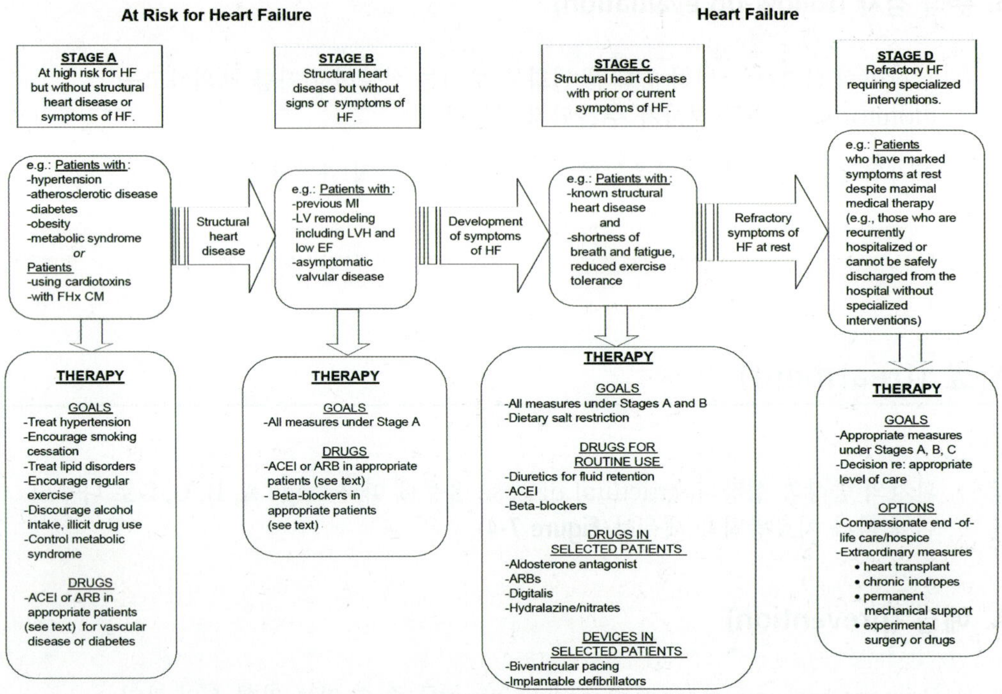

Figure 7-4 HF의 단계적 치료 (ACC/AHA guideline, 2005).
· Stage A : 증상 (-), 심장 구조의 이상 (-) but HF 위험인자* (+) → 예방 (위험인자 치료, 생활습관 개선)
*HTN, atherosclerosis, DM, obesity, metabolic syndrome, cardiotoxic drug use, CHF의 가족력
· Stage B : 증상 (-), 심장 구조의 이상 (+) → + 약물치료 (ACEI and/or β-blocker)
· Stage C : 증상 (+), 심장 구조의 이상 (+) → + salt restriction + 적응이 되면 pacemaker, ICD
· Stage D : Refractory HF → + chronic inotropics, mechanical support, cardiac TPL

*** 치료의 목표**
① Fluid retention 조절 ② Neurohormonal activation 조절 ③ Sx. & Disability 조절

2. Fluid retention 조절 약물 치료

(1) **Diuretics**

a. **Loop diuretics** ∵ thiazide에 비해 수분청소율↑, 신기능 감소된 상황에서도 효과 있다.

b. 역할

① 심부전의 **증상 및 징후를 가장 빠르게 해소**해 준다.

② **Sodium balance를 유지해 줄 수 있는 유일한 drug**

③ ACE inhibitor나 β-blocker의 치료 효과에 영향을 준다.

· Sodium balance가 neurohormonal activation과 밀접히 관련이 있기 때문이다. 따라서 **ACE inhibitor나 β-blocker 치료 전에 diuretics 치료를 통하여 fluid balance를 최적화 시켜 놓는 것이 좋다**)

c. 용법 : 소량부터 시작해서 증상이 해소될 때가지 용량을 올리고, 이후 장기간 sodium retention을 예방하기 위해 유지한다.

d. 주의해야 할 부작용

① Hypokalemia, hypomagnesemia → 특히 digitalis 사용시 부정맥 유발 가능하므로 주의

② Neurohormonal activation

③ Hypotension/ azotemia

3. Neurohormonal activation을 조절하는 약물 치료

(1) **ACE inhibitors (ACEI)**

a. 약리작용

① ACE 억제 → angiotensin II↓

② Kininase 억제 → kinin의 작용을 강화

b. 효과

① **Cardiac remodeling을 막아준다.** (EF을 늘리고 chamber size를 줄인다.)

② Diuretics 사용량을 줄여주어 diuretics의 부작용 발생을 줄여준다.

③ **심부전으로 인한 사망률, 입원율↓**

*** HF progression을 억제하므로, LV dysfunction이 있는 모든 환자는 ACE inhibitor를 사용하여야 한다.**

c. 소량으로 시작 → 이환율/사망률을 줄여주는 것으로 확립된 용량까지 증량

d. Diuretics 치료를 병행하여 fluid balance를 유지하는 것이 중요하다.

e. 부작용 (adverse effects)

① Angiotensin↓, aldosterone ↓ → **hypotension, azotemia, hyperkalemia**

② Kinin↑→ **angioedema, nonproductive cough**

f. 금기 (contraindications)

① **High-output angioedema *or* anuric renal failure**

② **Pregnancy**

③ **Hypotension**

④ Creatinine 〉 3 mg/dL

⑤ Serum K 〉 5.5 mmol/L

⑥ Bilateral renal artery stenosis

(2) **β-adrenergic receptor blockers**

a. 약리작용 : α1, β1, β2 등 차단 → cell death, hypertrophy, ischemia, arrhythmia ↓

b. 효과

① LV remodeling의 개선

② 심부전의 진행과 심부전으로 인한 입원, 사망을 줄인다.

c. 상대적 금기 (relative contraindications)

① HR 〈 60/min *or* SBP 〈 90 mmHg *or* clinically shock(+)

eg, ICU 재원 중, 또는 IV positive inotropic drug을 사용하는 환자

② Acute phase HF : neurohormonal activation은 일종의 compensation

③ Peripheral hypoperfusion sign(+) : peripheral a. disease

④ Bronchospastic disease eg. Asthma

⑤ Advanced heart block

⑥ Clinical instability *or* end-stage disease

d. 용법 : 매우 소량부터 시작하여 대규모 연구에서 입증된 용량까지 증량하여 사용

(3) **Aldosterone antagonists (spironolactone)**

· Advanced heart failure(Class IV)에서 사망과 입원을 낮추어 주는 것이 입증

*** HF에서 생존율 향상이 입증된 약물**
① 몇몇 β-blocker　② ACEI
③ Hydralazine + isosorbide dinitrate　④ Spironolactone (low dose)

4. 증상과 장애를 줄이는 약물 치료

(1) **Digitalis**

a. 작용기전 : Na^+/K^+-ATPase inhibition

① Cardiac contractility ↑

② Sensitize cardiac baroreceptor → CNS의 sympathetic outflow ↓

③ Renal Na^+ reabsorption ↓ → distal tubule에 Na^+ delivery ↑ → renin 분비 ↓

b. 효과 : 증상 개선, 삶의 질 향상, exercise tolerance 증가. **심부전의 자연경과나 사망률에는 영향이 없다.**

c. 증상이 있는 환자에게 사용, Af + RVR 환자에게 우선 추천

d. 70세 이상의 노인과 신부전(Cr 〉 1.5 mg/dL)이 있으면 용량을 줄인다.

e. 부작용

① Cardiac arrhythmia

② Anorexia, nausea, vomiting

③ Neurologic complaints : visual disturbances, disorientation, confusion

*** S/E risk factors :**

① Serum level 〉 2 ng/dL ② Hypokalemia ③ Hypomagnesemia

④ Hypoxemia ⑤ Renal insufficiency ⑥ Elderly ⑦ AMI

⑧ Use of anti-arrhythmic drugs

5. 기타 심부전 치료 전략

(1) ACEI에 intolerance가 있는 환자

① Angiotensin receptor blocker (ARB)

a. ACEI에 부작용이 있는 경우에만 사용하고 1차약으로는 추천되지 않는다.

b. Kinin 축적 없고 angiotensin II receptor를 바로 차단하는 등의 다른 작용기전을 가지고 있으므로 ACEI와 동일한 약물이 아니다.

② Hydralazine + isosorbide dinitrate

a. Vasodilator 단독 사용은 사망률이나 입원률을 오히려 증가시킴

b. 위 2 가지 vasodilator를 조합하여 사용할 경우에 **사망률 감소 효과가 보고**된 적이 있으므로 ACEI를 쓰지 못하는 경우에 추천

(2) Revascularization in IHD

(3) Atrial fibrillation : sinus rhythm으로 전환시키는 약을 써서, 또는 HR를 조절하는 약으로 빠른 심실반응(rapid ventricular response)을 없애는 것이 좋다.

(4) Sustained VT/ VF, resuscitated sudden death 등의 환자들은 implantable cardioverter-defibrillator (ICD)를 시술받는 것이 권장된다.

(5) Wide QRS를 보이며 RV와 LV가 asynchronous activation을 보이는 환자는 cardiac resynchronization (electrical device사용)을 시술 받는 것이 사망률을 줄이고 증상을 호전시키는 것으로 알려졌다.

(6) Dilated cardiomyopathy가 있으면서 embolic events가 있었던 환자는 anticoagulation 권장

Table 7-2 Practice guideline for HF.

Evaluation	① Functional status 평가 : NY Heart Association classification ② Fluid status 평가 → diuretics 필요성 결정 ③ LV EF 평가 (echoCG 또는 radionuclide angiography) → systolic HF vs. diastolic HF vs. combined HF ? ④ 치료에 반응하지 않거나 cardiac TPL 예정인 환자는 invasive hemodynamics 평가
Prevention	① Coronary artery disease의 위험인자 교정 ② AMI에 대해 reperfusion strategy 적용 ③ ACEI and/or β-blocker 처방 : if LV dysfunction (+) (stage B 부터)
General	① Salt intake 제한 : 〈 3 g/d ② Regular, moderate exercise 권장 ③ Avoid antiarrhythmic agents (for asymptomatic arrhythmias) ④ Avoid NSAIDs ⑤ Influenzal & pneumococcal immunization
Diuretics	① 적응증 : fluid accumulation (+) 모든 HF 환자 → normal JVP + edema relief 목표 ② 매일 체중 측정 → 약물 선택과 용량 결정 판단 ③ Diuretics 치료에 반응하지 않을 때 (resistance) 〈1〉IV administration 〈2〉Combination therapy : ≥2 diuretics eg, furosemide + metolazone ④ Short-term dopamine → renal blood flow ↑
ACEI	① 적응증 (indications) : LV systolic failure 및 LV dysfunction 있는 모든 환자 ② 금기 (contraindications) 〈1〉High-output angioedema or anuric renal failure 〈2〉Pregnancy 〈3〉Hypotension 〈4〉 Creatinine 〉 3 mg/dL 〈5〉Serum K 〉 5.5 mmol/L 〈6〉Bilateral renal artery stenosis.
β-blocker	① 적응증 (indications) : NYHA class II 또는 III인 모든 systolic HF 환자 ... ACEI, diuretics와 함께 쓰는 경우 많아 ② Contraindications 〈1〉 Bronchospastic disease 〈2〉Hemodynamic instability 〈3〉 Symptomatic bradycardia or advanced heart block
Digitalis	① 적응증 (indications) : LV systolic HF 환자에서 diuretics, ACEI, β-blocker와 함께 ... 특히 Af 있는 환자에서 유용
기타	① Hydralazine + isosorbide combination if ACE inhibitor에 intolerance (+) ② Angiotensin-receptor blocker if ACEI 사용중 cough, angioedema 발생 (+) ③ Spironolactone if class IV symptoms (+) ④ Calcium channel blocker는 사용하지 않는다.
Anti-Arrhythmic	① 무증상이거나 nonsustained ventricular arrhythmias에서는 권장하지 않는다. ② Class I antiarrhythmics : acute life-threatening arrhythmias 제외하고는 금기 ③ Class III antiarrhythmics (특히 amiodarone) : atrial arrhythmias 치료를 위해 쓰일 수 있지만 sudden death 예방 차원으로 쓰지는 않는다.

※ 지금까지 내용 정리라고 생각하고 보자.

Table 7-3 우리나라에서 흔히 쓰는 심부전 약물의 용법.

Drugs	Starting dose	Subsequent doses
Diuretics		
Furosemide	0~40 mg qd or bid	up to 400 mg/day
Torsemide	10~20 mg qd or bid	up to 200 mg/day
ACE inhibitors		
Captopril	6.25 mg tid	up to 50 mg tid
Enalapril	2.5 mg bid	up to 10~20 mg bid
Ramipril	1.25~2.5 mg qd	up to 5 mg bid
β-blockers		
Carvedilol	3.125 mg bid	up to 25 mg bid
Metoprolol	6.25 mg bid	up to 50 mg bid
Aldosterone antagonist		
Spironolactone	12.5~25 mg qd	25 mg qd
Digoxin	0.125~0.25 mg qd	≤ 0.375 mg/day

6. 심부전 환자에서 피해야 할 약

(1) Cyclooxygenase inhibitors : **aspirin, NSAIDs**

(2) TNF-α antagonists : etanercept, infliximab

(3) Endothelin antagonist : Bosentan

(4) **Calcium channel blockers**

(5) **Antiarrhythmic agent**

cf. amiodarone은 상반된 결과들이 나오고 있으나 일단 쓰지 말자.

(6) 외래환자에게 IV positive inotropic therapy는 하지 않는다.

C. 입원한 환자의 치료

1. 서론 (introduction)

(1) **입원하게 되는 주요 증상들**

① **Refractory peripheral edema**

② **Acute pulmonary edema → severe dyspnea**

③ **Systemic hypoperfusion과 연관된 refractory symptoms** : cardiogenic shock 등

(2) **입원 치료의 원칙**

① **교정 가능한 원인**에 의한 급성 악화인 경우는 short-term hemodynamic **intervention을 통해 신속히 안정화** 시킨 후 장기간의 외래 치료를 시작

② **End stage terminal ds : cardiac TPL 등 기계적 치료 고려**

③ **Neurohormonal antagonist :** 효과가 없거나 해를 끼칠 수 있으므로 **사용** ×

2. Refractory peripheral edema

(1) Furosemide high dose (160~200 mg/day) IV

(2) if response (-) to (1) → thiazide, metolazone 등 다른 이뇨제 추가

(3) if response (-) to (1), (2) → 신 혈류량을 늘려주는 IV dopamine (± dobutamine)

(4) if response (-) to (1), (2), (3) → hemofiltration/hemodialysis 고려

3. Acute pulmonary edema

(1) Pulmonary edema를 유발한 원인 교정

(2) **Hypoxemia 교정 : O_2 supply, CPAP, MV**

(3) **Morphine : 가장 효과적인 약제**

· 2~4 mg IV를 증상이 호전될 때까지 (total 10~15 mg까지)

① Sympathetic nervous system 차단 → vasodilation 유발(주로 splanchnic circulation) → 신속하고 효과적으로 폐동정맥압을 낮추어 증상을 호전

② Chemoreceptor-mediated ventilatory reflexes를 둔화 → tachypnea↓ → work of breathing↓ → O_2 demand↓

(4) Loop diuretics (**furosemide**)

① Diuresis 이전에 vasodilation효과에 의해 증상의 호전이 먼저 나타난다.

② 이전에 furosemide를 사용하지 않았던 환자는 40~80 mg IV로 시작하고 장기간 복용하던 환자는 120~200 mg IV로 사용한다.

(5) Direct-acting vasodilators (**nitroglycerine**, nitroprusside)

① Arterial resistance↓, venous capacitance vessel 확장→ 폐혈류량↓ 폐정맥압↓

② Nitroglycerin 1~50 ㎍/kg/min continuous IV

* S/E : hypotension, tachyphylaxis

③ Nitroprusside 0.2~5.0 ㎍/kg/min IV continuously

* S/E : hypotension, toxic metabolites(cyanide, thiocyanate)

④ 부작용으로 인해 장기간(≥48 h)의 사용은 금한다.

(6) 증상이 지속되면 mechanical ventilator의 사용이나 250~500ml의 혈액을 빼내는 phlebotomy를 시행을 고려해 볼 수 있다.

4. Refractory heart failure

(1) 심초음파로 ventricular function을 평가하고 교정 가능한 인자가 있는지 확인

(2) Invasive hemodynamic monitoring (Swan-Ganz catheter, arterial pressure catheter 등)을 적극 고려, 매일 urine output과 체중을 측정하는 것이 치료의 방향을 결정하는데 매우 중요

(3) Fluid management

① 혈압이 유지되는 한 dry weight로 맞춘다.

② 수액을 주어야 할 경우 pulmonary capillary wedge pressure (PCWP)를 지표로 삼아 수액의 투여량을 결정하는 경우가 많은데 이럴 경우라도 peripheral perfusion이 개선되는지의 여부는 clinical response를 같이 확인하는 것이 좋다.

(4) IV positive inotropic agent

- **Cardiac contractility를 높이고 peripheral blood vessel을 확장시켜 cardiac output을 증가시키고 PCWP를 낮추어 주는 효과**를 나타낸다.
- 응급실에 내원한 heart failure 환자에게 일차적으로 고려한다.

① Dobutamine : 시작은 3~6 ㎍/kg/min 10~15 ㎍/kg/min까지 증량 가능

② Milrinone : 0.5 ㎍/kg/min IV bolus + 0.375~0.75 ㎍/kg/min

(5) **IV vasoconstriction agents : 혈압 유지가 되지 않을 때 사용**

① **Dopamine**

〈1〉 〈2 ㎍/kg/min → DA1, DA2 receptor 자극
→ renal/ splanchnic vasodilation

〈2〉 2~5 ㎍/kg/min → β_1 receptor 자극 → cardiac contractility ↑

〈3〉 〉5 ㎍/kg/min → α_1 receptor 자극 → vasoconstriction
→ PCWP ↑ BP ↑

② Levarterenol (norepinephrine) : 강력한 혈관 수축제로 shock 환자에서 dopamine으로 혈압이 유지 안될 때 제한적으로 사용한다.

③ 용법 : 0.03~0.12 ㎍/kg/min IV

5. Mechanical/surgical intervention

(1) **Intracardiac balloon counterpulsation (IABP)**

· Shock, 특히 AMI에 의한 cardiogenic shock에서 사용

· 또한 VSD, papillary muscle rupture등의 합병증이 있을 때 흔히 사용된다.

(2) **Left ventricular assist device (LVAD)** : 심장 이식 대기 환자에게 주로 사용

(3) **Cardiac transplantation** : 1년 생존율이 80~90%, 5년 생존율이 60~70%에 이르지만 donor가 제한되는 것이 문제이다.

D. 예후 (prognosis)

1. 심부전 진행 (HF progression) 원인

(1) 추가적인 심장 손상 (further damage)

(2) 과도한 심장 벽 긴장 (excessive wall stress)

(3) Neurohormonal activation

(4) 심근 허혈 (myocardial ischemia)

2. 심부전의 나쁜 예후 인자

(1) **Severely depressed EF (15%)**

(2) **Reduce maximal O_2 uptake (〈10 mL/kg/min)**

(3) **평지에서 정상 발걸음으로 3분 이상을 못 걸을 때**

(4) **Serum Na^+ 〈 133 mEq/L**

(5) **Serum K^+ 〈 3 mEq/L**

(6) **BNP 〉 500 pg/mL**

(7) **Frequent ventricular extrasystole**

3. 사망의 기전 (mechanism of death)

(1) Sudden death (40%)

(2) CHF 악화 (40%)

(3) 기타 (20%)

4. 연간 사망률 (annual mortality)

(1) 무증상일 때 : 〈 5%

(2) Mild symptoms & LV dysfunction : 10%

(3) Moderate symptoms & LV dysfunction : 20~30%

(4) Severe symptoms & LV dysfunction : 30~80%

8

Shock : Approach and Management

쇽의 접근과 치료

서론 (introduction)

A. 쇽이란?

(1) Shock : multisystem end-organ hypoperfusion 상태

← MAP (mean arterial pressure) 〈 60 mmHg인 경우 발생

※ MAP = (SBP + 2 × DBP) / 3

* Blood pressure (BP)	←	Cardiac output (CO) × SVR (systemic vascular resistance)
CO	←	Heart rate (HR) × Stroke volume (SV)
SV	←	Preload, Contractility, Afterload

(2) Shock의 분류

① Hypovolemic shock

② Cariogenic shock

③ Septic shock

④ 기타 : traumatic shock, neurogenic shock, hypoadrenal shock

※ 흔히 CO 증감에 따라 다음과 같이 분류하기도 하지만 모든 shock을 다 포괄하기는 어렵다.

〈1〉Low CO shock : CO↓로 인한 BP↓ → compensatory SVR↑

: hypovolemic shock, cardiogenic shock 등

〈2〉High CO shock : SVR↓로 인한 BP↓→ compensatory CO↑

: thyrotoxicosis, beriberi 등

B. 쇽의 발생기전(pathogenesis)과 장기의 반응(organ response)

1. Microcirculation

(1) 혈압↓→ 혈류↓→ capillary level **microcirculation↓→ Cell metabolism↓→ Organ failure**

(2) Shock에 빠지면 대사 산물에 의해 세포외 삼투압이 높아져 세포외액이 많아지게 되고, 낮은 모세혈관내압에 의해 혈관내로 재흡수가 일어나 전체적으로 **intravascular volume을 높이려는** 변화가 나타난다.

(3) 혈압이 떨어져도 핵심장기인 **뇌, 심장으로 가는 혈류는 유지**!

① 근육, 내장, 피부로 가는 혈류↓

② 심장과 뇌는 넓은 범위의 혈압에 대해 혈류를 일정하게 유지시키는 autoregulation이 있기 때문

* 혈압 및 혈류 조절에 영향을 미치는 물질들

① Vasoconstrictor : α_1 receptor, norepinephrine, epinephrine, angiotensin II, vasopressin, endothelin-1, thromboxane A_2

② Vasodilator : β_2 receptor, prostacyclin(PGI_2), NO, adenosine

2. Cellular responses

(1) **Mitochondrial dysfunction → ATP 감소**

(2) **Hydrogen ion, lactate, anaerobic metabolite 축적**

(3) Cell membrane의 dysfunction : 말기 현상

3. Neuroendocrine response

(1) BP ↓ → ① **Adrenergic activity ↑**

② ACTH ↑ → cortisol ↑

(2) Intravascular volume ↓ → ① **Renin ↑ → angiotensin ↑ → aldosterone ↑**

② Vasopressin ↑

4. Cardiovascular response

※ Cardiac output (CO) = Heart rate(HR) × Stroke volume(SV)

Stroke volume ← Preload, Contractility, Afterload

(1) Heart rate : 약간 증가하지만 CO를 충분히 증가시키지 못함

(2) Stroke volume

① Ventricular filling(preload) :

↓ : hypovolemia, reduced myocardial compliance

↑ : **venous blood recruitment (autoinfusion)**

② Myocardial contractility ↓ ← sepsis, ischemia, prolonged hypotension, acidemia

③ Resistance to ventricular ejection (afterload) ↑ ← **systemic vascular resistance ↑**

5. 기타 장기

(1) Pulmonary response

- Pulmonary vascular resistance ↑
- Tachypnea + V_T ↓
- Functional residual capacity ↓ → atelectasis
- ARDS 발생

(2) Renal response

- Acute renal failure : prerenal에서 intrinsic ARF(ATN)로 진행
- Acute tubular necrosis ← sepsis, nephrotoxic agent의 투약, rhabdomyolysis
- Hypotension → water/salt retention

(3) Metabolic derangements

- Carbohydrate : anaerobic metabolism → lactate : pyruvate ratio ↑
- Triglyceride 대사 ↓, hepatic lipogenesis ↑ → TG level ↑
- Protein catabolism ↑

(4) Inflammatory response

- Anaphylatoxins (C3a, C5a), C5-C9 attack complex
- Coagulation activation (thrombin)
- Thromboxane A2 (vasoconstrictor), PGI2/PGE2 (vasodilator), LTC4/LTD4 (anaphylaxis), LTB4 (neutrophil chemoattractant)
- Platelet activating factor
- TNF-α , IL-1, IL-8
- NO ↑ by iNOS → toxic NO/oxygen free radicals ↑
- Neutrophils, macrophages, platelets

순환기학

C. Approach to the patient with shock

1. 쇽의 분류에 따른 각종 생리 지표

Table 8-1 Shock의 종류에 따른 각종 생리 지표.

	CVP, PCWP	Cardiac output	Systemic Vascular Resistance	Venous O_2 saturation
Hypovolemic	↓	↓	↑	↓
Cardiogenic	↑	↓	↑	↓
Septic				
Hyperdynamic	↓↑	↑	↓	↑
Hypodynamic	↓↑	↓	↑	↑↓
Traumatic	↓	↓↑	↑↓	↓
Neurogenic	↓	↓	↓	↓
Hypoadrenal	↓↑	↓	=↓	↓

- Hypovolemic shock : preload가 감소하므로 preload의 지표인 CVP 및 PCWP가 감소하며, preload 감소에 따른 cardiac output (CO) 감소로 인해 BP가 떨어진다. BP가 떨어지니 보상성 기전으로 systemic vascular resistance(SVR)가 증가한다.
- Cardiogenic shock : heart failure로 cardiac output이 감소하여 BP가 떨어진다. 역시 SVR이 증가하여 BP를 유지하려고 한다. 또, Cardiac output이 감소하면 heart로 venous return을 충분히 받아들일 수 없기 때문에 preload가 적체된다. 따라서 CVP 및 PCWP가 증가한다.
- Septic shock : 초기에는 vasodilation이 일어나 SVR이 감소하므로 BP가 떨어진다. 이를 보상하기 위해 cardiac output이 증가한다. 그러나 후기에 가면 BP를 유지하기 위해 SVR이 증가하고 CO은 감소하게 된다. Preload는 vasodilation에 의해 감소한다고 이해하면 편하다. 즉, hypovolemic shock과 마찬가지로 N/S dripping이 도움이 된다.
- Septic shock이 다른 shock과 다른 한가지 중요한 차이는 mixed venous O_2 sat.(SvO_2)이 증가한다는 것인데 이는 sepsis로 의해 손상을 받은 peripheral tissue가 O_2를 충분히 이용하지 못하기 때문이다. 따라서 capillary에서 O_2가 tissue로 충분히 전달이 되지 못하여 그 다음 단계인 SvO_2은 정상보다 높아진다. 반면에 hypovolemic shock이나 cardiogenic shock에서는 peripheral tissue에 도달하는 blood volume이 적기 때문에, peripheral tissue에서는 전달되는 O_2를 최대한 추출하게 되어 SvO_2은 평소보다 감소한다.
- Neurogenic shock이나 hypoadrenergic shock은 sympathetic activity가 감소하는 상황이므로 CO, SVR이 함께 감소한다.

* Target : CVP 8~12 cmHg, MAP(mean a. pressure) 65~90 mmHg, $SvO_2 \geq 70\%$

2. 임상 양상 (clinical manifestations)

Table 8-2 Clinical manifestations of shock.

Clinical manifestations	Low CO shock	High CO shock
Extremities	Cool	Warm
Capillary refilling	Delayed	Rapid
Pulse pressure		
SBP	↓	↑
DBP	↓	↓

Hypovolemic shock이나 cardiogenic shock과 같은 low CO shock은 보상성으로 SVR이 상승하므로 사지 말단이 cool, pallor 해질 수 있으며 capillary refilling이 지연된다. 또한 low CO으로 인해 SBP가 감소하여 맥압이 감소한다. Hyperdynamic septic shock은 SVR이 감소하여 DBP가 떨어져 맥압이 증가할 수 있다.

3. 쇽의 치료

(1) 목표 : oxygen delivery, hemodynamics, cardiac function의 개선을 통한 tissue perfusion 정상화

(2) ICU에서 세심한 monitoring이 필요

· V/S : Indwelling catheter에 의한 arterial pressure, PR, RR

· Mental status

· Urine output (urinary catheter)

· Swan-Ganz catheter (flow-directed pulmonary artery catheter)

- 사망률에서는 차이가 없다는 연구 결과가 있어 논란의 여지는 있지만 적극적인 치료에 도움

- 측정

① RA와 pulmonary a. 압력 ← 두 개 lumen으로 동시에 측정

② Pulmonary capillary wedge pressure (=LA pressure)

③ Thermodilution technique → CO 등 각종 hemodynamic parameter

④ Oximeter port → oxygen delivery

(3) 일반적인 치료 방법

① 적절한 **preload**를 맞춘다 : crystalloid나 blood를 통해 단계적으로 blood volume을 높여가며 CVP(또는 PCWP)와 CO를 평가해 적절한 preload를 맞춘다.

② 낮은 CO으로 인해 보상적으로 systemic venous resistance(SVR)가 증가해 있는 경우, **cardiac output**을 늘려가며 SVR이 감소하는지 본다.

③ **Tissue perfusion**이 좋지 않아 조직의 산소 공급이 충분치 않다면, mixed venous oxygen saturation은 낮아지고 (∵ 조직에서 혈중으로부터 많은 산소를 끌어 당겨 쓰기 때문), arteriovenous oxygen-extraction ratio는 높아질 것이다. ∴ CO를 늘려가며 mixed venous oxygen saturation이나 arteriovenous oxygen-extraction ratio를 추적관찰하다가 이 수치들이 정상화되는 지점이 적절한 치료가 이루어졌다고 판단할 수 있는 지점이 된다.

(4) Shock 환자 resuscitation의 일반적 흐름도 : **Figure 8-1** 참조.

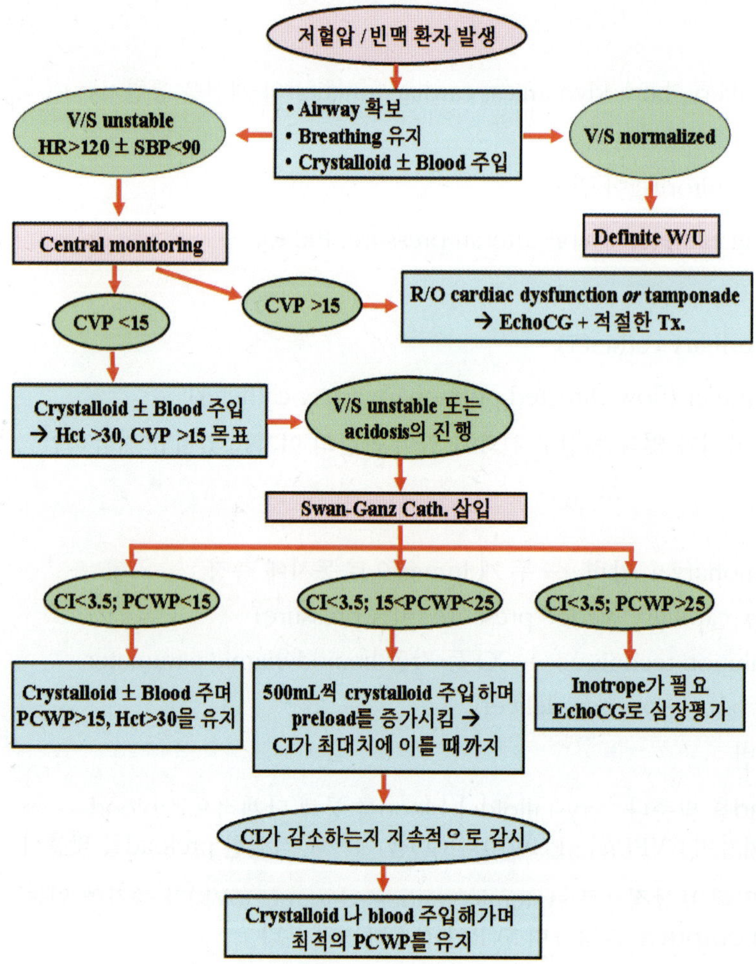

Figure 8-1 Resuscitation of Shock.

저용량성 쇽 (hypovolemic shock)

1. 원인 (etiology)

(1) **출혈**

(2) Plasma volume 감소

① Extravascular fluid sequestration

② GI/ urinary/ insensible loss등

2. 임상양상 (clinical manifestations)

Table 8-3 Hypovolemic shock의 중증도에 따른 임상양상.

Mild(총혈액량의 20% 미만손실)	Moderate (20%~40%)	Severe (40% 이상의 손실)
Cool extremities Increased capillary refill time Diaphoresis Collapsed vein Anxiety	+ Tachycardia Tachypnea Oliguria Postural changes	+ Hemodynamic instability Marked tachycardia Hypotension Mental status deterioration

3. 진단 (diagnosis)

(1) **Volume loss의 증거**가 확실 + **hemodynamic instability** → 쉽게 진단됨

(2) Blood loss가 확실치 않을 때 (예를 들면 occult GI bleeding *or* plasma volume loss 등)

→ 주의 깊은 병력 청취와 신체 검진이 필요

(3) Hemoglobin(Hb)/ Hematocrit(Hct)

① **Acute hemorrhage때는 compensatory fluid shift가 생기기 전까지 출혈량을 반영하지 못한다.** 즉, 출혈 환자가 병원에 온 당시의 수치가 정상이었다고 해서 수액 투여를 지체해서는 안된다.

② Plasma volume loss의 경우 hemoconcentration이 나타남

(4) Free water loss의 경우 hypernatremia가 동반됨.

(5) Cardiogenic shock과의 감별진단 : 다음의 경우 cardiogenic shock을 시사하므로 volume expansion을 해서는 안된다.

① Jugular venous distention

② Crackle

③ S3 gallop

4. 치료 (treatment)

(1) Rapid reexpansion of the circulating blood volume

① Starling's law에 의해 preload를 증가시키는 만큼 CO이 늘어나게 됨

② **Isotonic saline *or* balanced salt solution (Ringer's lactate)** 사용 ... Colloid는 권장×

③ 2~3 L를 20~30분 동안 투여

④ 계속 출혈이 되고 Hb이 10 g/dL로 떨어지면 **수혈**을 시작

(2) Severe/prolonged → inotropic agent 고려 (dopamine, vasopressin, dobutamine)

(3) 예후 : septic shock보다 systemic inflammation이 적어서인지 신속히 혈압만 교정되면 end-organ damage도 적고 예후도 좋아, 혈압의 신속한 교정이 예후를 결정짓는다.

심인성 쇽 (cardiogenic shock)

1. 특징 (characteristics)

· Systemic hypoperfusion +

(1) C.I. < 2.2 L/min/m^2

(2) 지속적인 저혈압 (<90 mmHg)

(3) 높은 PCWP (>18 mmHg) 동반되는 경우

2. 원인 (etiology)

(1) Acute myocardial infarction/ischemia

① LV failure

② Ventricular Septal rupture

③ Papillary muscle/chordal rupture → severe MR

④ Ventricular free wall rupture with subacute tamponade

(2) Refractory sustained tachy-/brady-arrhythmias

(3) Acute fulminant myocarditis

(4) End-stage cardiomyopathy

(5) Severe valvular heart ds.

① Critical aortic/mitral stenosis

② Acute severe aortic/ mitral regurgitation

(6) Toxic-metabolic

① β-blocker, calcium channel blocker overdose

② Severe acidosis, severe hypoxemia

(7) RV failure due to AMI *or* acute coronary pulmonale

(8) Pericardial tamponade

3. 병태생리 (pathophysiology, Figure 8-2)

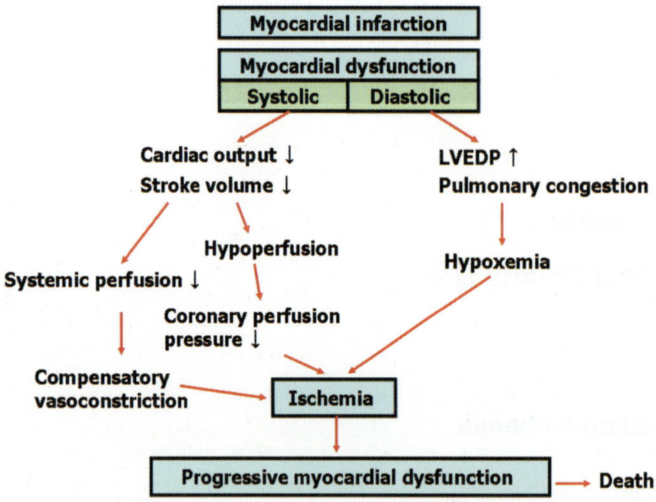

Figure 8-2
Cardiogenic shock의 병태생리.

4. 혈역학적 상태 평가 (hemodynamic evaluation, Figure 8-3)

※ 치료방침 결정에도 중요

(1) C.I. (cardiac index) 2.2L/min/m^2 과 PCWP 18 mmHg가 기준이 된다. (cold : peripheral vasoconstriction에 따른 차가운 사지, warm : not cold, wet : pulmonary edema, dry : not wet)

① C.I. 〉 2.2 + PCWP 〈 18 (warm & dry) : 정상

② C.I. 〈 2.2 + PCWP 〈 18 (cold & dry) : Hypovolemia

Tx.) Fluid administration

③ C.I. 〉 2.2 + PCWP 〉 18 (warm & wet) : Pulmonary edema →

Tx.) Diuretics + Vasodilators

④ C.I. 〈 2.2 + PCWP 〉 18 (cold & wet) : Cardiogenic shock

Tx.) ① BP ↓ : Inotropics or Vasopressors

② BP normal : Vasodilators ... Figure 8-4 참조

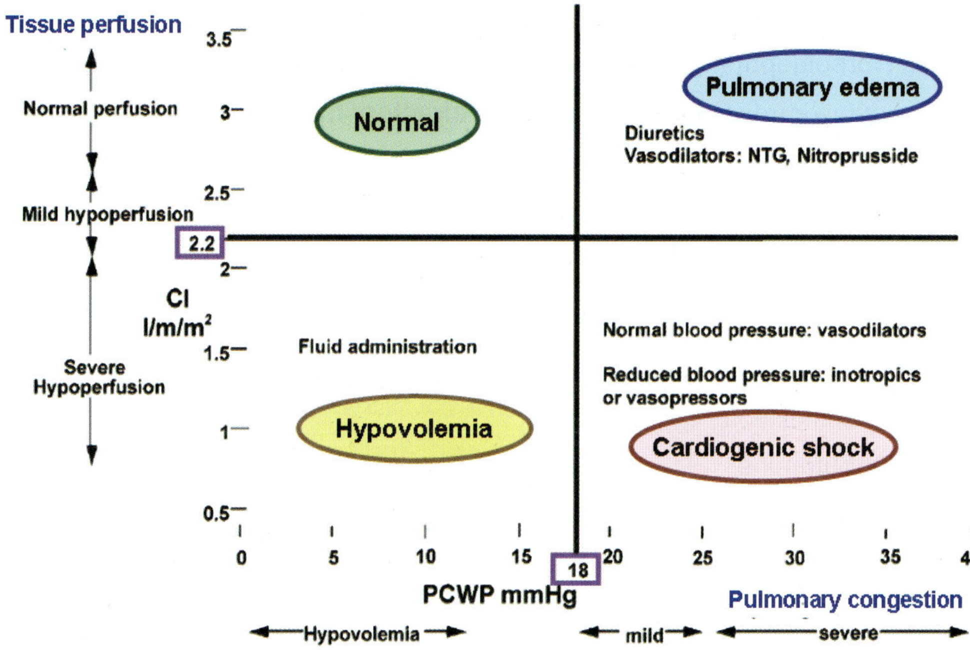

Figure 8-3 Forrester classification of HF in AMI. Cardiogenic shock의 가장 흔한 원인인 AMI 때 동반되는 hemodynamic state에 따른 평가와 치료 방침.

5. 진단과 치료 (diagnosis & treatment)

※ Cardiogenic shock 의심되는 환자에 대한 접근 : 환자의 상태가 불안정하기 때문에 Figure 8-4처럼 치료와 동시에 진단에 접근해 가도록 한다.

(1) **혈역학적 상태 평가 (Figure 8-3) → Hypovolemia, Pulmonary edema 치료**

(2) **Cardiogenic shock은 BP 상태에 따라 약물 투여 시작 (Figure 8-4)**

① SBP 〈 70 mmHg → BP 올리는 것이 급선무이므로 norepinephrine 투여

② SBP 70~100 mmHg → CO을 올리는 것이 중요하므로 inotropics 투여 ... 아직 BP 등이 unstable하다면 vasoconstrictive effect도 있는 dopamine을, BP 등이 안정되었다면 dobutamine을 투약

③ SBP 〉 100 mmHg → BP에 대한 부담이 적어졌으므로 이제 preload/ afterload 줄여줄 수 있는 vasodilator를 쓰는 것이 CO 향상에 도움이 된다.

(3) **추가적인 진단과 치료 (Figure 8-4)** eg, IABP, reperfusion therapy

(1) **Vasopressors**

① **Norepinephrine** : 강력한 vasopressor → peripheral a. vasoconstriction *but* myocardial O_2 consumption ↑ ∴**refractory hypotension**외에는 쓰지않음

② **Dopamine**

〈1〉**Low dose (〈2 ㎍/kg/min) :** dopamine receptor **→ renal vascular dilation**

〈2〉**Moderate dose (2~10 ㎍/kg/min) :** β-receptor stimulation **→ positive chronotropic & inotropic effects**

〈3〉**High dose (〉10 ㎍/kg/min) : vasoconstriction effect** (α-receptor stimulation)

③ **Dobutamine**

· Positive inotropic effect + 고용량에서는 chronotropic activity도 (+)

· 단, vasodilating effect도 있어 혈압이 낮을 때는 사용하지 않는 것이 좋다.

④ Amrinone *or* milrinone : inotropic activity + peripheral & pulmonary vasodilating effect → severe LV dysfunction and pulmonary edema에 효과적

(2) **Aortic counterpulsation** (intraaortic balloon pump, **IABP, Figure 8-5**)

a. 효과 (effects)

① **Inflation during early diastole → coronary flow를 증가**

② **Deflation during early systole → afterload를 감소**

b. 적응증 (indications) : Cardiac catheterization이나 percutaneous coronary intervention (PCI) 또는 수술을 하기 전에 다음의 환자를 일시적으로 안정시키기 위해 사용

① Ischemia-induced cardiogenic shock

② Shock + acute severe MR

③ Ventricular septal rupture

c. 금기 (contraindications)

① **Aortic regurgitation**

② **Aortic dissection**

(3) **Reperfusion/ revascularization**

※ SHOCK trial : ST elevation MI 또는 LBBB를 동반한 MI환자 중 shock 이 발생하였을 경우 PCI또는 CABG를 통해 early revascularization을 하는 치료군이 medical therapy 및 IABP를 하다가 나중에 revascularization하는 치료군보다 생존율이 좋다는 것을 보인 임상연구 → early revascularization의 중요성을 알림

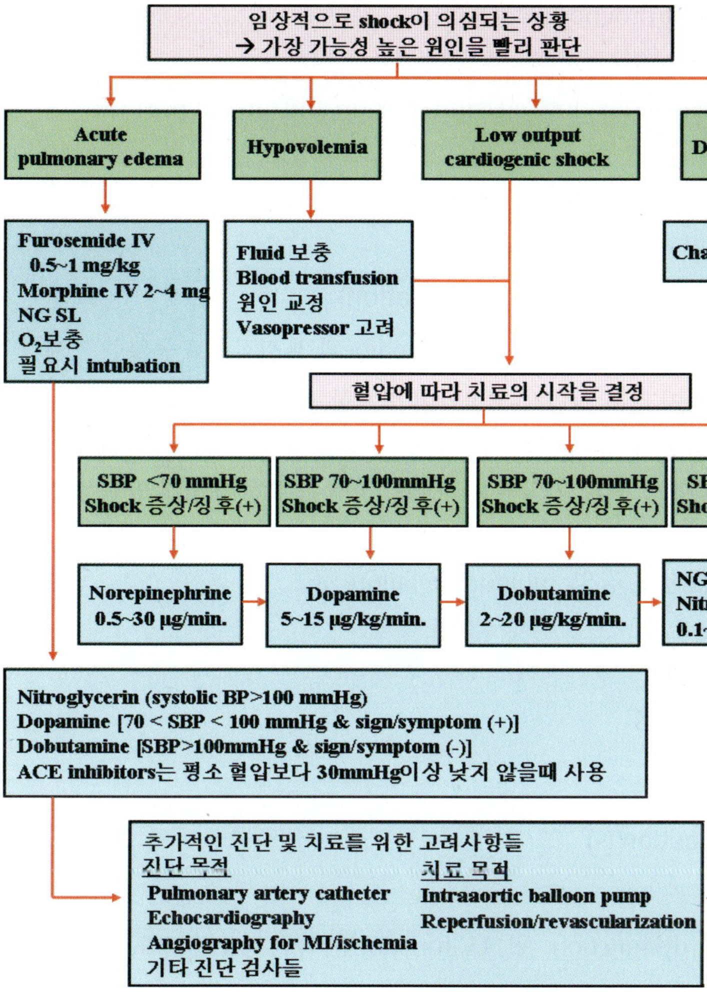

Figure 8-4 Management Algorithm of Cardiogenic Shock.

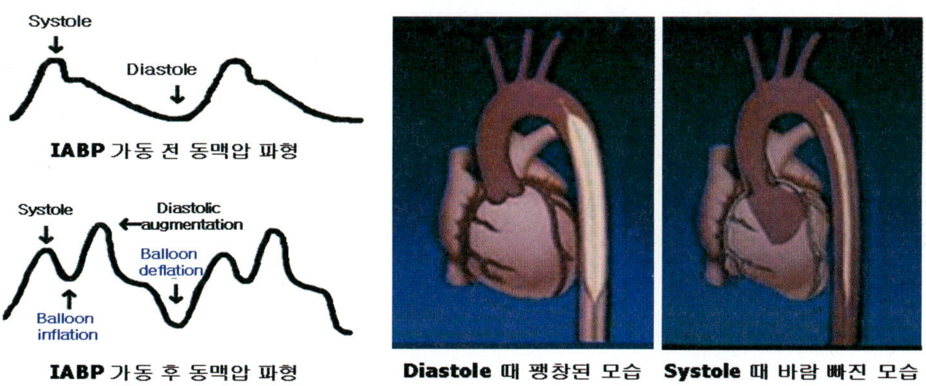

Figure 8-5 IABP. Left subclavian a. 직하방에 설치한다.

※ 나쁜 예후 인자 (poor prognostic factors)

① Advanced age

② Depressed cardiac index, low ejection fraction and arterial pressure

③ Elevated PCWP

④ More extensive coronary artery disease

⑤ Renal insufficiency

(4) **ECMO (Extracorporeal membrane oxygenation)**

- Open heart surgery에 쓰이는 heart-lung machine과 본질적으로 동일한 기계
- 약물요법으로 조절되지 않은 심인성 저혈압이 발생한 환자에게 시행
- 보통 femoral vein을 통해 drain catheter를 넣고, 항응고제를 투여한 상태에서 혈액을 외부로 빼서 산소를 교환시킨 후 femoral artery를 통하여 일정 압력을 가하여 주입함
- 합병증: 출혈, 혈전색전증, 감염, multiorgan failure 등

6. RV infarction에 의한 shock

(1) 특징 (characteristics)

① **Pulmonary congestion (-)**

② High RA pressure

③ RV dilatation with dysfunction cf. LV function은 약간 감소한 정도

④ Proximal right coronary artery 단독 폐색에 의한 MI

(2) 치료 (treatment)

① **IV fluids** → RA pressure 목표 : 10~15 mmHg
단, 지나친 수액 투여는 septum을 LV쪽으로 밀게 되므로 조심

② Sympathomimetic amines

③ IABP

④ Early revascularization of infarct-related artery

7. Pulmonary edema

(1) 원인 (etiology) : lung의 interstitium 또는 alveoli에 물이 차면서 hypoxia 발생

① **Heart failure (m/c)**

② 기타 : Reexpansion pulmonary edema, High-altitude pulmonary edema 등

(2) LV dysfunction + PCWP 〉 18 mmHg → interstitial lung edema 발생

LV dysfunction + PCWP 〉 24 mmHg → overt pulmonary alveolar edema 발생

(3) 진단과 치료

※ Cardiogenic shock의 진단 및 치료와 유사하므로 다른 점만 기술해 보겠다.

a. 진단 (diagnosis)

· Brain natriuretic peptide (BNP) level : acute dyspnea with pulmonary edema의 원인 감별에 쓰이며 상승한 경우 심부전이 원인

b. 치료 (treatment)

① **O_2 therapy** : 산소의 확산이 저해되므로 폐포내 산소분압을 올리기 위해 필수

② Positive pressure ventilation

〈1〉Pulmonary edema가 발생하며 work of breathing이 증가하고 따라서 산소요구량이 늘어 결과적으로 심장에 부담을 주게 된다. 따라서 work of breathing 낮추는 것이 중요

〈2〉Continuous *or* bilevel positive airway pressure(**CPAP** *or* BiPAP) : facial mask 또는 intubation을 통해 기도내 양압을 유지해 work of breathing을 줄여 주는 방법

〈3〉Mechanical ventilation with PEEP : 위의 방법으로 호전되지 않을 때 보다 효과적으로 사용 가능

③ **Diuretics (furosemide)** : 이뇨 효과 + 즉시 나타나는 venodilating effect → preload↓

④ **Morphine** : transient venodilation + dyspnea↓ + anxiety

⑤ Physical method : 침대 옆에 다리를 내리고 앉아 있는 자세 유지

⑥ Pulmonary edema의 치료 중 vasodilator를 쓸 경우 혈압이 떨어지면 iatrogenic cardiogenic shock에 빠질 수도 있으므로 혈압을 monitoring 하면서 하나씩 추가해 보며 써야 한다.

패혈증 쇽 (septic shock)

1. 정의 (definition)

(1) Bacteremia : 혈액 내 bacteria가 증명된 경우 (blood culture)

(2) Septicemia : bacteria나 toxin이 혈중에 존재할 경우

(3) **Systemic inflammatory response syndrome (SIRS) : 2 of**

① **BT 〉38℃ *or* 〈36℃**

② **RR 〉24/min.**

③ **HR 〉 90/min.**

④ **WBC 〉 12,000/μL *or* 〈 4,000/μL *or* 〉10% bands**

(4) **Sepsis : SIRS가 infection에 의한 것일 경우**

(5) **Severe sepsis** : Sepsis + 1 of organ hypoperfusion

(단, 수액보충 적절. PCWP 〉12 mmHg)

① Cardiovascular : SBP 〈 90 mmHg *or* MAP 〈 70 mmHg 이면서 수액 투여 후 혈압이 상승

② Renal : 적절한 수액 투여에도 Urine output 〈 0.5 mL/kg/h for 1 h

③ Respiratory : $PaO_2/FIO_2 \leq 250$, 또는 폐가 유일하게 문제있는 장기일 경우는 $PaO_2/FIO_2 \leq 200$

④ Hematologic : Platelet 〈 80,000/μL *or* 3일 동안의 최대치에서 50% 이상 감소

⑤ Unexplained metabolic acidosis : pH〈7.30 *or* base deficit ≥5.0 mEq/L + lactate 〉 upper limit × 1.5배

(6) **Septic shock** : Sepsis + Hypotension (SBP〈90 mmHg *or* 평소 혈압보다 〈 40 mmHg) + 1 of

① 1h 이상 수액 보충에도 반응이 없거나

② SBP 〉 90 mmHg *or* MAP 〉 70 mmHg로 유지하는데 vasopressor 필요한 경우

(7) Refractory septic shock : 1시간 이상 지속되며 수액보충이나 vasopressor에 반응이 없는 경우

(8) Multiple-organ dysfunction syndrome(MODS) : 1가지 이상 장기기능부전으로 대체치료 필요

순환기학

2. 위험인자 및 원인

(1) Anatomical : Lung, abdomen, urinary tract의 infection이 가장 흔함(Table 8-4).

(2) Microbiological

① Bloodstream infection은 G(+)가 가장 흔하고 전체적으로는 G(-)가 가장 흔함.

② 16%는 polymicrobial

③ *S. pyogenes*, *H. influenzae*, *S. pneumoniae*, *N. menigitidis* 등 이른바 'classic pathogen'은 5% 미만임.

Table 8-4 Septic shock의 risk factors.

Microbial isolate	Conditions
G (-) bacilli (40%)	DM Lymphoproliferative disease Liver cirrhosis Burns Invasive procedures *or* devices Neutropenia Indwelling urinary catheter Diverticulitis, perforated viscus
G (+) bacteria (31%)	Intravascular catheters Indwelling mechanical devices Burns Neutropenia Intravenous drug use Infection with superantigen-producing *S. pyogenes*
Fungi	Neutropenia Broad-spectrum antimicrobial therapy

3. 병태생리 (pathophysiology)

(1) Systemic infection → toxin release

* Gram (-) : endotoxin, gram(+) : exotoxin & enterotoxin

(2) Cytokine release : IL-1, TNF-α from macrophage

(3) Tissue factor expression & fibrin deposition → DIC

(4) iNOS ↑ → NO ↑ → vasodilation

(5) NO, IL-1, TNF-α → myocardial contractility ↓

(6) Inflammatory mediators → capillary permeability ↑ → intravascular volume의 감소

(7) Progressive diffuse pulmonary infiltrates + arterial hypoxemia → ARDS

4. Septic shock의 2가지 패턴

· **Table 8-1** 참조.

(1) Hyperdynamic septic shock

(2) Hypodynamic septic shock

· Septic shock에서 venous O_2 saturation이 증가하는 이유 : cardiac output과 SVR이 늘면서 oxygen delivery는 증가하지만, microcirculatory perfusion의 maldistribution과 mitochondria의 기능이 떨어지면서 O_2 extraction ratio가 감소하기 때문

5. 치료 (treatment)

Septic shock은 infection에 따른 과도한 inflammation로 인하여 coagulopathy와 vasodilation이 발생하고 이 때문에 hemodynamic collapse 및 tissue hypoxia가 진행하여 organ dysfunction이 발생한 상태이다. 이런 pathogenesis를 고려하여 여러가지 treatment modality가 고려되었는데 지금까지 가장 중요한 것은 조기에 이러한 hemodynamic collapse를 복구하여 tissue hypoxia를 개선하는 'early goal directed therapy'로 알려져 있으며 coagulopathy를 개선시키는 recombinant activated protein C도 효과가 보고되었다. Infection control, metabolic support 등도 조기에 시작하는 것이 중요하다.

(1) Antimicrobial agents

① Empirical antimicrobial therapy : culture 결과 기다리지 말고 흔한 원인균을 고려하여 경험적인 항생제를 투여 (**Table 8-4** 참고)→ recommend되는 maximal dose를 투여 (renal dose adjustment는 해야)

② 원인균 확인되면 simplification … 대개 monotherapy 가능 → 최소 1주일 투여

(2) Infection source 제거

① 모든 catheter, tube는 제거 및 culture 내고 필요하면 다른 부위에 insertion

② Careful physical exam … perianal region, sinusitis, sacral/ischial ulcer

③ CT 등 imaging 필요 시 시행

-1. Chest PA 이상 → CT에서 parenchymal, mediastinal, pleural lesion 찾기도

-2. Sacral/ischial ulcer → CT/MRI로 pelvic/soft tissue pus drain 필요성 확인

-3. UTI sepsis → CT로 ureteral obstruction, perinephric/renal abscess 확인

(3) Hemodynamic, metabolic & respiratory support

① IV fluid administration : hypotension (+) 시 initial management

-1. Normal saline 1~2 L를 1~2 h에 투여

-2. Pulmonary edema 주의 : PCWP 12~16 mmHg, CVP 8~12 mmHg 목표

-3. Urine output 〉0.5 mL/kg/h … 필요 시 diuretics(furosemide)도 사용

② **Early goal-directed therapy** (**EGDT**, Figure 8-6) → **생존율** ↑

: Shock에 빠진 환자를 초기(upto 6h)에 prompt hemodynamic resuscitation하여 지표들을 다음 target으로 맞춘다.

-1. **CVP 8~12 mmHg** ← Fluid resuscitation (crystalloid)

-2. **MAP 65~90 mmHg** ← Vasoactive agents (dopamine, norepinephrine, vasopressin) *or* Vasodilators

-3. **SvO_2 ≥ 70%** ← Transfusion (until Hct≥30%) + Inotropic agents (dobutamine, dopamine 등)

③ Adrenal insufficiency 치료

- Sepsis 환자 등 critically ill patients는 H-P-A axis dysfunction이 발생하며 tissue corticosteroid resistance가 있나(이를 CIRCI, critical-illness related corticosteroid insufficiency라 한다).
- 때문에 **long-term low dose corticosteroid therapy**(hydrocortisone 200 mg/day for 5~7 days)가 시도되었다. 비록 가장 큰 RCT인 CORTICUS trial에서는 효과가 입증되지 못하였으나 meta-analysis에서는 생존율 향상 가능성이 보고된 바도 있다.

④ Ventilator therapy

-1. Oxygenation failure, ventilation failure, neurologic deterioration, respiratory muscle failure 시 적응

-2. RR 〉 30/min은 'impending respiratory collapse' 가능성을 보여주는 지표

⑤ Bicarbonate : severe acidosis(pH 〈 7.20)에서 써 볼 수도

(4) General support 및 기타

① Nutritional support : protein hypercatabolism↓ … early enteral feeding 선호

② VTE prophylaxis

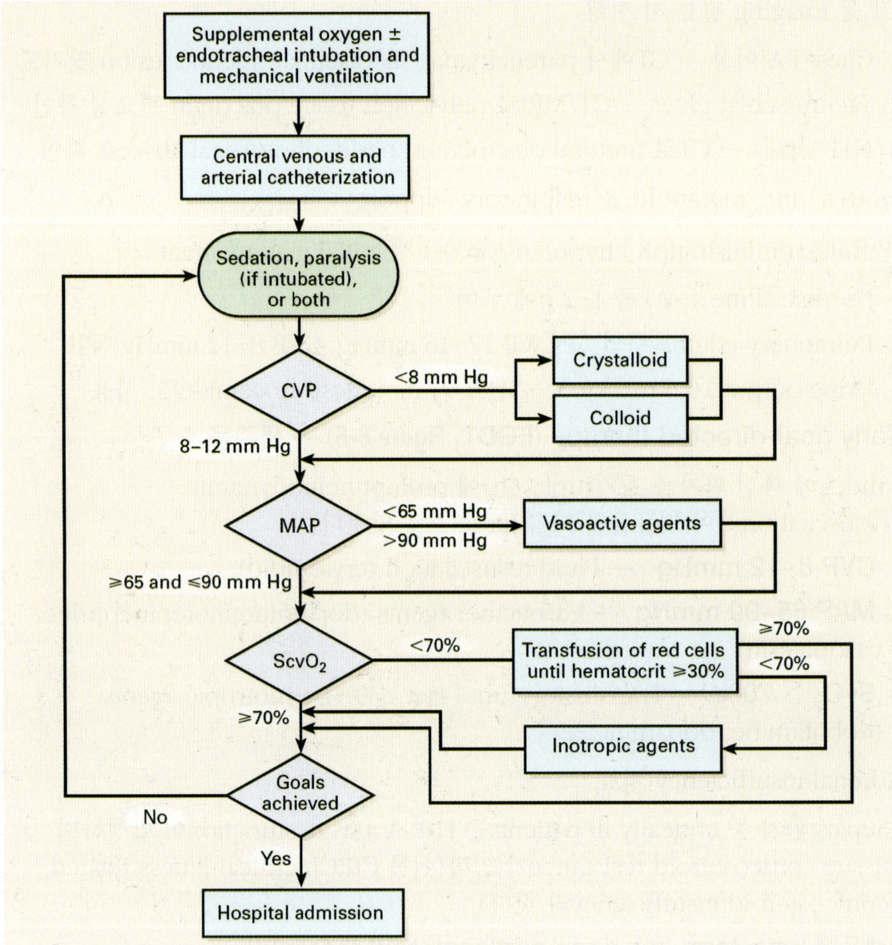

Figure 8-6 Early goal-directed therapy.
Severe sepsis, septic shock 환자를 ER에서 조기에 CVP, MAP, SvO_2를 target level로 정상화시킨 후 입원시키는 strategy.

③ Intensive glycemic control (target 80~110mg/dL) : surgical patients에서는 생존율↑ 확인 *but* medical patients에서는 생존율 ↑ (×) … hypoglycemia 주의

④ **Recombinant activated protein C (aPC)**

: APACHE II score ≥ 25인 high risk patients에서 **생존율**↑

⑤ Tissue factor pathway inhibitor (TFPI) : 대규모 RCT에서 연구 중반까지는 생존율 향상 효과가 보였으나 최종적으로는 차이가 없었다.

6. 예후 (prognosis)

① Severe sepsis 환자의 20~35%, septic shock 환자의 40~60%가 30일 이내에 사망

② Late deaths ← poorly controlled infection, immunosuppression, intensive care complications, multiorgan failure, underlying disease

7. 예방 (prevention)

* Nosocomial infection이 많은 경우를 차지하므로 이를 예방하는 것이 중요

(1) Invasive procedure ↓

(2) Indwelling vascular and bladder catheter 사용 최소화

(3) Profound neutropenia (< 500/mm^3) 기간과 발생 빈도 ↓

기타 쇽

A. Traumatic shock

1. 원인 (etiology)

(1) Hypovolemia (hemorrhage + plasma volume loss d/t interstitial edema of injured tissue)

(2) Injury induced inflammatory response → secondary microcirculatory injury (maldistribution and ischemia)

(3) Mechanical factors : pericardial tamponade, tension pneumothorax 등

B. Neurogenic shock

1. 원인 (etiology)

(1) High cervical spinal cord injury → interruption of sympathetic vasomotor input

(2) 잘못해서 척추마취 level이 높아진 경우

(3) Severe head injury 등에 의해 발생

2. 병태생리 (pathohysiology)

· Arteriolar dilatation & venodilation → venous pooling & hypotension

3. 치료 (treatment)

(1) Excessive volume replacement

(2) 출혈이 원인이 아닌 것이 확실하면 norepinephrine 투여

C. Hypoadrenal shock

1. 원인 (etiology)

· Acute illness나 major surgery 등의 stress에 대하여 adrenal insufficiency 때문에 cortisol의 과분비가 안될 때 발생

2. 진단 (diagnosis) : rapid ACTH stimulation test

3. 치료 (treatment)

(1) Dexamethasone 4 mg IV ... ACTH stimulation test에 영향 미치지 않아

(2) Adrenal insufficiency가 진단되면 hydrocortisone 100 mg q 6~8h 사용 후 점차 tapering

(3) 적절한 fluid 보충과 vasopressor 사용

9

Cardiac Transplantation and Prolonged Assisted Circulation

심장 이식과 지속적 순환 보조

※ 심장 질환의 초기 치료와 예방, 심장급작사에서 회복되는 환자들이 늘어나면서 중증 심부전 환자가 늘어나고 있다. 결국 말기 심부전 상태가 되었을 때, 말기 환자에 대한 보존적 치료로 만족해야 할지, 아니면, 생명 연장을 위한 수단으로 심장 이식, 또는 이식까지 생명을 유지하기 위한 심장 보조장치를 삽입해야 할지 고민할 때가 있다. 이에 대해 알아보자.

심장 이식 (cardiac transplantation)

1. 수술 방법 (surgical technique)

(1) 공여자 심장 보관 : iced saline solution에 넣어 운반

(2) 수술 방법 (**Figure 9-1**) → 'orthotopic reanastomosis' : 공여자와 수혜자는 거의 같은 수술을 시행하며 공여자의 심장을 수혜자의 normal anatomical position에 다시 연결하여 붙인다.

(3) 이식된 심장은 denervated 상태이며 catecholamine 등 혈중 물질에만 반응한다.

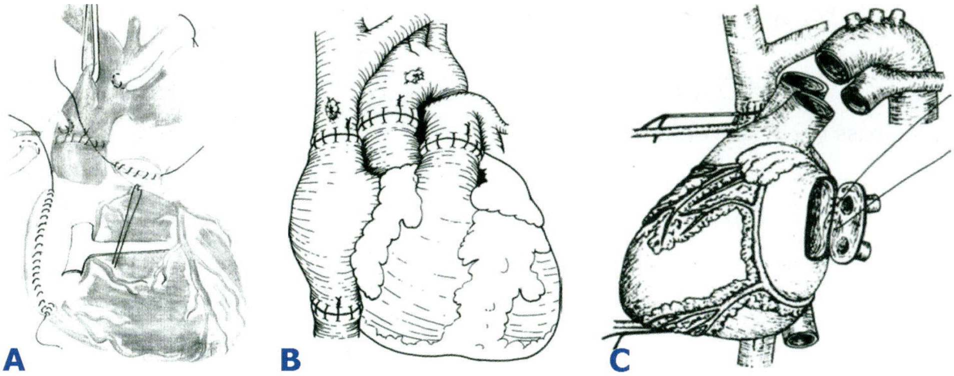

Figure 9-1 Heart transplantation.

(A) Biatrial (standard) orthotopic heart transplantation : atrium 뒤쪽 반은 남겨 놓고 앞쪽 반을 자르고 aorta, pulmonary a.는 semilunar valve 바로 위에서 anastomosis한다. Atrial suture-line이 SA node에 가까워 arrhythmia 발생 ↑ ∴ (A)→(C)일 수록 atrium을 건드리지 않는다. (arrhythmia ↓)

(B) Bicaval technique

(C) Total orthotopic heart transplantation

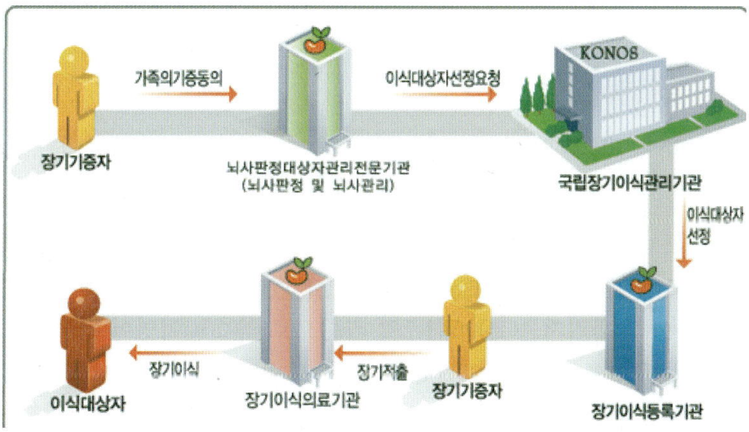

Figure 9-2 Donor allocation system.

2. 공여자 배정 시스템 (donor allocation system)

(1) 현재 우리나라는 국립장기이식관리센터 (KONOS; www.konos.go.kr)에서 전국적이 database를 가지고 장기기증과 이식대기자를 관리하고 있다(Figure 9-2).

(2) Priority 선정 기준

① 질환의 중증도 (severity of illness)

② 지역적으로 가까워야(geographic distance) : ischemic time이 3시간 이내라야

③ 수혜자의 대기 시간 (patient time on the waiting list)

(3) Matching 조건 판별

① ABO blood group compatibility

② Gross body size compatibility

3. 적응증과 금기증 (indications & contraindications)

(1) 적응증 (indications)

① 말기 심부전 : Stage D heart failure 또는 refractory end-stage heart failure

② Young

③ 동반질환 없을 것 (without comorbidities)

(2) 금기증 (contraindications) ... center에 따라 다름

① 뇌혈관 질환 (cerebrovascular disease)

② 비만 (obesity)

③ 당뇨병 (diabetes)

④ 암 (cancer)

⑤ 만성 감염질환 (chronic infection)

4. 치료 성적 (outcome)

(1) 우리나라는 매년 약 20여명의 심장 이식이 이루어지고 있으며, (2004년에 23건, 2003년에 15건 등) 장기이식 대기자는 2005년 7월 기준으로 약 150여명이 적체되어 있다.

(2) 수술 후 1년 생존율 83%, 3년 생존율 76%, half-life 9.3년 정도

(3) 수혜자는 거의 정상 생활로 돌아갈 수 있을 정도로 삶의 질이 향상된다.

5. 면역억제요법 (immunosuppression)

(1) 대개 3가지 병행 요법을 사용한다.

① Calcineurin inhibitor : cyclosporine, tacrolimus

② T cell 증식/ 분화 억제제 : azathioprine, mycophenolate mofetil, sirolimus

③ Glucocorticoids (적어도 초기 짧은 기간 동안에 사용)

(2) Monoclonal antibody ... 최근에는 항체를 이용한 induction요법이 시도되기도 하는데, IL-2 receptor를 차단하는 monoclonal antibody (daclizumab, basiliximab) 등이 사용되기도 한다.

(3) Rejection 진단

① **Endomyocardial biopsy**로 확인

② 정기적 검사 + 임상적으로 악화될 때 시행한다.

6. 이식 후 발생하는 후기 문제들 (late posttransplant issues)

(1) Allograft coronary artery disease : 이식 심장에서 관상동맥 질환 발생

① 이식 후 사망(posttransplant death)의 주요 원인

② 발생기전 : immunologic injury가 주된 원인, 그 외 다양한 위험인자가 작용

③ 임상양상

a. Sx. : 심한 CAD에도 통증을 느끼지 못한다. ∵ Denervated heart

b. CAG : diffuse, concentric, longitudinal lesion → atherosclerotic CAD와 차이점

④ 치료 : Retransplantation ← PCI는 일시적인 palliation을 위한 치료

(2) Malignancy

① 발생 기전 : chronic immunosuppression → EBV infection → lymphoproliferative disorders

② 치료 : immunosuppression ↓, antiviral agents, traditional chemo/radiotherapy 등 시도

(3) Opportunistic infections

① CMV, Aspergillus 등

② 이식 후 1년 이내의 주요한 사망 원인이다.

③ 정기적인 기회 감염에 대한 검사와 증상, 징후를 잘 관찰하는 것이 중요

Prolonged Assisted Circulation

· 아직 심장을 대체할 만한 기구는 나와 있지 않고 심장 이식 때까지 환자를 끌고 갈 수 있는, 소위 'bridging' 치료에 쓰이고 있는 기구들이 있다.

1. LVAD(Left ventricle-assisted device) : extracorporeal pump

(1) LV apex → 체외 펌프 → ascending aorta (**Figure 9-3**)

(2) 크기를 작게 하여 preperitoneal fascia에 만든 주머니에 펌프를 위치시키고 전선만 배 피부 밖으로 빼내어 ambulation을 가능하게 한 것도 있다.

2. 적응증 (indications)

(1) Postcardiac surgery shock

(2) Bridging to transplantation (심장 이식 대기 상태)

3. 치료의 발전

· 기술의 발전과 함께 장비의 소형화가 가능해 지면서 기계 전체를 인체 내에 이식하는 것이 가능해졌다. 이에 따라, bridging 뿐만 아니라 심장 이식 대상자에게 영구적으로 device를 이식하는 것이 추진되고 있으며 향후 이식 공여자의 부족 문제를 해결할 방법으로까지 발전될 가능성이 보이고 있다.

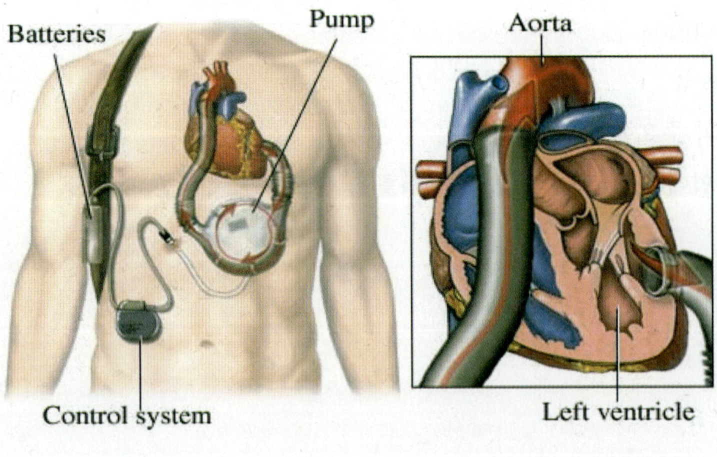

Figure 9-3 LVAD.

10

Congenital Heart Diseases in the Adult

선천성 심장질환

서론 (introduction)

A. 원인 (etiology)

← 여러 유전적, 환경적 요인 (complex multifactorial genetic/ environmental causes

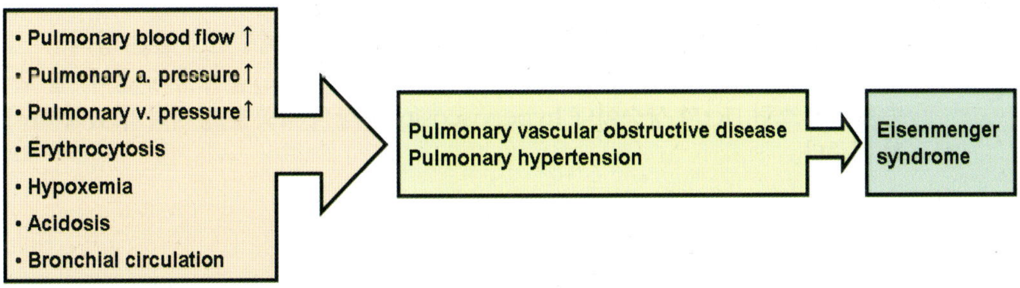

Figure 10-1 Pathophysiology of pulmonary hypertension (pulmonary vascular obstructive disease).
Pulmonary arterial pressure의 증가는 blood flow 증가, resistance 증가, vascular tone의 증가로도 발생할 수 있지만 대개 pulmonary vascular bed의 obstructive, obliterative structural changes에 기인한다. 이러한 폐쇄성 폐동맥 고혈압(pulmonary vascular obstructive disease)은 수술 가능 여부에 중요한 요인이 되며 상기 여러 원인에 의해 유발된다.
※ **Eisenmenger's syndrome** : 양쪽 순환계에 큰 연결부위(예. large VSD 또는 ASD)가 있으면서 폐순환의 저항이 크거나 폐쇄성 폐동맥 고혈압이 있어서 bidirectional 또는 right-to-left shunt가 있는 상황. 현재까지 뾰족한 치료 방법이 없고, new pulmonary vasodilator 또는 both single lung transplantation with intracardiac defect repair, total heart-lung transplantation 등이 대안으로 연구중이다.

B. 병태생리 (pathophysiology)

1. 폐동맥 고혈압 (PHTN, pulmonary hypertension, Figure 10-1)

2. 적혈구 증가증 (erythrocytosis)

← 청색증이 있는 선천성 심질환에서 EPO 생성 증가에 의해 발생

(1) 임상양상

① Compensated erythrocytosis

- 철 평형이 유지되어 Hct < 65%에서는 거의 hyperviscosity 증상이 나타나지 않으며 심지어는 > 70%에서도 안 나타나다.
- Therapeutic phlebotomy가 필요 없다.

② Decompensated erythrocytosis

- 불안정하게 상승하는 Hct을 보이며 잦은 hyperviscosity 증상을 보인다.
- Therapeutic phlebotomy가 자주 필요하다. 하지만, 일시적인 증상의 호전 뿐, 곧 Hct은 불안정해지고, 철 결핍마저 발생한다.
- 철 결핍은 microcytic, hypochromic 적혈구를 생성하게 되어 산소 운반능이 떨어지고, 미세순환에서 적혈구의 변형능력이 감소하여 증상의 악화를 초래한다.

(2) 치료

① Dehydration 발생하지 않도록 주의

② Phlebotomy : 필요할 경우 500 mL의 혈액을 45분 동안 빼주면서 같은 양의 isotonic saline (heart failure가 있는 경우는 5% dextrose)을 보충해 준다. 철 보충은 갑작스런 Hct의 상승이나 hyperviscosity 증상의 악화를 방지하기 위해 서서히 해준다.

C. 선천성 심질환 있는 환자에서 고려할 특수 사항

1. 임신과 선천성심장질환

(1) 임신에 따른 혈역학적 변화(Figure 10-2) → Heart failure 악화 가능↑

(2) 임신을 견딜 수 있는 지 여부 판정 : Table 10-1 참조.

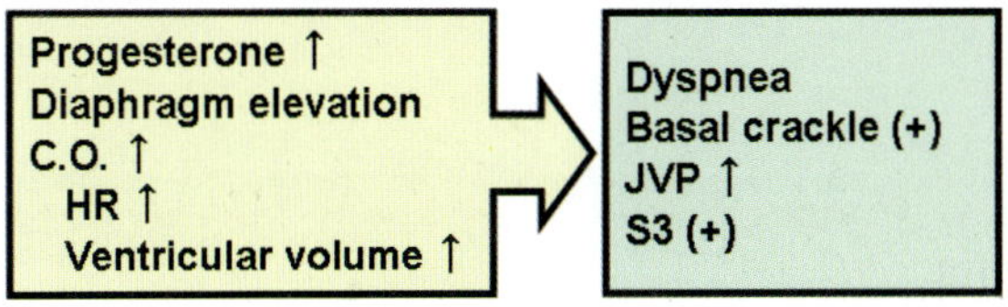

Figure 10-2
임신에 따른 혈역학적 변화와 이로 인한 증상, 징후.

Table 10-1 선천성 심장질환 있는 환자가 임신을 견딜 수 있는지 여부.

문제 없음	약간 위험함	견디기 어려움
NYHA class I	NYHA class II~III	NYHA class IV
L→R shunt without PHTN	TGA (repaired)	R→L shunt, unrepaired cyanotic heart disease
AR *or* MR (mild~moderate)	Fontan repairs	PHTN ± pulmonary vascular disease (Eisenmenger's *or* primary PHTN)
PR *or* TR (if low pressure, even severe)	AS *or* MS (moderate)	AS *or* MS (severe)
PS (mild~moderate)	Ebstein's anomaly	PS (severe)
TOF (well-repaired)		Marfan's syndrome *or* aortic coarctation

PHTN : pulmonary hypertension, TOF : tetralogy of Fallot, TGA : transposition of the great arteries, L→R : Left-to-Right, R→L : Right-to-Left
· 임신을 견디기 어려운 환자 중 교정 가능한 환자는 교정 후 임신을 고려해 볼 수 있다.
· Cyanotic heart disease, Marfan's syndrome, pulmonary hypertension환자는 임신이 금기다.

2. 감염성 심내막염 (infective endocarditis)

(1) Indication에 해당하면 치과치료 등을 받을 때 예방적 항생제를 투여하여야 한다.

(2) 자세한 내용은 순환기학 chapter 12 참조.

3. 운동

· 질환의 종류와 운동의 종류에 따라 다양한 양상이 나타날 수 있다. 두 가지 예만 들어 보겠다.

(1) LV outflow tract obstruction, pulmonary vascular ds. → 운동시 실신, 급사 위험 증가

(2) TOF → isotonic exercise시 전신혈관저항↓으로 R→L shunt가 증가하여 hypoxemia 악화

D. 선천성 심질환의 분류

※ 학생 수준에서 중요한 것만 열거하였다.

1. 좌우 단락을 동반한 비청색증 심질환 (acyanotic with L→R shunt)

(1) Atrial septal defect (ASD)

(2) Ventricular septal defect (VSD)

(3) Aortic root level

① Ruptured sinus of Valsalva aneurysm

② Coronary arteriovenous fistula

(4) Patent ductus arteriosus (PDA)

2. 좌우 단락 없는 비청색증 심질환 (acyanotic without shunt)

(1) Left heart malformations

① Pulmonary vein stenosis

② Cor triatriatum

③ Atrioventricular septal defect (endocardial cushion defect)

④ Aortic stenosis or regurgitation

⑤ Coarctation of aorta

(2) Right heart malformation

① Epstein's anomaly of the Tricuspid valve

② Pulmonary stenosis or regurgitation

3. 청색증 심질환 (cyanotic)

(1) Pulmonary blood flow : ↑

① Transposition of the great artery (TGA)

② Truncus arteriosus

③ Hypoplastic left heart

(2) Pulmonary blood flow : ↓ / →

① Tetralogy of Fallot (TOF)

② Single ventricle with pulmonic stenosis

4. 기타 (other)

(1) Corrected transposition of the great arteries

Acyanotic congenital heart diseases with L→R shunt

A. 심방 중격 결손 (ASD, atrial septal defect)

1. 서론 (introduction)

(1) 분류 (classification, Figure 10-3)

① Ostium primum type : AV septal defect. Down's syndrome에 흔함

② **Ostium secundum type (m/c)**

③ Sinus venosus type : anomalous connection of pulmonary vein을 흔히 동반

(2) 병태생리 (pathophysiology) : **L→R shunt → pulmonary blood flow↑**

※ Shunt의 양을 결정짓는 요소

① Defect size

② 좌우 심실의 compliance

③ 폐순환과 전신순환의 저항

2. 임상양상 (clinical manifestations)

(1) 증상 (symptoms) : 보통 30대가 넘어서면서 증상 발현

① Atrial arrhythmia

② Pulmonary arterial hypertension

③ L→R shunt → Bidirectional shunt → R→L shunt로 진행

④ Heart failure

(2) 신체검진 (physical examination)

① 우심실, 폐동맥 박동↑

② **S2** : wide, **fixed split**

③ Midsystolic pulmonary outflow murmur ← pulmonary blood flow↑

④ Holosystolic murmur ← ostium primum type의 경우 MR, TR, VSD 등이 동반

→ Pulmonary vascular resistance 증가하기 시작하면 위의 소견들이 사라지기 시작하면서 R→L shunt에 의한 cyanosis, clubbing등이 관찰된다.

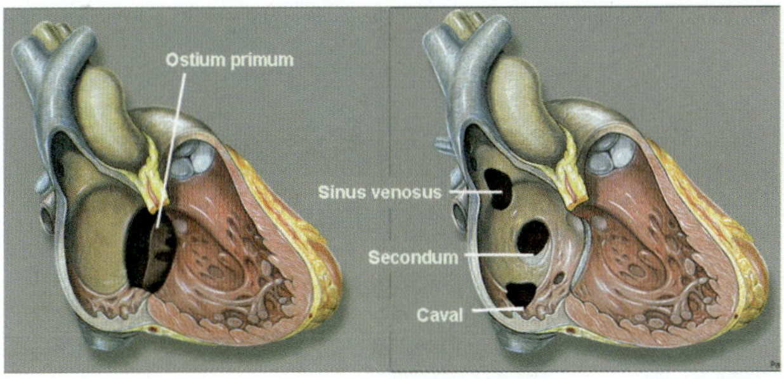

Figure 10-3 Atrial Septal Defect.
Atrial septum의 중앙에 위치한 fossa ovalis는 태어나자마자 기능적으로 막히고 이후 해부학적으로도 완전히 막히게 된다. 그러나, 성인이 되어서도 기능적 폐쇄에 머무르고 R→L shunt의 가능성이 남아있는 것이 patent foramen ovale이고, 기능적 폐쇄마저 없이 항상 구멍이 나있는 것이 ASD, secundum type이다.

(3) 검사소견 (laboratory findings)

① ECG

a. RV/ RA hypertrophy

b. Right axis deviation (secundum type), left axis deviation (primum type)

② Chest PA : RA/RV enlargement, dilatation of pulmonary artery, pulmonary vascular markings ↑

3. 진단 (diagnosis)

(1) Echocardiography (Figure 10-4)

① Pulmonary artery/RV dilatation

② Anterior systolic (paradoxical)/ flat interventricular septal motion : '심한 RV volume overload ' 의미

③ L→R shunt를 color Doppler로 확인하면 확진 : 주로 apical 4 chamber view

(2) Cardiac catheterization : 혈관 이상과 pulmonary/systemic flow ratio를 구한다.

4. 치료 (treatment)

(1) **Uncomplicated secundum ASD + pulmonary/systemic flow ratio 〉 2 일 경우**

① **Operative repair**

② **Percutaneous transcatheter device closure** (Figure 10-5)

(2) Primum ASD은 AV valve도 교정해 주어야 한다.

(3) 교정술이 금기인 경우 (contraindications to repair)

① Small defect with trivial L→R shunt

② Severe pulmonary vascular disease without left-to-right shunt

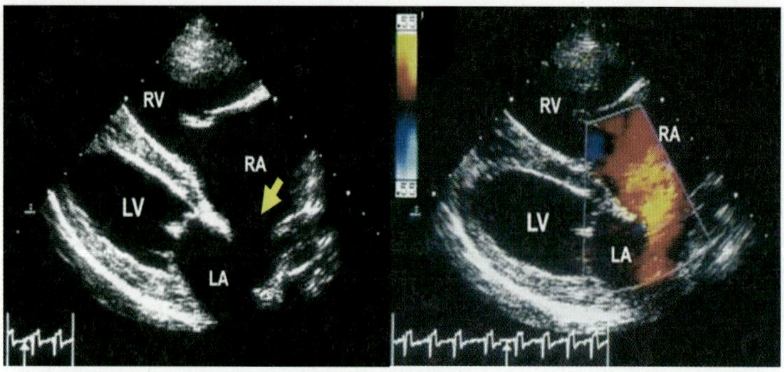

Figure 10-4 ASD. RA와 LA 사이 interatrial septal defect(화살표)가 관찰된다. Color Doppler에서 수축기 때 ASD를 통한 L→R shunt가 보인다. (이 사진은 parasternal long axis view)

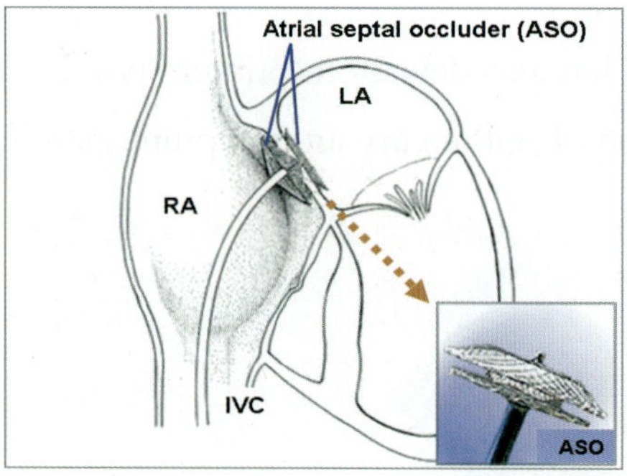

Figure 10-5
Percutaneous transcatheter closure of ASD.
ASO(atrial septal occluder)를 보여주고 있다.

B. 심실 중격 결손 (VSD, ventricular septal defect)

1. 서론 (introduction)

(1) 분류 (classification, **Figure 10-6**)

(2) 병태생리 (pathophysiology) : L→R shunt → pulmonary blood flow↑

① Defect size와 pulmonary vascular resistance에 의해 결정된다.

② Size가 작으면 대개 문제가 되지 않고 성인기에 발견되는 대부분이 이에 해당한다.

③ Size가 큰 경우는 어릴 때 이미 문제가 발생하는 경우가 대부분이고 성인기에 늦게 발견된다면 이미 Eisenmenger's syndrome까지 진행한 경우가 대부분이다.

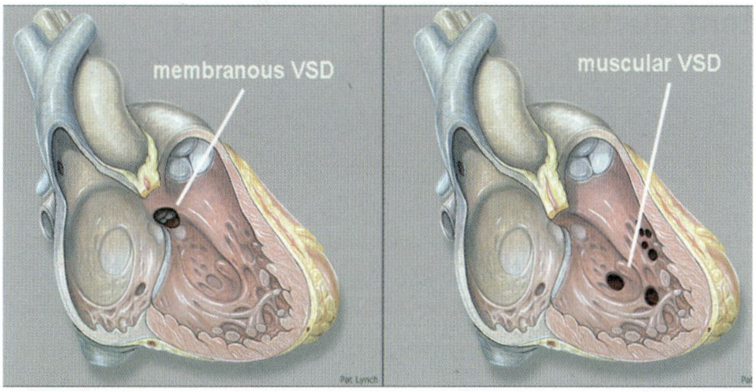

Figure 10-6 VSD.
Interventricular septum의 결손 부위에 따라 분류할 수 있다.

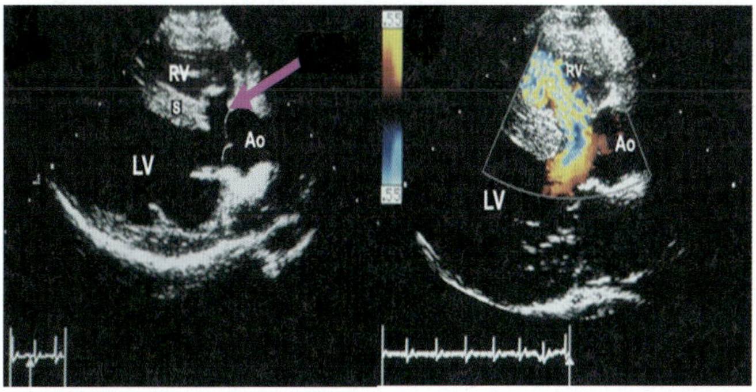

Figure 10-7 VSD.
RV와 LV 사이 interatrial septum의 membranous portion에 defect(화살표)가 관찰된다. Color Doppler에서 수축기 때 ASD를 통한 L→R shunt가 보인다. (Membranous VSD)

2. 진단 (diagnosis)

(1) Echocardiography : 위치, 크기, 동반된 이상을 확인 (**Figure 10-7**)

(2) Cardiac catheterization : 폐혈관 이상 확인, pulmonary/systemic flow ratio 계산

3. 치료 (treatment)

(1) **Pulmonary/systemic flow ratio 〈 1.5~2.0 → 수술하지 않음**

(2) **Pulmonary/systemic flow ratio 〉 1.5~2.0 + pulmonary vascular resistance가 systemic vascular resistance의 1/3 이하 → 수술**

C. 동맥관 열림증 (PDA, patent ductus arteriosus)

1. 서론 (introduction)

(1) PDA의 위치 (**Figure 10-8**)

(2) 병태생리 (pathophysiology)

① L→R shunt (cardiac cycle 내내 발생 ∴ continuous murmur)

→ large defect의 경우 pulmonary vascular obstruction (Eisenmenger's syndrome)

② Differential cyanosis : PDA에 의한 R→L shunt의 경우 PDA 이하 부위의 descending aorta에 정맥혈이 유입되어 손에는 청색증이 없는데, 하반신에 청색증이 나타나는 현상

③ 사망 원인 : heart failure, infective endocarditis

2. 치료 (treatment)

· Pulmonary vascular disease가 없고 L→R shunt가 있는 경우 수술이나 transcatheter closure를 통해 막아주어야 한다.

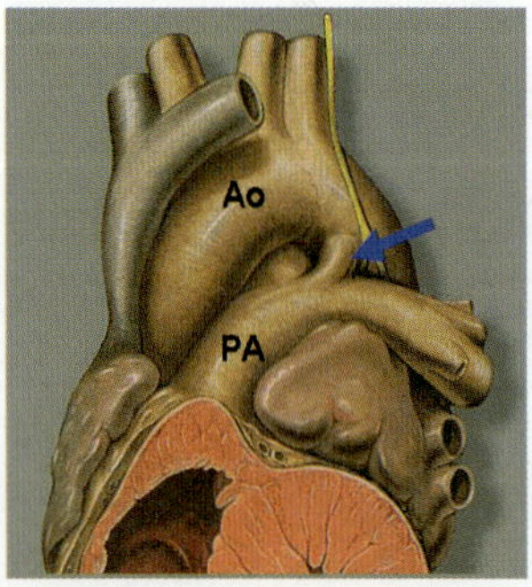

Figure 10-8 PDA. 대동맥(Ao)와 폐동맥(PA)간을 연결하는 혈관이 남아 있는 것을 볼 수 있다. 이 혈관을 통해 L→R shunt가 발생한다.

D. Aortic root to right heart shunts

1. Ruptured aneurysm of an aortic sinus of Valsalva

(1) Aorta의 media와 aortic valve의 annulus가 분리되어 aneurysm이 발생하고 이것이 20~30대에 터지면서 우측심장으로 aorticocardiac fistula를 만들게 된 것

(2) 임상양상 (clinical manifestations) : 흉통, bounding pulse, **continuous murmur**, volume overload가 터지는 순간 갑자기 생긴다.

(3) 진단 (diagnosis) : echocardiography로 확진

(4) 치료 (treatment) : 수술 - aneurysm을 제거하고 aortic wall을 다시 연결

2. Coronary arteriovenous fistula

(1) Coronary artery to coronary sinus, RA/ RV shunt

(2) 임상양상 (clinical manifestations)

① Infective endocarditis, thrombus formation and distal embolization, fistula rupture, pulmonary hypertension, heart failure등이 발생 가능

② **Continuous murmur**

(3) 진단 (diagnosis) : Echocardiography와 coronary angiography로 확진

(4) 치료 (treatment) : 수술이나 transcatheter obliteration으로 치료

Acyanotic congenital heart diseases without a shunt

A. 선천성 대동맥판 협착증 (congenital aortic stenosis)

1. Valvular aortic stenosis

(1) 원인 (etiology) : **congenital bicuspid aortic valve (m/c)** (Figure 10-9)
→ 나이 들면서 valve thickening, calcification 등 발생하여 AS로 진행

(2) 치료 (treatment)

a. Infective endocarditis의 예방

b. 수술 적응증 (surgical indications)

① Valve area 〈 0.5 cm^2/m^2

② LV dysfunction

c. 젊고 valve calcification이 심하지 않으면 balloon valvuloplasty도 시행 가능

2. Subaortic stenosis

(1) 원인 (etiology) : **Hypertrophic cardiomyopathy (m/c)**, membranous diaphragm, fibrous ring ... AR 동반되기 쉽다.

(2) 치료 (treatment) : stenotic portion 수술적 제거

3. Supravalvular aortic stenosis

· Coronary artery 기시부 위쪽, sinus of Valsalva 위쪽 경계부터 ascending aorta가 좁아진 것 → coronary artery의 압력이 높아져 **premature atherosclerosis**가 잘 생긴다.

B. Coarctation of the aorta (CoA)

(1) 서론 (introduction)

a. 협착부위 : 주로 **ligamentum arteriosum이 있는 left subclavian 입구 직하방**

b. **흔히 동반되는 기형 :** ① **Bicuspid aortic valve**
② **Circle of Willis의 aneurysmal arterial dilatation**

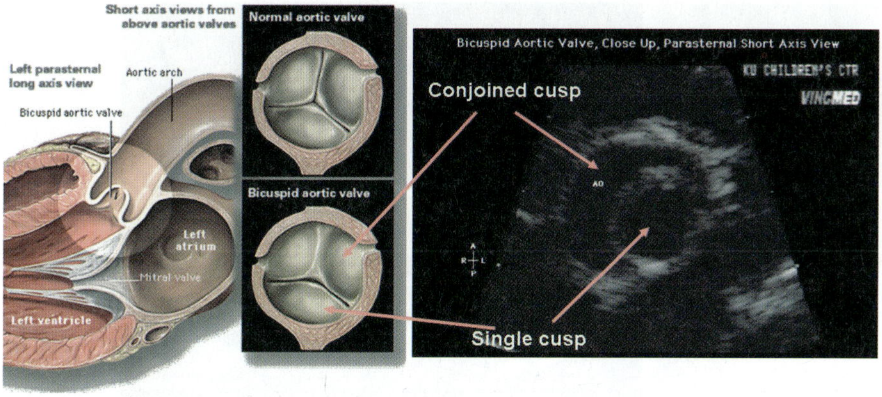

Figure 10-9 Bicuspid aortic valve.
3개의 cusp로 되어 있는 정상 aortic valve와 달리 2개의 cusp로 이루어진 aortic valve. 대개 크기가 다르며 큰 것을 conjoined cusp, 작은 것을 single cusp라 한다. 오른쪽은 parasternal short axis view.

(2) 임상양상 (clinical manifestations)

a. 증상 (symptoms) : 무증상 (m/c), headache, epistaxis, cold extremities, claudication

b. 주요 합병증 (complications) : 주로 severe hypertension 때문에 발생

① Cerebral aneurysm & hemorrhage

② Dissection, rupture of aorta

③ Premature arteriosclerosis

④ LV failure

⑤ Infective endocarditis

c. 신체검진 (physical examination)

① Midsystolic *or* continuous murmur

② BP ↑ in upper extremities

d. Chest x-ray (**Figure 10-10**)

① **"rib notching"** ← enlarged, pulsatile collateral vessels in the intercostal spaces

② **"3 sign"** : coarctation있는 부위의 indentation과 그 전후의 dilatation (pathognomonic)

e. ECG : LVH

(3) 진단 (diagnosis) : Echocardiography (**Figure 10-10**), CT

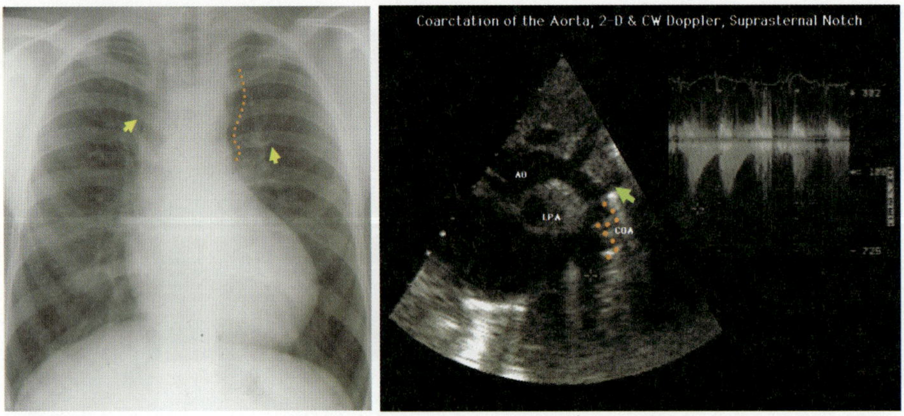

Figure 10-10 Coarctation of aorta.
Chest x-ray : Descending aorta에서 coarctation 부분이 움푹 들어가 이른바 "3 sign"(주황색 점선)을 보여 주고 있으며 intercostal space의 collateral vessels에 의한 rib notching(노란 화살표)가 잘 보인다.
EchoCG : Left subclavian a. (연두색 화살표) 바로 아래부분에 coarctation 부분(주황색 점선)이 관찰됨.

(4) 치료 (treatment)

① Surgical resection & end-to-end anastomosis

② Subclavian flap angioplasty

cf. Postsurgical recoarctation → Percutaneous balloon dilatation + stent insertion 고려

C. Pulmonary stenosis with intact ventricular septum

1. 서론 (introduction)

(1) 분류 (classification) : ① Supravalvular ② Valvular (m/c) ③ Subvalvular stenosis

(2) 중증도 (severity) : 위치보다는 stenosis 정도가 예후를 결정

* Peak systolic transvalvular pressure gradient에 따라

① 〈 50 mmHg : mild

② 50~80 mmHg : moderate

③ 〉 80 mmHg : severe

2. 임상양상과 진단 (clinical manifestations & diagnosis)

(1) 증상 (symptoms) : 피로감, dyspnea, RV failure, syncope 등

(2) 신체검진 (physical examination) : presystolic hepatic pulsation, left parasternal lift, harsh systolic murmur at the upper left sternal border ← RV의 수축력이 강해지고 이완기능이 떨어지게 됨

(3) 검사소견 (laboratory findings)

① ECG : right axis deviation, RV hypertrophy, RA enlargement

② Chest PA : main/ left pulmonary a. dilatation, RV/ RA enlargement

③ Echocardiography : stenosis 부위 확인, transvalvular pressure gradient 측정

3. 치료 (treatment)

(1) **Balloon valvuloplasty**가 효과적

(2) Surgical relief도 큰 위험부담 없이 가능함.

Cyanotic congenital heart diseases

A. Complete transposition of the great arteries (TGA)

1. 서론

(1) TGA란? (Figure 10-11)

- **RV → aorta** (pulmonary artery보다 앞쪽, 오른쪽에 위치)로 연결
- **LV → pulmonary a.** 로 연결

→ 생존을 위해서는 반드시 shunt 필요 : 2/3는 PDA, 나머지는 VSD 동반

(2) 예후 결정 인자

① Tissue hypoxia의 정도, 특히 coronary artery oxygenation 정도

② 양쪽 ventricle이 증가된 work load를 견딜 수 있는 여력

③ 동반된 심기형의 심한 정도

④ Pulmonary vascular bed의 상태

2. 치료

(1) Neonate 시기 : balloon 또는 blade catheter로 interatrial communication을 넓혀 주어서 양쪽 venous blood의 혼합을 증가시킨다. LV outflow obstruction이 있고 pulmonary flow가 감소되어 있으면 systemic-pulmonary artery anastomosis의 적응증이 된다.

(2) 이후 시행하는 술식

a. Intraatrial switch (Mustard *or* Senning operation) :

- **Systemic venous blood → mitral valve → LV → pulmonary artery**
- **Pulmonary venous blood → tricuspid valve → RV → aorta**

b. Arterial switch operation : coronary artery를 포함한 vessel을 통째로 잘라서 옮기는 술식

c. Rastelli procedure : VSD가 있으면서 LV outflow가 좁은 경우 VSD를 막고, extracardiac conduit을 대서 pulmonary artery을 재건해 주는 술식

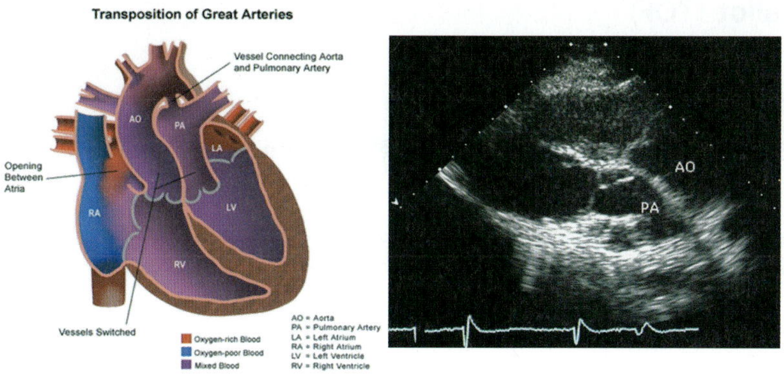

Figure 10-11 TGA.

B. Tricuspid atresia

(1) **Tricuspid atresia + interatrial communication + RV & pulmonary artery hypoplasia** → LV에서 양쪽 순환 혈액이 혼합되며 cyanosis 발생

(2) 임상양상

- ECG : RA enlargement, left axis deviation, LV hypertrophy

(3) 치료

① Atrial septostomy and palliative operation (systemic artery나 vein을 pulmonary artery에 연결

② **Fontan atriopulmonary *or* total cavopulmonary connection** : functionally correction되는 술식으로 낮은 pulmonary arterial resistance와 좋은 LV function이 있는 환자에게 시술

C. Ebstein anomaly

(1) RV쪽으로 tricuspid valve가 downward displacement (**Figure 10-12**)

- Atrialized RV portion 존재 + hypoplastic RV
- Tricuspid valve자체는 dysplastic해서 TR이 발생한다.

  → R→L shunt ... ASD(50%)

(2) 임상양상과 진단

① R→L shunt로 인한 progressive cyanosis, TR 또는 RV dysfunction, arrhythmia

② Echocardiography로 septal tricuspid leaflet의 위치 이상을 확인하여 진단

(3) 치료 : Prosthetic valve나 native valve의 repair

D. Tetralogy of Fallot (TOF)

(1) Tetralogy : Figure 10-13 참조.

(2) 임상양상과 진단 : RV outflow obstruction의 심한 정도나 aorta와 pulmonary vessel 저항의 비에 따라 임상 양상 결정

※ RV outflow obstruction↑ → R→L shunt↑ → systemic hypoxemia↑ cyanosis↑ erythrocytosis↑

(3) 검사소견

① ECG : RV hypertrophy

② Chest PA : boot-shaped heart (RV hypertrophy), concave pulmonary conus

③ Echocardiography : malaligned VSD와 subpulmonic stenosis를 확인

(4) 치료

① 합병증의 치료 : infective endocarditis, paradoxical embolism, excessive erythrocytosis, coagulation defect, cerebral infarction 등

② Corrective operation : pulmonary artery의 크기가 교정술의 성공여부를 결정한다. 만약, pulmonary artery가 너무 작다면, arterial-pulmonary arterial shunt 후 성장을 기다려 수술할 수 있다.

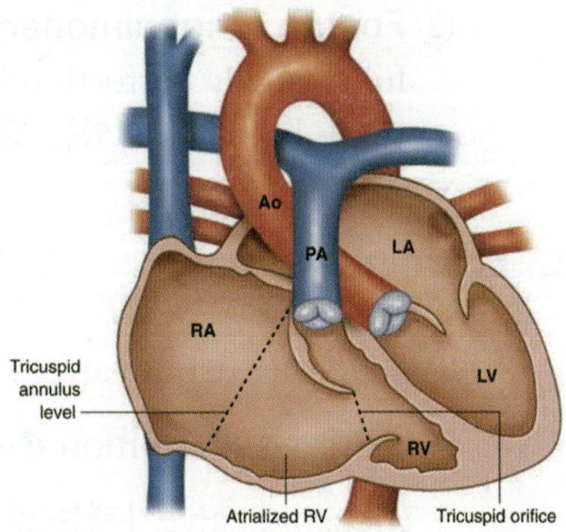

Figure 10-12 Ebstein anomaly.

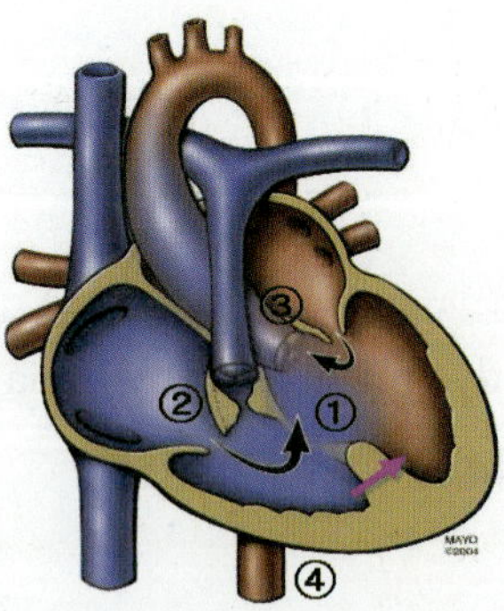

Figure 10-13 Tetralogy of Fallot.
① Malaligned (aorta쪽으로 치우친 septum) VSD
② RV outflow obstruction (subpulmonic stenosis)
③ Aorta overriding VSD
④ RV hypertrophy

Other forms of congenital heart diseases

A. Congenitally corrected transposition

(1) 해부학적 이상

① Ascending aorta와 pulmonary trunk가 뒤바뀌고

② Ventricle이 뒤바뀐 상태

∴ Systemic venous blood → RA → LV → PA → lung → PV → LA → RV → aorta로 연결됨

(2) 임상양상 : 동반된 심장기형이나, systemic subaortic RV의 dysfunction 여부에 따라 결정됨

B. Malposition of the heart

(1) Dextrocardia

① Apex가 우측을 가리킴.

② 복부 장기도 좌우가 바뀌어 있음(situs inversus)

cf. Isolated levocardia : 복부장기가 dextrocardia에서처럼 반대로 뒤집혀 있는데, 심장만 왼쪽에 있는 경우

③ 동반기형이 적고 정상기능을 가지는 경우가 대부분

(2) Mesocardia : Apex가 중앙에 위치

Potential late postoperative problems

· 성공적인 교정술, 또는 그렇지 못한 경우 등 다양한 경우의 CHD 환자들이 수술 후 겪게되는 문제들

① Residual shunts

② Residual ventricular outflow obstruction

③ Residual valvular anomalies

④ Systemic arterial hypertension

⑤ Pulmonary vascular obstruction

⑥ Arrhythmias, conduction defects

⑦ Myocardial dysfunction

⑧ Prosthetic valve malfunction

⑨ Prosthetic conduit obstruction

⑩ Infective endocarditis

11

Rheumatic Fever

류마티스 열

서론 (introduction)

1. 정의

- Group A streptococcus의 상기도 감염이 발생한 후 뒤늦게 발생하는 비화농성의 염증성 질환

2. 역학 (epidemiology)

(1) 나이

① 호발 연령 (peak age) : 5~15세

② 성인에서 첫 발병할 경우는 대부분 10대 후반이나 20대 초반

(2) 위험인자 (risk factors)

① 저소득층

② 사람들이 좁은 공간에 밀집되어 있는 곳 : 학교, 군대 …

③ Host 또는 인구 전체의 면역 상태

(3) 발생률 (incidence)

① 전체 group A *streptococcus*에 의한 pharyngitis 환자 중 약 3%에서 발생

② 특히 serotype 1, 3, 5, 6, 18 등이 호발

3. 발병기전 (pathogenesis)

(1) Group A streptococcus infection

① Pharynx, tonsil의 감염 이후에만 발생 (skin infection은 발생 안함)

② Group A streptococcus 후 생기는 또 하나의 질병인 post-streptococcal glomerulonephritis : 상기도 감염 및 피부 감염 후에도 발생

(2) 발생기전 (pathogenesis)

① 아직까지 증명된 기전은 없다.

② Antigenic mimicry 가설

- Group A streptococcus의 group-specific carbohydrate가 heart valve glycoprotein과 유사
- 또한 streptococcal cell membrane, streptococcal M protein sarcolemma와 사람 심근세포 물질들의 분자간 유사성 있음
- 따라서, 이러한 유사 항원에 대한 abnormal 또는 dysfunctional immune response가 질병을 일으킬 것으로 생각

Table 11-1 Jones criteria (1992).

Major Criteria (빈도, %)	
Carditis (60%)	Pancarditis Pericarditis, myocarditis, endocarditis
Migratory polyarthritis (75%)	Joint pain & swelling : 보통 발목, 팔목, 무릎, 팔꿈치 등을 옮겨 가면서 발생
Sydenham's chorea (<10%)	사지 또는 얼굴의 involuntary, rapid, jerky, irregular movement
Subcutaneous nodules (<10%)	관절 extensor surface에 발생
Erythema marginatum (<10%)	일시적이며 둥근 테두리가 있는 macular eruption
Minor Criteria	
Clinical	
Fever	
Arthralgia	
Laboratory	
↑ Acute phase reactants	ESR, CRP 등의 상승
↑ PR interval	
선행 Infection의 증거	
Positive culture	Throat culture에서 group A streptococcus 증명
Rapid antigen detection test	
↑ Streptococcal antibody	Anti-streptolysin O, anti-DNAse B, anti-hyaluronidase test

진단 (diagnosis)

A. Jones criteria

(1) 2 Major criteria 또는 1 major + 2 minor criteria PLUS

(2) Streptococcus infection 선행한 증거 (+)

1. Carditis

(1) Rheumatic valve disease (Figure 11-1)

① Valvulitis 치유되면서 fibrous thickening, adhesion → stenosis, regurgitation

② 발생부위 : mitral valve가 가장 흔함. Aortic valve는 항상 mitral valve가 침범되어야 발병 ∴ Aortic valve 단독 병변은 rheumatic valve disease가 아니다.

(2) Rheumatic pericarditis : serous effusion, fibrin deposit, pericardial calcification도 발생할 수 있다. Constrictive pericarditis는 일으키지 않는다.

2. Migratory polyarthritis

※ **정확한 진단을 위해서는 salicylate를 조기에 투여하면 안된다.** 시간을 두고 여러 군데로 옮겨 다니는 것을 확인해야 rheumatic fever에 특이적인 migratory polyarthritis를 진단할 수 있다. Streptococcal pharyngitis와 연관된 inflammatory reactive polyarthritis도 있기 때문이다. 따라서 초기의 진통제는 codeine을 투여한다.

3. Others

(1) Sydenham's chorea : 잠복기가 수개월에 이르기도 함. 확진 검사는 없고 임상 진단.

(2) Skin lesions : subcutaneous nodules, erythema marginatum (Figure 11-2)

B. Antibody test

(1) Anti-streptolysin O (진단시 80%에서 상승), anti-DNAse, anti-hyaluronidase

(2) 3가지 검사를 다 할 경우 95% 이상에서 과거 streptococcal infection 확인 가능

(3) 3가지 검사가 모두 음성으로 나온다면 rheumatic fever가 아닐 가능성이 높다.

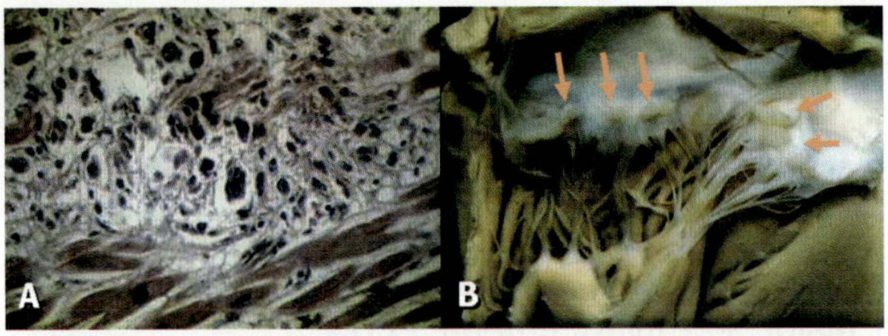

Figure 11-1
Rheumatic carditis.
(A) Myocarditis. 붉은 심근들 사이로 염증세포들이 침윤해 있는 것이 보인다.
(B) Mitral valve 위에 vegetation(화살표)이 관찰된다.

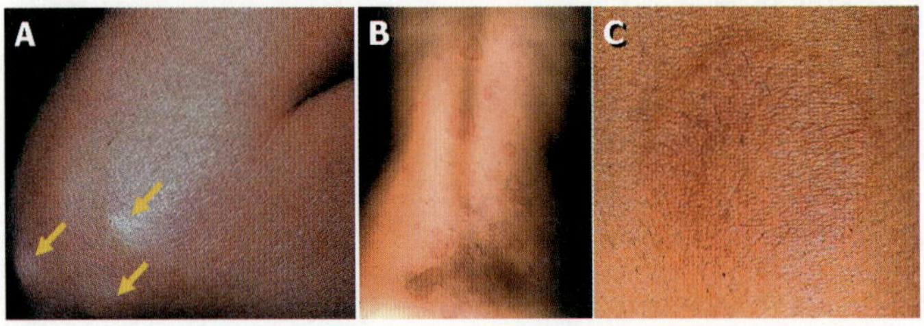

Figure 11-2
Rheumatic skin lesions.
(A) Subcutaneous nodules
(B), (C) Erythema marginatum

치료 (treatment)

1. 항생제 치료 (antibiotics) : 현재 감염 여부와 무관하게 진단과 동시에 시작

Table 11-2 Treatment of rheumatic fever.

약제	용법
Benzathine penicillin G	120만 U IM × 1회
Penicillin V	500 mg PO bid × 10 days
Erythromycin	250 mg PO qid × 10 days (penicillin allergy 환자에게)

(1) Severe carditis

- Pd 30 mg qid로 시작 → 증상이 좋아지면 tapering + salicylate 추가 × 4~6주
- 그 밖에 심부전, 심낭삼출 등에 대해서는 일반적인 치료를 시행

(2) Arthritis : salicylate 2 g qid → 대개 12시간 내 임상적인 호전 → 4~6주 사용하고 tapering

2. 2차 예방 항생제 치료

Table 11-3 Secondary prevention of rheumatic fever.

약제	용법
Benzathine penicillin G	120만U IM q3주~q4주마다
Penicillin V	250 mg PO bid daily
Sulfadiazine	1.0 g PO qd daily
Erythromycin	250 mg PO bid daily (penicillin allergy 환자에게)

3. 2차 예방 치료 기간

Table 11-4 Duration of secondary prevention.

구분	기간
Carditis 있었고 심질환 남아 있는 환자	적어도 10년, 또는 40세 전까지, 평생 해야 한다는 주장도
Carditis 있었으나 심실환 남지 않은 환자	10년 또는 성인이 될 때까지
Carditis 없었던 환자	적어도 5년, 또는 21세까지

12

Infective Endocarditis

감염성 심내막염

서론 (introduction)

A. 정의 (definition)

(1) 미생물에 의한 심내막(endocardium = heart endothelium)의 염증 → 특징적인 소견으로 vegetation*을 보인다.

* Vegetation : platelets, fibrin, 미생물에 의한 microcolonies, 소수의 염증세포로 이루어진 덩어리

(2) 주로 자연(native) 또는 인공(prosthetic) 심장판막(valve)에 발생한다.

B. 원인 미생물 (etiology)

1. Viridans streptococci (*S. sanguis, S. mutans, S. mitis* etc.)

(1) **Community acquired IE, Native valve IE, Subacute IE의 m/c cause**

(2) Oropharyngeal normal flora → "치과 치료 후 수주일 동안 미열 발생" (subacute course)

2. *Staphylococcus aureus*

(1) Nosocomial IE, Acute IE, IV drug user에서 m/c cause

(2) Acute course가 특징적 : High fever with rapid progression

3. CoNS (coagulase-negative staphylococcus)

(1) Early prosthetic valve IE의 m/c cause... native valve에서는 uncommon

(2) 대개 subacute course

4. Enterococci (대부분 *E. faecalis*)

(1) Community, nosocomial IE 모두에서 중요한 pathogen (각각 8, 16%)

(2) 대개 subacute course

5. HACEK group

※ 감염학 Chapter 8 참조

(1) Culture 기간이 길다 → 대개 7일 이내이나 14~21일 걸리기도

(2) Subacute IE는 culture 결과를 확인하고 antibiotics 치료에 들어가는데 균 확인이 오래 걸려 치료 결정에 어려움을 줄 수 있음.

6. Fungus (*Aspergillus, Candida*)

(1) Risk factors : IV drug use Hx., recent cardiac surgery, 장기간 catheter in situ (eg, total parenteral nutrition)

(2) Blood culture에서 자라는 것은 대부분 *Candida* : *Aspergillus*는 biopsy에서야 확인 가능

(3) Mortality : 때로는 〉50%

7. Marantic endocarditis

· 약 5%는 culture-negative인 nonbacterial thrombotic endocarditis

B. 분류 (classification)

Table 12-1 IE의 분류에 따른 흔한 원인균.

Classification	Common pathogens
Native	*Streptococci* 〉 *S. aureus*
Acute	*S. aureus*
Subacute	*Streptococci*
Prosthetic	CoNS 〉 *S. aureus* 〉 Streptococci
Early (postop.< 2mo.)	CoNS 〉 *S. aureus*
Intermediate (2~12mo.)	CoNS 〉 *S. aureus*
Late (>12mo.)	*Streptococci* 〉 S. aureus 〉 CoNS
Community-acquired	*Streptococci*
Nosocomial	*S. aureus*

Onset time이 빠르면 *staphylococci*, 늦으면 *streptococci*가 많다고 이해하면 된다.

C. 병인론 (pathogenesis)

(1) Streptococcal IE

① Streptococcus 등 대부분의 원인균은 **손상된 심내막**이 있어야 endocarditis와 vegetation을 형성할 수 있다.

② VSD, MR, AS, AR 등으로 인해 이른바 'jet flow'에 의한 발생하는 빠른 혈류는 심내막을 손상시키는 대표적인 기전이다.

③ 심내막이 손상되어 subendothelial tissue가 노출되면 여기에 균은 없이 platelet과 fibrin이 thrombus를 형성하게 되며 이를 '**nonbacterial thrombotic endocarditis (NBTE)**'라 한다. 이 NBTE에 다른 곳으로부터 bloodstream으로 진입한 streptococci 등 균이 침투하여 platelet 등과 엉켜 vegetation을 만든다.

(2) Staphylococcal IE : 다른 균과는 달리 *S. aureus*는 사전에 심내막의 손상이 없어도 스스로 심내막에 손상을 줄 수 있는 병원성이 높은 균이다. *S. aureus*가 심내막에 침투하는 데는 fibronectin-binding protein이라는 단백질이 중요한 역할을 한다.

※ IV drug abuser에 발생하는 IE의 특징

① *S. aureus*가 가장 흔하다.

② Tricuspid valve를 흔히 침범한다 ... murmur 잘 들리지 않는다.

③ Septic pneumonia 잘 동반

임상양상 (clinical manifestations)

A. 증상 (symptoms)

(1) **Fever (80~90%)**

(2) Chills, sweats (40~75%)

(3) Anorexia, weight loss, malaise

B. 징후 (signs)

(1) **Heart murmur (80~85%)** 또는 Regurgitant murmur가 새로 생기거나 악화됨 (10~40%)

*** Murmur가 안 들리는 경우 :** ① **Acute IE 초기**
② **Tricuspid valve IE (drug abuser)**

(2) Arterial emboli (20~50%)

(3) **Splenomegaly** (15~50%)

(4) **Clubbing** (10~20%)

(5) Neurologic manifestations (20~40%)

(6) **Petechiae** (10~40%)

(7) **Peripheral manifestations (2~15%) : Osler's node, Roth's spots, Janeway lesions, Splinter's hemorrhage** (Figure 12-1)

(8) **Immunologic phenomena : Glomerulonephritis, Osler's node, RF(+), Roth's spots, arthralgia** (Figure 12-1)

(9) **Embolic manifestations : Janeway lesions, Splinter's hemorrhages**

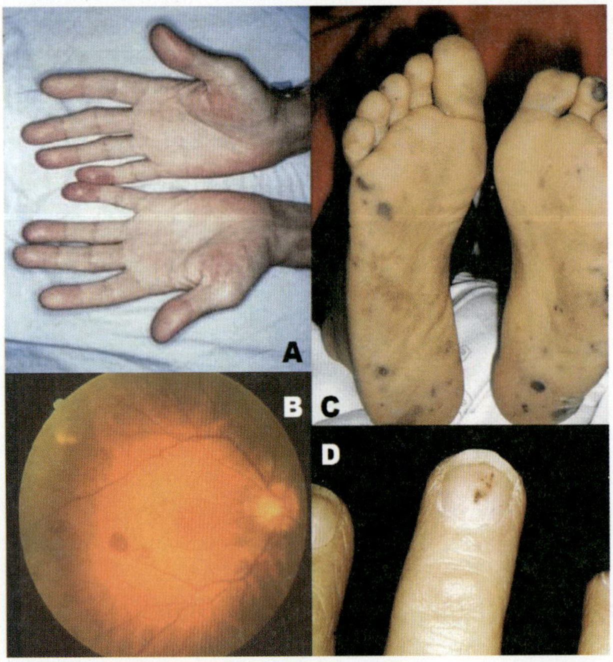

Figure 12-1
IE의 peripheral manifestations.
(A) Osler's node
(B) Roth's spots
(C) Janeway lesions
(D) Splinter's (subungual) hemorrhage
A, B : Immunologic phenomena
C, D : embolic events이다.

C. 검사소견 (laboratory findings)

(1) **Anemia (70~90%)**

(2) Circulating immune complex (65~100%)

(3) ESR↑ (〉90%)

(4) RF (rheumatoid factor) (+) : 50%

(5) Leukocytosis, microscopic hematuria

진단 (diagnosis)

A. Duke criteria

※ Table 12-2 참조.

(1) Definite diagnosis

· Major criteria 2 *or* Major criteria 1 + Minor criteria 3 *or* Minor criteria 5

(2) Possible diagnosis

· Major criteria 1 + Minor criteria 1 *or* Minor criteria 3

(3) 진단에서 배제하는 경우

① 다른 진단이 내려진 경우

② 4일 이하의 항균제 치료에도 증상이 소실되고 재발하지 않는 경우

③ 4일 이하의 항균제 치료 후 수술이나 부검에서 조직소견의 증거가 없는 경우

B. 혈액 배양 (blood culture)

1. 중요성

(1) 진단을 위해 필요 : 원인균 확인

(2) 치료 결정에 중요 : 원인균의 항균제 감수성 확인 가능

(3) 치료 판정

2. 방법

(1) 항균제 사용 전에 3쌍 : 서로 다른 venipuncture site에서 24시간 이내에 (첫 쌍과 마지막 쌍은 최소한 〉1h 간격 두어야) *but* 즉시 항생제를 써야 할 경우 서로 다른 부위에서 시간 간격 없이 채취하기도 함.

(2) 48~72 h까지 culture 결과가 음성일 경우 2~3쌍 추가로 culture … 이 때는 배양이 까다로운 원인균(eg, HACEK)에 대한 배양도 함께 요청 (배양기간 연장, special subcultures)

(3) 원인균이 확인되어 항균제 치료가 시작되면 negative될 때까지 매일 blood culture

(4) 치료 도중 소실되었던 발열이 다시 나타나면 다시 blood culture

(5) 치료 후 4~6주 후 'cure' 확인 위해 blood culture

Table 12-2 Duke criteria for IE.

Major criteria	
1. Blood culture (+)	① 2쌍의 서로 다른 culture (separate blood culture)에서 IE의 전형적인 원인균 (viridans streptococci, *S. aureus*, *S. bovis*, HACEK, community acquired enterococci without primary focus) 배양 *or* ② 지속되는 배양 양성 : · 〉12h 간격의 blood culture에서 양성 or · 처음과 마지막 배양 〉 1h 간격인 3쌍 중 3쌍 또는 4쌍 이상 중 다수에서 양성 or · *Coxiella burnetii* 1회 blood culture 양성 *or* phase I IgG 〉 1:800
2. Echocardiographic evidence (+)	① 심장 판막, 판막 하 구조 (supporting structure), regurgitant jet이 있는 부위, 삽입 물질(implanted material)에 oscillating하는 intracardiac mass가 보이며 다른 해부학적 설명이 어려운 경우 ② Abscess (농양) ③ 인공판막(prosthetic valve)이 새로이 조금 벌어짐 (new partial dehiscence) ④ New valvular regurgitation
Minor criteria	
	① Underlying heart problem 또는 injection drug user ② Fever ≥ 38.0℃ ③ Vascular phenomena : Major a. emboli, septic pulmonary infarcts, mycotic aneurysm, ICH, Conjunctival hemorrhages, Janeway lesions ④ Immunologic phenomena : Glomerulonephritis, Osler's nodes, Roth's spots, Rheumatoid factor(+) ⑤ Microbiologic evidence : Major criteria를 만족시키지 못하는 blood culture(+), IE에 부합되는 원인균주에 대한 serologic evidence

C. Echocardiography ... color Doppler 포함

1. 중요성 : 진단 ... 해부학적 확인 (vegetation)

2. 방법

(1) **TTE (Transthoracic echocardiography)**

① 장점 : Noninvasive

② 제한점 : 2 mm 미만의 vegetation은 확인할 수 없고 비만하거나 emphysema가 심한 사람은 관찰이 어렵다. → 실제 환자의 65% 정도에서만 TTE (+)

(2) **TEE (Transesophageal echocardiography, Figure 12-2)**

① Invasive (esophagus로 삽입)

② 보다 정확한 영상을 얻을 수 있다. → 실제 환자의 〉90% TEE(+)

③ **적응증 (indications)**

- **검사하기 어려운 환자** eg, 비만한 사람, thoracic cage abnormality
- **Prosthetic valve**
- **Complications 의심되는 경우** : abscess, valve perforation, intracardiac fistulae

(3) 검사 전략

① 임상적으로 IE 가능성 매우 낮을 경우 (〈5%) ··· TTE에서도 negative이면 IE 배제!

② 임상적으로 IE 가능성 있을 경우 (5~%) ··· TEE부터 하는 것이 cost-effective

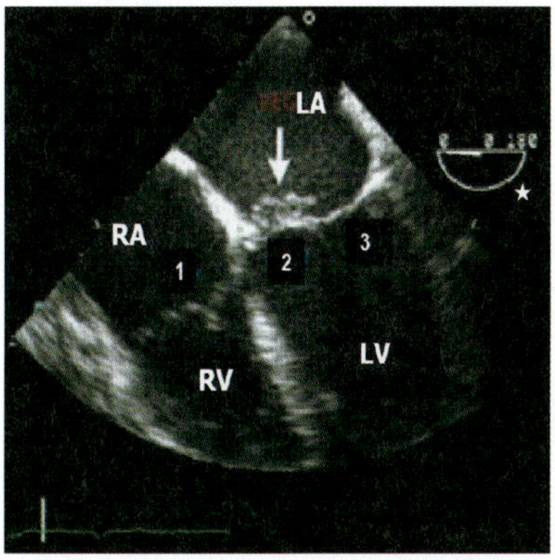

Figure 12-2 IE의 TEE 소견.
이 사진은 TEE view이다. 그림에서 ★표로 표시한 것처럼 반달 모양의 각도기가 나오면 TEE라고 생각하면 된다. TEE에서는 probe가 esophagus에 있기 때문에 heart chamber 중 제일 뒤쪽에 있는 LA가 probe에 가장 가까이 위치하게 된다. 따라서 부채꼴 모양인 echocardiographic view에서 모서리 부분에 LA가 위치하게 된다. 이 환자는 LA mitral valve에 vegetation이 있는 것이 확인된다.
1. tricuspid valve, 2. anterior leaflet of mitral valve, 3. posterior leaflet of mitral valve.

치료 (treatment)

A. 항생제 치료 (antibiotics)

1. IE는 치료가 쉽지 않다. Why?

(1) Vegetation은 혈관이 없는 부위이기 때문에 host immunity나 항균제가 도달하기 어렵다.

(2) Vegetation의 원인균은 자라지 않으며 (non-growing) 대사가 불활성화 (metabolically inactive)된 상태이므로 항균제의 target이 되기 어렵다.

2. IE 항균제 치료의 원칙

(1) Bactericidal drug을

(2) 장기간 동안 (prolonged periods)

(3) 높은 농도로 (high serum concentration)

(4) 가급적 parenteral route로 사용

3. Organism-specific therapy (Table 12-3)

※ 환자 상태가 stable하고 disease course가 acute하지 않은 경우 (subacute) 는 blood culture에서 원인균이 확인될 때까지 치료를 시작하지 않고 기다렸다가 원인균의 항균제 감수성 결과를 바탕으로 치료를 시작한다. (특히 최근 2주 이내에 항균제를 쓴 경우 culture 결과가 안 그래도 false negative가 나올 가능성이 많으므로 더더욱 항균제를 먼저 쓰지 않는다)

※ HACEK → 감염학 Chapter 8도 참조

4. 경험적 치료 (empirical treatment)

(1) 환자 상태가 acute하거나 나빠지는 경우는 blood culture 3쌍을 내고 즉시 경험적인 항균제 치료를 시작한다.

eg, IV drug user의 acute IE → vancomycin + gentamicin : MRSA와 G(-) bacilli를 target

(2) Culture-negative subacute IE에서 치료

a. *Aspergillus*, marantic endocarditis, 배양이 까다로운 원인균(eg, HACEK)도 고려해야

b. 항균제를 쓰지 않았는데 blood culture(-)이면 *S. aureus*, CoNS, *enterococci*의 가능성↓

c. 경험적 치료

① Culture (-) subacute native valve IE → ceftriaxone + gentamicin

② Culture (-) subacute prosthetic valve IE → ceftriaxone + vancomycin

Table 12-3 Organism-specific therapy.

Organism	Drug susceptibility		Drug regimens
Streptococci	Pen MIC ≤ 0.1 ㎍/mL		Penicillin G 2~3 M U IV q4h ×4 wk Penicillin G q4h × 2 wk + gentamicin 1 mg/kg IM/IV q8h × 2 wk Ceftriaxone 2 g/d IV (single dose/d) × 4 wk Vancomycin 15 mg/kg IV q12h × 4 wk
	0.1 〈 MIC 〈 0.5 ㎍/mL		Penicillin G 3 M U IV q4h × 4~6 wk + gentamicin × 2 wk
	0.5 ≤ MIC ≤ 8.0 ㎍/mL		Penicillin G 3~4 M U IV q4h × 4~6 wk + gentamicin × 4~6 wk
Enterococci	All susceptible		Penicllin G 3~4 M U IV q4h × 4~6 wk + gentamicin × 4~6 wk Ampicillin 2 g IV q4h × 4~6 wk + gentamicin × 4~6 wk
	Aminoglycoside에 대한 고도 내성 GM MIC 〉 2,000 ㎍/mL SM MIC 〉 500 ㎍/mL		High-dose ampicillin (≥12 g/d) for ≥6 wk
	Resistant to β-lactam		Vancomycin × 4~6 wk + gentamicin × 4~6 wk
	Resistant to β-lactam, VCM		Linezolid
Staphylococci	MSSA/ MSCoNS	Native valve	Nafcillin 2 g IV q4h × 4~6 wk + gentamicin × 3~5 days Cefazolin 2 g IV q8h × 4~6 wk + gentamicin × 3~5 days
		Prosthetic valve	Vancomycin × 4~6 wk Nafcillin × 6~8 wk + rifampicin 300 mg q8h × 6~8 wk + gentamicin × 2 wk
	MRSA/ MRCoNS	Native valve	Vancomycin × 4~6 wk
		Prosthetic valve	Vancomycin × 6~8 wk + rifampicin × 6~8 wk + gentamicin × 2 wk
HACEK			Ceftriaxone × 4 wk OR Ampicillin × 4 wk + gentamicin × 4 wk

※ 항생제의 용법이 생략되어 있으면 앞의 용법과 동일하다.
※ 정리하면 다음과 같다.
① Streptococci : Penicillin + gentamicin이 기본 regimen이며 MIC가 높아질수록 사용기간을 더 늘린다.
② Enterococci
- Penicillin에 susceptible하면 penicillin (또는 ampicillin) + gentamicin을 쓴다.
- Aminoglycoside에 대한 고도내성이 있을 경우 ampicillin을 단독으로 쓰되 용량과 기간을 늘인다.
- Penicillin 등 β-lactam에 내성이면 vancomycin + gentamicin을 쓴다. VRE의 경우는 linezolid를 쓴다. (IE를 일으키는 것은 대부분 *E. faecalis*)

③ Staphylococci : MSSA/ MSCoNS는 nafcillin (또는 oxacillin) + gentamicin, MRSA/MRCoNS는 vancomycin + gentamicin을 쓰며 prosthetic valve일 경우 rifampicin을 추가한다.

5. 치료 결과

(1) 적절한 항균제 치료를 할 경우 대부분의 환자는 5~7일 이내에 열이 떨어진다.

(2) 치료는 blood culture (-)로써 확인해야 한다.

※ 2일 이내에 (-)로 conversion되는 경우는 viridans streptococci, *enterococci*, HACEK이 원인균일 경우가 많다.

※ *S. aureus*는 nafcillin으로 치료할 경우 3~5일 경 culture(-)가 되며 vancomycin으로 치료할 경우는 7~9일이 걸린다.

(3) 4~6주 후 blood culture를 다시 해서 (-)를 확인한다.

(4) **적절한 치료에도 불구하고 7일 이상 발열이 지속될 때 고려할 것들**

① **Paravalvular abscess**

② **Extracardiac abscesses (spleen, kidney)**

③ **Complications (embolic events)**

B. 수술적 치료 (surgical treatment)

1. 수술적 치료의 적응증 (indications)

(1) **CHF** : valve dysfunction에 의한 **moderate, severe CHF**

(2) **Uncontrolled infection**

① 적절한 항균제치료에도 불구하고 계속 blood culture 양성(persistent bacteremia)이거나 다른 이유로 설명되지 않는 발열(unexplained fever)이 10일 이상 지속되는 경우

② 적절한 항균제치료가 마땅치 않은 경우 eg. fungus, Brucella

③ 적절한 항균제 치료에도 재발하는 prosthetic valve endocarditis

④ 항균제 고도 내성을 나타내는 원인균에 의한 IE eg. VRE, ESBL

(3) ***S. aureus* endocarditis**

① Intracardiac complications이 동반된 *S. aureus* prosthetic valve IE

② Aortic valve나 mitral valve를 침범했으면서 치료에 잘 반응하지 않는 *S. aureus* IE

(4) Perivalvular infection : Perivalvular extension

(5) Prevention of systemic emboli : 〉10mm hypermobile vegetations

(6) 기타 : 부분적으로 손상된 (partially dehisced unstable) prosthetic valve

2. 수술적 치료가 필요한 시기

Table 12-4 수술적 치료의 적응증.

시기	수술적 치료의 적응증
Emergent (당일에 수술)	· Acute AR + MV preclosure · Sinus of Valsalva rupture : abscess가 rt. heart로 extension · Rupture into pericardiac sac
Urgent (1, 2일내 수술)	· Vegetation에 의한 valve obstruction · Dehisced prosthesis · Acute AR or MR + CHF (NYHA Fc III, IV) · Septal perforation · Perivalvular extension · 적절한 항균제 치료가 마땅치 않을 때
Elective (가능한 일찍)	· 진행하는 paravalvular prosthetic regurgitation · Valve dysfunction + 적절한 항균제 치료에도 7일 이상 지속 · Fungal IE

※ AR : aortic regurgitation, MV : mitral valve, MR : mitral regurgitation

예방 (prophylaxis)

A. 감염성 심내막염 발생 위험군과 위험 시술

(1) IE의 예방적 항생제 지침이 2007년에 개정되었다(American Heart Association).

① IE는 치과, 소화기, 비뇨기 시술 과정보다는 일상 생활에서의 균혈증에 의해 보다 흔하게 발생한다. 따라서 기존의 예방지침은 아주 적은 경우에서만 예방 효과를 보일 것이다. 오히려, 항생제 부작용 위험이 예방효과보다 더 클 수 있다.

② 감염성 심내막염이 평생에 걸쳐 발생할 위험도를 기준으로 예방적 항생제가 처방되어서는 안된다. → 예방적 항생제가 필요한 감염성 심내막염의 위험군이 대폭 줄어 들었음

③ 일상생활에서의 구강 청결 유지가 치과 시술시 예방보다 더 중요하다.

Table 12-5 IE 발생 위험군.

Prosthetic cardiac valve or prosthetic material used for cardiac valve repair
Previous IE
Congenital heart disease (아래 이외의 경우는 항생제 예방이 더 이상 권장되지 않음)
· 교정되지 못한 (unrepaired) cyanotic CHD (palliative shunts/conduits도 포함)
· Prosthetic material이나 device를 이용하여 완전히 교정한 CHD에서 수술 또는 카테터 삽입술 이후 첫 6개월동안 (혈관 내피 세포 형성에 6개월이 걸림)
· 교정하였으나 prosthetic patch나 device 부위 또는 근처에 결손이 남은 경우 (혈관 내피 세포 형성이 방해받음)
Cardiac transplantation recipients who develop cardiac valvulopathy

Table 12-6 IE를 유발할 수 있는 risky procedures.

Dental procedures
All dental procedures that involve manipulation of gingival tissue or the periapical region of teeth or perforation of the oral mucosa*
※ 다음의 경우는 해당되지 않음.
· Routine anesthetic injections through noninfected tissue
· Taking dental radiographs, placement of removable prosthodontic or orthodontic appliances
· Adjustment of orthodontic appliances
· Placement of orthodontic brackets
· Shedding of deciduous teeth
· Bleeding from trauma to the lips or oral mucosa
Procedures on respiratory tract or infected skin, skin structures, or musculoskeletal tissue
※ 다음의 경우는 해당되지 않음
· Genitourinary or gastrointestinal tract procedures
· Vaginal delivery, hysterectomy, tattooing, body piercing

B. 예방적 항생제 처방 지침

(1) Table 12-5에 해당하는 환자가 Table 12-6에 해당하는 시술을 받을 때 Table 12-7과 같이 예방적 항생제를 투여한다.

(2) Table 12-7은 치과 시술과 기타 시술 모두에서 공통적으로 적용한다.

Table 12-7 Prophylactic regimens for risky procedures.

Situation	Agent	Regimen : Single Dose 30 to 60 min Before Procedure	
		Adults	Children
Oral	Amoxicillin	2 g	50 mg/kg
Unable to take oral medication	Ampicillin OR Cefazolin or ceftriaxone	2 g IM or IV 1 g IM or IV	50 mg/kg IM or IV 50 mg/kg IM or IV
Allergic to penicillins or ampicillin-oral	Cephalexin* † OR Clindamycin OR Azithromycin or clarithromycin	2 g 600 mg 500 mg	50 mg/kg 20 mg/kg 15 mg/kg
Allergic to penicillins or ampicillin and unable to take oral medication	Cefazolin or ceftriaxone † OR Clindamycin	1 g IM or IV 600 mg IM or IV	50 mg/kg IM or IV 20 mg/kg IM or IV

IM, intramuscular; IV, intravenous.

*Or other first- or second-generation oral cephalosporin in equivalent adult or pediatric dosage.

† Cephalosporins should not be used in an individual with a history of anaphylaxis, angioedema, or urticaria with penicillins or ampicillin.

13

Valvular Heart Diseases

심장 판막 질환

승모판 협착증 (mitral stenosis, MS)

A. 서론 (introduction)

1. 역학 (epidemiology)

(1) 원인 (etiology) : **Rheumatic origin** 〉〉 congenital origin ... **F** 〉 M

→ ∴ 선진국은 많이 감소

(2) **30~40대** 주로 발병 cf. rheumatic fever 많은 개발도상국은 보다 이른 10대에 많이 발병

2. 병리 (pathology)

(1) Valve leaflet : diffuse thickened ← fibrous tissue, calcific deposits

(2) Commissural fusion

(3) Chordae tendineae : fusion & shortening

(4) Fish mouth valve

(5) Atrial thrombus formation (특히 Af 동반된 경우)

3. 병태생리 (pathophysiology)

(1) **Diastole 때 LA-LV ⊿pr. (transvalvular pressure gradient)↑ → Flow rate↑**

- 초음파에 의한 severity 평가 척도
- **Diastolic rumbling murmur, Diastolic thrill at apex**

(2) **Atrioventricular flow duration↑**

- **S1 ↑ & delayed**
- gradual y descent

(3) **LA pressure 증가 (25 mmHg 정도) → pulmonary venous Pr.↑, PCWP↑**

- **Prominent a wave ... Af 발생하면 소실**
- **A2-OS interval↓ : LA pr. 증가할 수록 → severity↑**
- **MS가 심한 경우 → pulmonary hypertension → RV failure 오기도**

(4) LV diastolic pressure, LV EF, CO은 보통 정상으로 유지됨 *by* (1), (2)

- S3, S4 (-)
- Diastolic phase 길이가 CO 유지에 중요

  ... Tachycardia, Af 등 이완기가 짧아지는 상황에서 CO↓↓ → 증상 악화되기도

※ MS orifice area에 따른 severity
- 정상 : orifice area 4~6 cm^2
- Significant obstruction : orifice area 〈 2 cm^2
- **Severe (critical) MS : orifice area 〈 1 cm^2**

※ MS severity↑ 시사하는 청진 소견
① A2-OS interval↓
② Diastolic rumbling murmur duration↑

※ Af 발생하면
① JVP a wave 소실
② Presystolic murmur 소실

※ MR 발생하면
① Systolic murmur (pansystolic murmur, apex)
② S1↓ OS↓
③ S3 (+)

B. 임상양상과 진단 (clinical manifestations & diagnosis)

1. 증상 (symptoms)

← CO↓ + **Pulmonary HTN**

(1) **DOE (exertional dyspnea)** + Cough

(2) **Orthopnea, Paroxysmal nocturnal dyspnea**

(3) **Pulmonary edema**

(4) **Atrial arrhythmia** ... AF이 발생하면 증상 급속히 악화 ∵ diastole↓ → CO↓

(5) **Hemoptysis** ∵ pulmonary venous pressure↑

(6) Recurrent pulmonary emboli, pulmonary infections

(7) **Thrombi** in LA ... 특히 atrial appendages 안에 → embolization

2. 징후 (signs)

(1) Malar flush with pinched, blue face ← LA pr. 증가로 인한 venous return 저류

(2) JVP

① **Prominent a wave** ← LA contraction↑ ... Af 발생시 소실

② Gradual y descent ← LV로 내보내는 시간↑

(3) **Diastolic thrill at apex**

(4) Heart sound

① **Opening snap (OS)** ← valve stenosis

② **S1 :** ↑ & delayed ... ant. leaflet이 잘 안 움직이면 S1↓도 가능 **S2 : normal**

③ **A2 - OS interval** : MS severity와 반비례 ... MS 심해지면 A2-OS interval↓

④ **S3, S4 : 들리지 않는다 ... MR 발생시 S3 (+)**

(5) Heart murmur

① **Diastolic rumbling murmur**

· OS 뒤에 들리는 low-pitched, rumbling, diastolic murmur

· **Apex, lt. lat. decubitus에서**

· Expiration, 운동시 ↑, Valsalva maneuver 시 ↓

· **Duration : MS severity와 비례**

② Presystolic murmur

· Atrial contraction 시 transvalvular flow↑로 인해 들림

· Af 발생시 소실

③ Systolic murmur

· MR(+) : apex

· TR(+) : left sternal border

· MR 없이도 soft, grade I-II systolic murmur가 apex, left sternal border에서 종종 들린다.

3. 검사소견 (laboratory findings)

(1) **Echocardiography (2-D)**

① Mitral stenosis의 진단 (**Figure 13-1**)

② Severity 평가

〈1〉Transvalvular gradient

〈2〉Mitral orifice size

③ **Balloon mitral valvotomy 적합성 판정**

〈1〉MR 동반 여부

〈2〉LA thrombi 동반 여부

〈3〉Mitral valve가 시술에 적합한가? Echo score 〈 9점이어야

*** Echo score 4가지 항목**

-1. Leaflet rigidity

-2. Leaflet thickening

-3. Valvular calcification

-4. Subvalvular apparatus의 변형 정도

④ 기타 : cardiac chambers의 크기, LV function, PAP 측정 등

⑤ **Echocardiography (M-mode) :** 잘 쓰이지는 않지만 병태생리 이해에 도움 (**Figure 13-2**)

· **EF slope 기울기**↓ ← Mitral valve가 잘 열리지 않으니까

· **Ant. movement of post. leaflet** ← post. leaflet이 post. 대신 ant.로 끌려간다.

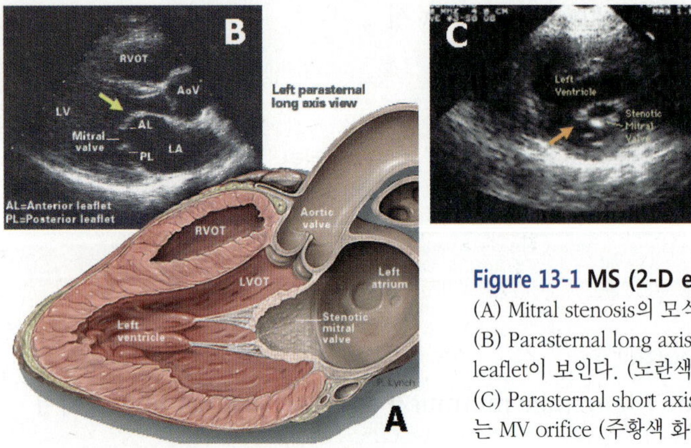

Figure 13-1 MS (2-D echocardiogram).
(A) Mitral stenosis의 모식도.
(B) Parasternal long axis view : 하키 스틱 모양의 stenotic ant. leaflet이 보인다. (노란색 화살표)
(C) Parasternal short axis view : 좁아져 fish mouth 모양으로 보이는 MV orifice (주황색 화살표)

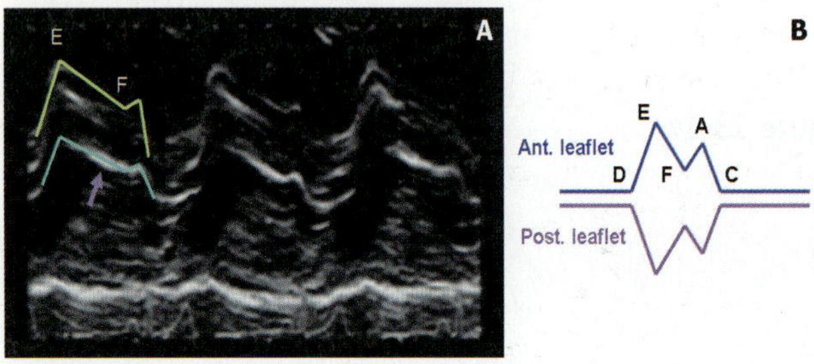

Figure 13-2
MS (M-mode echocardiogram).
(B) : normal mitral valve
E -C : diastole (이 때 valve 열려)
E : MV open, A : LA contraction
(A) : Mitral stenosis
EF slope 완만해지고 post. leaflet이 ant.쪽으로 끌어 당겨진다.

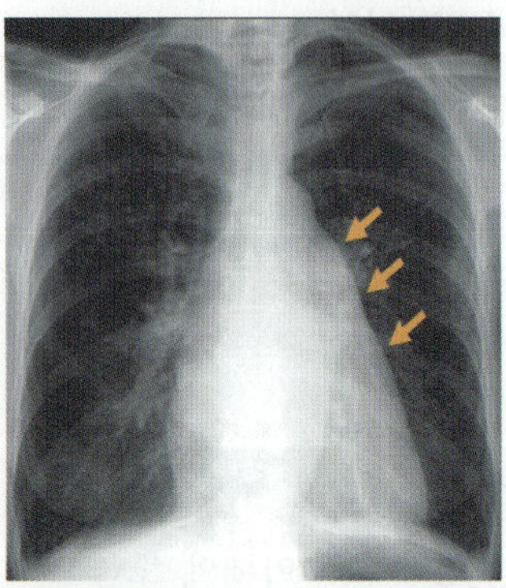

Figure 13-3 MS (chest x-ray). LA pressure overload로 LA enlargement가 발생한다. Chest x-ray에서 LAE로 인해 left heart border가 LV까지 straight로 이어지는 소견이 보인다.

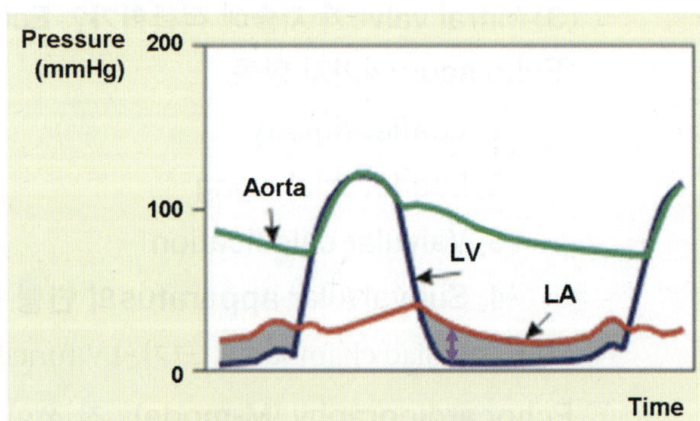

Figure 13-4 MS (cath). LA pressure의 상승으로 diastole 때 LA-LV pressure gradient가 크게 발생(보라색 화살표)하는 것이 핵심 소견. (회색 부분의 Δpressure가 diastolic rumbling murmur를 만든다.) LA : left atrial pressure, LV : left ventricular pressure, Aorta : Aortic pressure

(2) **ECG**

① **LAE**

② **RVH if pulmonary HTN(+)**

(3) **Chest X-ray**

① **LAE : straightening of the left border** (Figure 13-3)

② Pulmonary pressure ↑

· Prominence of the main pulmonary arteries

· Kerley B lines

(4) Cardiac catheterization : 증상과 초음파 소견의 차이가 클 때 시행 (Figure 13-4)

(5) Angiography

① CAD가 진단되면 수술 시에 bypass surgery를 동시에 시행해 주어야 한다.

② 적응증 (indications)

· 45세 이상 남자, 55세 이상 여자

· Non-invasive test에서 이상소견을 보인 CAD risk를 가진 젊은 환자

4. 감별진단 (differential diagnosis)

(1) Diastolic murmur without MS : severe MR, AR (middiastolic murmur, Austin Flint murmur)

(2) Atrial septal defect (ASD) : chest X-ray 소견 유사

(3) Left atrial myxoma : 증상이 MS와 유사하게 나타날 수 있다.

C. 치료 (treatment)

1. 내과적 치료 : 증상이 있을 경우

※ Pulmonary venous pressure 감소 + Af으로 인한 thromboembolism 예방

(1) **Salt restriction**

(2) **Diuretics**

(3) **Digitalis**

① **Atrial fibrillation 있을 때 rate control 위해 사용** (물론 β-blocker나 verapamil, diltiazem 등 사용 가능)

② MS는 대개 LV function이 보존되어 있으므로 **수축력 증가를 목적으로 사용하지 않는다.**

(4) **Anticoagulation : warfarin (INR 2~3 유지) → embolism 예방 (특히 Af 환자)**

(5) **Rheumatic fever, infective endocarditis 예방**

2. Mitral valvotomy

(1) 적응증 (indications) : 증상(+) + MVA 〈 1.7 cm^2 (또는 1.0 cm^2/m^2 BSA*)

(2) **Percutaneous balloon mitral valvotomy (PMV, Figure 13-5)**

① 방법 : atrial transseptal puncture 후 **Inoue balloon**을 이용하여 시행

② 적합한 MS 병변의 특징 : relatively mobile, thin leaflets, calcium 침착이 적고, subvalvular thickening이 적고 MR 없는 경우 ... Echo score 〈 9점

③ 장점 : mortality↓, morbidity↓

④ **금기 (contraindications)**

〈1〉 **MR (+)**

〈2〉 **LA thrombi (+)**

〈3〉 **Echo score ≥ 9점**

(3) Open (surgical) valvotomy : mortality 2%

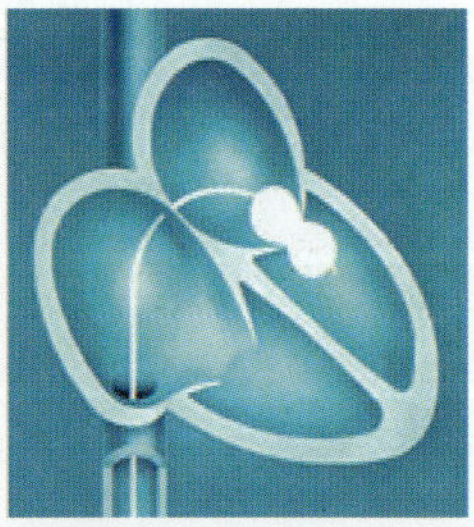

Figure 13-5 PMV. Inoue balloon을 이용한 PMV의 모식도.

3. Mitral valve replacement (MVR)

(1) **적응증 (indications)**

① **Mitral valvotomy의 적응이 되지만 시행할 수 없으면서 (eg, significant MR)**

② **MVA ≤ 1 cm^2 + NYHA class III (적절한 내과적 치료에도 불구하고 일상 생활에서 증상(+))**

(2) 단점

① Operative mortality : 6%

② Long-term complications (+)

승모판 역류증 (mitral regurgitation, MR)

A. 서론 (introduction)

1. 원인과 병리 (etiology & pathology)

Table 13-1 Mitral regurgitation의 원인과 병리.

이상부위	원인 질환 또는 병변
Annulus	**Annulus dilatation** **Annulus calcification**
Leaflet	**Rheumatic disease**, **mitral valve prolapse**, **infective endocarditis**, LA myxoma, trauma, SLE
Chordae tendineae	**Chordal rupture**, **AMI**, infective endocarditis
Papillary muscle	**Coronary artery disease**

※ **발생기전 (pathogenesis)**

(1) Rheumatic heart disease → leaflet과 chordae tendineae의 deformity, thickening, fusion

(2) Congenital anomaly → endocardial cushion defect와 흔히 동반

(3) Secondary to ischemia → ventricular remodeling 결과 또는 papillary muscle의 이상 때문

(4) Hypertrophic cardiomyopathy (HCM) → anterior leaflet이 systole 때 앞쪽으로 끌리며 발생

(5) Acute MR → infective endocarditis 또는 trauma에 의한 MV 구조물의 손상으로 인해 발생

2. 병태생리 (pathophysiology)

※ MR에서는 LV stroke volume = forward flow + regurgitant flow로 나뉘어
→ 전체 CO을 유지하기 위해서는 보다 큰 stroke volume이 필요
→ Volume overload → LV enlargement → LV function ↓

(1) Systole 때 LV→LA로 역류
① Aorta로 나갈 flow의 상당수가 LA로 빠져 → CO ↓
② LA volume/ pressure 증가 → prominent v wave

(2) Diastole 때 LA에 쌓여있던 다량의 volume이 LV로 유입 → rapid y descent

(3) Severity 평가 : 정성적인 방법 (Figure 13-6)
① Color flow Doppler : 역류 범위와 길이로 판단
② LV angiography : LA opacification의 진한 정도로 판단

3. 역학 (epidemiology)

(1) 유병률 (prevalence) : 0.5% 그러나, 중년에서 echoCG를 시행하면 20%까지도 mild MR (+)

(2) F 〉 M

(3) 위험인자 (risk factors) : BMI ↓, Old age, prior MI/MS/MVP cf. DM과는 무관

4. Acute vs. chronic MR

· Table 13-2 참조.

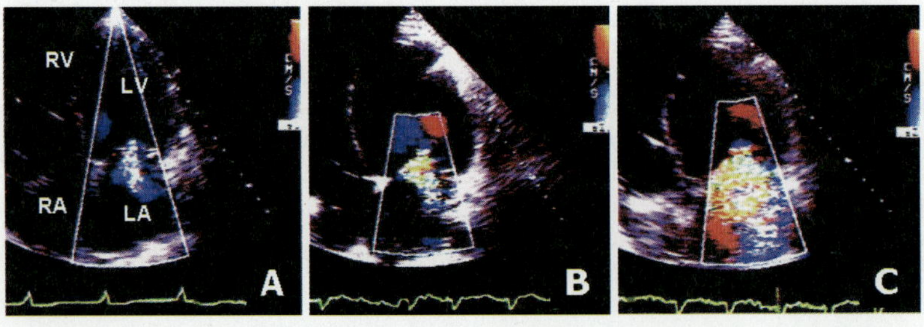

Figure 13-6
MR severity.
(A) Mild MR
(B) Moderate MR
(C) Severe MR

Table 13-2 Acute MR vs. Chronic MR.

	Acute MR	Chronic MR
원인	AMI, IE, Trauma	1. 원인과 병리 참조
LA compliance	N/↓	↑↑
Heart murmur	Early systolic	Pansystolic
LA size	N	↑
Cardiac output	N	↓
LA pressure/ PCWP	↑↑ (v wave ↑↑)	N
Pulmonary edema	Common	less prominent
Heart rhythm	Sinus rhythm	Af (대부분)

(1) Acute MR : LA가 size와 compliance를 유지하고 있어 (flow에 의한 pressure를 받았다고 volume을 증가시키지 않아) 주로 LA pressure overload에 의한 pulmonary congestion이 문제가 된다. Pulmonary vascular resistance가 증가하고 RHF가 발생할 수 있다. Murmur는 pressure를 크게 받는 systole 초기에 주로 들린다.
(2) Chronic MR :오랫동안 LV로부터 역류를 받은 LA가 dilatation되고 compliance가 증가하여 pressure overload는 적어짐으로 인해 pulmonary congestion은 적지만 LV에서 LA로 역류가 많기 때문에 cardiac output이 감소하게 되는 것이 주된 병태생리이다. LA dilatation으로 대개 환자는 atrial fibrillation이 있다.

B. 임상양상 및 진단 (clinical manifestations & diagnosis)

1. 증상 (symptoms)

(1) **Left heart failure 증상 :** fatigue, exertional dyspnea, orthopnea

(2) **Right heart failure 증상 ← severe MR + pulmonary hypertension (+)**

2. 신체 진찰 (physical examinations)

(1) JVP : **Prominent v wave,** rapid y descent

(2) Systolic thrill at apex

(3) Heart sound

① **S1 (-)** ← systolic murmur

② **S2 wide splitting** ← aortic valve 일찍 닫혀 (A2 일찍 나타나) ∵ CO↓

③ **S3, S4 (+)**

(4) Heart murmur

① **Holosystolic murmur (m/c)**

- Grade III/VI, apex에서 가장 강하게 들리고 axilla로 방사됨
- Acute, severe MR에서는 LA pressure가 빨리 상승해 LA-LV reverse pressure gradient가 소실될 수 있어 systole 초기에만 murmur가 들릴 수 있다. (early systolic murmur)

② Mid-systolic murmur ← MVP 동반시

③ "Seagull" murmur (갈매기 우는 소리) ← chordae tendineae rupture

3. 검사소견 (laboratory findings)

(1) **ECG : LAE,** RVH in pulmonary hypertension

(2) **Echocardiography**

① Color flow Doppler imaging → MR 진단과 severity 평가

② 2D → MR의 원인, LV function의 평가

(3) Chest x-ray : LA/ LV enlargement

(4) Catheterization (**Figure 13-7**)

C. 치료 (treatment)

1. 내과적 치료 (medical treatment)

→ forward CO↑ (systemic afterload↓), pulmonary congestion↓(preload↓)

(1) **무리한 신체 운동 제한** ∵ CO↓ → DOE↑

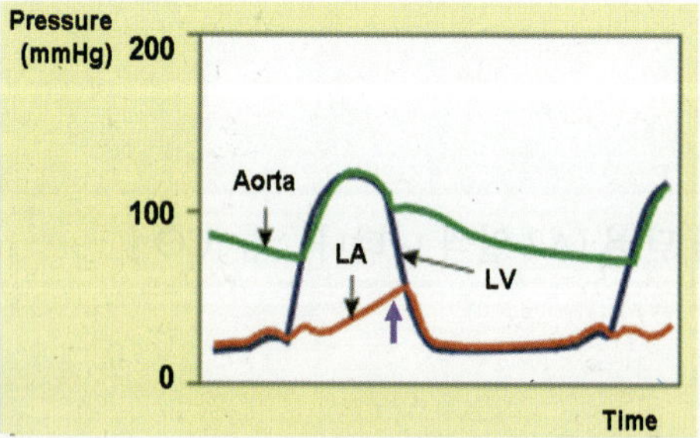

Figure 13-7 **Acute MR (cath).**
Systole 때 regurgitant flow로 인해 LA pressure가 증가하는 것(보라색 화살표)이 보인다.

(2) **Salt restriction** → preload ↓

(3) **Diuretics** → preload ↓

(4) **Vasodilators** → afterload ↓ → forward CO ↑

① **IV nitroprusside, nitroglycerin : acute, severe MR**

② **ACE inhibitor : chronic MR**

(5) **Digitalis** → forward CO ↑

(6) **Anticoagulation + leg binders** : late stage에 적용하여 thromboembolism risk ↓

(7) **Infective endocarditis 예방**

2. 수술적 치료 (surgical treatment)

※ 수술의 합병증 및 사망률이 높으므로 신중히 고려하여 결정

(1) **적응증 (indications)**

① **일상적인 생활이 힘든 정도의 증상 (+)**

② **무증상/ 경미한 증상이지만 LV dysfunction 진행될 때**
: LV EF 〈 60%, LV end systolic dimension 〉 45 mm

(2) 수술 방법

① MVR (MV replacement) with prosthesis

② **Mitral valvuloplasty** (MV apparatus reconstruction and/or mitral annuloplasty)

* 장점 :

〈1〉MVR보다 mortality 절반에 불과 (~3%) ∴ 이 방법이 가능한한 적극 추천

〈2〉또한 apparatus를 보존하는 것이 향후 LV function 보존에도 훨씬 유리

*** Valvular disease는 다음과 같이 나누어 생각할 수 있고 수술적 치료를 고려하는 정도가 다르다.**
(1) MS : LV의 입장에서 볼 때 preload가 원활하게 공급되지 못하는 것이 문제이지 pressure 또는 volume overload는 없다. 따라서 증상이 없는 환자를 수술까지 하는 경우는 거의 없다.
(2) MR, AS, AR : LV가 pressure 또는 volume overload가 발생한다. 증상이 없더라도 LV dysfunction의 진행되거나 진행이 예상되면 수술을 고려한다.

승모판 탈출증 (mitral valve prolapse, MVP)

A. 서론 (introduction)

1. 정의 (definition)

(1) Systole 때 닫혀 있어야 할 mitral valve가 LA로 돌출하는 것 (**Figure 13-8**)

(2) Valve와 subvalvular apparatus의 myxomatous degeneration/infiltration과 관련성이 높으며, 대개 증상 없는 상태에서 신체검진 상 mid-late systolic click으로 발견되거나 EchoCG에서 발견됨

2. 역학 (epidemiology)

(1) 유병률 (prevalence) : 1～5% ... 선진국에서는 가장 흔한 심장 판막 질환

(2) **F** 〉 M

3. 원인 (etiology)

(1) 대부분 원인 불명

① 과도한 mitral valve tissue ← Myxomatous degeneration, Acid mucopolysaccharide ↑

② Rheumatic fever, ischemic heart disease, HCM, ASD (ostium secundum)

③ 유전성 교원질환에서 흔하게 보임 : Marfan synd., osteogenesis imperfecta, Ehlers-Danlos synd.

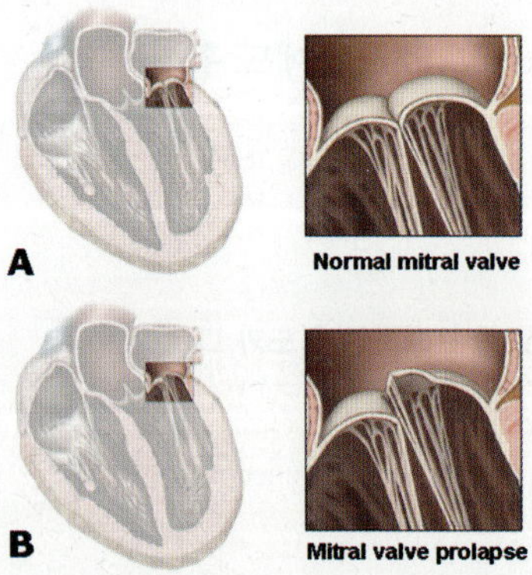

Figure 13-8 Mitral valve prolapse.
주로 posterior leaflet이 돌출한다.

4. 병태생리 (pathophysiology)

(1) Post. leaflet이 좀 더 자주 침범

(2) Mitral annulus, chordae tendineae도 종종 늘어난다.

(3) Papillary muscle에 stress↑ → MR이 점차 진행되는 요인 ... 미국에서 MR로 수술을 받는 가장 큰 원인

B. 임상양상 및 진단 (clinical manifestations & diagnosis)

· 'Broad spectrum' : 무증상이면서 단순히 systolic click 또는 murmur만 있는 경우(대부분)로부터 mild MR 또는 chordae rupture 또는 심한 prolapse로 인한 severe MR까지 다양

1. 증상 (symptoms)

(1) **대개는 평생 무증상**

(2) **Arrhythmia (+) → palpitations**, light-headedness, syncope

 · **PSVT, PVC**

(3) **Chest pain**

(4) **Transient ischemic attack (TIA) eg, amaurosis fugax**

(5) Infective endocarditis ... MR 없으면 low risk

(6) Sudden death : 매우 드물게

2. 신체진찰 (physical examination)

(1) **Heart murmur**

① Mid-/ late (nonejection) systolic click

② Late systolic crescendo-decrescendo murmur, apex

· **Standing, Valsalva maneuver, nitrate로 조장**된다.

∵ preload 감소 → LV volume↓ → MV prolapse 조장

· Squatting, isometric exercise → LV volume 증가 → MV prolapse 감소

3. 검사소견 (laboratory findings)

(1) ECG : biphasic *or* inverted T waves in II, III, aVF

(2) **EchoCG** : 수축기 때 mitral valve leaflet이 mitral annulus 위치보다 2 mm 이상 LA 쪽으로 이동

C. 치료 (treatment)

(1) Severe MR이나 arrhythmia 없는 무증상 환자 : "안심시킨다(reassurance)"

(2) Infective endocarditis 예방 ... MR 있으면

(3) 빈번한 PVC, tachycardia : antiarrhythmic treatment

(4) Atypical chest pain : β-blocker

(5) Symptomatic severe MR : mitral valve repair/ MVR

(6) TIA : antiplatelet agent

대동맥판 협착증 (aortic stenosis, AS)

A. 서론 (introduction)

1. 역학 (epidemiology)

(1) 유병률 (prevalence) : 나이가 들수록 증가하며 노인에서 2~9%

(2) **M** 〉 F

- Rheumatic fever가 원인인 판막질환은 F〉M, Degenerative disease와 관련있는 판막질환은 M 〉 F

2. 원인과 병리 (etiology & pathology)

(1) **Degenerative calcification (m/c) (Figure 13-9)** : age-related degenerative calcific AS, senile AS

(2) **Congenital bicuspid valve**

(3) Rheumatic endocarditis

(4) Valve 문제 이외의 LV outflow obstruction 원인

① Hypertrophic cardiomyopathy

② Discrete congenital subvalvular AS

③ Supravalvular AS

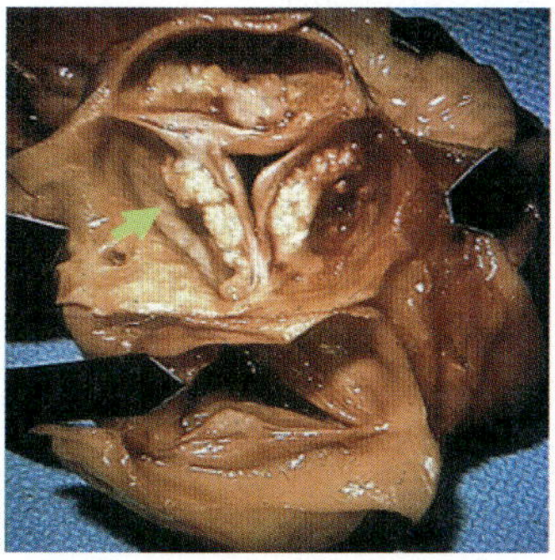

Figure 13-9 Calcific AS.

3. 병태생리 (pathophysiology)

(1) **LV-Ao transvalvular pressure gradient ↑ → LV pressure overload → concentric LVH → CO 보상**

(2) **"Severe AS"**

① **Peak systolic pressure gradient 〉 50 mmHg**

② **Aortic orifice area 〈 1.0 cm^2 (또는 〈 0.6 cm^2/m^2 BSA*) → CO ↓, LV dilatation**

(3) **Hypertrophied LV muscle → compression으로 인해 coronary blood flow 방해, O_2 demand 증가 → coronary artery disease가 없어도 ischemia 발생**

B. 임상양상 및 진단 (clinical manifestations & diagnosis)

1. 증상 (symptoms)

· Aortic valve area 〈 0.5 cm^2/m^2 BSA 때까지는 임상적인 문제 거의 없어

· 'Severe AS'일지라도 수년간 증상없이 지내는 경우 많다. (hypertrophic LV의 CO 보상 때문)

(1) **3대 주증상 (cardinal symptoms)**

① **Exertional dyspnea** ← LVEDP ↑, PCWP ↑

② **Angina pectoris** ← LV hypertrophy

③ **Exertional syncope** ← 운동 근육의 혈관확장으로 인해 동맥압 급격 감소

(2) Low CO 증상 : fatigue, weakness, peripheral cyanosis

(3) Heart failure 증상 (orthopnea, pulmonary edema)

... CO은 병이 많이 진행될까지 비교적 잘 보존되므로 late course에서

(4) 자연 경과 (natural history)

① **사망 시기** : 60~70대에 대체로 사망

· **Angina 발생 후 3년**

· **Syncope 발생 후 3년**

· **Dyspnea 발생 후 2년**

· **Congestive heart failure 발생 후 1.5~2년 내**에 사망하는 것으로 알려짐

② **사망 원인**

〈1〉**CHF**가 사망원인의 절반 이상 차지

〈2〉Sudden death (arrhythmia) : 10~20%

③ Obstructive calcific AS : 매년 valve area가 0.1 mm^2씩 감소 ('progressive disease')

2. 신체검진 (physical examination)

(1) 동맥파 (arterial pulse)

· **Pulsus parvus et tardus** : 심한 AS에서 수축기 동맥압↓, pulse pressure↓

(2) Systolic thrill at heart base

(3) Heart sound

① **Early systolic ejection sound** : AV의 OS ... AV rigidity 심하면 소실

② **S2 paradoxic splitting** : AS가 심해질 수록 AV 닫히는 시간 지연

③ **S3 (+)** if LV dilatation

④ **S4 (+)** if LVEDP↑, LVH(+)

(4) Heart murmur

① **Ejection (mid) systolic murmur** : S1 직후~A2 직전

· low pitched, **base**에서 가장 잘 들려 → carotid a.로 방사

... apex로 transmission될 경우 MR과 혼동되기도

3. 검사소견 (laboratory findings)

(1) **ECG : LVH**

(2) **EchoCG**

① AS 진단

② AS 원인 감별 : degenerative? bicuspid valve?

③ AS severity 평가 : AV area

④ Transaortic valvular gradient 측정, LV function의 평가, 다른 동반 판막질환의 진단

(3) Chest x-ray : AV calcification, LV dilatation, pulmonary congestion in advanced case

(4) Catheterization

① 소견 (**Figure 13-10**)

② 적응증 (indications) : severe AS 의심되면서 수술적 치료가 고려되는 환자에게 left side catheterization과 coronary angiography 시행

- AS 임상소견 (+) + myocardial ischemia 증상 (+)
- Multivalvular ds. : 다른 동반 판막질환을 정확히 진단하여 치료 방침을 결정하여야 하므로
- Noncalcific congenital AS의 무증상 젊은 환자 : 증상이 없어도 severe AS이면 balloon valvotomy 또는 수술적 치료를 해야 하기 때문에
- Sub-/supravalvular AS 의심될 때

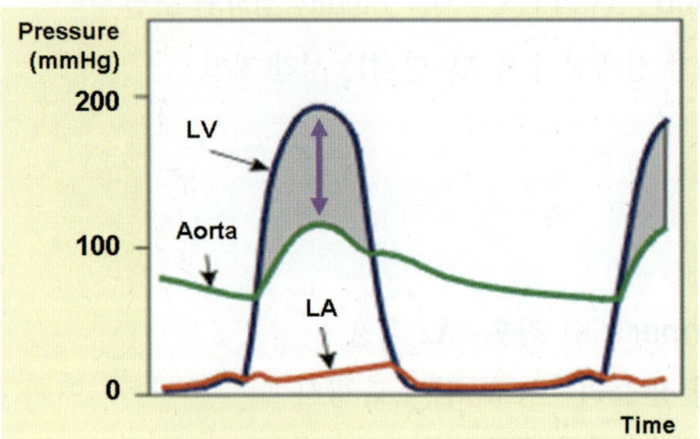

Figure 13-10 AS (cath).
Outflow obstruction으로 인해 systole 때 LV pressure가 높게 상승한다. (보라색 화살표) 이로 인해 증가한 transvalvular pressure로 인해 빠른 flow가 발생하여 ejection systolic murmur가 들린다.

C. 치료 (treatment)

1. 내과적 치료 (medical treatment) ... CHF, angina 치료

(1) Severe AS (0.5 cm^2/m^2 BSA)는 **심한 운동을 피한다.**

(2) **Salt restriction**

(3) **Diuretics**

(4) **Digitalis** → CHF

(5) **Vasodilator : nitroglycerin → angina** * (2), (3), (4) : **volume depletion에 주의하며 사용 !!!**

2. 수술적 치료 (surgical treatment)

(1) **Aortic valve replacement (AVR) : "언제 시행할 것인가?"가 가장 중요**

① **일반적인 적응증**

- **증상(+) + severe AS (valve area 〈 1.0 cm^2 또는 〈0.6 cm^2/m^2 BSA)**
- **LV dysfunction (+)**
- **Poststenotic aortic root expansion (+)**
- **증상이 없더라도 CABG를 시행하는 severe AS 환자**

② 증상이 없고 LV function 좋은 (EF 〉 50%) 환자 : 수술을 뒤로 미루는 것이 합당

… 대체로 오랜 기간 잘 견딜뿐더러 AVR의 risk가 높은 점을 고려

③ 수술 후 예후, 수술 중 사망률은 수술 전 LV function 및 clinical/ hemodynamic state와 밀접한 연관을 보이므로 수술 시기를 마냥 늦추어서도 안된다.

④ 수술 후 10년이 지나면 대체로 primary prosthetic valve failure가 와서 재 수술을 해야 하고, 경과 중 anti-coagulation에 의한 부작용인 출혈이 빈번하므로 주의해야 한다.

(2) **Percutaneous balloon aortic valvuloplasty :** 어린이, **젊은 환자에서 congenital non-calcific AS**를 가졌을 때 시행

대동맥판 역류증 (aortic regurgitation, AR)

A. 서론 (introduction)

1. 역학 (epidemiology)

(1) Doppler echoCG에서는 남자 13%, 여자 8%가 mild 이상 AR(+) ... AS보다는 적다.

(2) **M** 〉 F

2. 원인과 병리 (etiology & pathology)

(1) **Primary valve disease**

① Rheumatic origin (2/3)

② Membranous subaortic stenosis + infective endocarditis

③ Rheumatoid spondylitis

④ Congenital bicuspid valve

* AS와 동반된 경우는 거의 예외 없이 rheumatic 또는 congenital AR

* Acute AR

· Infective endocarditis에서 제 기능을 하던 leaflet이 갑자기 구멍이 나거나 부식

· Traumatic valve rupture

(2) **Primary aortic root disease** ← aortic root dilatation에 의해 발생

① Cystic medial necrosis (Marfan syndrome)

② Idiopathic dilatation

③ Osteogenesis imperfecta

④ Severe hypertension

⑤ retrograde dissection involving annulus

⑥ Syphilis 등

3. 병태생리 (pathophysiology)

(1) Regurgitant volume ↑ → effective forward stroke volume ↓

※ Effective forward volume = Total stroke volume - Regurgitant volume

∴ Effective stroke volume을 유지하기 위해 LVEDV ↑ → Total stroke volume ↑

... LV EF 정상 유지, LVEDP 약간 ↑

→ 이후 LV dilatation + eccentric hypertrophy

→ Laplace's law에 의해 wall tension ↑ → LV function ↓

(2) Diastole 동안 Aorta → LV flow 발생 ... diastolic decrescendo murmur

(3) Diastole 말에 LV Pr. 〉 LA Pr. 상황이 생기면 → diastolic MR 발생하기도

(4) Ischemia 발생 기전

① Oxygen demand ↑ ← LV dilatation, systolic tension

② Coronary flow ↓ ← DBP ↓ ∵ diastole 때 coronary perfusion

B. 임상양상 및 진단 (clinical manifestations & diagnosis)

1. 증상 (symptoms)

(1) Marfan syndrome, infective endocarditis, ankylosing spondylitis 동반 확인

(2) Acute AR vs. chronic AR

① Acute, severe AR : LV dilatation (×) → LVEDP ↑ ↑ → acute pul. edema, cardiogenic shock

② Chronic, severe AR

- 누웠을 때 심장이 이상하게 뛰는 느낌, palpitation, head pounding 등의 증상
- 병이 진행됨에 따라 LV failure 소견

〈1〉 DOE, orthopnea, paroxysmal nocturnal dyspnea, fatigue

〈2〉 Hepatic congestion, edema

(3) Angina : severe AR에서

2. 신체검진 (physical examination)

(1) 수축기 때마다 몸과 머리가 까딱까딱거리고(entire body jarring & head bobbing) 큰 동맥들이 abrupt distension & collapse를 반복함

· **De Musset's sign : 심장 수축에 따라 머리를 까딱까딱함**

(2) 동맥파 (arterial pulse)

*** SBP↑, DBP↓ → pulse pressure↑**

① Water-hammer pulse : systole 시작되면서 arterial pressure 갑자기 ↑

② **Corrigan's pulse** : late systole/ diastole 때 arterial pressure 급격히 ↓

③ **Quincke's pulse** : 손톱 누르면 nail root에서 flushing, paling 반복되는 것 관찰됨 (capillary pulsation)

④ Traube's sign : femoral a.에서 권총 쏘는("pistol-shot") 소리 들림

⑤ Duroziez's sign : femoral a.를 청진기로 가볍게 누르면 to-and-fro murmur

* Severe AR은 동맥에 청진기를 대어도 systolic sound 때문에 diastolic pressure를 cuff로 측정하기 어렵다. 따라서 Korotkoff sound가 muffling 되는 시점(Phase IV)에서의 혈압을 이완기 혈압으로 측정한다.

(3) Heart sound

① S1 : soft

② **S2 (-)**

③ **S3, systolic ejection : 빈번히 들려**

④ **S4 : 들릴 수 있다.**

(4) Heart murmur

① **Diastolic murmur**

· High-pitched, blowing, decrescendo

· **3rd intercostal space, left sternal border에서 가장 크게 들려**

· **환자를 앉힌 상태에서 몸을 앞으로 구부리게 하고 (forward leaning) 숨을 강제로 내쉰 (forced expiration) 뒤 숨을 멈추게 하고 청진기 diaphragm으로 들으면 가장 잘 들려**

· **AR 심해질 수록 크고 길게 들린다.**

② Midsystolic ejection murmur

· Heart base에서 잘 들리고 carotid a.로 방사

③ **Austin Flint murmur**

· Soft, low-pitched, rumbling middiastolic bruit

· Mitral valve ant. leaflet이 AR flow에 의해 떨리며 나는 소리

3. 검사소견 (laboratory findings)

(1) **ECG : LVH**

(2) **EchoCG**

① AR 진단 : Color doppler (**Figure 13-11**)

· Diastolic back flow to LV from Aorta

· MV ant. leaflet의 fluttering

· LV EF는 정상 또는 ↑ → 병이 진행하면서 점차 LV EF↓

② AR 원인 감별 : valve disease? annulus disease?

③ AR severity 평가

(3) Chest x-ray : aortic wall의 aneurysmal dilatation, LV enlargement

(4) Cardiac catheterization (**Figure 13-12**)/angiography : AR의 severity 평가, LV function 확인, 수술 전 CAD 존재 여부 확인

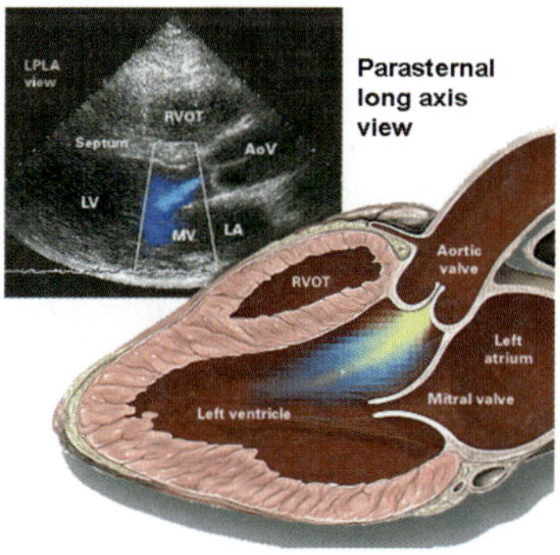

Figure 13-11 AR (Doppler echoCG). Diastolic aorta→LV regurgitant flow가 관찰된다.

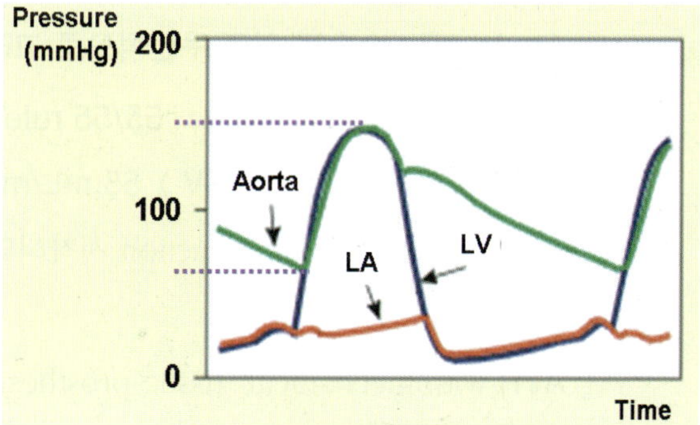

Figure 13-12 Acute AR (cath). Systemic a. pressure(Aorta)가 systole 때는 높게 상승하고 diastole 때는 많이 떨어져 맥압(pulse pressure)이 증가하는 소견이 보인다.

C. 치료 (treatment)

1. 내과적 치료 (medical treatment)

※ **HF 발생 전까지 내과 치료 → HF 진행되기 전에 수술해야**

(1) **Salt restriction**

(2) **Diuretics**

(3) **Digitalis : 분명한 LV failure 없이 LV dilatation 있는 severe AR에서도 효과**

(4) **Vasodilators**

① **HF 증상 발현시 ACEI 사용**

② **Long-acting nifedipine** : 수술 시기를 늦출 수 있다고 알려짐

(5) Arrhythmia, infection : 환자의 상태를 급격히 악화시키므로 적극적으로 치료 .

2. 수술적 치료 (surgical treatment)

(1) 유의사항

① **Chronic AR : LV dysfunction이 많이 나빠지기 전에 수술해야**

- Chronic AR 환자는 myocardial function의 감소가 나타나고 나서야 증상(+)
- 수술이 늦어지면 LV function을 정상으로 회복하기 어렵다.
- 따라서 적절한 timing : LV dysfunction 진행 시작 후 심한 증상이 나타나기 전
- 예후는 수술 전 LV function에 의해서 결정된다. 따라서, LV function이 많이 나빠지기 전에 수술을 해 주어야 한다.

② **Acute AR : 수술적 치료 우선적으로 고려**

(2) **수술의 적응증 (indications) : "55/55 rule"**

- **LV EF 〈 55% 또는 LVESV 〉 55 mL/m^2**
- **증상 (+)** → 이미 LV dysfunction 시작되었다는 의미이므로 수술해야 한다.

(3) 수술 방법

① **AVR** with mechanical/ tissue prosthesis (m/c)

② Surgical repair 가능하면 시행 ... perforation, tear 등

③ Annulus dilatation 있으면 graft를 사용 ... 이것만 교정해도 AR이 교정되기도

삼첨판 협착증 (tricuspid stenosis, TS)

A. 서론 (introduction)

1. 원인 및 병리 (etiology & pathology)

(1) Rheumatic origin

(2) MS와 동반되는 경우가 흔함

2. 병태생리 (pathophysiology)

(1) RA와 RV 사이의 diastolic pr. gradient (PG) 발생 ... large a wave

(2) PG 〉 4 mmHg만 되어도 systemic congestion 발생

(3) RA의 a wave가 증폭

B. 임상양상 및 진단 (clinical manifestations & diagnosis)

1. 증상 (symptoms)

(1) MS의 증상이 선행되는 경우가 많다.

(2) Low CO symptom (fatigue), ascites, edema, hepatomegaly

2. 신체검진 (physical findings)

(1) Jaundice, anasarca, splenomegaly

(2) TV opening snap (OS)

(3) MS와 유사한 diastolic murmur가 left lower sternal border에서 들림

3. 검사소견 (laboratory findings)

(1) ECG : RAE

(2) Chest x-ray : prominent RA, SVC

(3) EchoCG : thickened TV, transvalvular PG ↑

C. 치료 (treatment)

1. 내과적 치료 (medical treatment)

· Systemic congestion 조절 ← Salt restriction + diuretics

2. 수술적 치료 (surgical treatment)

(1) 적응증 (indications)

① MS 동반 ... MS를 수술할 때 함께 시행

② Transvalvular PG 〉 4 mmHg 또는 TV orifice area 〈 1.5~2.0 cm^2

(2) 수술 방법 : TVR with prosthesis 또는 open-heart repair

삼첨판 역류증 (tricuspid regurgitation, TR)

A. 서론 (introduction)

1. 원인 및 병리 (etiology & pathology)

(1) Functional TR : 대개 tricuspid annulus dilatation으로 인한 2차적인 변화

(2) Tricuspid valve prolapse

(3) Ebstein's malformation

2. 병태생리 (pathophysiology)

· Systemic venous congestion, CO ↓

B. 임상양상 및 진단 (clinical manifestations & diagnosis)

1. 증상 및 신체검진 (symptoms & physical examination)

(1) Neck vein distension, prominent v wave, marked hepatomegaly ascites, edema

(2) Prominent RV pulsation, left sternal border

2. 검사소견 (laboratory findings)

(1) ECG : RVH

(2) EchoCG : RV dilatation, color flow Doppler로 severity 평가

C. 치료 (treatment)

(1) Isolated TR without pulmonary hypertension : observation

(2) HF 치료하면 functional TR은 좋아짐

(3) Mitral valve surgery 시행할 때 tricuspid annuloplasty (plastic ring 삽입), open tricuspid valve repair, 또는 TVR을 시행하면 더욱 회복이 빠르다.

폐동맥판 질환

· Pulmonic valve는 rheumatic fever에 의해서는 거의 침범받지 않는다.

· Graham Steell murmur (high-pitched, decrescendo, diastolic blowing) : severe pulmonary hypertension에 의한 pulmonary valve ring이 늘어나 생기는 PR에서 특징적인 심잡음

· Carcinoid syndrome에 의한 PS, PR도 생긴다.

* Chest pain in valvular heart disease
① MS ← pulmonary hypertension
② MVP : atypical chest pain
③ AS ← O_2 demand ↑, hypertrophic LV에 coronary a. 눌려
④ AR ← O_2 demand ↑, coronary perfusion ↓ d/t DBP ↓

Table 13-3 Valvular heart disease의 신체 진찰 소견.

	MS	MR	MVP	AS	AR
S1	↑	Soft	N	N	Soft
S2	N	N/split	N	Paradoxical split	N
Murmur	Diast. rumbling	Holosystolic	Mid-late systolic	Mid-late systolic	Blowing diast.
기타 소견	OS	S3	Mid-systolic click	S3, S4	Wide pulse pr.

Table 13-4 Valvular heart disease의 내과적 치료 treatment.

	MS	MR	AS	AR
Salt 제한	+	+	+ (단, vol. ↓ 주의)	+
Diuretics	+	+	+ (단, vol. ↓ 주의)	+
Digitalis	Af(+) 시	+	+	++
Vasodilators	-	++ acute : IV nitroprusside/NG chronic : ACEI	- (angina는 NG 도움)	++ ACEI, Nifedipine
기타 내과치료	Warfarin, PMV			

Table 13-5 Valvular heart disease의 중재적/수술적 치료 적응증.

MS	PMV 금기 : ① MR ② LA thrombi ③ Echo score ≥ 9 MVR 적응증 : PMV의 금기 + MVA ≤ 1 cm^2 + NYHA class III (적절한 내과적 치료에도 불구하고 일상 생활에서 증상(+))
MR	MVR/ mitral valvuloplasty 적응증 : ① 일상적인 생활이 힘든 정도의 증상 (+) ② 무증상/ 경미한 증상 + LV EF 〈 60%, LVESD 〉 45 mm
AS	AVR 적응증 : ① 증상 (+) + severe AS (⊿Pr 〉 50mmHg 또는 AV area 〈 1.0 cm^2 (0.6 cm^2/m^2)) ② 증상 (-) + LV dysfxn. (+) *or* Poststenotic aortic root expansion (+) *or* CABG 시행하는 severe AS 환자 Balloon angioplasty 적응증 : congenital AS
AR	AVR 적응증 : ① LV EF 〈 55% 또는 ② LVESV 〉 55 mL/m^2 또는 증상 (+)

Ix. : Indications, CIx. : Contraindications

14

Cardiomyopathies and Myocarditides

심근병증과 심근염

※ Cardiomyopathy : 심근을 침범하는 질환이며 원인을 알 수 없는 경우가 많아 주로 dilated, hypertrophic, restrictive 등 3가지로 분류한다.

확장성 심근병증 (dilated cardiomyopathy, D-CMP)

A. 서론 (introduction)

1. 정의 (definition)

· 좌심실 또는 우심실이 늘어나면서 수축기능이 떨어져 CHF, arrhythmia, emboli 등을 수반하는 질환

2. 원인 (etiology)

(1) 분명한 원인을 모르는 경우가 많다(idiopathic).

(2) Toxic, metabolic, infectious agents에 의한 심근 손상

(3) Viral infection 후 immunologic mechanism

(4) **가역적인 D-CMP (reversible form of D-CMP)**

① **Alcohol abuse**

② **Pregnancy**

③ **Thyroid disease**

④ **Cocaine use**

⑤ **Chronic uncontrolled tachycardia**

(5) **Arrhythmogenic RV dysplasia (ARVD, Figure 14-1)**

① Unique familial cardiomyopathy

② RV wall이 점차(progressive) 지방조직(adipose tissue)로 대체됨

③ Ventricular arrhythmia, sudden death 유발

3. 병태생리 및 병리 (pathophysiology & pathology)

(1) **LV/ RV dilatation + wall thinning → Pump failure ("systolic dysfunction")**

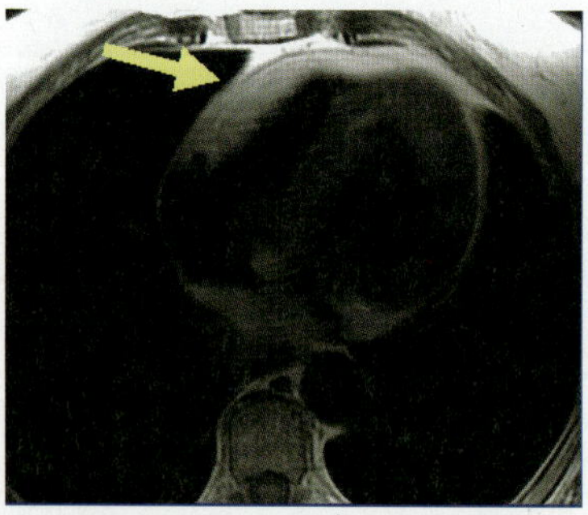

Figure 14-1 ARVD (MRI).
Right ventricle이 fat tissue로 대체되는 질환. 순환기 영역 문제에서 MRI가 제시되는 드문 경우 중 하나.

B. 임상양상 (clinical manifestations)

1. 증상 (symptoms)

(1) **CHF**에 의한 증상이 흔하다 → LV dilatation 발생 후 수개월에서 수년 동안 증상이 없을 수도

(2) Syncope ← **arrhythmia**

(3) Systemic **embolism**

2. 신체검진 (physical examination)

(1) Cardiac enlargement

(2) JVP ↑ ← CO ↓ 로 preload 적체

(3) Pulse pressure ↓ ← CO ↓ 로 SBP ↓

(4) S3, S4

3. 검사소견 (laboratory findings)

(1) **Chest X-ray : Cardiomegaly**, Pulmonary edema

(2) ECG : Af, ventricular arrhythmia, non-specific abnormality

(3) **EchoCG : LV dilatation**, normal/ thinned walls, **EF** ↓

(4) BNP (brain natriuretic peptide) ↑

* 호흡곤란 감별진단(심장 vs. 폐)에서 심장에 의한 원인 시사

4. 예후 (prognosis)

(1) **나쁘다. 55세 이상은 증상 발현 3년 이내 대다수 사망**

(2) 사망원인 : CHF, arrhythmia, sudden death

C. D-CMP의 특별한 형태 (specific forms of D-CMP)

1. 알코올성 심근병증 (alcoholic cardiomyopathy)

(1) 원인

- 수년 간 과음
- 일부 유전적 영향 있음 : alcohol dehydrogenase 또는 angiotensin-converting enzyme(ACE)의 polymorphism과 관련

(2) **치료 : 금주 ... 술을 계속 먹으면 3년 이내 사망**

cf. Holiday heart syndrome : 과음 후 분명한 CMP 없음에도 불구하고 Af, atrial flutter, VPB 등 발생

2. 주산기 심근병증 (peripartum cardiomyopathy)

(1) 원인 (etiology) : 불명

(2) **임신 3기~출산 후 6개월 사이에 발생 ... 대개 출산 후 증상 발생**

(3) **위험인자 (risk factors) : 다산 (multiparity), African American, 〉30세**

(4) Mortality : 약 10%

(5) **예후 인자 : 첫 CHF 발생 뒤 heart size가 정상으로 돌아오는가?**

→ 심장 크기가 줄어들지 않으면 향후 임신에서 악화 가능성 높으므로 임신 피한다.

3. 신경근계 질환 (neuromuscular disease)

(1) **Duchenne's progressive muscular dystrophy**

① 원인 (etiology) : **dystrophin gene mutation** → myocyte necrosis

② 진단 (diagnosis)

- **ECG : R/S ratio 〉1.0 in rt. precordial lead**, deep Q in limb, lateral precordial leads
- Arrhythmia ... supraventricular/ ventricular

③ 갑자기 progressive CHF 발생

(2) Myotonic dystrophy : impulse formation/conduction 장애 → sudden death, syncope 등 발생

순환기학

4. 약물 (drugs)

(1) **Doxorubicin (Adriamycin)**

a. 〉 **550 mg/m^2** 투여 시 HF 유발

b. **위험인자 (risk factors)**

① **Cardiac irradiation**

② **Age 〉 70**

③ **Underlying heart disease**

④ **Hypertension**

⑤ **Cyclophosphamide treatment**

(2) **High-dose cyclophosphamide** : myocardial edema, hemorrhagic necrosis

(3) Trastuzumab(Herceptin) : 단독요법 시 7%에서 cardiomyopathy 발생. doxorubicin과 같이 사용하였을 경우 위험도 4배 증가

(4) Imatinib(Gleevec) : LV dysfunction이 유발된다는 보고가 있다.

(5) Cocaine abuse : sudden death, myocarditis, D-CMP, AMI

5. Tako-Tsubo (stress) cardiomyopathy (apical ballooning syndrome)

(1) 극심한 감정적/육체적 스트레스에 뒤이어 발생하는 갑작스러운 심한 흉부 불편감

(2) 원인 : adrenergic surge?

(3) 50세 이상에서 호발

(4) ECG : ST change(+)

(5) Coronary angiography는 정상

(6) EchoCG : ejection fraction 감소, LV distal portion의 wall motion abnormality

(7) 후유증 없이 3~7일 이내에 회복되는 가역적인 질환

D. 치료 (treatment)

(1) **일반적인 CHF 치료**

① **Salt restriction**

② **Diuretics**

③ **Digitalis**

④ **β-blocker**

⑤ **ACE inhibitor**

⑥ **Spironolactone : advanced case에서**

(2) **Anticoagulation : systemic embolization (+)에서**

(3) Antiarrhythmic agents : proarrhythmic effect 때문에 사용 자제

(4) **금지할 약물 : ① Alcohol ② Calcium channel blocker ③ NSAIDs**

(5) Biventricular pacing (resynchronization therapy) : 증상↓, 입원율↓, 사망률↓

(6) **ICD(implantable cardioverter-defibrillator): symptomatic ventricular arrhythmia (+) 시**

(7) Heart transplantation : 약물치료에 효과 없으면 고려

비후성 심근병증 (hypertrophic cardiomyopathy, H-CMP)

A. 서론 (introduction)

1. 정의 (definition)

(1) HTN, AS 등 분명한 원인 없는 asymmetrical LV hypertrophy ... LV cavity size는 대개 정상

(2) HTN 등에서 흔히 보이는 concentric LVH와는 전혀 다른 disease entity

2. 2가지 특징적 소견

(1) Asymmetric LVH (**ASH**, asymmetrical septal hypertrophy, **Figure 14-2**)

(2) **Dynamic LVOT pressure gradient (Figure 14-3)**

- 'Dynamic' : fixed lesion에 의한 AS와 달리 H-CMP는 obstruction을 조장하는 여러 상황 (아래 참조) 때 aortic pressure와 LV 사이의 pressure gradient(LVOT pressure gradient)가 더 커진다.

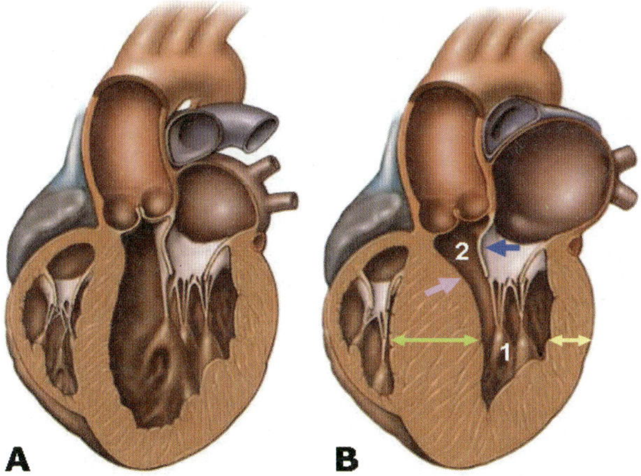

Figure 14-2 H-CMP.
- ASH : septum이 두꺼워져 (연두색 화살표) free wall 두께(연노랑 화살표)의 1.3배 이상이 된다.
- Systolic pressure gradient : Systole 때 septal hypertrophy, SAM으로 인해 LV outlet(보라색 화살표)이 좁아져 LV cavity body(1)와 subaortic region(2) 사이에 압력차가 발생한다. (2 pr. 〈 1 pr.)
- SAM : pressure gradient로 인해 LVOT를 지나는 빠른 flow의 영향을 받아 mitral valve ant. leaflet이 systole 때 전방으로 끌려당겨지는 현상이 나타난다고 생각되고 있다. (파란색 화살표) LVOT 나가는 flow를 가로막아 obstruction의 주요 원인이 된다.

3. 병태생리 및 병리 (pathophysiology & pathology)

(1) **Diastole :** Hypertrophy로 LV가 stiff해져 cavity 충분히 늘어나지 못해 ('relaxation abnormality') → **diastolic filling pressure ↑ → "diastolic dysfunction"**

(2) **Systole : LVOT obstruction → systolic murmur**

- **원인 : SAM** (systolic ant. motion of MV ant. leaflet), subaortic septal hypertrophy
- 1/4 에서만 obstructive feature 나타나며 다음의 경우 ↑ → **⊿pr.↑ → murmur↑**

① **LV contractility↑ : exercise, sympathomimetics, isoproterenol, digitalis**

② **Ventricular volume (preload)↓ : Valsalva maneuver, standing, nitrate, tachycardia**

③ **Aortic impedance & pressure (afterload)↓** ... ∵ aortic pressure↓

cf. 다음의 상황에서는 ⊿pr.↓ → murmur↓

① **LV contractility↓**

② **Preload↑ ← leg raising, saline fluid**

③ **Afterload↑ ← phenylephrine, squatting, handgrip**

(3) 현미경 소견 (microscopic findings) : bizarre, disorganized arrangement of cardiac muscle cells

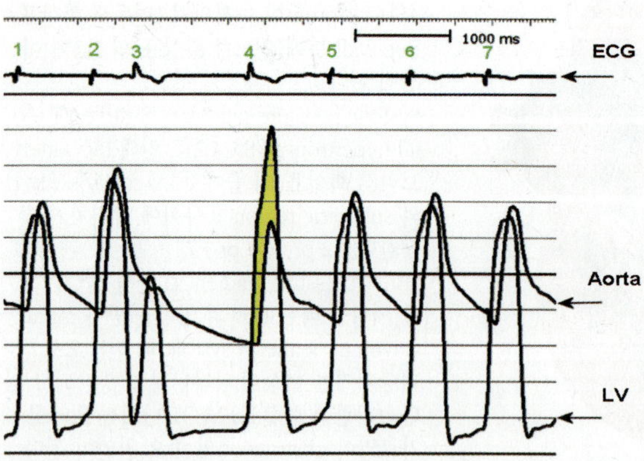

Figure 14-3 Dynamic LVOT pr. gradient.

- 정상에서 systole 때 LV pr.는 Aorta pr.와 거의 같다. 그러나, AS, H-CMP 등 LVOT obstruction이 있으면 LV pr.가 Aorta pr. 보다 상승하는 pr. gradient가 발생한다.
  ※ LVOT ⊿pr. = LV pr. - Aorta pr.
- 'Dynamic'은 이 ⊿pr.이 일정하지 않고 상황에 따라 변한다는 의미이다. 이 H-CMP 환자의 경우 3번째 박동에서 PVC 발생 후 다음 QRS complex까지 시간이 연장되어 (compensatory pause) diastolic filling time이 늘어 preload가 증가하자 다음 systole 때는 ⊿pr.이 크게 증가하였다. (노란색 표시) 이 때 오히려 Aorta pr. 는 오히려 떨어진다. ("Brockenbrough phenomenon") 반면 AS는 fixed lesion으로 LVOT ⊿pr.가 일정하다.

4. 원인 (etiology) : 유전성 질환 시사

(1) 가족력 (family history) : 50%

- AD (autosomal dominant) trait
- H-CMP 환자 발생하면 가족 (esp. 직계가족) echoCG 검진 필요

(2) Gene mutations

① β-myosin heavy chain gene (chromosome 14) : 40%

② Cardiac troponin T gene (chromosome 1) : 15%

③ Myosin-binding protein C (chromosome 11) : 20%

④ α -tropomyosin gene : ~5%

B. 임상양상 및 진단 (clinical manifestations & diagnosis)

1. 증상 (symptoms)

(1) **Sudden death : 운동 중 또는 운동 후**

(2) Dyspnea ← LA pr./ PCWP ↑ ← diastolic filling pressure 증가 ← relaxation abnormality

(3) Angina, Fatigue, Syncope

2. 신체검진 (physical examination)

(1) **Bisferiens pulse**, double/ triple apical precordial impulse : obstruction 있어 LV가 움찔하며 contraction해서 나타나는 현상

(2) S4

(3) **Systolic murmur :** harsh, diamond-shaped, left lower sternal border & apex

3. 검사소견 (laboratory findings)

(1) **ECG**

① LVH

② Widespread deep, broad Q wave ← septal hypertrophy

③ Arrhythmia

(2) Chest x-ray : 정상

(3) **EchoCG (Figure 14-4)**

① **ASH (asymmetrical hypertrophy) : septum 두께 〉 1.3 × free wall 두께**

② Ground-glass appearance

③ **SAM (systolic ant. motion of MV ant. leaflet)**

※ **Apical hypertrophy** : H-CMP의 드문 형태로 septum이 아닌 apex의 hypertrophy (+) → **"spade-shaped LV cavity" (Figure 14-5)**

(4) Catheterization : 2가지 혈역학적 특징을 보인다.

① LV diastolic pressure ↑

② Systolic pressure gradient : systole 때 LV body와 subaortic region 사이에 pressure gradient 발생

C. 치료 (treatment)

(1) **격한 운동 제한 ∵ 운동 중 또는 운동 후 sudden death ↑**

(2) **β-blocker** : angina ↓, syncope ↓ *but* sudden death ↓ (×)

(3) **Amiodarone** : supraventricular/ ventricular arrhythmia ↓, sudden death ↓

(4) Af 발생하면 적극적으로 sinus rhythm으로 회복, 유지 시켜야함

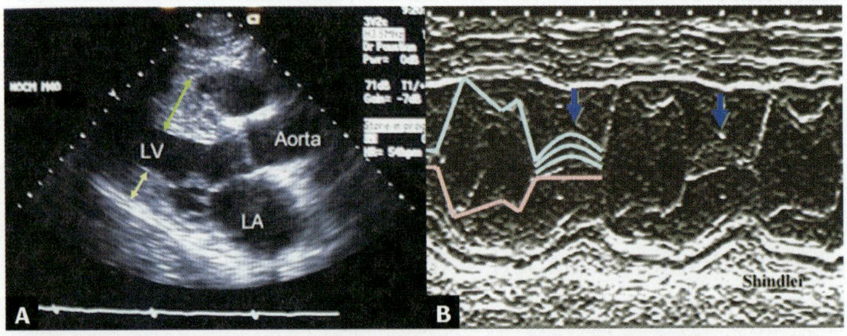

Figure 14-4
H-CMP (echoCG).
(A) 2-D echoCG : ASH 관찰된다. (연두색 화살표 : septal hypertrophy, 연노랑 화살표 : free wall)
(B) M-mode : SAM (파란 화살표)이 관찰된다.

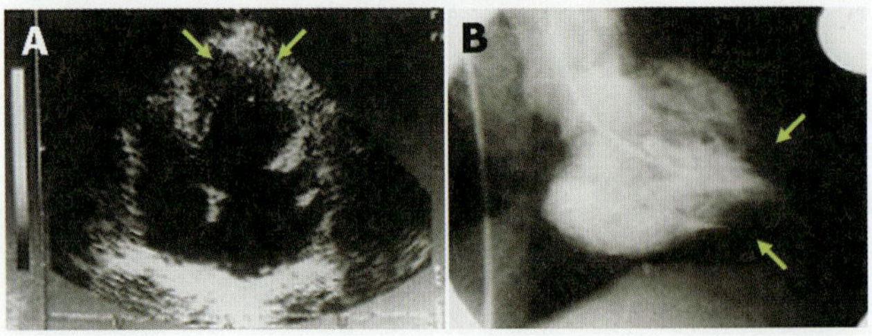

Figure 14-5 Apical hypertrophy.
(A) 2-D echoCG (apical 4-chamber view) : 대개 H-CMP는 septum이 hypertrophy되는데 이처럼 apex에 hypertrophy되기도 한다. (연두색 화살표)
(B) Left ventriculography : apical hypertrophy로 인해 특징적인 "spade(♤)-shaped heart" 소견이 보인다.

(5) **LVOT ⊿pr.↓**

① **Verapamil**, diltiazem : LV stiffness↓→ diastolic pressure↓→ exercise tolerance↑ cf. nifedipine은 금기 ∵ preload↓ (vasodilator)

② **Disopyramide** : LV contractility↓

③ **Dual-chamber permanent pacing** : PR interval 짧게 setting

※ LVOT ⊿pr.↑ 조장하므로 금기인 약물들

① **Nifedipine** : vasodilator

② **Nitrate** : vasodilator

③ **Digitalis** : LV contractility↑

④ **Diuretics** : preload↓

⑤ **β-agonist** : LV contractility↑

(6) Ethanol injection : septal a. 통해 주입 → 비후된 septum의 infarction 유도

(7) Surgical myotomy/ myectomy

(8) **ICD (implantable cardioverter-defibrillator) : sudden death 고위험군에 적용**

(9) **직계 가족 (1st degree relatives) : EchoCG으로 선별 검사**

D. 예후 (prognosis)

(1) LV dysfunction : 환자의 5~10 %에서 발생

(2) Mortality : 연간 1% → 주된 사인 : sudden death

(3) **Sudden death 고위험군**

① **Sudden cardiac death 발생하여 회복된 (resuscitation) 병력**

② **Ventricular tachycardia on ambulatory monitoring / EP**

③ **Ventricular hypertrophy↑↑ : septal thickness 〉 30 mm**

④ **Syncope (특히 어린이)**

⑤ **유전자 이상 (susceptible genetic mutation)**

⑥ **운동시 비정상적인 혈압 반응 (abnormal blood pressure response to exercise)**

⑦ **Sudden death의 가족력**

제한성 심근병증 (restrictive cardiomyopathy)

A. 서론 (introduction)

1. 정의 (definition)

· 여러가지 원인에 의해 발생한 myocardial fibrosis, hypertrophy, infiltration으로 인해 diastolic filling에 제한이 오는 질환

2. 원인 (etiology)

(1) **Amyloid (m/c)**

① 임상양상 (clinical manifestations)

〈1〉Diastolic dysfunction

〈2〉Systolic dysfunction

〈3〉Arrhythmias, conduction disturbances

〈4〉Orthostatic hypotension

② EchoCG : thickened myocardium with a speckled appearance

③ 진단 : 〈1〉Abdominal fat aspiration 또는 〈2〉Myocardium biopsy

④ 치료 : chemotherapy 또는 heart transplantation 등 고려

⑤ 전체적인 예후 : 매우 나쁘다.

(2) Hemochromatosis

① Hemoglobinopathy, multiple transfusion

② Familial form : DM, hepatic cirrhosis, skin pigmentation 등과 동반될 때 의심

③ 진단 : Endomyocardial biopsy

④ 치료 : phlebotomy, deferoxamine → iron content ↓

(3) Other causes : glycogen deposition, endomyocardial fibrosis, eosinophilic endomyocardial disease, sarcoidosis, scleroderma, carcinoid, heart TPL + mediastinal irradiation, neoplastic infiltration, myocardial fibrosis

3. 병태생리 (pathophysiology)

(1) LV & RV myocardium이 빳빳해져 diastole 때 잘 늘어나지 않아

· Diastolic filling pressure ↑ : **"diastolic dysfunction"**

· Venous return ↓ → dependent edema, ascites, hepatomegaly

B. 임상양상 및 진단 (clinical manifestations & diagnosis)

1. 증상 (symptoms)

(1) Dyspnea, exercise intolerance ← filling pressure ↑

(2) Dependent edema, ascites, hepatomegaly ← venous return 장애

2. 신체검진 (physical examination)

(1) **Kussmaul's sign** : inspiration 때 JVP ↑ ∵ venous return 장애

※ 감별진단 : constrictive pericarditis → Chapter 15 참조

3. 검사소견 (laboratory findings)

(1) EchoCG

① Symmetrically thickened LV walls

② LV volume, LV EF : N/ sl. ↓

(2) Catheterization

① RVEDP, LVEDP ↑

② Ventricular pressure pulse : dip-and-plateau configuration

(3) RV transvenous endomyocardial biopsy, CT, MRI : 감별진단에 도움

C. 치료 (treatment)

(1) 원인에 따른 치료 시도. 하지만 효과가 크지 않고 대개 예후는 좋지 않다.

(2) Chronic anticoagulation : embolic event를 예방

심근염 (myocarditis)

A. 원인 (etiology)

(1) **Infection (m/c)**

① **Virus**

〈1〉Coxsackievirus B 등

a. 상기도 감염이 선행

b. 진단 (diagnosis)

· Virus isolation (stool, pharyngeal washing), antibody titer 변화 관찰

· Endomyocardial biopsy : round cell infiltration, myocyte necrosis

〈2〉HIV myocarditis

② Bacterial myocarditis

· Diphtheritic myocarditis : toxin → protein 합성↓ → LV function ↓

③ Chagas disease

· *Trypanosoma cruzi* (protozoa)

· Cardiac chamber dilatation, Ventricular wall fibrosis & thinning, LV aneurysm

④ Lyme disease : tick-borne spirochete

(2) Giant cell myocarditis : SLE, thymoma, thyrotoxicosis와 연관

(3) 기타 : Drug hypersensitivity, radiation

B. 임상양상 (clinical manifestations)

(1) 다양한 임상양상 : Asymptomatic ~ transient ST-T wave abnormalities ~ arrhythmia ~ HF ~ death

(2) Chest pain, Cardiac enzyme↑, ECG change 동반 → AMI와 감별 필요

(3) 대개 저절로 좋아짐 (self-limiting disease) ... 하지만 D-CMP로 진행하기도

C. 치료 (treatment)

(1) 운동 금지

(2) CHF에 준한 치료 : ACEI, diuretics, salt restriction

(3) 사망 원인 : heart failure, tachyarrhythmias, heart block → 급성기 때 ECG monitoring 해야

(4) Anticoagulation : embolic event 예방

(5) Mechanical cardiopulmonary support/heart transplantation

15

Pericardial Diseases

심막 질환

정상 심막 (normal pericardium)

A. 해부학 (anatomy)

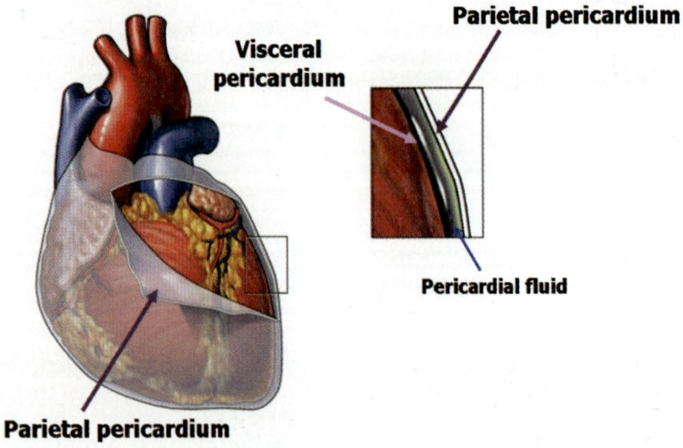

Figure 15-1 Pericardium.
(1) Visceral pericardium
- Serous membrane
- Pericardial fluid 생산 (정상 : 15~50mL)

(2) Parietal pericardium
- Fibrous sac

B. 기능 (function)

(1) Cardiac chamber의 갑작스러운 확장을 방지

(2) 심장의 해부학적 위치를 유지시켜 줌

(3) 폐 및 흉강으로부터의 감염의 확산을 방지

심막염의 분류 (classification of pericarditis)

A. 임상적인 분류 (clinical classification)

(1) 급성 심막염 (acute pericarditis) : 〈 6주

(2) 아급성 심막염 (subacute pericarditis) : 6주~6개월

(3) 만성 심막염 (chronic pericarditis) : 〉 6개월

B. 원인에 따른 분류 (etiologic classification)

1. 감염 (infectious pericarditis)

(1) **Virus (m/c) : coxsackievirus A, B, echovirus, mumps, adenovirus, hepatitis, HIV**

(2) Pyogenic bacteria : Pneumococcus, Streptococcus, Staphylococcus, *Neisseria*, *Legionella*

(3) **결핵 (*M. tuberculosis*, TB)**

(4) Fungi : Histoplasmosis, Coccidioidomycosis, Candida, Blastomycosis

(5) 기타 : Syphilis, Protozoa, Parasite

2. 감염 이외의 원인 (noninfectious pericarditis)

(1) **AMI**

(2) **Uremia**

(3) **Neoplasm**

① Primary tumor : Pericardial tumor (benign/ malignant), Mesothelioma

② **Metastatic tumor : Lung cancer, Breast cancer, Lymphoma, Leukemia**

(4) Myxedema

(5) Cholesterol

(6) Chylopericardium

(7) **Trauma** : penetrating or nonpenetrating

(8) Aortic dissection

(9) **Post-irradiation**

(10) Familial Mediterranean fever

(11) Familial pericarditis eg, Mulibrey nanism

(12) Acute **idiopathic** pericarditis

(13) Whipple's disease

(14) Sarcoidosis

3. 면역 반응 (presumably related to hypersensitivity or autoimmunity)

(1) Rheumatic fever

(2) Collagen vascular disease : **SLE, RA**, ankylosing spondylitis, scleroderma, acute rheumatic fever, Wegener's granulomatosis

(3) Drug-induced : procainamide, hydralazine, phenytoin, isoniazid, minoxidil, anticoagulants, methysergide

(4) Post-cardiac injury

① **Post-MI (Dressler's syndrome)**

② **Post-pericardiotomy**

③ **Post-traumatic**

급성 심막염 (acute pericarditis)

A. 주요 임상양상 (cardinal manifestations)

1. 흉통 (chest pain)

(1) Severe, retrosternal/ left precordial

(2) 방사통 (referred pain) : 등, left trapezius ridge

(3) Pleuritic pain : sharp, 기침과 흡기로 악화

(4) 자세와 관련

① 악화 : supine으로 누우면

② 완화 : 앉거나 forward leaning 시

* Chest pain이 없을 때 고려할 원인
① Slowly developing TB
② Post-irradiation
③ Neoplasm
④ Uremic pericarditis

2. Pericardial friction rub

(1) High-pitched, scratching & grating sound

(2) 앉은 자세에서 잘 들림

(3) 수시로 변하는 것이 특징

3. Pericardial effusion

※ Pericarditis에서 inflammation 등으로 pericardial fluid가 증가할 수 있다.

(1) **Faint heart sound**

(2) Ewart's sign : pericardial effusion으로 left lung이 눌려 lt. scapula angle 아랫부분에서 patch dullness가 들리는 것

(3) ECG : low voltage QRS

(4) **Chest x-ray : 물주머니 모양의 커진 심장** (Figure 15-2)

(5) EchoCG : pericardial effusion 확인 (Figure 15-2)

· 같은 양이라도 **짧은 기간에 발생한 effusion일수록 cardiac tamponade의 가능성이 높다.**

4. ECG

Table 15-1 Acute pericarditis vs. AMI (ECG).

	Acute pericarditis	Acute MI
ST elevation	Upward concave	Upward convex
Reciprocal depression	Only in aVR	Prominent
QRS morphology	Normal Effusion 많으면 low voltage	Abnormal Q, loss of R-wave
T-wave inversion	수 일 후 ST가 정상이 되면서 나타남	수시간 이내에, ST가 정상이 되기도 전에 나타남

두 질환 모두 유사한 양상의 chest pain과 함께 cardiac enzyme이 올라갈 수 있기 때문에 감별이 필요한데 acute pericarditis는 ST-segment elevation이 전 lead에 걸쳐 나타나는 것에 비해 CK 또는 Troponin등은 거의 올라가지 않거나 올라가더라도 상대적으로 적게 올라가기 때문에 AMI와 감별할 수 있다.

B. 진단 (diagnosis)

1. Echocardiography

※ 가장 효과적인 검사법 + cardiac tamponade가 동반되었는지 여부 확인

(1) 2D : pericardial fluid의 존재 파악 (echo-free space로 관찰됨, Figure 15-2)

① 양이 적을 때 : post. pericardium과 LV epicardium 사이에서 관찰

② 양이 많을 때 : ant. RV와 parietal pericardium (ant. chest wall 바로 밑) 사이에서 관찰

(2) 심장이 pericardial sac 안에서 움직임 (swinging) → electrical alternans가 발생하는 이유

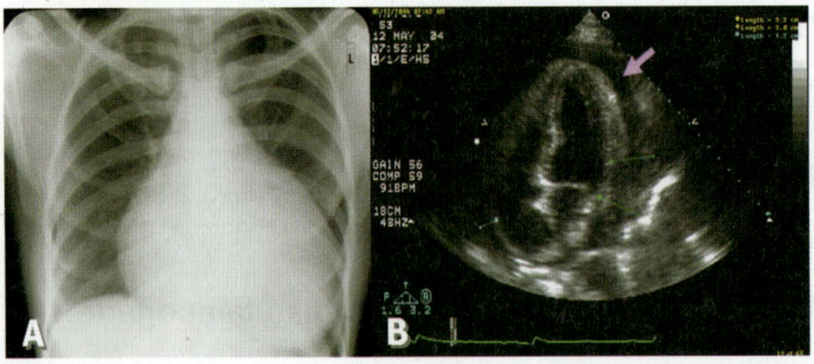

Figure 15-2
Pericardial effusion.
(A) Chest x-ray : 물주머니 모양의 커진 심장 ('water bottle' configuration of cardiac silhouette)
(B) EchoCG : 심장 밖으로 fluid 공간(echo-free space)이 보인다. (분홍색 화살표) 녹색 선은 effusion의 양을 측정하고 있는 것

2. Pericardiocentesis : 진단 및 치료를 위한 방법

(1) 방법

① 대개 xiphoid process 아래쪽으로 접근 (subxiphoid approach)

② Intrapericardial pressure 측정해야

(2) 육안 소견 (gross findings of pericardial effusion)

a. **'Bloody' 또는 (sero)sanguinous effusion일 때 생각할 원인**

① **Tuberculosis**

② **Neoplasm**

③ **Uremic pericarditis**

④ **Post-cardiac injury**

⑤ **Post-MI**

⑥ **Aortic aneurysm으로부터 slowly leakage**

⑦ **Rheumatic fever**

b. 대부분 exudate cf. Transudate → heart failure

3. Cardiac tamponade

※ **다량의 pericardial effusion에 의해 심실로의 flow 유입에 장애 발생 → 적절히 진단하고 대처하지 않으면 치명적 ... 혈압이 떨어지는 pericardial effusion 환자는 cardiac tamponade를 반드시 의심해야!**

(1) **주요 원인 (m/c causes)**

① **Neoplasm**

② Idiopathic pericarditis

③ Uremia

(2) 주요 소견 3가지

① Intracardiac pressure ↑

② Ventricular filling limitation

③ Cardiac output ↓

(3) Tamponade 유발하는 fluid 양

① 빨리 찰 때는 200 mL에서부터 서서히 찰 때는 2000 mL까지 다양

② **양보다는 fluid가 차는 속도가 더욱 중요**

(4) **Paradoxical pulse : 수축기 동맥압이 흡기시에 정상보다 더 많이 떨어지는 것 (〉10 mmHg)**

① Tamponade를 진단하는 중요한 단서 : 심할 때는 맥박만 짚어보아도 알 수 있으나 경미할 때는 혈압계를 이용하여 숨을 천천히 쉬게 하며 측정해 볼 수 있다.

② 원리 : **Figure 15-3** 참조.

③ 감별진단 (differential diagnosis)

〈1〉Constrictive pericarditis* : 1/3에서만 paradoxical pulse (+)

* 유사한 physiology를 보이면서도 paradoxical pulse 잘 없는 이유는 불분명

〈2〉RV MI

〈3〉Hypovolemic shock

〈4〉COPD

〈5〉Pulmonary embolism

(5) EchoCG에 의한 cardiac tamponade 진단

① Pericardial effusion

② Inspiration 때 right heart flow ↑

· Tricuspid, pulmonic valve를 지나는 flow velocity ↑

· MV, aortic valve에서는 flow velocity ↓

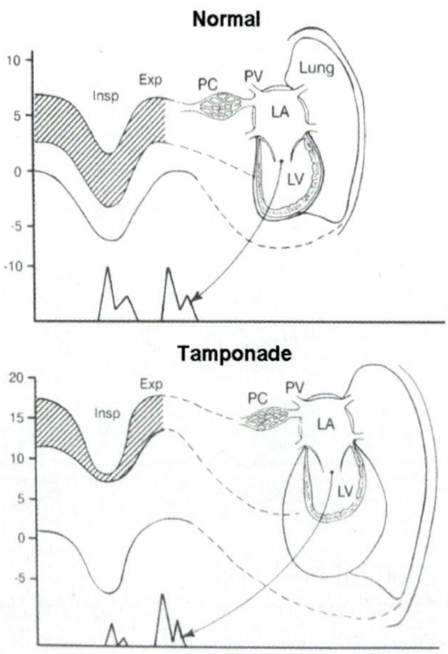

Figure 15-3
Pericardial tamponade 때 나타나는 respiratory change의 이해. 흡기(Insp) 때와 호기(Exp) 때 흉강내 각 부분의 압력을 나타낸 곡선을 살펴보자.
· 정상(Normal)에서는 흡기와 호기때 각 부분의 압력 곡선이 함께 움직여 호흡에 따른 변화가 크지 않다.
· 하지만 Tamponade에서는 흉강의 압력(제일 아래 곡선)이 pulmonary capillary(PC)와 vein(PV)에는 잘 전달되지만(제일 위의 곡선), effusion이 차있는 LV 내로는 전달되지 못하여 LV 내압(가운데 곡선)이 흡기때 크게 감소하지 못한다.
· 따라서, 호기때보다 흡기때 PV와 LV의 압력차(빗금친 부분)가 감소하여 흡기시 mitral inflow가 줄어 든다. 즉 이는 preload의 감소로 CO이 떨어져 BP가 흡기시 낮아지는 현상인 paradoxical pulse가 나타난다.

③ **Late diastole 때 RV free wall, RA의 inward motion (collapse, Figure 15-4)**

* 호흡과 무관하게 주변의 높은 압력에 의해 diastole 때 RV, RA collapse 발생

④ Loculated effusion은 TEE가 효과적

4. Viral *or* idiopathic form of acute pericarditis

(1) 임상양상 (clinical manifestations)

① 상기도 감염이나 선행한 viral disease가 있기도 하지만 없는 경우도 많고 virus의 검출이나 항체 역가의 변화도 관찰 되지 않는 경우가 흔하다. (idiopathic)

② 젊은 성인

③ 수일~4주 정도의 경과 ... 1/4에서 재발

④ Pleural effusion, pneumonitis 흔히 동반

⑤ Tamponade는 흔하지 않고 constrictive pericarditis를 합병하기도

⑥ ST change는 약 1주 지나면 없어지지만, T inversion은 수년동안 유지되기도

(2) 치료 (treatment)

① **Bed rest**

② **Anti-inflammatory tx. : aspirin, NSAIDs**

③ Anticoagulation은 피한다.

④ 증상이 없고 열이 1주 정도 없으면 anti-inflammatory drug은 감량

⑤ Colchicine : 재발을 예방

⑥ Pericardiectomy : 반복적인 재발이 2년 이상 가면 시행해 볼 수 있다.

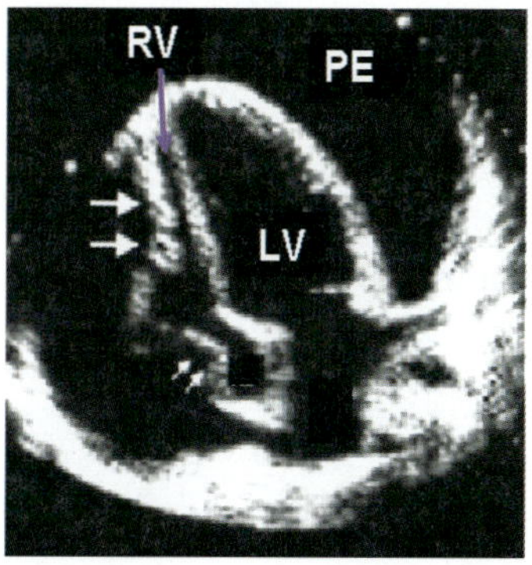

Figure 15-4 Cardiac tamponade (echoCG).
Late diastole 때 RV free wall과 RA가 collapse (흰 화살표)

5. Post-cardiac injury syndrome

(1) Myocardial injury와 pericardial cavity에 혈액이 고였던 경우 발생하는 acute pericarditis ... postpericardiotomy syndrome, cardiac trauma 후, 드물게 AMI 후

(2) 아마도 hypersensitivity reaction일 것으로 추정

(3) Fibrinous variety or pericardial effusion (serosanguineous) 양상

(4) 치료 : aspirin, analgesics

(5) 재발시 치료 : NSAIDs, steroid 등

6. 기타 감별진단 (differential diagnosis)

(1) Acute idiopathic pericarditis vs. AMI with acute fibrinous pericarditis

* AMI 시사

① Q waves

② Brief ST-segment elevations with reciprocal changes

③ Earlier T-wave changes

④ Myocardial enzyme의 상승폭이 큼

⑤ AMI발생 후 수 주내로 발생한 경우

(2) Acute idiopathic pericarditis vs. pericarditis due to collagen vascular disease

* SLE, drug-induced lupus는 asymptomatic effusion이나 드물게 tamponade로 나타날 수 있는데 이럴 경우 시사점

① LE cell

② Antinuclear antibody 역가의 상승

(3) Acute rheumatic fever에 수반된 pericarditis : severe pericarditis with cardiac murmur

(4) Pyogenic (purulent) pericarditis : thoracic op., immunosuppressive therapy, esophageal rupture 등에서 발생

(5) **Uremic pericarditis**

① Chronic uremia 환자의 1/3에서 발생 ... esp. chronic HD

② Fibrinous, sanguineous effusion

③ Chest pain (-)

④ 치료 : NSAIDs + HD↑

(6) Pericarditis due to neoplastic diseases

① Metastatic extension, invasion

② Lung cancer, breast cancer, melanoma, lymphoma, leukemia

③ Mediastinal irradiation 후에도 발생

④ 치료 : pericardiodesis ... 암환자에서 effusion 재발 예방

· Sclerosing agents 또는 anti-neoplastic agents instillation

cf. TB pericarditis 등 다른 pericardial effusion은 pericardiocentesis 시행하지 않는다. ∵ Constrictive pericarditis 일으킨다 ... 암환자는 같이 기대 수명 낮아 시행

C. 치료 (treatment)

(1) Tamponade 발생 모니터링

① Acute pericarditis 환자는 pericardial effusion이 발생하는지 자주 관찰한다.

② Large effusion이 관찰되면 입원시켜서 tamponade가 발생하지 않는지, arterial/venous pressure 와 heart rate를 감시하고 echoCG를 반복 시행한다.

(2) Tamponade 발생시 치료

① Pericardiocentesis : 즉시 시행하여 drainage

② 준비하는 동안 shock에 빠지지 않게 하기 위해 IV saline 주입

(3) Surgical drainage (limited, subxiphoid thoracotomy) 적응증

① Recurrent tamponade

② Loculated effusion을 제거해야 할 때

③ 진단을 위해 tissue가 필요할 때

D. Tamponade, Constrictive pericarditis, Restrictive CMP 비교

1. 세 질환의 차이점

※ 3가지 모두 'Diastolic dysfunction'으로 systolic function은 기본적으로는 유지된다. 세가지 질환의 차이점을 설명하면,

① Tamponade : Heart 가 diastolic phase 에 늘어나야 하는데 딱딱한 물주머니에 저항으로 처음(early diastolic phase)부터 늘어나기가 매우 힘들다. (단, diastole 기간 동안 천천히 늘어나기는 한다.)

② Constrictive pericarditis : Heart 밖에 calcification된 딱딱한 pericardium이 있어 심장이 처음(early diastole)에는 일단 정상처럼 늘어났다가 곧 딱딱해진 pericardium까지 이르면 더 이상 늘어나지 못한다(**Figure 15-5**).

③ Restrictive cardiomyopathy : 심장근육이 뻣뻣해져서 잘 늘어나지 못하는 병으로 pericardium에 의해 제한을 받는 상황은 아니다.

2. 각 질환의 특징적 소견

(1) **x-descent :** systole 때 atrial relaxation으로 생기는 JVP ↓

① 세 질환 모두 기본적으로 systole에 문제는 없으므로 정상과 비슷한 x-descent가 나타난다.

② **Constrictive pericarditis**에서 특히 prominent x 가 특징적이다.

∵ systole 때 RV가 수축하면 RA가 좁은 공간 안에서 늘어나기가 많이 쉬워지기 때문 (A-V interdependency)

(2) **y-descent :** early diastole 때 valve 열리면서 RA→RV로 flow 이동되며 생기는 JVP ↓

① Pericardial tamponade, restrictive cardiomyopathy : 처음부터, 즉 early diastole 때부터 잘 늘어나지 못하므로 두 질환에서는 y-descent가 작거나 없다.

② **Constrictive pericarditis** : 확장기 처음, 즉 early diastole 때는 늘어날 수 있어 flow가 생긴다. 그런데, 기본적으로는 constrictive pericarditis는 diastolic dysfunction이 있는 상태라 RV로 들어가야할 피가 많이 적체되어 있는 상태이다. 따라서, 정상보다 early diastole 때 RV로 '확 쏠려들어가는' 힘이 더 세게 보여 y-descent가 prominent하게 보이는 것이다.

(3) **Kussmaul's sign :** Kussmaul's sign(+)이란 정상적으로 inspiration 때 venous return의 증가로 right heart 로 혈류 유입이 늘어나서 JVP가 낮아져야 하는데 diastolic dysfunction으로 venous return이 원활하지 못함으로 인해 JVP가 많이 줄어들지 못하는 것을 말한다.

① 기본적으로 세 질환 모두 diastole dysfunction이므로 inspiration 때 right heart로 유입이 증가되어야 할 혈류가 장애를 받아 Kussmaul sign 양성일 수 있다.

② 그러나, 실제는 pericardial tamponade보다는 주로 **constrictive pericarditis** 때가 특징적이다. Restrictive cardiomyopathy는 드물다.

(4) **Paradoxical pulse : Pericardial tamponade**에서 특징적 (**Figure 15-3**)

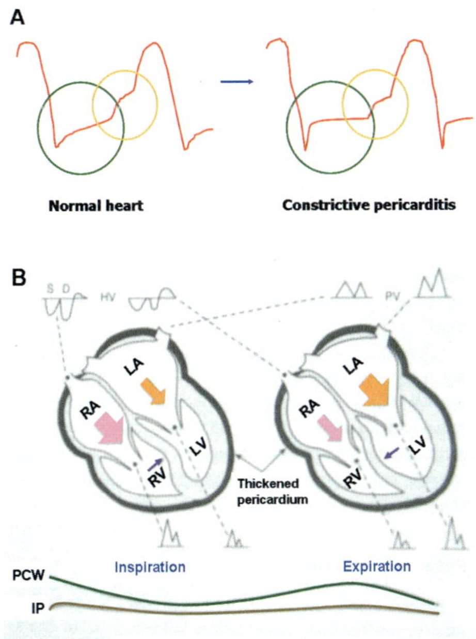

Figure 15-5 Constrictive pericarditis.

(A) Constrictive pericarditis에서 LV나 RV pressure를 catheterization으로 측정해보면 이와 같다. 정상에서는 early diastolic phase(녹색 원) 때 atrial relaxation으로 pressure가 떨어진 뒤 서서히 pressure가 상승하게 되고 뒤이어 atrial contraction에 의한 late diastolic phase(노란색 원)가 이어진 뒤 systolic phase가 시작된다. 그러나, constrictive pericarditis는 diastole이 시작되어 pericardium까지 확장되게 되면 저항이 느껴져 pressure가 초기에 갑사기 다 올라간다(이 때가 RV pressure = LV pressure, 즉 4 chamber pressure equalization 상태). 이것이 '**square root sign**'이다.

(B) Constrictive pericarditis 때 나타나는 respiratory change의 이해. 아래 곡선들을 보면 흡기(Inspiration)때 폐모세혈관쐐기압(PCW)가 감소하지만, 두꺼워진 심낭안의 압력(IP)은 변화가 없다. 따라서, 폐정맥→좌심방→좌심실로 유입되는 혈류는 감소하고, 흉강의 음압으로 증가된 하대정맥→우심방→우심실로 유입되는 혈류는 심실중격을 좌심실쪽으로 밀어내게 된다. 반대로, 호기(Expiration)때는 증가된 PCW pr.와 여전히 변화없는 IP간의 압력차가 증가하여 폐정맥→좌심방→좌심실로 유입되는 혈류는 증가하고, 심실중격을 우심실쪽으로 밀어내게 된다. 특징적으로 early diastole 이후는 diastolic filling이 제한되지만, 특히 흡기시 RV로 들어오는 flow의 관성과 급격한 filling 제한으로 인한 충격파로 JVP가 상승한다(**Kussmaul's sign**).

Table 15-2 Tamponade, Constrictive pericarditis, Restrictive CMP, RVMI의 감별진단.

	Tamponade	Constrictive	Restrictive	RVMI
Clinical				
Paradoxical pulse	++	1/3	rare	rare
JVP				
Prominent y descent	-	+	-	-
Prominent x descent	+	+	+	-
Kussmaul's sign		+		
S3			rare	**may be +**
Pericardial knock		**often +**		
ECG				
Low ECG voltage	may be +	may be +	may be +	
Electrical alternans	may be +			
Echocardiography				
Thickened pericardium		+		
Pericardial calcification		**often +**		
Pericardial effusion	+			
RV size	usually small			enlarged
Myocardial thickness			usually ↑	
RA/ RV collapse	+			
Early filling ↑ & mitral flow velocity ↑		+	+	may be +
Respiratory variation in flow velocity ↑	+	+		
CT/MRI				
Thickened/calcific pericardium		+		
Cardiac catheterization				
Diastolic 4 chamber pressure equalization	usually +	usually + **square root sign (+)**		
Cardiac biopsy is helpful?			**sometimes**	

* 학생은 굵은 글씨를 감별의 포인트로 잡으면 된다. 주요 신체검진 소견은 아래와 같다. (이후 본문 내용 참조)
Prominent x descent : T, C, R 모두 (+)
Prominent y descent : C (+)
Paradoxical pulse : 주로 T (+)
Kussmaul's sign : 주로 C (+)

만성 심막염 (chronic pericarditis)

A. 결핵성 심막염 (TB pericarditis)

(1) Chronic systemic illness with pericardial effusion

(2) Pericardial biopsy : 정확한 진단을 위해 시행

(3) 치료

① **Anti-TB treatment**

② Pericardiectomy : 두꺼워진 pericardium에 의한 constriction 예방 위해

B. Myxedema

(1) Massive effusion

(2) TFT : **Hypothyroidism**

(3) 치료 : **Thyroid hormone replacement**

(4) Cholesterol pericardial disease : myxedema와 연관되어 high cholesterol content를 가지는 effusion이 있으면서 염증 반응 → constrictive pericarditis 유발

C. Chronic constrictive pericarditis

1. 서론 (introduction)

(1) 발생

① Fibrinous/serofibrinous pericarditis 후 또는 chronic pericardial effusion이 granulation tissue로 대치되면서 발생

② 점차 단단히 줄어드는 scar를 형성하며 심장을 조여서 ventricular filling을 제한하게 된다.

(2) 원인 (etiology)

① **TB (m/c)**

② 기타 : trauma, cardiac op., mediastinal irradiation, purulent infection, neoplasm 등

(3) 병태생리 (pathophysiology)

① **Ventricular filling 장애 : "diastolic dysfunction" (Figure 15-5)**

- **Early diastole : ventricle이 어느 정도 늘어나 (early dip) → prominent x descent**
- **곧 pericardium까지 확장되면 더 이상 늘어나기 힘들어져 압력 급상승 (late plateau) → Square root sign (ventricular pressure pulse)**

② **Ventricular end-diastolic volume↓ → CO↓**

③ **Diastolic 4 chamber pr. equalization** : 이완기 때 양심실, 심방, 폐정맥, 대정맥 압력이 모두 상승하며 5 mmHg 이내 범위에서 같아져

④ **심실 수축기 기능은 거의 정상**

⑤ **A-V interdependency로 systole로 RV 수축하면 RA 확장 쉬워져 ... prominent y descent**

⑥ **중심 정맥 및 동맥압 파형 : "M-shape" ← prominent x, y descent**

2. 임상양상 및 진단 (clinical findings & diagnosis)

(1) 증상 (symptoms)

① Diastolic dysfunction → weakness, fatigue, weight gain, edema

cf. LV failure 소견 (eg. pulmonary edema) : 거의 안 생긴다.

② Exertional dyspnea

(2) 징후 (signs)

① Chronic ill-looking, muscle mass↓, ascites, congestive hepatomegaly

② **JVP↑**

cf. **Kussmaul's sign (+) : Constrictive pericarditis, Restrictive cardiomyopathy, RV infarct, Tricuspid stenosis**

③ Pericardial knock

(3) 검사소견 (laboratory findings)

① LFT 이상 소견(+) **... LC와 소견 유사 * 감별점 : LC는 JVP↑(-)**

② **Chest x-ray (Figure 15-6) : pericardial calcification(+)**

(4) EchoCG : pericardial thickening, atrial enlargement, IVC & hepatic v. dilatation

- IVC → RA → RV flow : 흡기시↑, 호기시↓
- Pul. v. → LA → LV flow : 호기시↑, 흡기시↓

(5) MRI/ CT : pericardial thickening 관찰하기에 초음파보다 낫다.

(6) Catheterization (**Figure 15-7**)

① **Diastolic 4 chamber pressure equalization**

② **Square root sign** : early dip & plateau

3. 감별진단 (differential diagnosis)

(1) Cor pulmonale : 진행된 폐질환, 흡기시 정맥압이 떨어지는 것이 감별점

(2) Tricuspid stenosis : 특징적인 murmur가 있고, paradoxical pulse와 deep y descent가 없다.

(3) Restrictive cardiomyopathy

① Ventricular wall thickening (+)

② Cardiac enlargement

③ LV failure (+) : orthopnea

④ S3, S4 (+) *but* pericardial knock (-)

⑤ EchoCG : AV flow의 respiration에 따른 뚜렷한 변화 (-)

⑥ 확진 : endomyocardial biopsy eg, amyloidosis

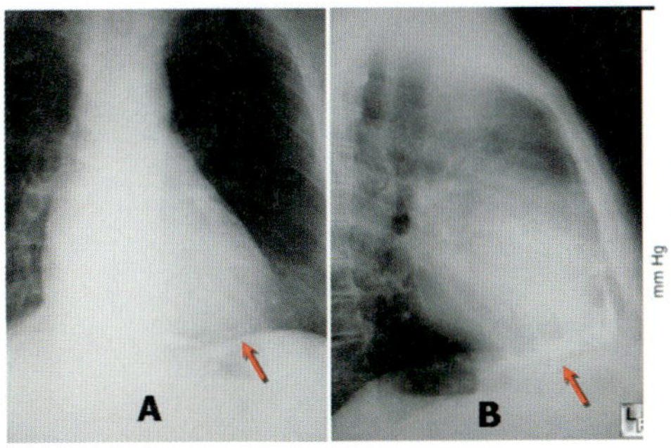

Figure 15-6 Constrictive pericarditis (x-ray).
Pericardial calcification 보인다.

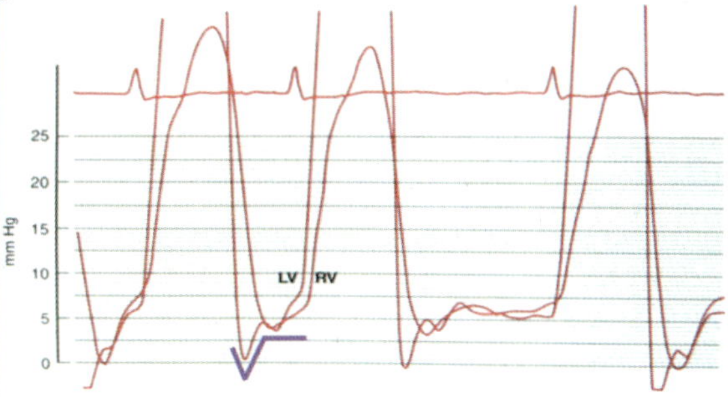

Figure 15-7 Constrictive pericarditis (cath).
Diastole 때 LV, RV pressure가 같은 것이 보인다. Early diastolic dip & late plateau의 square root sign도 살펴볼 수 있다.

(4) Subacute effusive-constrictive pericarditis

· Tense effusion + thickened pericardium

· Chronic pericardial effusion의 양상과 constriction의 양상을 모두 보임.

· Pericardiocentesis를 시행 후에는 constriction의 양상을 보임.

· Pericardial resection을 시행해 주는 것이 효과적

4. 치료 (treatment)

(1) **Pericardial resection (pericardial decortication) : definite treatment**

· Sodium restriction, diuretics : preop. management

· 진행될 case일수록 수술의 위험성↑ ∴ 수술은 조기에 시행하는 것이 좋다.

기타 심막 질환

(1) Pericardial cysts : tumor, ventricular aneurysm, massive cardiomegaly와 감별이 중요

(2) Tumors **: Metastatic tumor 〉 primary malignancy (mesothelioma etc.)**

16

Cardiac Tumors and Other Cardiac Disorders

심장 종양 및 기타 심장 질환

심장 종양 (cardiac tumors)

A. 1차성 심장 종양 (primary tumors)

1. 임상양상 (clinical manifestations)

(1) Tumor의 위치가 증상과 징후를 결정

(2) Chest pain, syncope, heart failure, murmurs, arrhythmia, conduction disturbances, pericardial effusion 등 각종 심장 질환과 유사한 임상상을 보인다.

2. Cardiac myxoma (m/c)

(1) 서론 (introduction)

a. 원인 (etiology)

① Sporadic form (대부분)

② 일부 유전성

③ 다른 증상과 함께 syndrome으로 발현되는 경우도

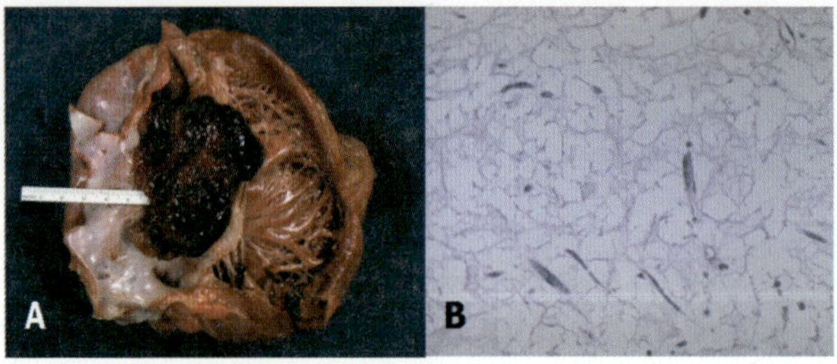

Figure 16-1 **Cardiac myxoma.**
(A) 육안 소견. (B) 현미경 소견.

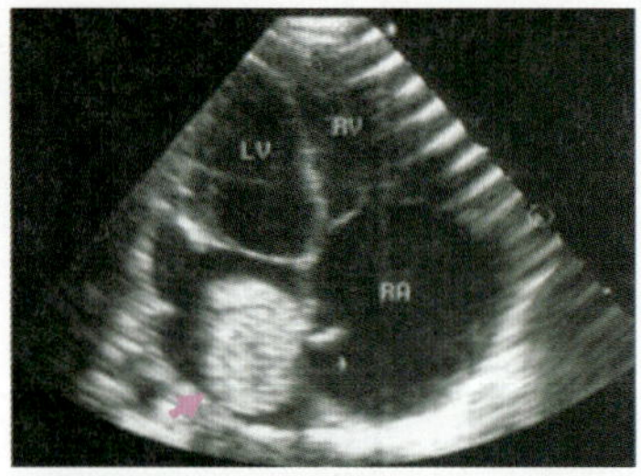

Figure 16-2 **LA myxoma.**

b. 병리 (pathology, Figure 16-1)

① 육안 소견 (gross findings)

- Solitary pedunculated mass (diameter 4~8cm)
- Fibrovascular stalk

② 현미경 소견 (microscopic findings)

- Gelatinous structure : myxoma cells, 풍부한 glycosaminoglycans stroma

c. 위치 : **Left atrium**에 흔하고 fossa ovalis 근방의 interatrial septum에 붙어 있다.

(2) 임상양상 (clinical manifestations)

a. 증상 (symptoms)

① Tumor가 LA→LV를 obstruction시 증상 ... Mitral valve ds.와 유사

- Dyspnea, Syncope
- Sudden onset, Positional change (+)

② 전신증상 : Fever, weight loss, cachexia, arthralgias, rash 등

b. 신체검진 (physical examination)

① "Tumor plop" : early mid-diastolic low-pitched sound ... mass가 심실벽을 치면서 나는 소리로 생각

(3) 진단 (diagnosis)

① **EchoCG (Figure 16-2)**

② CT/MRI : size, shape, composition, surface characteristics 등 확인

(4) 치료 (treatment) : **Surgical excision** ... familial case에서는 12~22%, sporadic form은 1~2%에서 재발

3. 기타 양성 종양 (other benign tumors)

(1) Lipoma

(2) Papillary fibroelastoma

(3) Rhabdomyoma

(4) Fibroma

(5) Hemangioma

(6) Mesothelioma 등

4. Sarcoma

· **Primary cardiac malignancy의 대부분을 차지**

(1) 임상양상 (clinical manifestations)

① Rapid downhill course : **수주 또는 수개월 내에 사망**

② Hemodynamic compromise, local invasion, distant metastasis

③ **주로 right side에 발생**

(2) 치료 (treatment)

① 진단 당시에 진행되어 있기 때문에 거의 수술은 불가한 경우가 많다.

② Palliative surgery, radiotherapy, chemotherapy

B. 전이성 심장 종양 (metastatic cardiac tumors)

1. 역학 (epidemiology)

(1) Primary tumor보다 흔하다.

(2) 원인 1차 종양

① **Breast cancer, lung cancer : m/c**

② 심장 전이를 잘 하는 종양 : malignant melanoma (m/c), leukemia, lymphoma

2. 임상양상 (clinical manifestations)

(1) 10%에서만 증상 발현 ... 사망 원인이 되는 것도 드물어

(2) Tumor 종류와 상관 없이 크기와 위치에 따라 증상이 발현

(3) Dyspnea

(4) Acute pericarditis/ tamponade

3. 진단 (diagnosis)

: EchoCG, CT/MRI, pericardiocentesis 등

4. 치료 (treatment)

(1) 원인 질환의 치료

(2) Palliative therapy

① Pericardiodesis : pericardiocentesis + sclerosing agent instillation

② Pericardial window

Cardiac manifestations of other systemic disorders

A. 당뇨병 (diabetes mellitus)

1. 관상동맥 질환 (CAD, coronary artery disease)

(1) 역학 (epidemiology)

① 성인 당뇨 사망 원인 1위

② 당뇨는 독립적인 CAD 발생 위험인자이며 당뇨에 이환된 기간이 길수록 위험↑

③ AMI가 흔할 뿐만 아니라 발생시 심근을 크게 침범하여 심부전, 쇽, 사망 등 합병증도 흔히 일으킨다.

(2) 임상 양상 (clinical manifestations)

① 90%에서 흉통 (-) ← autonomic dysfunction

② 다양한 임상양상 : dyspnea, flash pulmonary edema, arrhythmia, heart block, syncope 등 다양하게 나타난다 → DM 이환기간 길고 hypertension, smoking, hyperlipidemia 등 추가 위험인자 있다면 close monitoring 필요

(3) 혈당 조절을 잘하면 myocardial dysfunction이 개선될 수 있다.

2. Relaxation abnormality

(1) Restrictive cardiomyopathy와 같은 양상의 myocardial dysfunction 발생하기도

(2) 조직소견 : interstitial fibrosis

B. 영양결핍 (malnutrition & vitamin deficiency)

1. Marasmus (caloric deficiency), Kwashiorkor (단백질 결핍)

· 조직소견 : thin, pale, flabby heart with myofibrillar atrophy, interstitial edema

· BP↓, CO↓

2. Thiamine deficiency (beriberi)

(1) 위험인자

① 정제된 쌀을 먹는 극동지방

② Alcoholics

(2) 임상양상 (clinical manifestations)

① Generalized malnutrition, peripheral neuropathy, glossitis, anemia 등

② **High output heart failure**가 주 증상

(3) 치료 : thiamine 보충 → 12~48시간 내에 호전

3. Vitamin B6, B12, folate deficiency

(1) Hyperhomocysteinemia 발생

(2) Atherosclerosis 위험 ↑

C. 비만 (obesity)

(1) 중증 비만의 심장 합병증

① Hypertension

② Glucose intolerance

③ Atherosclerotic CAD 발생 ↑

(2) 병태생리

· CO ↑, ventricular filling pressure ↑, chronic volume overload

→ eccentric cardiac hypertrophy , cardiac dilatation

(3) 치료 : weight reduction

D. 갑상선 질환 (thyroid disease)

1. 갑상선 기능항진증 (hyperthyroidism)

(1) Palpitation : sinus tachycardia, atrial fibrillation

(2) Systolic hypertension

(3) 기존 질환이 있는 사람의 angina, heart failure의 악화

※ 노인에서 보이는 apathetic hyperthyroidism의 경우는 atrial fibrillation등 심혈관계 증상이 유일한 갑상선중독증의 증상일 수 있으니 주의를 요한다.

2. 갑상선 기능저하증 (hypothyroidism)

(1) HF와 유사한 증상

← CO↓, HR↓, BP↓, pericardial effusion (1/3) ... 실제 HF는 드물다.

* Chest x-ray : 'water bottle' configuration, pleural effusion

(2) Atherosclerotic CAD 발생↑ ← cholesterol↑, triglyceride↑

· CAD 발생 의심되는 환자는 갑상선 호르몬 투약을 적은 용량부터 시작하여 조심스럽게 증량시켜야

E. Malignant carcinoid

(1) **Diarrhea, Flushing, BP fluctuation** ← vasoactive amine (serotonin), kinin, indole 분비

(2) **Valve disease**, Coronary vasospasm ← fibrous plaque가 심내막, 혈관내막, 판막 등에 발생 ... 판막 변형, 혈관 변형을 유발

(3) Right heart에 호발

· 전신순환이 유입되는 부위

· R→L shunt가 있거나 폐에 carcinoid가 있으면 left heart에 생기기도

F. 갈색세포종 (pheochromocytoma)

· Hypertension, myocardial injury(focal myocardial necrosis, inflammatory cell infiltration) ← Catecholamines ↑↑

... Tumor 제거하면 호전

G. 말단거대증 (acromegaly)

: CO ↑ → CHF, ventricular hypertrophy → diastolic dysfunction, hypertension

H. 류마티스 질환

1. 류마티스 관절염 (rheumatoid arthritis)

(1) Pericarditis (m/c) ... 모든 심장 부위에서 염증 발생

(2) Coronary arteritis, Valvular granuloma formation, Myocarditis

(3) 치료 : Glucocorticoid

2. Seronegative arthropathies

: Pancarditis, Proximal aortitis, AV block 등

3. SLE

(1) Pericarditis (m/c)

(2) Libman-Sacks lesion

· Endocardial lesion

· Aortic valve angle 또는 mitral valve의 심실쪽 면에 사마귀 같은 병변 발생

(3) Thrombotic diseases : venous/arterial thrombosis, premature stroke

(4) Myocardial infarction, pulmonary hypertension

외상성 심장 손상 (traumatic cardiac injury)

A. Myocardial contusions

(1) 원인 : 교통사고 때 운전대에 가슴을 부딪혀 오는 경우가 흔하다.

(2) 임상양상

① MI와 유사한 ECG 변화와 cardiac troponin 상승 보일 수도

② EchoCG : abnormal wall motion, pericardial effusion

③ Acute valvular incompetence 유발 → rapidly progressive HF로 진행하기도

④ Myocardial rupture : 가장 심각한 상황

⑤ Aorta rupture ... isthmus, aortic valve 바로 위 : deceleration injury 때 m/c 침범 부위

B. Penetrating injuries

(1) 총알, 칼 → hemopericardium, massive hemorrhage로 즉각 사망

(2) PCI 도중에도 penetrating injury 발생할 수 있다.

C. 치료 (treatment)

(1) 외상 환자는 장기간 주의 깊게 관찰하여야

(2) Penetrating injury : immediate thoracotomy

(3) Hemopericardium : decortication ∵ constriction 유발 가능

17

Atherosclerosis

죽상경화증 : 병인론, 예방, 치료

동맥경화증 (atherosclerosis)

A. 서론 (introduction)

(1) 역학 (epidemiology) : 선진국에서 사망 원인 중 1위, 우리나라에서도 급격히 증가하고 있는 추세

(2) 발병 양상 : MI, angina, stroke, transient cerebral ischemia (TIA), 말초동맥 질환

(3) 호발 부위 : proximal LAD, 신동맥 근위부, 경동맥이 갈라지는 부위 등 → 동맥이 갈라지는 곳이나 와류가 형성되는 곳

B. 발병기전 (pathogenesis)

1. 지방층 형성 (fatty streak formation)

(1) 혈관 내막에 lipoprotein이 세포외 기질의 거대분자와 결합하면서 축적되는 단계

(2) 이 후 다음의 두 단계가 병을 진행시킨다고 생각되고 있다.

① Lipoprotein oxidation

② Nonenzymatic glycation : 특히 당뇨병 환자에서 잘 발생

2. 백혈구 집합 (leukocytes aggregation)

(1) 산화된 LDL이 있는 혈관의 내막에 부착물질이 증가하고 사이토카인들이 증가하면서

(2) 단핵구와 림프구들이 증가하기 시작

3. 거품세포와 죽종의 형성 (foam cell formation & atheroma)

(1) **단핵탐식구 (macrophage) → 거품세포 (foam cell)** : macrophage가 세포내로 들어온 lipoprotein particle을 탐식하여 지질을 함유한 foam cell 형성

(2) **괴사 중심 (necrotic core) 형성** : Foam cell이 apoptosis로 죽으면 지질이 풍부한 괴사 중심을 형성

(3) **평활근 세포 증식 (smooth m. cell proliferation)** ← cytokine

→ 이렇게 하여 거품세포, 괴사중심, 증식한 평활근 세포 등으로 이루어진 **죽종 (atheroma)**이 형성된다(Figure 17-1).

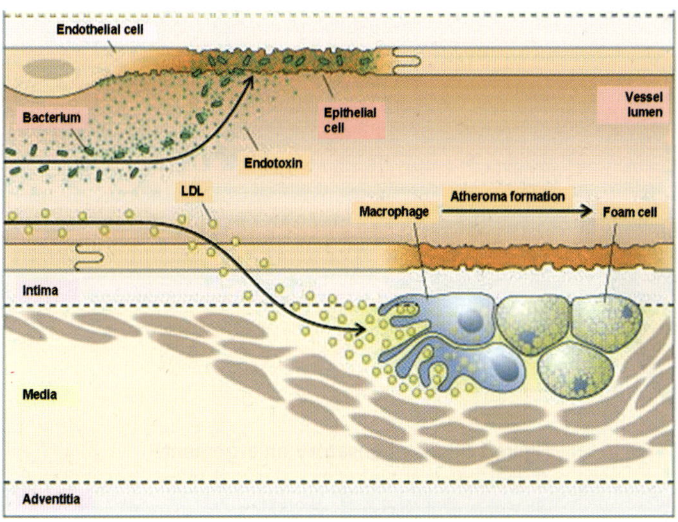

Figure 17-1
동맥경화증의 발생 모식도.
LDL이 쌓이면서부터 죽종이 발생되기까지 죽종이 진행되면서 거품세포와 평활근 세포의 증식이 관찰된다.

4. 죽종(atheroma)의 진행에 영향을 미치는 요인들

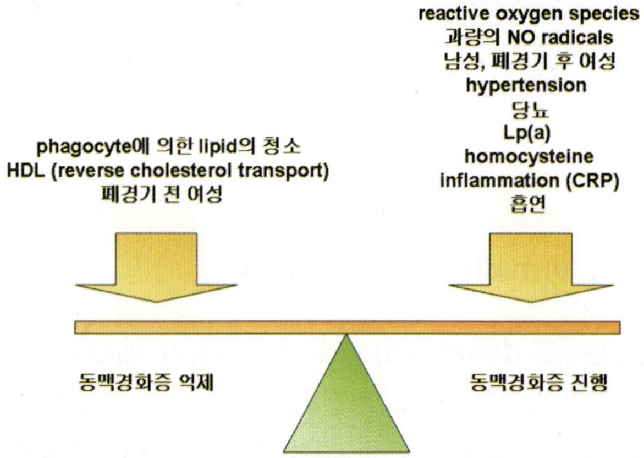

Figure 17-2
동맥경화증에 영향을 미치는 요인.

5. 죽종(atheroma)의 진행

(1) 평활근의 증식과 그에 의한 세포외기질 (extracellular matrix)의 합성 및 분비 → 지방층 병변에서 좀 더 진행된 병변으로 이행

(2) 내피의 노출 → 미세혈전의 형성 → 혈소판에서 여러 가지 물질 분비 → 동맥 경화증 진행

(3) Plaque에 미세혈관이 형성 → 플라크 내 출혈, 칼슘화

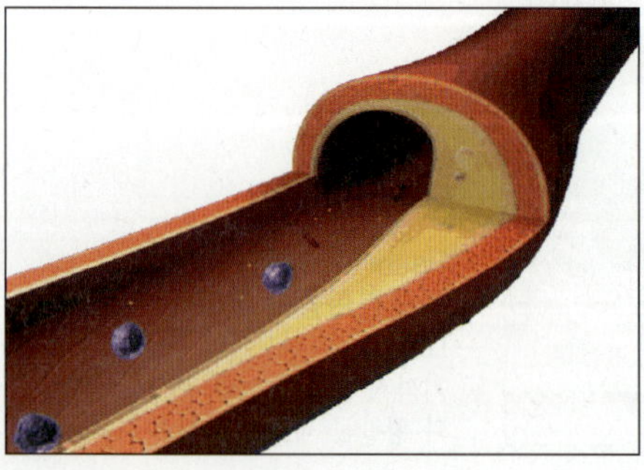

Figure 17-3 Compensatory enlargement.
큰 플라크가 형성 되어 있으나 정작 혈관 내강은 좁아져 있지 않은 보상적 확장 소견을 볼 수 있다.

6. 동맥경화증의 임상양상 발현

(1) 보상적 확장(compensatory enlargement) : 동맥경화 초기에는 동맥 내강이 좁아지지 않고 동맥 전체 직경이 커지게 되어 대개 임상증상이 나타나지 않는다(positive remodeling).

(2) 진행이 되면서 동맥이 좁아지면 임상양상이 다음 두 가지 경우로 나타난다.

① Chronic stable plaque : 서서히 진행하면서 내강은 좁아져 있지만, 측부 혈관도 생기고, 허혈에 적응이 되어, 심근경색증이 생기는 경우는 드물다.

② Unstable plaque : 많이 좁아져 있지 않던 혈관이 **플라크 파열**과 그에 따른 응고작용으로 갑자기 막혀 급성 심근경색증, 불안정성 협심증 등이 생기게 된다.

*** Vulnerable plaque (Figure 17-4) : "파열되기 쉬운 plaque"의 조건은?**

〈1〉Thin fibrous cap

〈2〉Large lipid core

〈3〉Many inflammatory cells

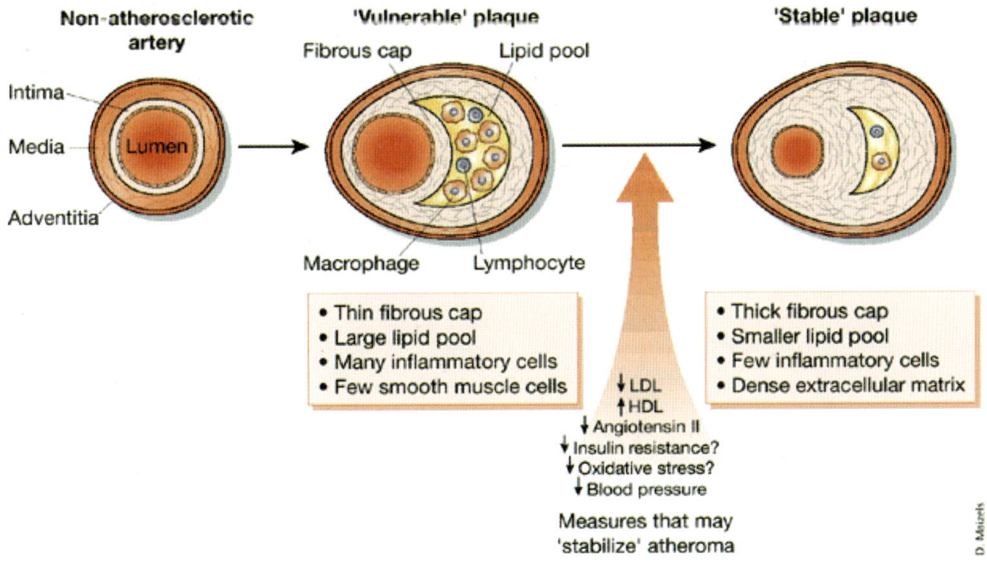

Figure 17-4
Unstable lesion(vulnerable plaque)와 stable plaque의 특징.
Box안에 있는 4가지 특성을 잘 알아두자.

C. 예방과 치료 (prevention & treatment)

1. Hypercholesterolemia

(1) Hypercholesterolemia(정확히 말하면 LDL cholesterol이 높은 경우)가 동맥경화증의 주요 원인이며 이를 조절하는 것이 동맥 경화증을 예방하고 치료하는데 가장 중요한 부분을 이룬다.

(2) 미국의 National Cholesterol Education Program (NCEP) Adult Treatment Panel III(ATP III)가 가장 최근에 나온 guideline이다. 이어서 이를 살펴보도록 하자.

(3) 누구를 치료해야 하는가? **Table 17-1** 참조.

(4) LDL cholesterol의 치료 목표와 치료를 시작해야 하는 시점은?

- 위험인자에 따라 목표치가 다르므로 구분하여 알아두고, 특히 위험인자가 2개인 경우 10년 위험도에 따라 목표치가 다르므로 주의하여 알아두자(**Table 17-2**).

(5) Therapeutic lifestyle change (TLC)의 구체적인 방법은?

① 내용

- 포화 지방(〈 7% 전체 칼로리), 콜레스테롤(〈 200 mg/일) 섭취 감소
- LDL 낮추는 식물성 스타놀/스테롤(2 g/일) 선택 및 식이섬유 섭취 증가
- 체중 감소
- 신체활동의 증가

② TLC의 단계적 시행 방법 : **Figure 17-5**

(6) 약물 치료 (pharmacotherapy)

① Dyslipidemia 조절 약물 투여 단계 : **Figure 17-6**

② 약물의 종류와 효과, 부작용 및 임상시험 결과 : **Figure 17-7**

Table 17-1 LDL 치료 목표를 바꾸는 위험인자.

흡연
고혈압 (BP≥140/90 mmHg 또는 항고혈압 약제 복용 중)
낮은 HDL 콜레스테롤 (〈40 mg/dL)†
당뇨병
조기 CHD 발생의 가족력(55세 미만의 1촌 이내 남성에서 발생; 여성의 경우 65세 미만)
연령(남성≥45세; 여성≥55세)*
Lifestyle risk factors : obesity (BMI ≥ 30 kg/m2), physical inactivity, atherogenic diet
Emerging risk factors : lipoprotein(a), homocysteine, prothrombotic factors, proinflammatory factors, impaired fasting glucose, subclinical atherogenesis

† HDL 콜레스테롤 〉60 mg/dL인 경우 위험을 감소시키는 요인으므로 기존 위험인자 개수에서 하나를 감한다.
* ATP III에서는 당뇨는 CHD risk와 동일하게 취급

Table 17-2 위험도에 따른 LDL 콜레스테롤의 목표.

Risk category	LDL level, mg/dL		
	Goal	Initiate TLC	Consider Drug Therapy
Very high (optional) ACS, or CHD with DM, or multiple coronary risk factors	〈 70	≥ 70	≥ 70
High CHD or CHD risk equivalents (10-year risk 〉 20%) If LDL 〈 100	〈 100 [optional goal: 〈 70] 〈 70	≥ 100	≥ 100 [〈100 : consider drug therapy]
Moderately high 2+ risk factors (10-year risk 10~20%)	〈 100	≥ 130	≥ 130 [100~129 : consider drug therapy]
Moderate 2+ risk factors (risk 〈 10%)	〈 130	≥ 130	≥ 160
Lower 0~1 risk factor	〈 160	≥ 160	≥ 190

† 0-1의 위험인자를 가진 경우 10-year risk가 10%미만이므로 0-1의 위험인자를 가진 사람들에 대해 10-year risk를 평가하는 것은 필요하지 않다. (10 year risk의 산정 방법은 여기서는 생략)

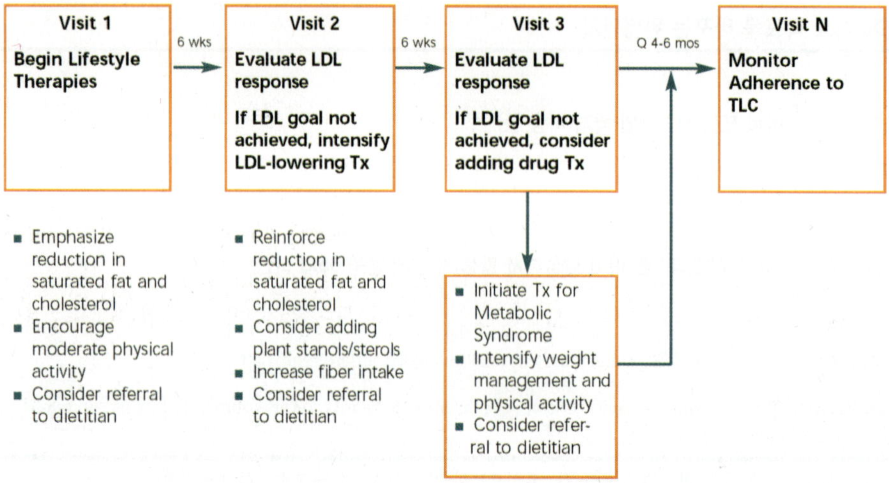

Figure 17-5 TLC의 단계적 시행 방법.

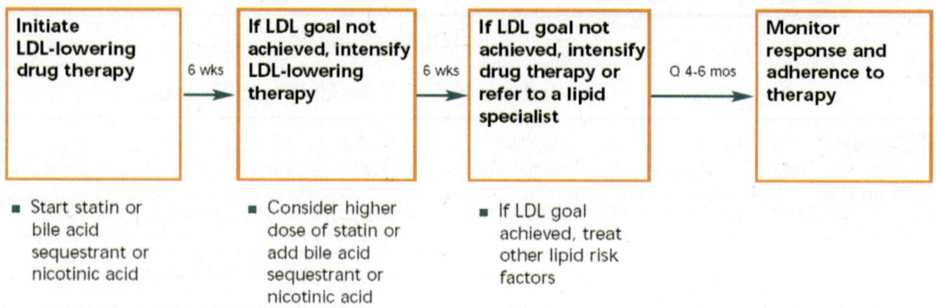

Figure 17-6 단계적 약물 투약 방법.

Drug Class, Agents and Daily Doses	Lipid/Lipoprotein Effects		Side Effects	Contraindications	Clinical Trial Results
HMG CoA reductase inhibitors (statins)*	LDL HDL TG	↓18-55% ↑5-15% ↓7-30%	Myopathy Increased liver enzymes	Absolute: • Active or chronic liver disease Relative: • Concomitant use of certain drugs†	Reduced major coronary events, CHD deaths, need for coronary procedures, stroke, and total mortality
Bile acid Sequestrants‡	LDL HDL TG	↓15-30% ↑3-5% No change or increase	Gastrointestinal distress Constipation Decreased absorption of other drugs	Absolute: • dysbeta-lipoproteinemia • TG >400 mg/dL Relative: • TG >200 mg/dL	Reduced major coronary events and CHD deaths
Nicotinic acid¥	LDL HDL TG	↓ 5-25% ↑15-35% ↓20-50%	Flushing Hyperglycemia Hyperuricemia (or gout) Upper GI distress Hepatotoxicity	Absolute: • Chronic liver disease • Severe gout Relative: • Diabetes • Hyperuricemia • Peptic ulcer disease	Reduced major coronary events, and possibly total mortality
Fibric acids§	LDL *(may be increased in patients with high TG)* HDL TG	↓5-20% ↑10-20% ↓20-50%	Dyspepsia Gallstones Myopathy Unexplained non-CHD deaths in WHO study	Absolute: • Severe renal disease • Severe hepatic disease	Reduced major coronary events

* *Lovastatin (20-80 mg), pravastatin (20-40 mg), simvastatin (20-80 mg), fluvastatin (20-80 mg), atorvastatin (10-80 mg), cerivastatin (0.4-0.8 mg).*

† *Cyclosporine, macrolide antibiotics, various antifungal agents and cytochrome P-450 inhibitors (fibrates and niacin should be used with appropriate caution).*

‡ *Cholestyramine (4-16 g), colestipol (5-20 g), colesevelam (2.6-3.8 g).*

¥ *Immediate release (crystalline) nicotinic acid (1.5-3 g), extended release nicotinic acid (Niaspan ®) (1-2 g), sustained release nicotinic acid (1-2 g).*

§ *Gemfibrozil (600 mg BID), fenofibrate (200 mg), clofibrate (1000 mg BID).*

Figure 17-7 단계적 약물 투약 방법.

2. 대사증후군(metabolic syndrome) : secondary target of therapy

(1) LDL cholesterol의 치료에 부가하여 metabolic syndrome의 치료를 생각해 볼 필요가 있다.

(2) Metabolic syndrome의 risk factors : Table 17-3의 진단기준에 해당하면 metabolic syndrome으로 보고 치료를 시작한다.

(3) 치료 방법

① 체중 감량

② 운동

Table 17-3 NCEP : ATPIII 2001 and IDF Criteria for the Metabolic Syndrome.

NCEP : ATPIII 2001	IDF Criteria		
Three or more of the following :	Waist Circumference		
Central obesity : Waist circumference 〉102 cm (M), 〉88 cm (F)	Men	Women	Ethnicity
Hypertriglyceridemia : TG 〉 150 mg/dL or specific medication	≥ 94 cm	≥ 80 cm	Europid, Sub-Saharan African, Eastern & Middle Eastern
Low HDL cholesterol : 〈40 mg/dL (male) and 〈50 mg/dL (female), respectively, or specific medication	≥ 90 cm	≥ 80 cm	South Asian, Chinese, and ethnic South & Central American
Hypertension : SBP ≥ 130 mmHg or DBP ≥ 85 mmHg or specific medication	≥ 85 cm	≥ 90 cm	Japanese
FBS ≥ 100 mg/dL or specific medication or previously diagnosed type 2 diabetes	*plus* Two or more of the following :		
	Fasting triglycerides 〉150 mg/dL or specific medication		
	HDL cholesterol 〈40 mg/dL and 〈50 mg/dL for men and women, respectively, or specific medication		
	Blood pressure 〉130 mmHg systolic or 〉85 mmHg diastolic or previous diagnosis or specific medication		
	Fasting plasma glucose ≥ 100 mg/dL or previously diagnosed type 2 diabetes		

Abbreviations: NCEP:ATPIII, National Cholesterol Education Program, Adult Treatment Panel III; IDF, International Diabetes Foundation HDL, high-density lipoprotein.

18

Stable Angina Pectoris

안정 협심증

서론 (introduction)

A. 심장 허혈(ischemia)이란?

(1) 심근으로 inadequate perfusion으로 인해 산소가 부족한 상태

(2) Oxygen supply 〈 Oxygen demand

B. 역학 (epidemiology)

(1) 미국에서 가장 흔한 사망원인, 우리나라는 3번째 (1위 : 암, 2위 : 뇌혈관질환)

(2) 우리나라도 high fat diet, smoking, sedentary life style에 따라 증가 추세

(3) obesity, insulin resistance, type 2 DM : "강력한 위험 인자"

C. 병태생리 (pathophysiology)

1. 심장 혈관의 분류

(1) Epicardial coronary a.

- 'Conductance vessel'
- Spasm → Prinzmetal's angina (=variant angina) 발생

(2) Intramyocardial a.

- 'Resistance vessel' : 혈류량을 조절하는 주된 역할
- "Microvascular angina" : epicardial a.의 이상 없이 angina가 오는 경우

→ 'Syndrome X'라 불리기도 (metabolic syndrome을 일컫던 syndrome X와는 다른 것)

2. 심근 혈류량의 조절

(1) **Metabolic regulation** : 운동, 스트레스 등 oxygen need가 증가함에 따라 resistance vessel의 resistance를 변화시켜 혈류량을 조절하는 것

(2) **Autoregulation** : BP의 변화에 적응하여 적절한 혈류량을 유지하는 것

3. 협심증의 핵심 발생기전 (key mechanism of Angina)

(1) **Atherosclerosis (가장 중요한 IHD의 원인)***

→ coronary a. lumen ↓ → flow reserve (필요시 혈류량 증가 능력) ↓

→ 운동, stress시 oxygen demand를 충족시키지 못하여 angina가 발생

(2) Atherosclerosis 이외의 angina를 유발할 수 있는 원인

① Spasm

② Arterial thrombi

③ Coronary emboli

④ Ostial narrowing due to aortitis

⑤ LV hypertrophy in AS

⑥ Severe anemia

⑦ Carboxyhemoglobinemia

⑧ Congenital anomaly

4. 관상동맥 동맥경화증 (coronary atherosclerosis)

(1) **Major risk factors (endothelial function을 저하시키는 요인들)**

① **High LDL**

② **Low HDL**

③ **Cigarette smoking**

④ **Hypertension**

⑤ **DM**

(2) Endothelial function의 저하

① Abnormal constriction

② Luminal clot formation

③ Monocytes/platelet의 침윤 → atherosclerotic plaque 형성

(3) Atherosclerotic plaque

· Fissuring, erosion, hemorrhage, thrombosis 등이 발생하기 쉽고

· 결과적으로 coronary a. obstruction 유발

(4) 관상동맥 협착 (stenosis)

· 〉 75% : blood flow reserve가 줄어드는 의미있는 stenosis

· 〉 80% → resting 시도 blood flow가 감소

(5) **Left main, proximal LAD stenosis : 많은 심근이 손상될 수 있어 매우 위험한 병변**으로 생각된다.

(6) Collateral vessels : 서서히 진행된 stenosis는 병변이 있는 혈관 주위로 collateral vessel이 형성되어 충분한 blood flow를 유지하기도 한다.

D. 심장 허혈의 영향 (effect of ischemia)

1. Failure of normal muscle contraction and relaxation

(1) Subendocardium : perfusion이 가장 안 좋기 때문에 가장 먼저, 가장 심한 변화가 온다.

(2) 넓은 영역에 걸쳐서 ischemia가 유발되면 → LV failure

(3) Papillary m. ischemia → MR

(4) Ischemia duration

- ≤ 20분 → angina pectoris : reversible damage
- 〉 20분 → MI : permanent damage

(5) 보통 침범된 혈관에 의해 공급받는 부위의 이상이 발생

: regional wall motion abnormality (RWMA) ... akinesia, dyskinesia

2. Metabolic change

(1) Fatty acid 대사↓

(2) Glucose→ lactate로 대사 → pH↓, ATP↓

3. ECG change

(1) T wave inversion

(2) ST segment depression (subendocardial ischemia), ST segment elevation (transmural ischemia)

4. Ventricular tachyarrhythmia

5. Sudden death

E. Asymptomatic vs. Symptomatic IHD

(1) Silent myocardial ischemia : CAD(coronary artery disease)가 있으나 exercise-induced ECG change만 있고 증상이 없는 경우

(2) 증상이 없이 MI를 앓은 환자도 있고 심지어는 전조 증상 아무것도 없이 IHD로 인해 sudden death하기도 한다.

(3) Ischemic cardiomyopathy : cardiomegaly with heart failure로 발현하는 IHD

※ Ischemic heart disease (IHD) 분류
(1) Stable angina pectoris → Chapter 18
(2) Acute coronary syndrome (ACS)
① Unstable angina (UA) → Chapter 19
② Non-ST elevation myocardial infarction (NSTEMI) → Chapter 19
③ ST elevation myocardial infarction (STEMI) → Chapter 20

임상양상 (clinical manifestations)

※ **여기서는 안전성 협심증 (stable angina pectoris)을 중심으로 설명**하고 급성 관상동맥 증후군(ACS, acute coronary syndrome)은 Chapter 19, 20을 참조할 것

A. 증상 (symptoms)

(1) **흉통(chest pain)**

① **위치(location) : 가슴 중앙, 흉골 뒤(retrosternal)**

② **양상(quality) : 무겁게 짓누르거나 답답해 하는 양상 ... '뻐근하다', '우리하다'**

③ **지속 시간(duration) : 2~5분간 지속**

④ **방사통(radiation) : 흔히 left shoulder, both arm ulnar side. Neck, epigastrium도 가능.**

⑤ **악화인자(aggravating factors) : Oxygen demand가 증가하는 상황**

- **Exertion : 운동, 성행위**
- **Emotional stress : 흥분, 공포, 좌절 등**

⑥ **완화인자(relieving factors) : 휴식, sublingual NG**

(2) **Angina equivalent : dyspnea, fatigue, faintness in DM/ elderly**

- **노인이나 당뇨환자에서 흉통이 없을 수 있으며 흉통이 없어도 이러한 증상이 있으면 angina를 의심해 보아야 한다.**

(3) 중증도(severity) : CCSC 로 기술(Table 18-1)

Table 18-1 CCSC (Canadian cardiovascular society classification).

Class	Activity evoking angina	Limits to normal activity
I	Prolonged exertion	None
II	Walking 〉2 blocks	Slight
III	Walking 〈2 blocks	Marked
IV	Minimal or rest	Severe

B. 기타 주요 병력 청취 (history taking)

(1) **Unstable angina, peripheral a. Ds., stroke/ TIA 등 동반 여부**를 확인해야 함.

(2) **가족력 (FHx., family history)** : premature IHD

(3) **위험인자 (risk factors) : DM, hyperlipidemia, HT, smoking 여부** 확인

C. 신체검진 (physical examination)

(1) **보통 별다른 이상 소견이 없다.**

(2) Angina 진단에 도움이 되는 소견

① AAA (abdominal aortic aneurysm)

② Carotid bruit

③ Weak pulse in L/E

④ Xanthelasma, Xanthoma

(3) 기타 환자의 상태 파악에 도움이 되는 소견

① Palpitation

② Cardiac enlargement and/or dyskinetic cardiac apex

③ S3, S4

④ MR murmur

D. 감별진단 (differential diagnosis)

※ 흉통을 유발할 수 있는 질환들을 감별한다.

(1) Aortic stenosis (AS) : LV pressure overload → O_2 demand ↑

(2) Aortic regurgitation (AR)

- LV pressure + volume overload → O_2 demand ↑
- DBP ↓ → coronary flow ↓

(3) Hypertrophic cardiomyopathy (H-CMP) : AS와 유사

(4) Pulmonary hypertension : 분명하지는 않지만 RV ischemia와 관련

E. 검사소견 (laboratory findings)

(1) **Lipid**

(2) **Glucose**

(3) Creatinine

(4) Hematocrit

(5) Thyroid function

F. ECG

(1) **Old MI가 있는 경우가 아니면 정상 소견**을 보이는 경우가 많다.

※ Stable angina는 typical chest pain이 있을 때 의심하는데 ECG, cardiac enzyme은 대개 정상이기 때문에 진단을 위해서는 추가적인 검사가 필요하다. 대개 부하검사를 시행하며 약물치료에 잘 듣지 않을 경우에 PCI를 고려하며 관상동맥 조영술을 시행할 수 있다.

진단 (diagnosis)

A. 부하검사 (stress test)

※ Chapter 3 참조.

1. 운동부하검사 (exercise ECG, treadmill test)

(1) Angina의 진단과 예후를 판단하는데 중요한 역할

(2) 정해진 protocol에 따라 단계를 높여가며 운동을 시키면서 **ECG의 변화, 증상, 혈압 등 monitoring**

(3) **운동 종료(termination) 시점**

① **증상 (+) : chest discomfort / severe dyspnea (+), dizziness, severe fatigue (+)**

② **ST segment depression 〉 0.2 mV**

③ **Systolic BP가 이전 단계에 비해 10 mmHg 이상 감소**

④ **Ventricular tachycardia의 발생**

(4) **진단 기준 (Figure 18-1)**

① **ST depression 발생** ± chest pain * ST depression 없이 chest pain만 발생 시 'suspicious'

〈1〉 **Horizontal *or* down-sloping**

〈2〉 **≥ 0.1 mV (PR segment가 기준)**

〈3〉 **≥ 0.08 sec**

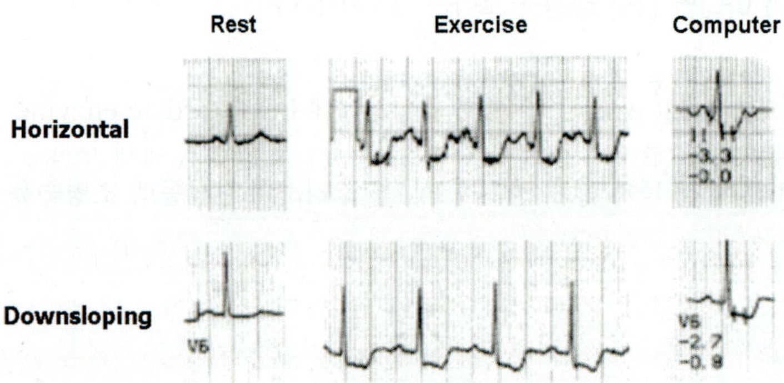

Figure 18-1
Treadmill test 양성소견.

② 진단과 무관한 소견들 (non-diagnostic features)
- Up-sloping ST segment depression
- T-wave change*
- Conduction abnormality*
- Ventricular arrhythmia* *주의는 해야하지만 positive test의 조건은 아님

(5) 예후 판정에 도움이 되는 소견들

① 총 운동 시간 (total exercise duration)

② Chest pain 이나 ST change가 나타난 시점

③ 수행한 workload (performed work)
- External work : 운동 단계 (exercise stage)
- Internal work : HR × BP

④ ST depression의 깊이(depth), 발생한 leads의 총 갯수

⑤ 운동 종료 후 ECG 변화가 회복되기까지 걸린 시간

(6) 금기 (contraindications)

① Resting angina within 48h

② Unstable rhythm

③ Severe AS

④ Active myocarditis

⑤ Uncontrolled HF

⑥ Active infective endocarditis

2. Myocardial SPECT (Figure 18-2)

(1) 적응증 (indications)

① ECG만으로는 진단에 적절하지 않을 때 (resting ECG 소견 이상)

〈1〉ST depression ≥ 1 mm

〈2〉LV hypertrophy

〈3〉LBBB

〈4〉Pacemaker rhythm

〈5〉Preexcitation eg, WPW syndrome

② 운동이 불가능할 때

〈1〉Peripheral vascular disease or musculoskeletal disease(+)

〈2〉Exertional dyspnea, deconditioning이 심할 때

순환기학

(2) 방법 (methods)

① ^{201}Tl, ^{99m}Tc sestamibi

② Pharmacologic stress : dipyridamole, adenosine

③ Imaging : stress 직후, 4 h 지나서 → reversible ischemia의 존재 유무 확인

3. Stress echocardiography

(1) 부하 : exercise 또는 dobutamine 주사

(2) IHD 진단 : stress를 부과 후 나타나는 akinesis 또는 dyskinesis

4. 기타

(1) Ambulatory ECG monitoring

(2) Diagnostic test for HF

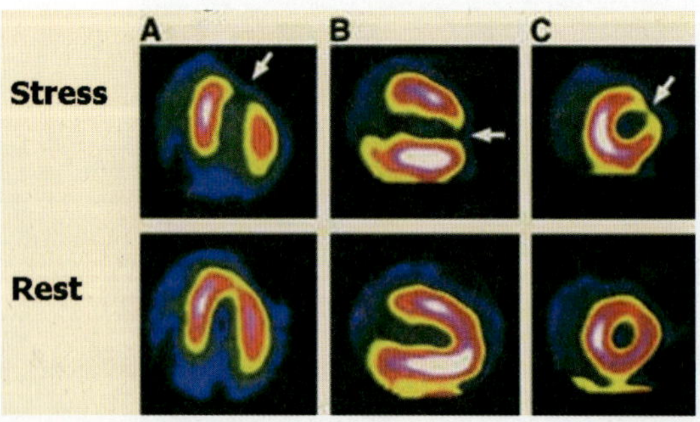

Figure 18-2 Myocardial SPECT.
(A) Horizontal long axis view
(B) Vertical long axis view
(C) Short axis view : apex에 reversible ischemia(+)

B. 관상동맥 조영술 (CAG, coronary angiography)

(1) IHD 진단의 gold standard : coronary a. lumen을 조영하여 serious obstruction 의 유무 확인

(2) 단점 : 심한 atherosclerosis 있어도 lumen이 좁아지지 않으면 이상소견을 발견해 내지 못한다.

(3) 적응증 (indications)

① Chronic stable angina환자가 medical tx.을 시행했으나 심한 증상이 유지되어 PCI나 CABG를 고려할 때

② 증상이 IHD를 의심하게 하나 진단이 애매할 때 IHD를 최종적으로 R/O하기 위해

③ Cardiac arrest에서 살아난 환자가 IHD가 의심될 때

④ Non-invasive test에서 angina가 의심되면서 LV dysfunction이 있는 환자

⑤ 증상과 상관없이 non-invasive test에서 severe ischemia가 의심되는 high risk 환자

치료 (treatment)

A. 치료의 기본적인 흐름

(1) 현재 상황 설명 (explanation and reassurance)

(2) 악화인자 확인과 치료 (identification and treatment of aggravating conditions)

: Aortic valve diseases, H-CMP, obesity, HT, hyperthyroidism, smoking, anemia

(3) 활동량 조정 (adaptation of activity) : 통증이 없는 정도의 활동을 권장

(4) 위험인자 치료 (treatment of risk factor)

(5) 협심증 약물 치료 (drug therapy for angina)

(6) 재관류 치료 (mechanical revascularization)

B. 치료의 목표

(1) Angina 조절

(2) Revascularization의 필요 줄임

(3) MI 또는 coronary death 예방

C. Dyslipidemia 치료

※ 위험인자의 치료 중 중요

(1) 적극적 치료 대상

① 45세 이상 남성과 55세 이상 여성 + 2 of
· Premature IHD의 가족력
· Smoking
· HT

② 당뇨 환자

③ atherosclerotic disease가 증명된 환자

(2) 치료 목표 : Table 17-2 참조

(3) 치료 방법

① Low-saturated fatty acids, exercise, weight loss

② Statin

③ Niacin *or* fibrate

D. 약물 치료 (drug therapy)

1. Nitrates

(1) 작용기전 (mechanism)

① Systemic vasodilation

〈1〉Arterial vasodilation → afterload ↓ → myocardial wall tension ↓, oxygen requirement ↓

〈2〉Venous vasodilation → preload ↓

② Epicardial **coronary vasodilation** → collateral blood flow ↑

(2) 용법

① SL (sublingual) 투여 권장 : 점막으로 잘 흡수되어 빨리 작용

② 예상되는 stress가 있을 경우 5분 전에 미리 복용

③ 복용 후 2~3분 내로 효과 없으면 5분 간격으로 총 3회까지 복용

→ 이후는 UA, MI 감별 위해 ER 방문

(3) 부작용 : pulsating **headache**, postural dizziness

2. Long acting nitrates

(1) 다양한 제형으로 판매됨 : swallowed, chewed, transdermal patch/ paste

(2) 24시간 까지 농도 유지

(3) Tachyphylaxis : tolerance with loss of efficacy

① 기전 : sulfhydryl group의 감소, O_2 free radical의 증가, counterregulatory fluid retention

② 대책 : minimum effective dose사용, 적어도 하루 8시간의 drug-free interval을 유지

3. β-adrenergic receptor blockers

(1) 작용기전 (mechanism)

· **HR, BP, myocardial contractility를 모두** ↓ → oxygen demand ↓

· Rest 때보다 운동할 때에 효과가 크다.

(2) **Chronic IHD의 'first of choice' ← mortality ↓, reinfarction ↓** ... long acting 제제 추천

(3) **금기 (contraindications) : 상대적 금기들이다.**

① **Asthma, COPD**

② **Conduction abnormality (AV block)**

③ **Severe bradycardia**

④ **Raynaud's phenomenon**

⑤ **Mental depression**

(4) Beta1-selective agents (atenolol, metoprolol, bisoprolol) : bronchial obstruction이 덜함. Insulin-requiring DM 환자에서 선호됨.

4. Calcium channel blockers (CCB)

(1) **작용기전 (mechanism)**

① **Systemic vasodilation → O_2 demand ↓**

② **Coronary vasodilation → O_2 supply ↑**

*** β-blocker와 대등한 효과**

(2) **적응증 (indications)**

① **β-blocker를 사용하지 못할 경우**

② **Combination with β-blocker eg, amlodipine + β blocker**

③ **Variant angina**

④ **Symptomatic peripheral arterial diseases**

(3) 금기 (contraindications) : conduction abnormality, ventricular dysfunction

※ Short-acting dihydropyridine의 단독 사용은 심근 경색을 촉진할 수 있으므로 피해야 함.

5. Antiplatelets

(1) 모든 IHD환자에게 사용되어야 함.

① Aspirin 75~325 mg/d

② Clopidogrel 300 mg loading 후 75 mg/d

(2) 주의 (precaution) : GI bleeding, allergy, dyspepsia

6. 기타

(1) ACEI (ramipril 10 mg/d) : HTN, DM, previous MI가 있었던 경우에 사용 추천됨.

(2) Enhanced external counterpulsation

E. 심부전이 동반된 협심증(angina with heart failure)의 치료

(1) Transient LV failure with angina : **nitroglycerin으로 치료**

(2) **Established CHF**

① **ACE inhibitor, diuretics, digitalis** → LV wall tension ↓ → O_2 demand ↓ → angina 개선

② **β-blocker, NG**

- Angina와 CHF에 모두 beneficial effect가 있으므로 사용 권장
- Beta-blocker는 심부전의 증상과 징후가 모두 조절된 후 조심스럽게 시작

③ **Revascularization**을 심각하게 고려해야

F. 관상동맥 재관류술 (coronary revascularization)

1. PCI (percutaneous coronary intervention)

(1) 적응증 (indication)

① Angina pectoris 환자로 부하 검사에서 IHD가 확인이 되었으며 약물 치료를 해도 잘 조절이 되지 않은 경우

② CABG 후 native a./ bypass graft a. stenosis에 대한 치료

③ 3개월 내 recent total occlusion

※ **UA, MI 환자에서 PCI가 생존율을 비롯한 예후를 향상시키는 것은 잘 알려져 있으나 chronic stable angina에서는 밝혀지지 않았다. 따라서 medical therapy가 반드시 치료의 근간이 되어야 하고 PCI는 symptomatic therapy를 위한 역할만이 있다고 알아두자.**

(2) **부작용 (risks)**

① **Acute vessel occlusion ← dissection, thrombosis**

② **Death**

③ **Need for emergency coronary surgery**

④ **MI**

⑤ **Arterial catheterization으로 인한 합병증**

(3) 효과 (efficacy)

① "Primary success" (〉95%에서 달성)

· Adequate dilation : luminal diameter 확장 〉 20% + residual stenosis 〈 50%

· Angina 호전

② **재협착 (restenosis)**

· **6개월 후 약 20%에서 발생,** 10%의 환자는 angina가 재발(bare metal stent의 경우)

· 위험인자 (risk factors)

〈1〉 DM

〈2〉 작은 혈관

〈3〉 incomplete dilation

〈4〉 occluded vessel

〈5〉 obstructed vein grafts

〈6〉 LAD

〈7〉 thrombi (+)

· **예방 (prevention) : drug-eluting stent (DES) ... rapamycin, paclitaxel**

2. Coronary artery bypass graft (CABG)

(1) Graft vessel

① **Internal mammary a. : 1st choice**

② Radial a.

③ Saphenous v. : 잘 막힘

(2) 위험인자 (Risk factors)

① LV dysfunction

② Comorbidities

③ Age 〉 80

④ Lack of surgical experience

⑤ Reoperation

⑥ Urgent need for surgery

(3) **적응증 (indications)**

① **Left main disease**

② **2 *or* 3 vessel disease + proximal LAD significant lesion(+)**

③ **LV dysfunction (+)**

④ PCI 후 recurrent stenosis가 있는 고위험군 환자

(4) Minimally invasive CABG

· Small thoracotomy and/or off-pump surgery

· Morbidity를 줄이고 회복시간을 줄이는 효과가 있다.

Table 18-2 **PCI vs. CABG.**

	PCI	CABG
Advantages	· Less invasive · Shorter hospital stay · Lower initial cost · Easily repeated · Effective in relieving symptoms	· Effective in relieving sx. · Improved survival in certain subsets · Ability to achieve complete revascularization
Disadvantages	· Restenosis · Frequent incomplete revascularization · Unknown effect on outcomes in patients with severe LV dysfunction · Limited to specific anatomic subsets · Poor outcomes in DM with 2 or 3 vessel disease	· Cost · Increased risk of a repeat procedure due to late graft closure · Morbidity and mortality of major surgery

예후 (prognosis)

※ IHD에서 예후 관련 내용이 중요하여 큰 제목으로 따로 분류하여 정리한다.

1. IHD의 예후 인자

(1) 나이 (age)

(2) 좌심실 기능 (functional state of LV)

(3) 관상동맥질환의 위치와 중증도 (location and severity of CAD)

(4) 심근 허혈의 중증도 (severity or activity of myocardial ischemia)

2. 나쁜 예후가 예상되는 고위험군 (high risk for adverse coronary events)

(1) Recent onset

(2) Unstable angina

(3) Early postmyocardial infarction angina

(4) Medical therapy에 반응하지 않는 angina

(5) CHF (LV EF < 40%) 동반된 angina

3. 운동부하검사 고위험군 (high risk of treadmill test)

(1) **Bruce protocol로 하는 treadmill test에서 6분 (stage II) 이상 운동을 못할 때**

(2) **Stage II가 되기 전에 0.1mV 이상의 ST segment depression이 생길 때**

(3) **깊은 (≥0.2mV) ST segment depression이 생길 때**

(4) **운동 중단 후 5분 이상 ST depression이 회복되지 않을 때**

(5) **Systolic BP가 10 mmHg 이상 감소**

(6) **운동 중 VT이 발생할 때**

※ **위에 해당할 경우 coronary angiography ± reperfusion therapy 고려**

4. Myocardial SPECT 고위험군 (high risk of myocardial SPECT)

(1) **크거나 다수의 이상소견** (large *or* multiple perfusion defects)

(2) **부하검사에서 폐섭취가 증가한 경우** (increased lung uptake during stress scan)

(3) **부하검사 중 LV EF ↓** (decreased LV EF during stress)

5. 관상동맥 조영술 고위험군 (high risk of CAG)

(1) LV EDP가 높을 경우

(2) LV volume이 클 경우

(3) EF이 감소되었을 경우

(4) Involved artery가 많을 수록

(5) Left ant. descending a. 또는 left main a.를 침범한 경우

(6) Angiography 상 혈관에 fissuring *or* filling defect가 보일 경우

6. Rapid progression을 시사하는 경우

(1) 최근 증상 발현 (recent onset of symptoms)

(2) 부하검사 중 심한 허혈 소견 (severe ischemia during stress test)

(3) Unstable angina

7. 기타 고위험군 지표

(1) **C-reactive protein (CRP)** : coronary a.의 inflammation을 반영

(2) Electron beam CT 상 coronary calcification

(3) US 상 carotid intimal thickening

8. 임상적 고위험군

(1) Age 〉 75

(2) DM

(3) Morbid obesity

(4) Peripheral vascular disease

(5) Cerebrovascular disease

(6) Previous MI

19

Unstable Angina, NSTEMI, and Variant Angina

불안정 협심증, 비 ST 분절 상승 심근경색, 변형 협심증

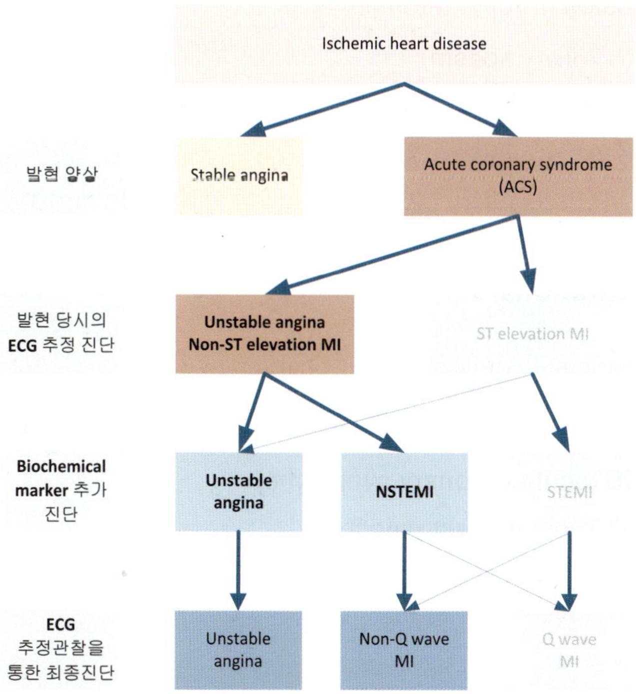

Figure 19-1
Ischemic heart disease의 분류. 앞장에서 chronic CAD(coronary artery disease)에 의한 stable angina에 대해 공부했다. 이번에는 acute coronary syndrome중 unstable angina (UA)와 non-ST-elevation MI(NSTEMI)를 공부하게 된다. ACS 발현 당시의 ECG에서 ST-elevation이 있는 것은 대개 coronary artery을 거의 꽉 막는 혈전이 발생한 경우가 많고 ST-elevation이 없는 경우 (non-ST-elevation)는 그래도 coronary flow가 유지되는 경우가 흔하다. Non-ST-elevation 때 추적 심장효소 검사에서 심근 손상이 확인되면 MI이고 심근 손상이 없으면 UA가 되는 것이다. UA와 NSTEMI는 거의 유사한 pathogenesis를 가지고 있고, 치료나 예후 등에서 큰 차이가 없다.

Unstable angina (UA) & Non-ST-Elevation MI (NSTEMI)

A. 서론 (introduction)

1. 정의 (definition)

(1) **Unstable angina**

① 휴식시 (**resting**) 또는 경미한 운동에 발생하는 심한 흉통 (보통 10분 이상)

② 최근 4~6주 안에 발생한 **new-onset** pain

③ **Crescendo** pattern (점차 심해지고 오래 지속되며 잦아지는 양상)

(2) **NSTEMI : 위의 임상 양상 + 심근 효소의 상승**이 증명되어 심근손상이 확인된 경우

2. 병태생리 (pathophysiology)

(1) 관상동맥 협착 → 심근 혈류량↓

(2) 대개 다음의 4가지 기전에 의한다.

① **Plaque rupture or erosion (m/c)** → thrombus 발생

② Dynamic obstruction (coronary **spasm**)

③ Progressive mechanical obstruction (PCI후 restenosis 또는 급격히 진행하는 atherosclerosis)

④ 관상동맥병변의 진행이 아닌 secondary UA (eg, anemia의 악화, tachycardia)

B. 임상양상 (clinical manifestations)

(1) 증상과 징후 : angina 또는 anginal equivalents → Chapter 18 참조

(2) 급성 관상동맥 증후군의 가능성 (likelihood of acute coronary syndrome)

a. **High likelihood of ACS (acute coronary syndrome)**

① **특징적인 허혈성 흉통 ("typical chest pain")**

② **이전에 CAG를 통해 coronary artery disease (CAD)가 진단되었던 경우**

③ **Prior MI**

④ **CHF**

⑤ **새로운 심전도의 변화**

⑥ **심근 효소의 상승**

b. Intermediate likelihood of ACS

① Age 〉 70세

② 남자

③ 당뇨

④ 말초동맥질환 또는 뇌혈관 질환이 있는 환자

⑤ Old ECG abnormality

c. Low likelihood of ACS

C. 진단 (diagnosis)

1. UA/ NSTEMI 진단

(1) 임상양상 : "typical chest pain", risk factors가 중요

(2) ECG (resting)

· 상당수는 이상 없을 수도

· ST depression, T inversion

· **ST elevation** → STEMI 또는 variant angina

※ Chest pain at rest, serial/ continuous ECG change → "resting ischemia"

(3) 심근 효소 → MI 여부 판단

· **CK-MB**, **troponin** (UA와 NSTEMI의 감별)

· 심근효소가 false positive로 나올 수 있는 경우 : ACS로 생각될 만한 분명한 history가 없는 상황에서 minor한 심근 효소 상승이 있을 때는 CHF, myocarditis, pulmonary embolism 등을 고려

(4) 부하 검사 (stress testing) → significant CAD가 있는지 판단 : ACS인 경우 주의해야 한다.

2. 응급실에 chest pain을 주소로 내원한 환자 진단 (Figure 19-2)

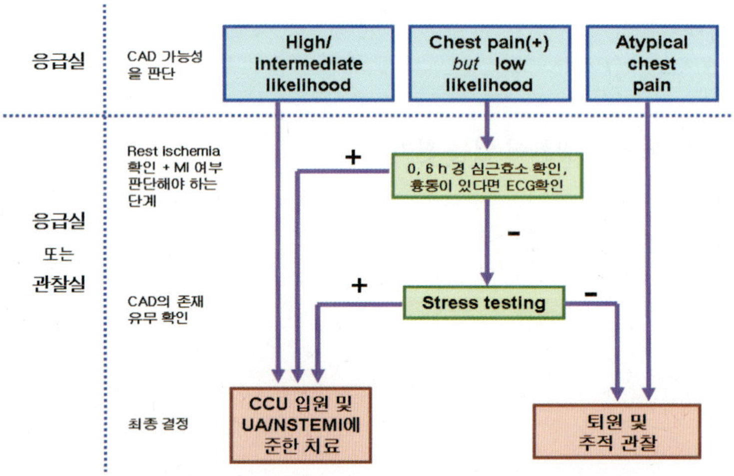

Figure 19-2 응급실에 내원한 UA/NSTEMI 의심되는 환자의 진단 경로. 응급실에서 판단하여 high/intermediate likelihood에 해당 환자는 즉시 입원 및 치료, atypical pain으로 UA/NSTEMI 가능성이 없는 환자는 다른 진단을 R/O한 뒤 바로 퇴원시킨다. 흉통이 있으면서 낮지만 CAD가능성이 있는 환자는 표에서와 같은 검사와 경과 관찰을 통해 판단하게 된다.

3. 고위험군 평가 (risk stratification and prognosis)

※ Risk가 높을수록 조기에 (보통 30일 이내) death, MI, urgent revascularization 등을 겪게 될 가능성이 높다. 따라서 이러한 환자를 진단 당시부터 감별하여 **보다 적극적인 치료**를 하게 되면 큰 효과를 거둘 수 있다.

※ **High risk factors (TIMI risk score, Figure 19-3)**

① **Age 〉 65 세**

② **3가지 이상의 CAD risk factors**

③ **이전에 진단된 50% 이상의 stenosis(혈관 단면적의 50% 이상되는 협착)가 있는 경우**

④ **ST deviation**

⑤ **24시간 이내에 협심증 증상이 2번 이상 있었던 경우**

⑥ **최근 7일 이내에 aspirin을 복용하고 있었던 경우**

⑦ **심근 효소치가 상승한 경우**

→ 이러한 위험 인자가 많을수록 risk가 높아지므로 보다 적극적인 치료 (newer and more potent antithrombotic therapy and **early invasive strategy**)를 시행

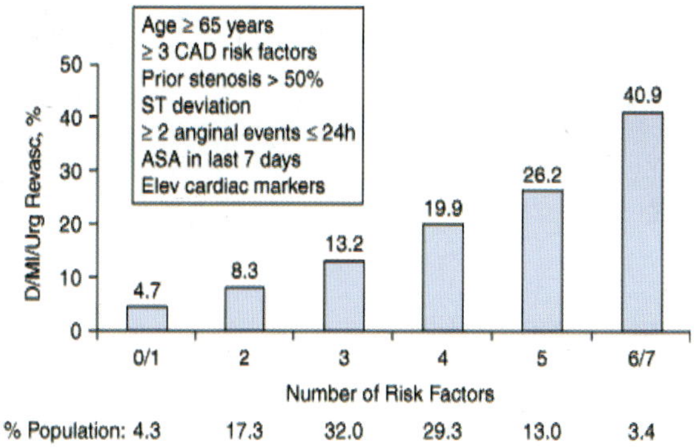

Figure 19-3
The TIMI Risk Score for UA/NSTEMI. UA/NSTEMI 발생 14일 이내에 사망, MI, 또는 긴급한 revascularization을 시행할 위험이 높은 환자를 확인할 수 있는 간단하면서도 광범위한 위험 분류법이다.

D. 치료 (treatment)

1. 내과적 치료 (medical treatment)

- Bed rest + continuous ECG monitoring : 기본적으로 증상이 없거나 12~24h 동안 추적 관찰해서 심근 효소 상승이 없을 때까지 시행
- 약물 치료는 anti-ischemic therapy와 anti-thrombotic therapy로 구분할 수 있다.

※ **ACS 치료의 기본**
(1) **UA/ NSTEMI → N, A, B, H**
(2) **STEMI → N, A, B, H + Reperfusion**
- N : NG SL, Nitrate
- A : Aspirin (+ Clopidogrel)
- B : β-blocker
- H : Heparin

(1) **Anti-ischemic therapy (Table 19-1)**

① **SL NG (nitroglycerin)** : ongoing chest pain에서 5분 간격으로 3회까지

② **Nitrate (IV NG)** : 5~10 ㎍/min로 시작 → 증상을 보아가며 75~100 ㎍/min.까지 증량 가능

a. 작용기전

〈1〉 Systemic vasodilation → Preload↓, Afterload↓ → O_2 demand↓

〈2〉 Coronary vasodilation → Coronary blood flow↑

b. IV NG의 적응증 (indications)

〈1〉**Ischemic chest pain의 조절**

〈2〉Hypertension의 조절

〈3〉**Pulmonary edema의 치료**

c. 금기 (contraindications)

〈1〉SBP 〈 90 mmHg *or* SBP 30 mmHg 이상 감소

〈2〉**Suspected RV infarct** ∵ preload 줄이면 안 돼

〈3〉24시간 이내에 phosphodiesterase inhibitor (eg, sildenafil) 쓴 경우

d. 부작용 : headache, dizziness, hypotension

③ **β-blocker**

a. 작용기전과 용법

〈1〉HR, myocardial contractility ↓ → O_2 demand ↓

〈2〉"Contraindication 없으면 즉시 투여"

〈3〉Metoprolol 5 mg IV q5min × 3회 → 1~2시간 후부터 25~50 mg q6h

b. 상대적 금기증 (relative contraindications)

〈1〉HR 〈 60 *or* SBP 〈 100 *or* Shock

〈2〉LVEF 〈 40% (LV dysfunction)

... **"CHF(+) 또는 pulmonary edema(+)이면 안 쓴다"**는 뜻.

〈3〉Peripheral hypoperfusion sign (+) ... **Peripheral artery disease**있으면 안 쓴다.

〈4〉**Conduction abnormality**

〈5〉**Active asthma** ··· β-agonist를 쓰는 질환

〈6〉Cocaine use에 의한 AMI

④ Calcium channel blocker

a. 작용기전 (mechanism)

〈1〉Systemic vasodilation → O_2 demand ↓

〈2〉Coronary vasodilation → O_2 supply ↑

b. 임상적 적응

〈1〉Anti-ischemic drug을 충분히 쓰는데도 pain relief 안될 때 추가

〈2〉Nitrate, β-blocker에 intolerable 또는 금기(+)

〈3〉Variant angina를 동반한 경우

c. 금기 (contraindications)

〈1〉LV dysfunction

〈2〉Pulmonary edema

〈3〉Conduction abnormality

⑤ Morphine

a. 임상적 적응과 용법

〈1〉**Anti-ischemic therapy에도 불구하고 pain relief 안될 때**

... UA/ NSTEMI에서 morphine까지 쓰는 경우 많지는 않아

〈2〉**Pulmonary edema** 때 pulmonary vasodilation 효과(+)

〈3〉**반드시 IV로 !!!** : 2~5 mg IV → **IM으로 주면 m. injury로 CK↑ (false positive)**

b. 금기 (contraindications)

〈1〉Hypotension

〈2〉**Respiratory depression** ∵ opioid는 respiration을 더 억제한다

〈3〉Confusion, Obtundation

Table 19-1 Anti-ischemic treatment.

Sublingual nitroglycerin	5분 간격으로 3번까지 투여 가능
IV nitrates	Sublingual NG 투여 이후에도 증상이 지속되는 경우 · 5~10 ㎍/min으로 시작 → 증상을 보아가며 75~100 ㎍/min까지 증량 가능 · 감량 또는 중단 : 두통, 저혈압(SBP 〈 90 mmHg) · 금기 : 24시간 내 PDE5 inhibitor 복용력
Beta blockers	Metoprolol 5 mg IV q 5 min × 3회, 1~2시간 후부터 25~50 mg q 6 h · 금기 : ① AV conduction abnormality ② HR 〈 60/min or SBP 〈 90 mmHg ③ LV dysfunction with congestive heart failure ④ Severe reactive airway disease ⑤ Peripheral arterial disease
Optional	Calcium channel blocker : 위의 치료에도 불구하고 흉통이 지속되거나 beta blocker 또는 nitrate의 금기 사항이 있을 때 Morphine : 최초 3회의 sublingual NG 투여 이후에도 흉통이 지속되거나, 적절한 약물 치료에도 불구하고 흉통이 재발할 때

(2) **Anti-thrombotic therapy (Table 19-2)**

① **Antiplatelet agents** : aspirin + clopidogrel 함께 쓰는 추세

a. 용법

〈1〉**Aspirin 162~325 mg chewing → 이후 75~160 mg PO qd**

... 대개 300 mg chewing 후 100 mg PO qd

〈2〉Clopidogrel (Plavix®) 300 mg (loading) → 75 mg/d

· Bleeding risk 높지 않으면 같이 쓰면 더 이득 ... 특히 PCI 할 경우

② **Heparin**

a. 용법

〈1〉**Unfractionated heparin (UFH)**

· 60~70 U/kg (max. 5,000 U) IV bolus → 12~15 U/kg/h continuous infusion

· aPTT baseline 값의 1.5~2.5배로 UFH dose adjustment

〈2〉**Low-molecular-weight heparin (LMWH)**

· **장점 : bleeding risk ↓, aPTT monitoring 불필요**

· **Enoxaparin** (Lovenox®) : 1 mg/kg SC q12h

b. 적응증 (indications) : "embolic risk 높은 경우"

〈1〉Previous embolus

〈2〉Known LV thrombus

〈3〉Atrial fibrillation

〈4〉Large or anterior MI

〈5〉Cardiogenic shock

→ 대개 contraindication 없으면 쓴다.

③ IV antiplatelet agents : GPIIb/IIIa antagonists

a. 고위험군에서 invasive management가 계획되어 있을 때 선택적으로 사용

b. Abciximab (ReoPro®) : invasive therapy에서 사용

c. Eptifibatide (Integrilin®), Tirofiban (Aggrastat®) : conservative therapy에서 사용

Table 19-2 Antithrombotic therapy.

Oral antiplatelet therapy	
Aspirin	Initial dose of 162~325 mg nonenteric formulation, followed by 75~162 mg of an enteric or a nonenteric formulation
Clopidogrel	Loading dose of 300 mg followed by 75 mg/d
Intravenous antiplatelet therapy	
Abciximab	0.25 mg/kg bolus followed by infusion of 0.125 ㎍/kg/min (maximum 10 ㎍/min) for 12 to 24 h
Eptifibatide	180 ㎍/kg bolus followed by infusion of 2.0 ㎍/kg/min for 72 to 96 h
Tirofiban	0.4 ㎍/kg/min for 30 min followed by infusion of 0.1 ㎍/kg/min for 48 to 96 h
Heparins	
Heparin (UFH)	Bolus 60~70 U/kg (maximum 5000 U) IV followed by infusion of 12~15 U/kg/h (initial maximum 1000 U/h) titrated to aPTT 50~70 s
Enoxaparin	1 mg/kg SC every 12h; the first dose may be preceded by a 30-mg bolus; renal adjustment to 1 mg/kg once daily if Ccr 〈 30 mL/min
Fondaparinux	2.5 mg SC qd
Bivalirudin	Initial intravenous bolus of 0.1 mg/kg and an infusion of 0.25 mg/kg/h. Before PCI, an additional intravenous bolus of 0.5 mg/kg was administered, and the infusion was increased to 1.75 mg/kg/h.

2. Invasive strategy vs. Conservative strategy

(1) 개념

① **Early invasive treatment** : 고위험군에서 anti-ischemic + antithrombotic treatment를 하면서 **입원 48시간 내에 CAG를 시행하여 필요할 경우 PCI나 CABG를 시행해 나가는 적극적인 치료 전략. 고위험군에서는 conservative Tx 보다 효과가 좋음.**

② Conservative strategy : 저위험군에서는 약물치료만 지속하다가 경과 관찰 중 rest pain, ST segment change, positive stress test의 경우에만 CAG를 시행하는 방법. 저위험군에서는 invasive와 효과가 동일하다.

(2) 고위험군의 정의

① 약물치료에도 불구하고 휴식시의 반복적인 흉통

② TnT 또는 TnI 상승

③ 새로운 ST segment depression

④ 반복적인 흉통과 함께 CHF 증상들, rales, MR등이 있을 때

⑤ Positive stress test

⑥ EF 〈 40%

⑦ Decreased BP

⑧ Sustained VT

⑨ PCI 〈 6 mos, prior CABG

3. 장기적인 치료 (long-term treatment)

(1) Risk factors modification이 가장 중요함

(2) 효과적이라고 알려진 약물치료

① Anti-ischemic Tx and MI의 예방 : β-blocker

② Long-term plaque stabilization : Statins, ACEI

③ Antiplatelet agent의 사용 : aspirin + clopidogrel for 9~12 mo. → 이후 aspirin 만 지속적 사용

Prinzmetal's angina (=variant angina)

A. 서론 (introduction)

(1) 1959년 Prinzmetal이 기술한 syndrome

(2) **Resting chest pain + transient ST-segment elevation**

(3) 병태생리

① Epicardial artery 의 focal spasm → severe myocardial ischemia

② 주로 critical obstruction을 일으키지 않는 atherosclerotic plaque의 1 cm 이내에서 발생

B. 임상양상 (clinical manifestations)

(1) 증상 : chest pain

① 대개 **smoker**, **전날 과음, 과식**과도 연관

② **아침 일찍 운동과 무관**한 chest pain

③ 젊은 사람에게도 나타나며 매우 심한 통증이 있으나 chronic stable angina로 진행하지는 않는다. 단, 50%까지도 fixed atherosclerotic lesion이 동반된다.

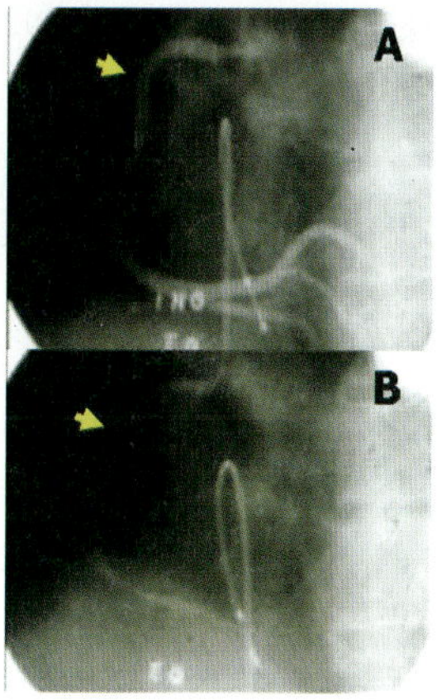

Figure 19-4 Ergonovine provocation test.
(A) Provocation 전, (B) Provocation 후 RCA(화살표) spasm 발생.

(2) 예후

① 처음 발생 후 6개월 내에 자주 증상이 발생할 수 있다.

② 5년 생존율 : 90~95%

③ Non-fatal MI가 약 20%의 환자에서 5년 안에 발생하기도 한다.

④ Variant angina + serious arrhythmia → sudden death 가능성 ↑

C. 진단 (diagnosis)

(1) **ECG : Chest pain(+)시 ST-segment elevation → pain 소실 시 정상화!**

(2) **CAG : transient focal coronary spasm 확인 (확진) : Figure 19-4**

· **Provocation : ergonovine, acetylcholine, hyperventilation 등 사용**

D. 치료 (treatment)

(1) **Nitrates**

(2) **Calcium channel blockers**

(3) Aspirin : 흉통을 악화시키는 것으로 알려져 있다.

(4) β-blocker : 효과가 일정하지 않아 쓰지 않는다.

※ Fixed lesion 있는 경우 aspirin, β-blocker, PCI가 도움

20

ST-Elevation MI

ST 분절 상승 심근경색

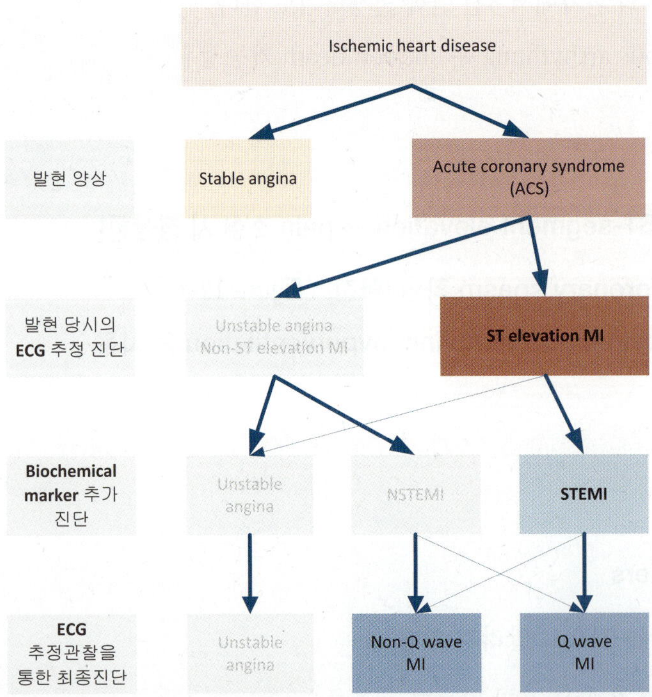

Figure 20-1
ischemic heart disease의 분류. 이번 장에서는 acute myocardial infarction에 대해 알아본다. ACS중 ST-elevation이 있으면서 심근효소가 상승한 경우는 대개 관상동맥의 완전 폐쇄로 인한 (total occlusion)이며 대개는 F/U ECG에서 Q-wave가 새로 생기며 Qw MI로 분류된다. Qw MI가 예전에는 transmural infarction의 특징적인 소견으로 생각하여 transmural AMI = Qw MI로 여겼으나 조직 검사상 100% 일치하지는 않는 것으로 알려져 있다.

병태생리 (pathophysiology)

A. Acute plaque rupture

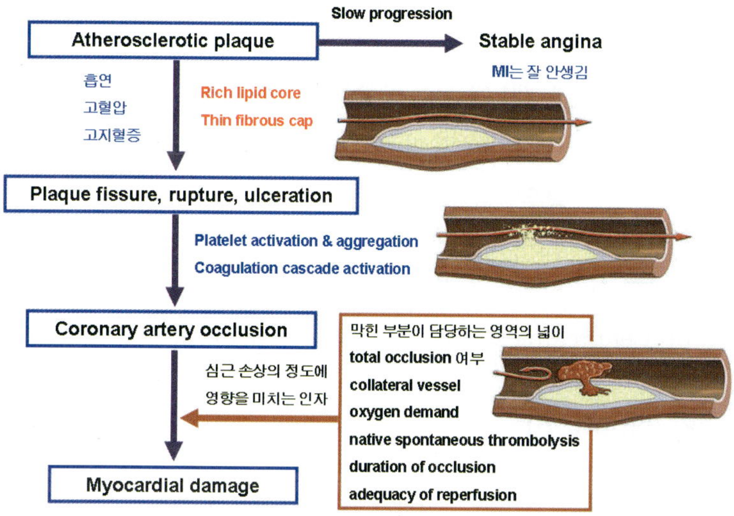

Figure 20-2
MI의 병태생리 (plaque rupture).
IHD의 가장 중요한 원인은 관상동맥의 동맥경화증(atherosclerosis)이다. Atherosclerotic plaque는 ① Lipid core가 풍부할 수록 ② Fibrous cap이 얇을 수록 rupture되기 쉽다. Plaque의 rupture 부위 또는 ulcer, fissure 부위에는 platelet이 aggregation되고 이것이 coronary a. lumen을 막을 정도가 되면 MI가 발생한다. Myocardial damage는 여러 요인에 의해 영향을 받는다.

B. 기타 원인

(1) Coronary emboli

(2) Congenital abnormality

(3) Coronary spasm

(4) Inflammatory disease

임상양상과 진단 (clinical manifestations & diagnosis)

A. 증상 (symptoms)

(1) **흉통 (chest pain)**

- **짓누르는 듯한 뻐근한 통증이 협심증과 유사한 양상("typical chest pain")으로 오지만**
- **강도가 더 심하고 (죽을 것 같은 느낌) 더 오래 지속됨 (30분 이상)**
- Weakness, sweating, nausea, vomiting 등이 동반되기도
- **Pain이 나타나지 않을 수 있는 경우**
  ① **DM**
  ② **Old age**
  → 이럴 경우 sudden-onset breathlessness, pulmonary edema 등으로 나타난다.

B. 신체검진 (physical examination)

(1) "Acute ill-looking" : restlessness, pallor, perspiration(sweating)

(2) Pulse rate, BP 등은 상황에 따라 다양하게 나타난다.

(3) 그 외에 S3, S4, murmur, pericardial friction rub등이 후에 다루게 될 합병증과 관련되어 나타날 수 있다.

C. 검사소견 (laboratory findings)

- MI는 발생부터 7일 이내의 급성기, 7~28일까지의 치유기, 29일 이후 부터의 회복기 등 각 단계별 특성을 알아두어야 하고, 특히 급성기는 처음 수 시간 동안부터 수 일 동안 ECG, 심근효소치 등이 급격히 변화하므로 이러한 변화를 잘 알아두어야 정확한 진단을 내릴 수 있다.

1. ECG

(1) 응급실 내원 10분내에 심전도를 찍어야 한다. 초기 진단이 확실치 않으면 10~15분 간격으로 자주 찍어 봐야 하고, 하벽부 심근 경색의 경우 우측 흉부 심전도를 찍어 우심실 경색 여부를 확인한다.

※ **Figure 20-3, Figure 20-4** 참조.

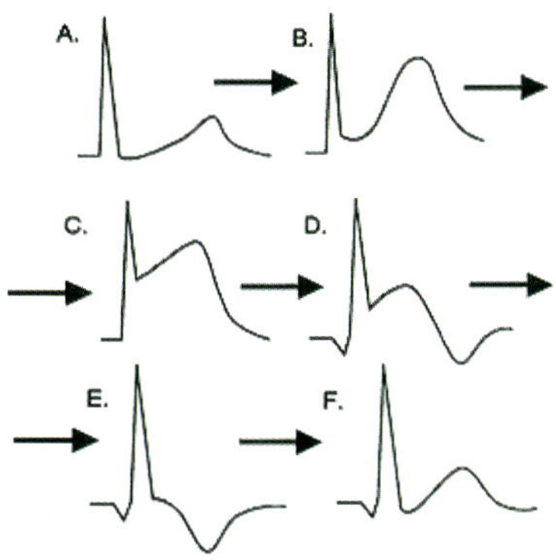

Figure 20-3 STEMI (ECG).

- Epicardial coronary a.에 total occlusion이 발생한 acute phase에서는 해당 관상동맥(IRA, infract-related a.) 영역의 ECG lead에서 hyperacute T-wave(B)와 ST-segment elevation(C)이 나타난다. 이후 ST-segment elevation이 정상화되면서 대개 Q-wave와 T wave inversion이 나타난다(D). ST-segment는 점차 정상화되지만 Q-wave와 T-inversion은 남게 된다(E). 수 개월 후에는 Q-wave는 남아있고, T wave는 경우에 따라 inversion이 없어질 수 있다(F).
- 관상동맥의 부분적으로, 또는 완전히 막혔더라도 collateral이 많다면 대개 ST-elevation이 안 나타나고, 후에 Q-wave도 생기지 않는다.
- 일반적인 경우 STEMI 또는 Qw MI 는 transmural MI로 생각할 수 있으나 100% 일치하지는 않는다.

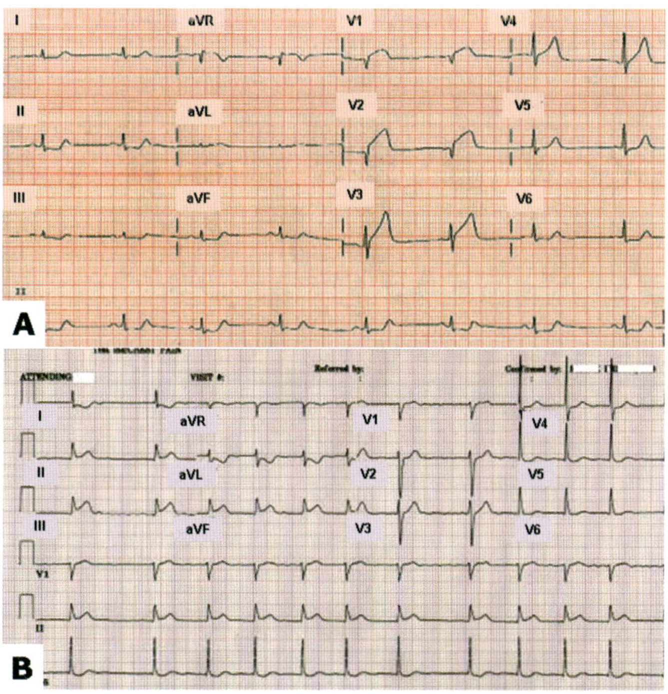

Figure 20-4 STEMI.

(A) Anterior wall AMI
- ST-segment elevation in V1~V4
- Q wave in V1, V2
- Reciprocal change in II, III, aVF

(B) Inferior wall AMI
- ST-segment elevation in V1~V4
- Reciprocal change in I, aVL, V6

2. 혈중 심근효소값 (cardiac enzymes)

(1) 임상적 중요성

① 심근 손상의 직접적인 증거 ... cardiac enzyme (+) : "MI"

② 시간에 따라 농도 변화

- 증상 발생 시간으로부터 경과 시간을 잘 고려하여 해석해야
- 진단이 명확하지 않을 경우는 입원시, 6~9시간째, 12~24시간째 연속적으로 검사를 해서 확인해 보아야 한다.

(2) 심근효소의 종류와 특징 (**Table 20-1**, **Figure 20-5**)

(3) CK가 false positive로 나올 수 있는 경우

① Skeletal muscle disease

② Electrical **cardioversion**

③ Hypothyroidism

④ Stroke

⑤ Surgery

⑥ Skeletal muscle damage secondary to **trauma**, **convulsion**, prolonged immobilization, **intramuscular injection** ∴ **Morphine 등 약제를 IM하지 않아야 !**

(4) CK-MB mass : CK activity ratio를 적용할 수 없는 경우

① 근육 손상으로 인해 total CK가 매우 높을 때

② Total CK가 정상 범위이면서 CK-MB만 상승했을 때 ← cancer etc.

Table 20-1 The characteristics of cardiac enzymes.

	(+)까지 시간	지속기간	Specificity	Clinical use
CK **CK-MB**	4~8 h 상동	48~72 h 상동	Low Intermediate	*CK-MB mass : CK activity 〉 2.5 → suggestive MI
Troponin I/T	4 h	7~10 d	High	Preferable test for MI
Myoglobin	2~3 h	24 h	low	아주 초기의 MI 진단

가장 흔히 시행하는 검사는 CK/ CK-MB와 Troponin이다. CK/ CK-MB의 해석은 교과서(미국)의 내용*이 우리 검사실 실정과 차이가 있어 해석에 주의가 필요하다. Troponin이 가장 specificity가 높다.

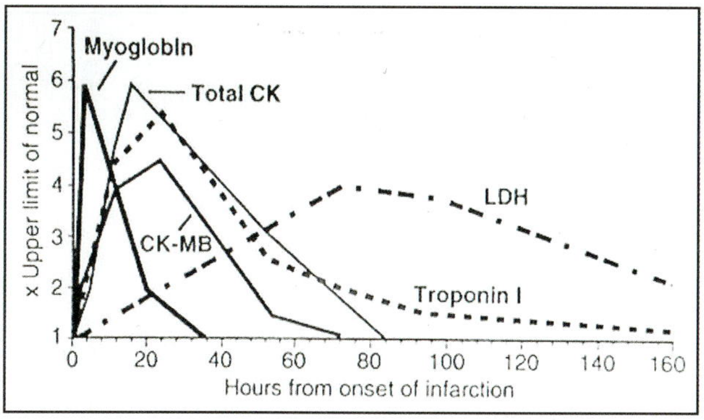

Figure 20-5 Cardiac enzymes.
(1) **Myoglobin** : 가장 초기(2~3 h)에 상승하여 아주 초기의 MI 발견에 도움을 줄 수 있다.
(2) **CK/ CK-MB** : 24 h 경 peak를 이루고 2~3일 경에 (-)로 전환된다고 기억해 두면 편하다.
(3) **LDH** : 3일 경 peak를 이룬다.
(4) **Troponin** : 24~48 h 경 peak를 이룬다. 5~14일이 지나 (-)로 전환된다. 따라서 (+)로 나온 환자를 short-term F/U하지 않는다.

(5) **막힌 관상동맥이 뚫렸을 때 (successful reperfusion) 심근 효소값**

→ **Earlier & higher peaking : CK의 경우 대개 24h 경 peak에 도달하나 reperfusion이 성공하면 reperfusion 후 8 ~ 12시간경에 조기에, 예상보다 더 높은 peak에 도달한 뒤 떨어진다.**

3. Cardiac imaging

(1) Echocardiography

① Wall motion abnormality : 대개의 STEMI에서 나타남.

· 응급실에서 reperfusion therapy를 결정하는데 도움

· 단, old MI나 severe ischemia와 감별이 되지 않으므로 해석에 주의를 요함

② LV function 평가 : 치료 시침과 예후 판정

③ STEMI complication의 진단 : acute MR, VSD, aneurysm etc.

(2) Coronary CT angiography : CT 기술의 발전으로 최근 응급실에서 많이 사용되고 있다. Acute chest pain의 감별진단 (AMI, pulmonary embolism, aortic dissection)을 한 번의 검사로 내릴 수 있다는 장점이 있다.

(3) Radionuclide imaging techniques : 즉시 검사를 시행할 수 없다는 점에서 EchoCG보다 유용하지는 않지만 myocardial perfusion imaging과 ventriculography등이 진단에 도움이 될 수 있다.

치료 (treatment)

A. Initial management
B. Hospital phase management
C. Complication management
D. Post-infarction risk stratification & management

A. 초기치료 (initial management)

1. Prehospital care

(1) "Time is myocardium"

- 무엇보다도 환자의 증상 발생 후 빠른 시간 안에 병원에 도착해서 적절한 치료를 받는 것이 중요
- 일반인들에게 심근경색의 증상을 잘 교육하여 빨리 병원에 갈 결정을 내리도록 하고 환자를 병원으로 이동시키는 체계를 잘 구축하고 있어야 한다.
- 어떤 방법의 reperfusion을 시행할지는 아래의 box 참조.

(2) Fatal arrhythmia의 발견과 치료(electric cardioversion)를 적절하게 수행할 수 있는 인원과 장비 필요

※ Reperfusion therapy의 결정

- 증상 발현 후 혈관 재개통까지의 시간은 120분 이내여야 한다. (이상적으로는 60분)
- 환자 이송 도중 fibrinolysis가 가능한 상황: 30분이내에 fibrinolysis 시작 (우리나라는 아직 불가능)
- PCI가 가능하지 않은 병원으로 이송된 경우: 환자 도착 이후 30분내 fibrinolysis시작 (door-to-needle time 〈 30 min)
- PCI가 가능한 병원으로 이송된 경우: 환자 도착 이후 90분내 PCI로 혈관 재개통 (door-to-balloon time 〈 90 min)
- PCI가 가능하지 않은 병원에서 병원간 이송을 고려해야 할 경우
① Fibrinolysis의 금기증이 있는 경우
② 애초 병원 도착시간부터 90분 이내에 다른 병원으로 이송되어 PCI를 시행할 수 있거나 fibrinolysis 시행시간과 비교하였을 때 60분 추가 시간내에 PCI를 시행할 수 있는 경우
③ Fibrinolysis가 시행되었으나 재개통에 실패한 경우 (이런 경우를 rescue PCI라 한다)

순환기학

2. Management in ER : N, A, B, H + Reperfusion

(1) Bed rest + if hypoxemia(+), O_2 2~4 L/min. via nasal prong/face mask (처음 6~12 h 동안)

(2) Aspirin 160~325 mg chewing → 구강 점막으로 흡수되어 빠른 antiplatelet effect

(3) Thienopyridine 계열 (clopidogrel, prasugrel, ticlopidine) : PCI를 시행하여 stent를 삽입하게 될 모든 환자에게 투여. 기존에 사용하지 않았던 환자라면 loading dose를 투여하고 이후 maintenance dose를 사용

(4) Glycoprotein IIb/IIIa receptor inhibitor : 혈관 조영술에서 thrombus가 관찰되거나 no reflow가 관찰될 때 사용. 최근에는 PCI 를 시행할 환자에게 적극적인 사용이 권장되고 있다.

(3) Pain control

① **Sublingual nitroglycerine (NG)** 0.4 mg (5분 간격으로 3회까지)

- 작용기전 : Preload↓, Afterload↓, Coronary blood flow↑

② **IV NG** : sublingual NG에 반응하지만 pain이 지속될 때

- 금기 (contraindications)

〈1〉BP 〈 90 mmHg

〈2〉**RV infarction 의심될 때** ∵ RV failure 때는 preload를 줄이면 위험

〈3〉24시간 내에 PDE5 inhibitor (eg, sildenafil) 복용한 사람

③ Morphine 2~4 mg IV q 5min. → 증상이 없어질 때까지 또는 부작용이 나타날 때까지

④ β-blocker : metoprolol 5 mg IV q 5 min ×3회 → oral metoprolol 50 mg PO q 6 h for 48 h → 이후 100mg PO q 12 h

(4) Reperfusion therapy

a. **적응증 (indications)**

① **2개 이상의 precordial leads에서 2 mm 이상의 ST-segment elevation** 또는

② **2개 이상의 limb leads에서 1 mm 이상의 ST-segment elevation** 있을 때

b. **목적 : infarct size↓, infarct healing↑**

- Infarct의 central zone은 죽은 조직이지만 이 주위로는 viable ischemic myocardium이 있다. 이 살아있는 조직으로 다시 perfusion을 시켜 myocardium을 최대한 살리려는 것이다.

c. **종류**

① **Fibrinolysis**

② **Primary PCI**

③ **Emergent CABG**

d. **Reperfusion 정도의 평가**

① **TIMI (thrombolysis in myocardial infarction) grading system : epicardial artery의 혈류 개통 정도의 평가 기준**

- Grade 0 : complete occlusion
- Grade 1 : contrast dye가 막힌 곳을 넘어가지만 원위부까지 흘러들어가지는 못할 때
- Grade 2 : 전체 vessel에 perfusion이 되지만 정상 vessel보다는 혈류 속도가 느릴 때
- Grade 3 : full perfusion + normal flow

② 새로운 혈류평가 지표

〈1〉**TIMI frame count** : dye가 기시부에서 지정된 원위부까지 도달하는데 걸리는 frame 갯수

〈2〉**TIMI myocardial perfusion grade** : infarct zone microvasculature에 dye가 들어갔다가 나오는 속도

③ 최근에는 Doppler wire 또는 pressure wire (PCI wire 끝에 혈류 속도를 측정하는 sensor, 또는 혈관내 압력을 측정하는 sensor가 내장된 wire)를 통한 혈류 평가법이 사용되기도 한다. Coronary flow reserve (**CFR**) 또는 index of microvascular resistance (**IMR**)등이 측정된 수치로 제시된다.

3. PCI vs. Fibrinolysis

(1) Primary percutaneous coronary intervention (PCI, **Figure 20-6**)

- 숙달된 시술자가 있고, case가 많은 병원에서 시행되면 효과가 높다.
- Fibrinolysis보다 선호 될 때

① 진단이 확실치 않을 때

② Cardiogenic shock

③ Bleeding risk가 높을 때

④ 증상 발생후 2~3시간이 지나 clot이 잘 녹지 않을 것 같을 때

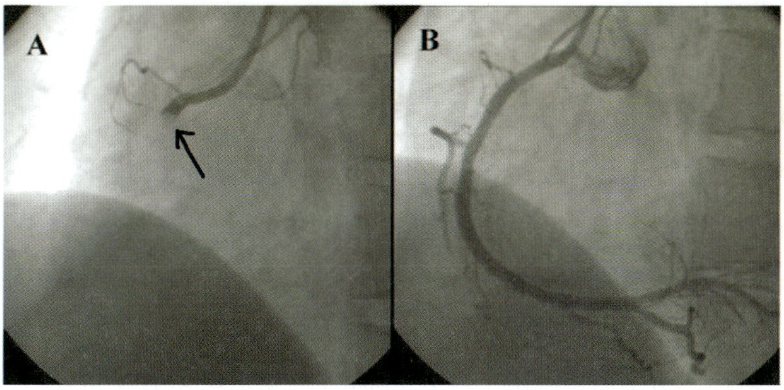

Figure 20-6 PCI for STEMI
(A) 화살표가 가리키는 곳에 큰 혈전이 혈관을 막고 있어 조영제가 더이상 진행하지 못하고 있다.
(B) Wire를 통과시키고 ballooning과 stent insertion 후 혈류가 회복된 상태

Table 20-2 Fibrinolytic agents.

	Streptokinase	tPA	TNK	rPA
Fibrin 특이성	Non-specific	Non-specific	Fibrin-specific	Fibrin-specific
주입 방법	Continuous IV	Continuous IV	Bolus IV	Bolus IV
효과	Effective	More effective	More effective	More effective

(2) Fibrinolysis

① Door-to-needle time이 30분 이내여야 한다.

... 증상 후 1시간 이내라면 PCI는 시행되기까지 최대 2시간이 걸리는 것을 감안하면 fibrinolysis를 우선적으로 고려해야 한다.

② 약제와 작용기전

- Plasminogen을 plasmin으로 activation → fibrin thrombi를 녹인다.
- Drugs (**Table 20-2**)

③ 증상 발생 후 시간에 따른 효과

- 1~3 h : most benefit
- 3~6 h : benefit
- 6~12 h : possible benefit (흉통이 지속 + ST elevation 지속 + new Q wave가 없을 때)

④ 효과

a. 1시간 이내에 시행하면 사망률을 50% 감소

b. Infarct size를 줄이고 LV dysfunction을 줄임

c. MI complication 발생 감소시킴

⑤ **금기 (contraindications)**

a. **Absolute**

〈1〉뇌출혈이 한 번이라도 있었던 경우

〈2〉비출혈성 뇌졸중이나 유사한 뇌혈관 질환이 지난 1년 내에 있었던 경우

〈3〉심한 고혈압 : SBP 〉180 mmHg, DBP 〉110 mmHg

〈4〉Aortic dissection이 의심될 때

〈5〉현재 체내 출혈이 있을 때 (단, 월경은 가능)

* 이전에 고령도 금기 사항이었으나 혈전용해치료가 가지는 이점이 커서 심근 손상의 정도가 심할 것으로 예상되는 경우는 적극적으로 치료하는 추세이다.

b. Relative

〈1〉최근에 anticoagulant 복용 : PT INR 〉 2.0

〈2〉최근 2주 내에 침습적인 수술이나 10분 이상의 심폐 소생술을 받은 경우

〈3〉출혈 경향이 있는 경우

〈4〉임신

〈5〉안구 내 출혈 가능한 병변이 있는 경우

〈6〉Active peptic ulcer

〈7〉심한 고혈압의 병력이 있는 경우지만 현재 조절되고 있는 경우

〈8〉5일~2년 내에 streptokinase 치료를 받은 적이 있는 경우 ∵ allergy 위험 때문

⑥ 합병증 (complications)

〈1〉Allergic reaction : hypotension

〈2〉**Hemorrhage** : hemorrhagic stroke (0.5~0.9%) → 나이에 따라 증가

⑦ Cardiac catheterization과 CAG가 추가로 필요한 경우

- Rescue PCI : 혈전 용해 치료 후 90분 이상 지속적인 흉통과 ST elevation이 있는 경우 재관류가 안된 것으로 판단하고 PCI시행
- Elective PCI : 흉통의 재발 또는 퇴원 전 stress test에서 positive가 나오면 PCI시행

B. 입원 환자의 치료 (hospital phase management)

1. General care

(1) Coronary care unit(CCU)이 갖추어야 할 것

① Continuous ECG monitoring

② Hemodynamic monitoring

③ Defibrillator, Respirator, Noninvasive transthoracic pacemaker

④ Nursing team : defibrillator 사용법, 심장 약물의 용량 조절, CPR 수행 가능해야

(2) Activity

① 처음 12시간 동안은 best rest

② 이후 합병증이 없으면 침대 옆에 발을 내리고 앉아 있을 것을 권유 (24시간 내에)

③ 2~3일 내에 병실 내 ambulation

④ 3일 까지는 적어도 걷는 거리를 늘려서 하루에 3번, 185 m 정도는 걸을 것을 권유

(3) Diet

① 처음 4~12시간 동안은 물 이외에는 금식

② 이후 **CCU diet**

- Fat 〈 30%, cholesterol 〈 300 mg/day
- Complex carbohydrate
- Low sodium, High potassium/ magnesium

(4) 변비의 예방

① 좌변기 사용 권장

② Stool softener를 routine으로 사용

③ 필요시 관장

(5) Sedation

① 환자의 안정을 위해 중요

② Diazepam 5 mg 또는 lorazepam 0.5~2 mg PO tid ~ qid

③ Delirium 발생시 적극적으로 대처

2. 약물치료 (pharmacotherapy)

(1) Antithrombotic agents

a. 목적

① 재관류된 infarct-related artery를 유지시키기 위해

② Thrombosis의 예방 → pulmonary embolism의 예방

b. Aspirin : 모든 환자에게 응급실에서 사용한 후 지속적으로 사용

c. Thienopyridine계열 (clopidogrel, prasugrel 등) : PCI를 시행한 모든 환자에게 사용. 특히 drug-eluting stent를 사용한 환자는 1년 이상 aspirin과 함께 dual antiplatelet treatment를 시행하는 것이 권장된다.

d. Glycoprotein IIb/IIIa receptor inhibitor : PCI 중 thrombotic complication을 예방하기 위해서만 사용

e. Heparin

① 용법

- Aspirin과 함께 routine하게 쓰고 있는데, 효과가 증명되지는 않았다.
- Relative fibrin-specific fibrinolytics(tPA, rPA, TNK)는 aspirin과 함께 heparin을 꼭 써 주는 것이 좋다.
- LMWH도 고려할 수 있다.
- 최근에는 PCI가 계획된 환자에 있어서 Direct Xa inhibitor (bivalirudin)의 사용도 추천되고 있다.

② 적응증 (indications) : systemic/pulmonary embolism 위험이 있는 환자는 꼭 사용

〈1〉 Previous embolism history

〈2〉 Known LV thrombus

〈3〉 Atrial fibrillation

〈4〉 Large or anterior MI

〈5〉 Cardiogenic shock

(2) β-adrenergic receptor blockers

a. 적응증 : 효과가 분명하므로 **금기 사항을 제외하고는 반드시 써야 함**

b. 효과

① 단기적 효과

〈1〉 Oxygen balance 유지 → pain 감소

〈2〉Infract size ↓

〈3〉Serious ventricular arrhythmia ↓

〈4〉**생존율** ↑

② 장기적 효과 → D. Postinfarct risk stratification & management 참조

c. 금기 (relative contraindications)

① HR 〈 60 or SBP 〈 100 or Shock

② CHF : LVEF 〈 40%

③ Peripheral hypoperfusion sign (+) ... Peripheral artery disease있으면 안 쓴다.

④ Conduction abnormality

⑤ Active asthma

⑥ Cocaine use에 의한 AMI

(3) **Angiotensin-converting enzyme inhibitors (ACEI)**

a. Aspirin + β-blocker 사용에 추가하여 효과가 증명되어 있으므로 **24시간 이내에 사용**한다.

b. 효과를 보이는 기전

① Ventricular remodeling의 감소

② Recurrent infarction을 줄임

c. 장기적으로 사용해야 할 환자

① CHF

② Global LV dysfunction

③ Large regional wall motion abnormality

④ Hypertension

d. Angiotensin receptor blockers(ARB)도 ACEI와 마찬가지로 효과가 있을 것으로 여겨진다.

(4) Insulin treatment : 당뇨병이 있는 환자는 STEMI 후 혈당을 180 mg/dL이하로 유지하여야 하며 이를 위해서 적극적인 인슐린 사용이 권장된다.

(5) 추가로 고려해볼 수 있는 것들

① IV nitroglycerine for 24~48 hr

② Magnesium level check 후 필요하면 보충

C. 합병증의 치료 (complications management)

1. Ventricular remodeling & LV dysfunction (Figure 20-7)

: MI후 지속적으로 LV가 크기, 모양, 두께 등의 변화를 거치는 과정을 말함.

(1) Infarct zone → dilation and thinning → elongation of infarct zone

(2) Non-infarct zone → 이차적으로 lengthening

※ 결과적으로 수개월 내지 수년이 지나면서 LV dysfunction으로 진행해 간다.

※ Apex에 infarct 이 생겼을 때 예후가 가장 나쁘다.

→ ACEI, vasodilator(nitrates)가 진행을 막는다.

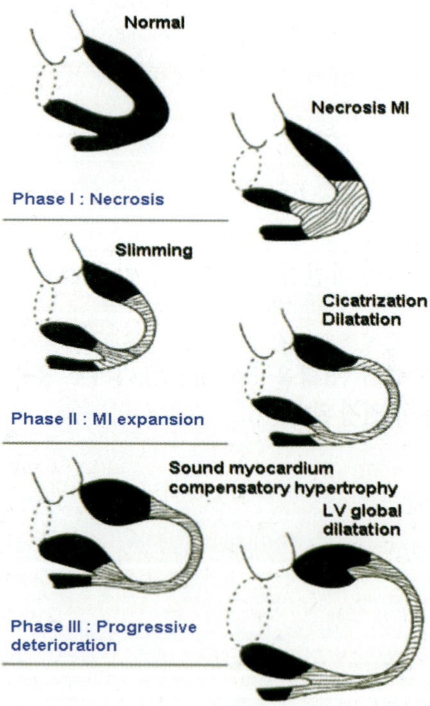

Figure 20-7
Ventricular remodeling.

2. Hemodynamic compromise

※ 순환기학 Chapter 8 참조

(1) 임상적 분류 : **Killip classification**

- **Class I : normal** - 증상 및 징후가 전혀 없음
- **Class II : moderate heart failure** - lung base의 rale, S3 gallop, 빈호흡, 정맥/간 울혈
- **Class III : severe heart failure** - pulmonary edema
- **Class IV : shock** - SBP 〈 90mmHg, peripheral vasoconstriction, confusion, oliguria

(2) Hemodynamic monitoring

① Balloon flotation catheter (Swan-Ganz catheter)

〈1〉Pulmonary capillary wedge pressure (PCWP = LVEDP = LV filling pr.)

〈2〉Cardiac output

② Intraarterial pressure monitoring : a. 와 함께 systemic resistance를 가늠할 수 있다.

③ Central venous pressure : LV 보다 RV 상태를 반영하므로 hemodynamic monitoring으로 적합하지 않다.

(3) **Hypovolemia : LV filling pressure 〈 15 mmHg + C.I. ↓**

a. 원인 (causes) : diuretics의 과용, NPO에 따른 수분 섭취 제한, vomiting 등

b. 치료 (treatment)

- Oxygenation, C.O. monitoring 하며 fluid administration
- Hypoxia가 생기거나 LV filling pressure가 올라가도 더 이상 C.O.이 늘지 않으면 중단

(4) **Congestive heart failure : LV filling pressure 〉 22 mmHg + congestive sx.**

- 치료 (treatment)

① 일반적인 CHF 치료와 유사 ... 단, digitalis 사용은 자제

② Diuretics, nitrates, ACEI가 기본적으로 사용됨

③ Cardiogenic shock 치료 → Chapter 8 참조

3. Right ventricular infarction

(1) **원인 (causes)**

· **Inferoposterior LV infarction** 환자 중 일부에서 RV infarction 동반

→ ∴ **Inf. wall AMI 때는 reverse ECG 찍어 (V3R, V4R) RV infarct 동반 여부 확인해야 !**

· 아주 드물게 RV infarct 단독으로도 나타난다.

(2) Severe RV failure의 임상 양상

① Jugular venous distension

② Kussmaul's sign

③ Hepatomegaly

(3) ECG : right precordial lead(V_4R)에서 처음 24시간 동안 ST elevation (+)

(4) 치료 (treatment)

① Volume expansion → RV preload ↑

② LV performance 개선 → pulmonary arterial pressure ↓

4. Arrhythmias

(1) **Ventricular premature beat (m/c)**

a. 거의 모든 환자에게서 발생

b. 치료 (×) ∵ 예후와 상관 없으므로

(2) **Ventricular tachycardia/ ventricular fibrillation**

a. **Vf/ hemodynamically unstable VT**

① 처음 24시간 이내에 갑자기 발생하므로 monitoring이 중요

② 발생하면 **바로 electric cardioversion/ defibrillation**

b. **Hemodynamically stable sustained VT** 치료

① **Amiodarone** 150 mg IV bolus for 10 min → 1.0 mg/min IV for 6 h → 이후 지속적으로 0.5 mg/min IV

② 약물에 반응이 없으면 200~300 J로 defibrillation

③ 그래도 잘 안되면 epinephrine 1 mg IV 또는 Amiodarone 75~150 mg IV bolus 후 다시 defibrillation

c. Torsades de pointes (TdP)

① 원인 : hypoxia, hypokalemia, digoxin 등 약물 부작용

② 치료 (treatment) : 원인 치료

d. 위험인자 관리

① Hypokalemia, Hypomagnesemia

∴ K^+ 4.5 mmol/L, Mg^{2+} 2.0 mmol/L 정도로 유지

② 예방적으로 antiarrhythmic drug은 사용하지 않는다.

e. 예후 (prognosis)

① Primary Vf

- Ischemia 자체에 의해 생긴 VF으로 CHF, shock, BBB, aneurysm 등이 동반되지 않은 상황 → Vf에서 회복되면 장기 예후는 좋다.

② VF secondary to severe pump failure

- 보통 48시간 지나서 발생하며 단기, 장기 예후 모두 좋지 않다.
- 따라서, electrophysiologic study를 시행하고 implantable cardioverter/defibrillator (ICD) 장착을 고려한다(Figure 20-8).

(3) Accelerated idioventricular rhythm (AIVR, Figure 20-9)

① 일명 slow ventricular tachycardia (60~100 bpm)

② **Reperfusion될 때 일시적으로 발생**

③ 대개 환자의 상태도 변하지 않으므로 치료하지 않고 주의깊게 관찰만 하고 있다가, 혹시라도 환자의 상태가 나빠지면 atropine을 주어 HR 올리면 소실된다.

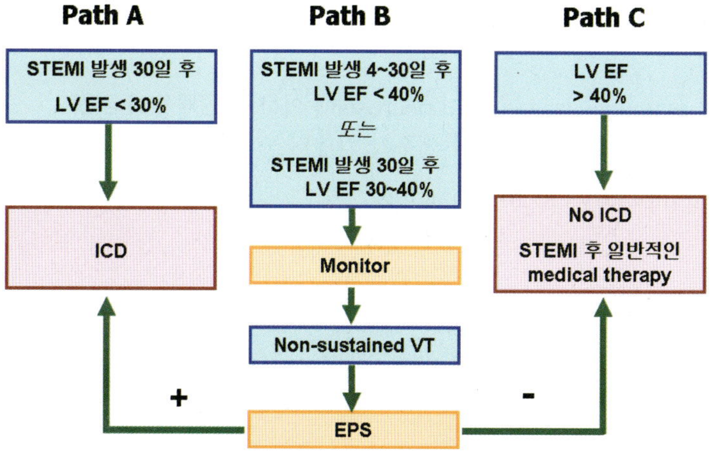

Figure 20-8
ICD 설치 여부 판단.
EF과 측정한 시간에 따라서 위와 같이 판단하여 설치한다. 적절히 적용된 ICD는 생존율 향상에 도움이 된다.

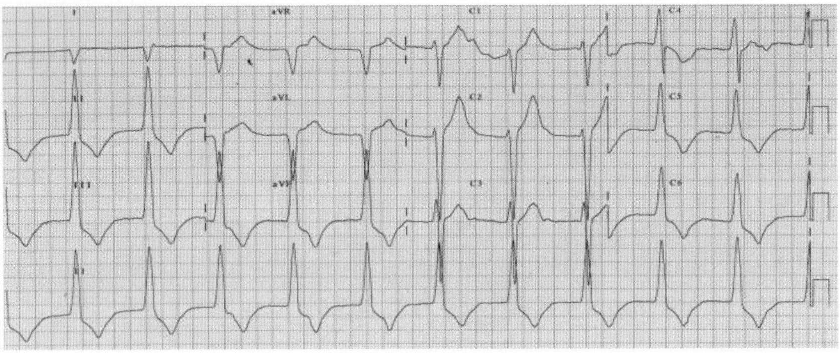

Figure 20-9
AIVR.

(4) Supraventricular arrhythmia

① Sinus tachycardia ← anemia, fever, heart failure

② Atrial flutter/Atrial fibrillation

· LV failure에 의해 잘 발생

· 치료 (treatment) : digoxin, β-blocker, verapamil 등

→ 2시간 이상 지속되거나 HR 〉120으로 조절되지 않으면 synchronized DC version (100~200 J)

(5) Sinus bradycardia

· HR 〈 50~60 bpm이면 atropine 0.5 mg 투여 (2.0 mg까지) → HR 〈 40 지속되면 electrical pacing

· Isoproterenol은 금기

(6) AV/intraventricular conduction 이상

① Inferior wall MI : vagal tone의 상승과 adenosine의 유리에 의한 일시적인 현상일 가능성이 높다.

② Anterior wall MI : extensive myocardial necrosis에 의한 전도계통의 손상 → inferior wall MI에 나타난 AV block보다 예후가 안좋다.

③ 치료(treatment) : temporary electrical pacing

5. Recurrent chest discomfort

: 원래 MI의 extension 또는 새로운 부위의 reinfarction
→ 즉시 angiography를 시행하고 mechanical revascularization을 시행한다.

6. Pericarditis

(1) Chest pain의 양상

· Trapezius m.으로 radiation되는 chest pain + pericardial friction rubs

· Ischemic pain과 반드시 감별하여 적절한 치료를 할 수 있도록 해야 한다.

(2) 치료 (treatment) : aspirin 650 mg PO qid

7. Thromboembolism

(1) 10~25%의 STEMI 환자에게서 발생

(2) LV mural thrombi → arterial emboli vs. leg vein thrombi → pulmonary emboli

(3) 고위험군 (high risk group)

① Large infarct (esp, anterior wall infarct)

② CHF

④ 초음파상 LV thrombi (+)

(4) 치료 (treatment) : 고위험군 환자에게 anticoagulation × 3~6 months

8. Left ventricular aneurysm

※ 정의 : 'dyskinesis or local expansile paradoxical wall motion'

(1) True aneurysm

① Scar tissue가 늘어나며 발생 한 것 ... apex에 잘 발생

② Rupture는 잘 안 생긴다.

③ 합병증 (complications) : 〈1〉CHF
〈2〉arterial emboli ← mural thrombi
〈3〉ventricular arrhythmia

(2) Pseudoaneurysm

① Myocardial rupture가 국소적으로 일어난 것. Hematoma와 organized thrombus로 구성

② Narrow neck을 사이에 두고 LV cavity와 연결되어 있다.

③ 종종 rupture가 일어나므로 수술적으로 제거해야 한다.

9. Acute MR (mitral regurgitation)

· AMI 후 수일간 10~50%에서 발생

(1) **원인 (causes)**

① **Mitral valve dysfunction (m/c)**

② Annulus dilatation ← LV dilatation

③ Papillary muscle dysfunction

④ Chordae tendineae rupture

(2) 감별진단 (differential diagnosis) : **VSD와 감별**이 필요 (Table 20-3) → **EchoCG**

※ Pansystolic murmur in acute MI : MR, VSD

(3) 치료 (treatment)

① Vasodilator : IV NG, nitroprusside → vascular resistance ↓

② IABP

③ Surgical correction : 일단 2~4주 연기하지만 상태 호전 없거나 나빠지면 조기에 할 수도 있음.

Table 20-3 MR vs. VSD.

	MR	VSD
PCWP wave	Large v wave	Large v wave
O_2 step-up (catheterization)	-	+, RA → RV
Infarct size	Small infarct에 흔함	Large infarct에 흔함

10. VSD (ventricular septal defect)

(1) 위험인자 (risk factors)

① Advanced age

② HTN

③ 이전 AMI 병력 없는 경우

④ Collateral network 발달 적은 경우

⑤ Thrombolysis

(2) 임상양상 (clinical manifestations)

① Sudden LV failure, **pansystolic murmur**

※ AMI 환자에서 새로 발생한 pansystolic murmur 때 생각할 합병증 2가지

: MR, VSD (septal perforation)

② Septal wall perforation 위치(**Figure 20-10**)

· Anterior wall MI → apical

· Inferior wall MI → basal septum

(3) 치료 (treatment)

① Vasodilator

② IABP

③ Surgery

11. Free wall rupture

※ **Figure 20-10** 참조.

: 전체 AMI 사망의 15% ... 과거 NSAIDs, glucocorticoid 사용과 관련

(1) 위험인자 (predisposing factors)

① Old age

② First MI

③ HTN Hx.

④ 이전 협심증의 병력 없는 경우

⑤ Relatively large Qw MI

(2) 임상양상 (clinical manifestations)

① 노인과 여성에서 호발

② LV 〉 RV

③ Ant. wall에 호발

④ Large infarct size일 때 호발

⑤ Infarct tissue와 normal tissue의 연결 부위에 호발

⑥ Infarct center에서는 적다.

(3) 진단 (diagnosis) : EchoCG

(4) 치료 (treatment) : pericardiocentesis + emergent Op.

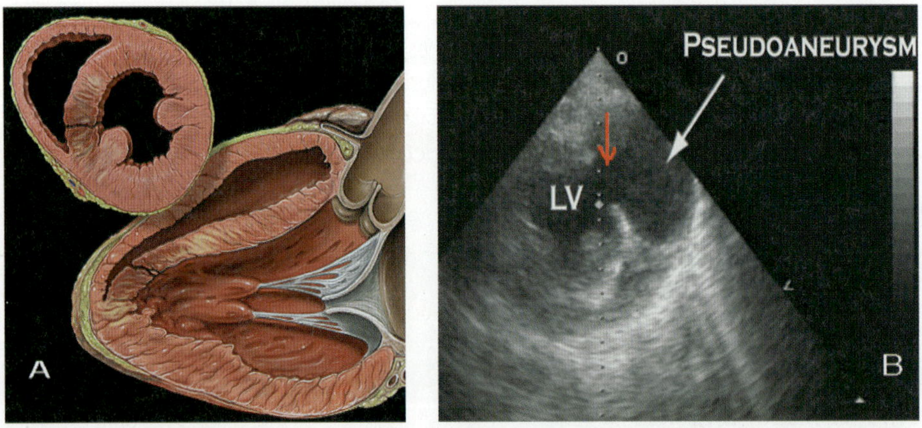

Figure 20-10 (A) Post myocardial infarction VSD 주로 anterior infarct 때 잘 발생하며 그림은 apical septum에 VSD가 발생한 것을 모식적으로 보여주고 있다. **(B) LV free wall rupture** LV 옆 빨간 화살표가 가리키는 부위에 결손이 있고 주변으로 pseudoaneurysm이 형성되어 있다.

D. Postinfarct risk stratification and management

1. MI 후 고위험군 (postinfarct high risk groups)

※ STEMI 회복 후 다음 소견 있으면 예후 나쁘다.

(1) Persistent ischemia (spontaneous 또는 provoked)

(2) LV EF 〈 40%

(3) 폐 기저부 윗쪽(above the lung bases)에서 들리는 rales 또는 chest x-ray 상 congestion(+)

(4) Symptomatic ventricular arrhythmia

(5) Previous MI

(6) Age 〉 75

(7) DM

(8) Prolonged sinus tachycardia

(9) Hypotension

(10) ST segment elevation at rest without angina ("silent ischemia")

(11) Abnormal signal-average ECG

(12) IRA(infarct-related coronary a.)가 뚫리지 않은 경우 (nonpatency)

(13) Persistent/ new advanced heart block on ECG

2. Risk stratification

(1) 아래의 표준화된 방법을 이용한다.

① Submaximal exercise stress test : 퇴원 전

② Maximal exercise stress test : MI 후 4~6주경

③ EchoCG, radionuclide ventriculography : LV function의 평가

※ Submaximal test : HR가 (140-age) 수준에 도달할 때까지 진행

※ Maximal test : 증상(chest pain) 발생할 때까지 진행 ... Submaximal test를 대신해서 또는 추가로 실시

(2) 상기 검사를 통해 다음의 고위험군 선별

① 적은 workload에서 발생한 angina

② Perfusion image 상 large reversible defect

③ LV EF↓

④ Exercise에 의해 발생한 symptomatic ventricular arrhythmia

(3) 고위험군에 대한 조치

① Cardiac catheterization + coronary angiography

② 필요한 경우 invasive electrophysiologic evaluation

3. Cardiac rehabilitation

(1) 퇴원 전 stress test와 함께 서서히 운동량을 늘려간다.

(2) 평균 재원기간 : 약 5일

(3) 1~2주 째 : 집에서 활동하며 성생활도 시작가능

(4) 2주 후 : exercise tolerance를 고려하여 활동 증가

(5) 2~4주 경 사회 생활에 복귀할 수 있도록 한다.

4. Secondary prevention

(1) MI 후 long-term complications

① Recurrent infarction

② Stroke

③ Cardiovascular mortality

(2) 이를 줄이기 위한 치료가 secondary prevention

① Aspirin/ clopidogrel

② ACEI

③ β-blocker

④ Atherosclerosis risk factor modification : smoking, hypertension, hyperlipidemia

21

Percutaneous Coronary Intervention

경피적 심혈관 중재술

※ 경피적 심혈관 중재술 (percutaneous coronary intervention, PCI)

- 1977년 Gruntzig가 최초의 percutaneous transluminal coronary angioplasty (PTCA)를 시행함.
- 이후 시술 도구의 발전과 부가적인 약물 치료의 개발로 점차 시행 빈도가 증가하여 현재는 관상동맥 질환 치료의 중요한 부분으로 자리잡고 있음.

기구 (technical aspects)

1. Guiding catheter

- Catheter를 통해 시술 기구들이 이동하므로 일반적인 혈관 조영술에 쓰는 catheter 보다 좀 더 굵은 것을 사용한다.

2. Guidewire

- 가는 금속 선(대략 굵기가 0.5 mm 이하)으로 끝이 부드러운 재질로 되어 있다. 시술하고자 하는 혈관의 원위부까지 위치시켜 놓은 후 이를 rail처럼 사용하여 아래 풍선이나 시술 도구들이 이동하게 된다.

3. Balloon

· 일정 압력을 가하면 일정 직경으로 부풀도록 고안되어 있다. 혈관이 좁아진 부위에 위치시키고 부풀려서 혈관을 늘리는 역할을 한다(**Figure 21-1**).

4. Stent

· 금속 철망이 짜부라진 풍선 위에 접혀진 채로 준비되어 있다. 이를 치료하고자 하는 혈관에 위치 시킨 후 풍선을 부풀리면 철망이 펴지면서 넓어진 혈관벽을 지지하게 된다(**Figure 21-2**).

5. 부가적인 도구들

(1) Atherectomy devices : 동맥경화증이 심할 경우 풍선만으로는 혈관을 충분히 넓힐 수 없어, 다음과 같은 기구를 이용하여 atheroma를 제거할 수 있다.

① Directional atherectomy device

② Rotablator

③ Transluminal extraction catheter

④ Laser catheter

(2) Embolic protection devices : 동맥경화증이 있는 혈관 부위를 시술할 경우 atheroma 내에 있던 혈전이나 지방 등이 원위부에서 색전증을 일으킬 수 있다. 이를 막기 위한 기구로 distal filter, occlusion/aspiration device 등이 사용되고 있다.

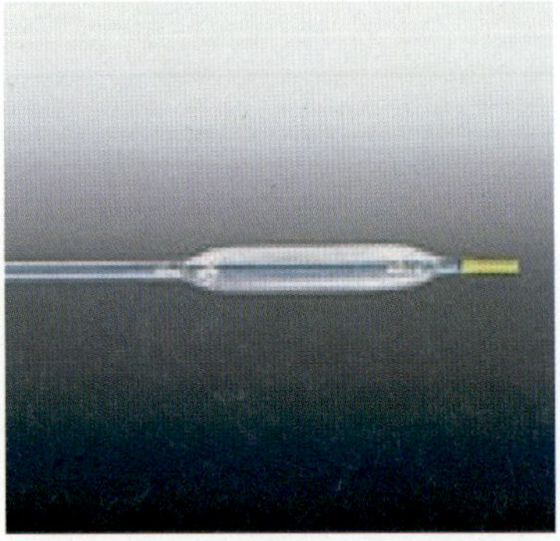

Figure 21-1 Balloon.

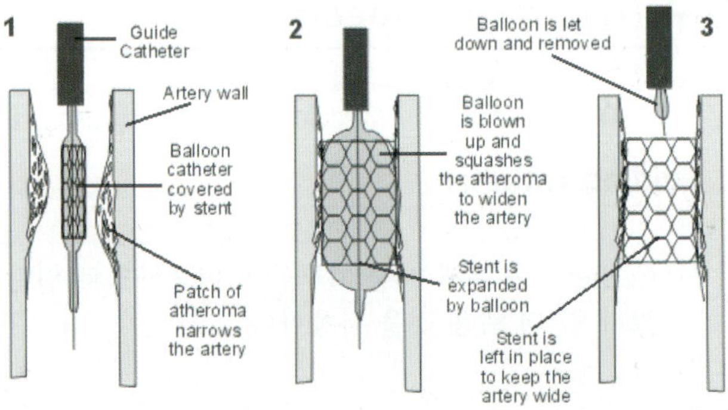

Figure 21-2 Balloon을 이용한 stent 삽입술.
(1) Guide catheter를 coronary a. 병변 부위까지 전진시켜 stent를 덮은 balloon을 낸다.
(2) Balloon을 inflation한다. 이 때 stent가 병변 부위에 설치된다.
(3) Balloon을 deflation한다. Stent는 남고 balloon과 guide catheter는 제거한다.

PCI의 치료 결과

1. PCI success

(1) Angiographic success

① Cecil : 치료 후 혈관조영술에서 잔여 stenosis 〈 20%

② Harrison : 〈1〉 stent 사용하지 않은 경우 잔여 stenosis 〈 50%

〈2〉 stent 사용한 경우 잔여 stenosis 〈 30%

(2) Procedural success : 합병증이 발생하지 않았을 때

(3) 'Failure'의 원인

① Guidewire가 병변을 통과하지 못한 경우

② Calcified lesion이어서 balloon으로 확장이 되지 않을 경우

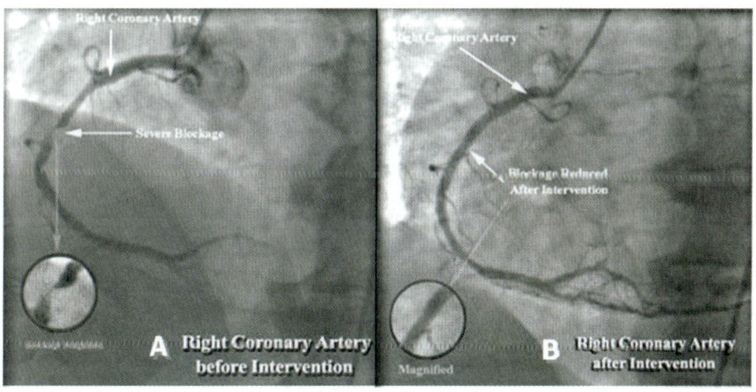

Figure 21-3
RCA에 발생한 stenosis에 대해 PCI를 시행하기 전(A), 후(B)의 사진.
Residual stenosis 없이 성공적으로 PCI가 시행되었다.

2. 합병증 (PCI complications)

(1) **Myocardial infarction**

(2) **Death** : Mortality rate 0.4~1.0% cf. CABG mortality rate : 1~3%

(3) **Abrupt closure** of coronary a. ← **coronary a. dissection**, thrombus, coronary vasospasm

- Stent 개발 이전은 3%에서 발생 → stent 개발 후 현재는 〈 0.3%
- 치료 (treatment) : emergent CABG

(4) **Thrombosis**

- Endothelial injury → platelet activation → thrombosis
- 현재는 antiplatelet agent 사용으로 예방

(5) No or slow reflow : PCI에 의해 성공적으로 lumen은 넓어졌으나 distal 쪽으로 flow가 안 흐르거나 서서히 흐르는 상황

(6) Perforation of coronary a. ← guidewire, atherectomy 등 aggressive procedure

(7) **Restenosis** : PCI 후 혈관이 다시 좁아지는 것 (**Figure 21-4**)

a. **기전**

① **Elastic recoil/unfavorable remodeling** : 혈관 외막의 물리적인 힘에 의해 혈관이 다시 좁아짐

② **Neointimal hyperplasia**

- Smooth muscle cell과 세포외 기질이 증식하여 stent의 망 사이로 자라들어와 혈관이 좁아지는 것.
- **6개월** 정도까지 진행하는 것으로 알려져 있다.

b. 빈도

① Balloon 단독 시술시 30~40%

② 일반 Stent 시술 : 20~30%

cf. CABG는 7~10%

(8) 기타 : 진단용 coronary angiography 때 발생하는 groin hematoma, 조영제 부작용 등

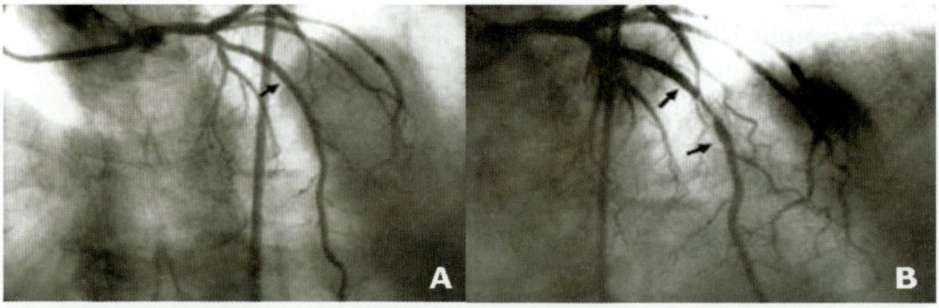

Figure 21-4 Restenosis.
(A) Stent 삽입 직후. 잔여 stenosis 없이 치료가 성공하였다. (success)
(B) Stent 삽입 6개월 후. Stent 삽입부위에 restenosis가 발생해 혈관이 다시 좁아졌다.

PCI의 적응증 (indications)

1. 혈관 병변의 특징에 따른 합병증 위험 (complication risk)

(1) 적절한 혈관 병변에 대해 PCI를 시행해야 한다. High risk의 경우는 PCI보다는 CABG가 적절하다고 할 수 있다(**Table 21-1**).

(2) 다음 각 상황에서의 indication은 임상연구에서 약물치료, 보존적 치료 및 우회로 수술과의 비교를 통해 PCI가 더 낫거나 적어도 동등한 효과를 보인 결과들이다.

(3) 최근에 PCI 기구들과 시술법이 발전하면서 과거 CABG에 의존하였던 병변들, 특히 left main disease나 total occlusion 등에 대해 PCI가 적극적으로 시행되고 있다.

Table 21-1 Complication risk after PCI.

Low risk	Moderate risk	High risk (type C lesion)
Discrete (length 〈10 mm) **Concentric** 쉽게 접근할 수 있는 부위 꺾이지 않은 혈관 (〈 45°) Smooth contour Calcification -/± 완전히 막히지는 않은 혈관 Not ostial lesion Major side branch에 병변(-) Thrombus가 없는 병변	Tubular (length 10~20 mm) Eccentric 근위부가 중등도로 tortuous 45°〈 혈관 꺾인 각 〈 90° Irregular contour Calcification +/++ Total occlusion 〈 3개월 Ostial lesion Double guidewire가 필요한 bifurcation lesions Thrombus가 보일 경우	Diffuse (length 〉20 mm) 근위부가 심하게 tortuous 혈관 꺾인 각 〉 90° Total occlusion 〉 3개월 Major branch를 시술 중 보호할 수 없을 경우 Degenerative v. grafts with friable lesion

2. PCI in stable angina

(1) **Objective large ischemia : 가장 확실한 indication**

(2) Routine stenting of de novo lesions in native coronary arteries

(3) Routine stenting of de novo lesions in venous bypass grafts

(4) Chronic total occlusion (CTO) : 적극적으로 시행 중

(5) **Medical therapy보다 증상 완화에 훨씬 효과적**

(6) DM, multivessel disease, unprotected left main coronary artery disease의 경우 이전에는 CABG를 우선 고려하였지만 최근에는 PCI가 CABG와 대등한 효과를 보이고 있어 PCI가 적극적으로 시행되고 있다.

3. PCI in UA/ NSTEMI

(1) High-risk group → Early PCI < 48 h

(2) All group → routine stenting in de novo lesions

※ 보존적인 치료보다 적극적인 PCI가 권장되고 있다.

4. PCI in STEMI

(1) Primary PCI : 증상 발현 12 h 이내 환자에 대해 적절한 내과적 치료가 시작되고 90분 경까지 숙련된 팀에 의해 PCI 시행해야 → Primary PCI는 stenting을 바로 한다.

① Thrombolysis에 금기인 경우 PCI 시행

② 증상 발현 3~12 h 환자는 PCI를 thrombolysis보다 추천

(2) Thrombolysis 후 PCI

① Rescue PCI : thrombolysis에 실패한 경우 (약물 투여 45~60분 후에도 호전 없을 때)

② Routine post-thrombolysis coronary angiography + PCI : thrombolysis 시행 24 h 이내에 시행 ... angina/ischemia와 무관하게

③ Ischemia-guided PCI after successful thrombolysis : thrombolysis 후 퇴원 전 angina/ ischemia 발생시 시행

(3) Emergency (multi-vessel) PCI : 12~36 h IABP 사용했음에도 불구하고 cardiogenic shock (+)

5. Drug-eluting stent (DES)

(1) 목적과 성과 : **restenosis 발생률을 획기적으로 낮춤 (< 5%)**

(2) 사용되는 약물의 종류

① Cypher stent : **Sirolimus (Rapamycin)** coating

② Taxus stent : **Paclitaxel (Taxol)** coating

③ 최근 3세대 stent라 일컬어지며Endeavor stent (zotarolimus), Xience V stent (everolimus)등도 많이 사용되고 있다.

(3) 혈관 안에 거치 된 후 coating된 약물을 서서히 유리하여 smooth m. cell proliferation 억제

(4) 그동안 많은 연구가 지속되어 PCI indication을 크게 바꾸어 놓았다. PCI의 상대적 금기로 여겨왔던 DM, multivessel, left main disease, small vessel lesion, diffuse lesion 등에 대해서도 최근에는 적극적으로 PCI를 시행하고 있고 상대적으로 CABG의 빈도가 감소하고 있다.

추가적인 약물 치료 (adjunctive medication)

1. Aspirin

(1) Ischemic complication을 막기 위해 PCI 전 반드시 사용

(2) 500 mg loading → 시술 후 지속적으로 100 mg PO qd

2. Clopidogrel (ADP receptor blocker)

(1) Ticlopidine보다 합병증이 적어 더 많이 사용되고 있다.

(2) 시술 전 loading dose 300~600 mg 투여

(3) **일반 stent 삽입 후 약 3~4주간 75 mg/day 지속 복용**

(4) DES 후에는 6~12개월동안 75 mg/day 복용 지속

∵ endothelialization이 늦게 되기 때문에 late vessel thrombosis를 예방해야 함

3. Heparin

· 시술 도중에 IV로 5,000 IU bolus 사용

4. Glycoprotein IIb/IIIa receptor blockers (abciximab, eptifibatide, tirofiban)

(1) High risk 환자의 예정된 PCI 전 또는 primary PCI 전에 사용

(2) PCI 중 acute vessel closure, visible thrombus, no or slow reflow 가 있을 경우 사용

22

Hypertensive Vascular Disease

고혈압성 혈관 질환

임상적 중요성

(1) **고혈압은 심혈관계 질환의 위험도를 크게 증가시킨다.**

· Coronary heart disease

· Congestive heart failure

· Ischemic and hemorrhagic stroke

· Renal failure

· Peripheral arterial disease

(2) **고혈압은 흔히 심혈관계 질환의 다른 위험 인자들과 연관되어 있다.** 심혈관계 질환의 위험도는 위험 인자들의 총합(total burden)이 늘어남에 따라 증가한다.

(3) 항고혈압 치료는 심혈관계 질환과 신장 질환의 위험도를 분명히 감소시키지만, **대부분의 고혈압 환자들은 치료를 받지 않고 있거나 부적절하게 치료받고 있다.**

역학 (epidemiology)

A. General

(1) 혈압 수준, 나이에 따른 혈압 상승 속도, 고혈압의 유병률은 국가간, 국가내 인구집단간 차이가 있다.

(2) 고혈압은 고립된 원시 사회를 제외하고는 전세계적으로 분포하며, 전체 사망의 6%가 고혈압에 의한 것으로 추정된다.

(3) 나이에 따른 혈압의 변화

① 소아, 청소년기에 성장, 성숙함에 따라 혈압은 꾸준히 상승한다.

② Systolic blood pressure

- 미국 : 젊은 성인의 경우 남성에서 systolic BP가 여성보다 더 높다.
- 고령에서는 여성에서의 혈압 상승 속도가 더 가파르다.

③ Diastolic blood pressure

- 55세까지는 상승하다가 이후 감소하는 경향이 있다.
- 따라서 60세 이상에서는 pulse pressure가 증가한다.

(4) 미국 통계 (NHANES) : "SBP 140 이상 OR DBP 90 이상 OR 항고혈압제 투약환자"

① 유병률

- 성인의 28.7% (5840만명)이 고혈압이 있다.
- 아프리카계 미국인 : 33.5%
- Non-Hispanic whites : 28.9%
- Mexican Americans : 20.7%
- 60세 이상에서는 65.4%에서 고혈압이 있다.

② 비만이 증가하면서 고혈압의 유병률도 증가하는 양상을 보인다.

③ African Americans : Caucasian American에 비해 고혈압이 이른 나이에 나타나고, 더 심하며, morbidity/mortality가 높다(stroke, LVH, ESRD)

B. 환경적 요인

(1) Obesity/weight gain : 고혈압의 강력한 독립적 위험 인자 → 고혈압 환자 60%는 20% 이상 과체중임.

(2) Dietary NaCl intake : 나이에 따른 혈압 상승이 고염 식이에 의해 더 악화 가능

(3) Low calcium/potassium intake도 고혈압의 위험을 증가시킬 수 있다.

(4) 기타 : alcohol consumption, psychosocial stress, low levels of physical activity

C. 유전적 요인

(1) Heritable component

① 가족내 고혈압의 heritability : 15~35%로 조사됨.

② Twin study : 남성에는 60%, 여성에서는 30~40%의 heritability를 보임

③ 고혈압의 가족력이 있는 환자에서는 55세 이전에 고혈압이 진단되는 비율이 그렇지 않은 환자에 비해 3.8배 높다.

④ 대부분의 고혈압 환자에서는 고혈압의 특정 유전적 원인이 밝혀지지 않았다.

⑤ 대부분의 환자에서 볼 수 있는 고혈압은 1개 또는 다수의 유전자가 환경적 요인과 상호 작용하여 혈압에 영향을 주는 polygenic disorder인 것으로 보인다.

(2) Genetic considerations

① Essential hypertension은 기본적으로 polygenic disorder이다. 다양한 유전자 조합이 환경요인과 상호 작용하여 고혈압과 관련된 다양한 표현형(eg, obesity, dyslipidemia, insulin resistance)을 나타낸다.

② 현재까지의 고혈압 유전자 연구는 일관된 결과를 보이지 못하고 있으나, 몇 가지 후보 유전자들은 확인되고 있다.

- Renin-angiotensin system 관련 유전자 : ACE, angiotensinogen 유전자의 polymorphism → hypertension, dietary NaCl sensitivity와 관련있을 수 있다.
- Alpha-adducin 유전자 : 신세관의 소디움 재흡수 증가와 관련있을 것으로 추정
- 기타 : AT1 receptor, aldosterone synthase, beta2-adrenoreceptor 유전자

③ Target organ damage를 결정하는 유전자도 존재할 가능성이 있다.

- 가족에 따라 left ventricular mass의 유의한 heritability가 보고되고 있다.
- Hypertensive nephropathy에 관련하는 유전자도 있을 가능성이 있다.
- CHD, stroke에 관련된 genetic variant도 보고되어 있다.

④ 미래의 방향

- DNA analysis : 고혈압과 목표 장기 손상의 개인별 위험을 예측하고 특정 항고혈압제에 잘 반응하는 환자군을 구별할 수 있을 것으로 기대

고혈압의 발병기전 (mechanisms of hypertension)

A. Intravascular volume

(1) **Intravascular volume** : 장기간에 걸쳐 보았을 때 혈압의 1차적 결정 인자

① Total ECF volume이 늘어나면 이에 비례하여 blood volume도 증가하게 된다.

② ECF volume을 결정하는 것은 sodium이므로 **NaCl 섭취가 늘게 되면 ECF도 증가**한다.

(2) ECF volume 증가에 대한 적응

① ECF가 증가하면 신장에서 sodium 배설이 증가하지만 일정 수준 이상으로는 증가하지 못한다. 이렇게 되면 혈압을 상승시켜 sodium 배설을 증가시킬 수밖에 없게 된다(**pressure-natriuresis**).

② Cardiac output : 초기에는 vascular volume expansion에 따라 증가하나 이후에는 정상으로 돌아옴.

③ Peripheral vascular resistance : 점차 증가한다.

(3) **NaCl-dependent hypertension**이 발생 : 아래와 같은 상황일 경우 sodium excretion을 증가시키기 위해서는 동맥혈압이 상승하여야 한다.

① Intrinsic renal disease : NaCl excretion의 감소. 가장 극단적인 예는 ESRD

- ESRD 환자의 80%에서는 적절한 dialysis로 조절 가능
- ESRD 환자의 20%에서는 renin-angiotensin system의 활성화에 의한 고혈압 : renin-angiotensin system blockade로 조절

② Salt-retaining hormone(mineralocorticoid) : sodium reabsorption의 증가

③ Increased neural activity to the kidney

B. Autonomic nervous system

(1) Adrenergic system

① Adrenergic reflexes : 단기간의 혈압 조절

② Adrenergic function : hormone, volume-related factor들과 함께 혈압의 장기 조절에 관여

(2) Endogenous catecholamines : **norepinephrine, epinephrine, dopamine**

① Tonic and phasic cardiovascular regulation에 중요한 역할

② Norepinephrine, dopamine : adrenergic neuron에서 합성되어 자극이 오면 분비되어 postsynaptic or presynaptic receptor에 결합

③ Epinephrine : adrenal medulla에서 합성되어 자극이 오면 혈중으로 분비됨.

(3) Adrenergic receptors

① Alpha : norepinephrine 〉epinephrine

· Alpha1 : postsynaptic cell에 위치하여 vasoconstriction 유발

· Alpha2 : presynaptic membrane에 위치하여 norepinephrine release 억제

② Beta : epinephrine 〉 norepinephrine

· Beta1 : heart에서 HR 상승, contractility 상승, kidney에서 renin 분비 자극

· Beta2 : vascular smooth muscle에 위치. epinephrine에 의해 자극되어 vasodilation 유발

(4) 혈중 catecholamine에 의한 수용체의 조절

① Sustained high level of catecholamine → downregulation of adrenoreceptors

· Catecholamine에 대한 반응 감소(tachyphylaxis) 현상을 설명해준다.

eg, pheochromocytoma 환자에서 orthostatic hypotension이 흔하다. 기립자세에서 norepinephrine에 의한 vasoconstriction 반응이 감소하기 때문이다.

② Chronic reduction of neurotransmitter → upregulation of adrenoreceptors

· Catecholamine에 대한 반응성이 증가한다.

eg, 장기간 alpha blocker인 clonidine을 사용하다가 갑자기 중단할 경우 rebound hypertension이 발생한다. Alpha1 receptor의 수가 증가해 있기 때문이다.

(5) Baroreflex and modulation of BP

① Carotid sinus, aortic arch에 있는 baroreceptor로부터 시작되는 stretch-sensitive sensory nerve가 CNS로 억제 신호를 전달 → BP 또는 HR가 증가할 경우 억제 신호가 증가하여 sympathetic outflow가 감소하게 된다.

② 이와 같은 reflex는 혈압이 상승한 상태로 지속될 경우 활동성이 감소하여 더 높은 압력에 setpoint가 맞춰진다.

③ Autonomic neuropathy가 있는 환자에서는 baroreflex의 저하로 혈압 조절이 매우 어려울 수 있다.

(6) Increased catecholamine production

① Pheochromocytoma

- 종양에 의한 catecholamine 합성 증가
- 수술 또는 alpha1 receptor antagonist 또는 tyrosine hydroxylase 억제제로 치료

(7) Sympathetic nervous system

① **높은 혈압을 유지하는 원인은 아닐지라도 최소 permissive role을 수행한다.**

② 교감신경계를 억제하는 약물은 중요한 항고혈압제 약물로 작용

C. Renin-angiotensin-aldosterone

※ 혈압의 상승에 관여하는 기전 : **angiotensin II에 의한 vasoconstriction + aldosterone에 의한 sodium retention**

1. Renin

(1) Angiotensinogen을 angiotensin I으로 분해하는 aspartyl protease

(2) Renal afferent arteriole의 juxtaglomerular cell에서 합성된다.

(3) Prorenin으로 혈류에 방출되거나 renin으로 활성화되어 방출된다.

(4) **Primary stimuli for renin secretion**

① Loop of Henle의 TAL에서의 NaCl transport 감소(macula densa mechanism)

② Renal afferent arteriole의 stretch 감소 (baroreceptor mechanism)

③ 교감신경계의 Beta1-수용체를 통한 renin 분비 자극

(5) Angiotensin II는 renin secretion을 억제한다. 따라서, ACE inhibitor 또는 angiotensin II receptor blocker는 renin 분비를 증가시킨다.

2. Angiotensin II

(1) Angiotensin I은 주로 폐혈관에 있는 **angiotensin-converting enzyme(ACE)**에 의해 angiotensin II로 변환된다. 동일한 효소에 의해 bradykinin이 분해되어 활성이 없는 펩티드로 변환된다.

(2) AT1 receptor에 결합하여 다음과 같은 작용을 보인다.

① 강력한 혈압 상승

② Aldosterone의 분비를 자극

③ 혈관 평활근 세포의 성장과 세포 분열 자극

④ 혈관벽에 직접적으로 작용하여 atherosclerosis의 발병에 관여할 가능성

(3) AT2 receptor

① 신장에 광범위하게 분포

② AT1 receptor와는 반대 작용을 보인다.

③ Vasodilation, sodium excretion, and inhibition of cell growth and matrix formation

④ Myocyte의 apoptosis를 유도하여 vascular remodeling을 호전시킨다.

⑤ GFR 조절에도 관여한다.

3. Renin-dependent hypertension

(1) Renin-secreting tumor

(2) Renovascular hypertension : 초기에는 renal perfusion이 감소하여 renin secretion이 증가하면서 renin-dependent hypertension이 되지만, 시간이 경과할수록 renin dependence는 감소한다.

4. Local RAS system

(1) Angiotensinogen, renin, angiotensin II는 많은 조직들에서 국소적으로 생성된다.

(2) Angiotensin II는 renin뿐만 아니라 tonin, chymase, cathepsin 등에 의해서도 생성된다.

(3) Tissue angiotensin II의 기능

① Regulation of local blood flow

② Mitogen stimulating growth → modeling and repair

③ Excess tissue angiotensin II → atherosclerosis, cardiac hypertrophy, renal failure

④ Vascular mechanisms

5. Aldosterone

(1) Production and secretion

① **Angiotensin II**는 aldosterone의 분비를 자극한다.

② Aldosterone의 분비는 **potassium**에 의해서도 영향을 받는다. Potassium depletion이 있을 경우에는 aldosterone의 분비가 감소한다.

③ ACTH는 aldosterone의 조절에 큰 역할을 하지 못한다.

④ Primary aldosteronism : renin-angiotensin system의 조절을 받지 않고 adrenal gland에서 aldosterone의 합성과 분비가 증가한다. 이 경우 renin은 volume expansion에 의해 억제된다.

(2) **Action on the renal tubular epithelia**

① Renal cortical collecting duct의 principal cell의 apical membrane에 존재하는 **epithelial sodium channel(ENaC)에 의한 sodium reabsorption을 증가**시킨다.

② 이 과정에서 K^+, H^+의 분비 증가 → **hypokalemia, metabolic alkalosis**

③ K^+ depletion은 aldosterone 합성을 억제하므로, **hyperaldosteronism의 정확한 평가를 위해서는 hypokalemia를 먼저 교정하여야 한다.**

(3) Extrarenal mineralocorticoid receptor : colon, salivary gland, sweat gland

(4) **Nonepithelial targets of aldosterone**

① **Cardiac hypertrophy and heart failure**

- Myocardium에 있는 mineralocorticoid receptor에 작용하여 extracellular matrix와 collagen의 deposition을 증가시킨다.
- 동물실험 : circulating aldosterone 농도가 높을 경우 cardiac fibrosis와 left ventricular hypertrophy가 증가하고, spironolactone을 투여하면 myocardial fibrosis를 감소시킬 수 있다.
- Essential hypertension 환자 또는 primary aldosteronism 환자에서 LV geometry의 이상이 높은 aldosterone 수치와 연관이 있었다.
- CHF 환자에서 low-dose spironolactone을 투여한 결과 심부전의 진행과 돌연 심장사를 30% 감소시켰다.

② **Kidney**

- Primary aldosteronism 환자에서 aldosterone의 작용에 의하여 glomerular hyperfiltration과 proteinuria가 발생한다. 이러한 효과는 adrenalectomy 또는 spironolactone 투여로 aldosterone의 효과를 차단하면 사라진다.

D. Vascular mechanisms

1. Vascular stiffness/compliance

(1) Vascular radius and compliance : 동맥혈압을 결정하는 중요 인자들이다.

(2) 혈류에 대한 저항(resistance)은 혈관 반경의 4승에 반비례하여 증가한다. 따라서 내강의 반경이 조금만 감소해도 혈관의 저항은 크게 증가한다.

(3) 고혈압 환자에서는 **혈관의 구조적, 기능적 변화로 인해 small artery/arteriole의 내강이 감소**

① **Remodeling** : vessel volume의 변화 없이 vessel wall의 구조적 변화가 일어나는 과정

· Hypertrophic : 세포수, 세포크기, intercellular matrix 증가

· Eutrophic : 혈관벽의 물질의 증가가 없음

· Apoptosis, low-grade inflammation, vascular fibrosis도 remodeling에 기여

② Lumen diameter는 vascular elasticity와도 관련있다.

· Elasticity가 높으면 blood volume이 늘어나도 혈압의 변화가 거의 없다.

· 반대로 elasticity가 낮으면 blood volume이 조금만 증가해도 혈압이 크게 상승한다.

③ 고혈압 환자에서는 arterial stiffness가 증가해 있고, 특히 동맥경화가 있는 환자에서는 혈관벽의 구조적 변화로 인해 vascular compliance가 감소하여 systolic BP가 더 높아지고 pulse pressure가 증가한다.

④ Arterial stiffness : 심혈관계 사건에 대하여 독립적인 예측 가치가 있다.

⑤ 임상적으로 ultrasound, MRI 등을 이용하여 vascular stiffness 또는 compliance를 평가할 수 있다.

2. Ion transport by vascular smooth muscle cells

(1) Intracellular pH의 조절에 관여하는 ion transporter들이 고혈압 환자에서 볼 수 있는 vascular tone/vascular growth 이상에 관여한다.

① Na^+/H^+ exchange

② Na^+-dependent HCO_3^--Cl^- exchange

③ Cation-independent HCO_3^--Cl^- exchange

(2) **Na^+/H^+ exchange의 증가**

① Na^+-Ca^{2+} exchange를 활성화시켜 vascular tone을 증가시킨다.

② Intracellular pH 증가로 세포내 수축기구(contractile apparatus)들의 calcium sensitivity를 증가시킨다.

③ Mitogen에 대한 sensitivity를 증가시켜 vascular smooth muscle cell의 증식을 유발할 수 있다.

3. Vascular endothelial dysfunction

(1) **Endothelium-dependent vasodilation의 저하**

① 평가 방법

· High-resolution ultrasonography로 brachial artery의 flow-mediated vasodilation을 평가

· Endothelium-dependent vasodilator(eg, acetylcholine)를 동맥내로 주입한 후 venous occlusion plethysmography를 사용하여 평가

(2) 고혈압 환자에서 관찰할 수 있는 혈관의 이상이 고혈압의 1차적 원인인지 2차적 결과인지는 알려져 있지 않다.

(3) 현재까지의 연구 결과로는 vascular compliance, endothelium-dependent vasodilation은 유산소 운동, 체중감소, 항고혈압제 투여 등에 의해 개선될 수 있다.

(4) 이러한 치료가 혈압과 무관한 기전에 의해 동맥의 구조를 개선할 수 있는지, 특정 항고혈압제가 혈관 구조와 기능을 더 향상시키는지에 대해서는 알려져 있지 않다.

Pathologic consequences of hypertension

· 고혈압은 **atherosclerosis의 모든 임상양상들에 대한 위험 인자**이다.

· 고혈압은 **heart failure, coronary artery disease, stroke, renal disease, peripheral arterial disease(PAD)의 독립적인 위험 인자**이다.

1. Heart

(1) **심장 질환 : 고혈압 환자의 가장 흔한 사망 원인**

(2) **Hypertensive heart disease** : 고혈압에 대한 구조적, 기능적 적응의 결과로 나타나며, left ventricular hypertrophy(LVH), diastolic dysfunction, CHF, coronary artery disease, cardiac arrhythmia 등으로 이어진다.

(3) **Left ventricular hypertrophy (LVH)**

① 유전적, 혈역학적 요인이 관여

② 심전도로 진단할 수 있으며, 심초음파로 LV wall thickness를 좀더 민감하게 측정할 수 있다.

③ LVH 환자는 CHD, stroke, CHF, sudden death의 위험도가 증가한다.

④ 혈압을 적극적으로 치료하면 LVH의 regression을 유도할 수 있고 심혈관계 질환의 위험을 감소시킬 수 있다.

⑤ 혈압 강하효과에 더하여 특정 항고혈압제가 추가적으로 LVH에 대해 효과를 갖는지에 대해서는 불확실

(4) **Diastolic dysfunction**

① 무증상부터 overt heart failure까지 다양하게 나타난다.

② Ejection fraction은 유지된다.

③ CHF 환자의 약 1/3이 systolic function은 정상이지만 diastolic function의 이상을 보인다.

④ 고혈압에 의한 심장 질환의 초기 결과로 이해할 수 있으며, LVH와 ischemia에 의해 악화된다.

⑤ 가장 정확하게 diastolic function을 평가할 수 있는 방법은 cardiac catheterization이다. 그러나 보통은 다른 indication이 없는 한 시행하지 않는다.

⑥ 보통 심초음파 또는 radionuclide angiography로 평가한다.

2. Brain

(1) 고혈압은 **brain infarction/hemorrhage의 중요 위험 인자**

(2) 혈압이 상승할수록(특히 65세 이상에서 systolic BP가 높을수록) stroke의 발생률은 증가한다.

(3) 고혈압을 치료하면 ischemic/hemorrhagic stroke의 발생률이 감소한다.

(4) 고혈압은 **인지기능 저하**와 연관되어 있다.

① 중년기의 고혈압과 노년기의 인지기능 장애의 연관성이 보고되어 있다.

② 중요한 대혈관의 폐쇄 또는 small vessel disease에 의한 lacunar infarct에 의해 발생한다.

③ 고혈압을 치료하면 인지기능을 개선시킬 수 있다.

(5) **Malignant hypertension**

① 뇌혈류의 autoregulation : mean arterial pressure 50~150 mmHg 범위에서 뇌혈류량은 비교적 일정하게 유지된다.

② Malignant hypertension : autoregulation의 범위를 넘는 혈압의 상승으로 vasodilation, hyperperfusion 발생 → hypertensive encephalopathy

③ 증상 : severe headache, nausea, vomiting, focal neurologic signs, alterations in mental status

④ 치료하지 않으면 stupor, coma, seizure로 진행하여 수 시간 내에 사망

⑤ 고혈압에 동반될 수 있는 다른 신경학적 질환과의 감별이 중요하다.

3. Kidney

(1) **Primary renal disease : secondary hypertension의 가장 흔한 원인이다.**

① 역으로, 고혈압은 renal injury, ESRD의 위험 인자이다.

② Systolic BP와 신장 손상의 연관성이 diastolic BP보다 더 크다.

③ African American male에서 ESRD의 발생 위험이 동년배의 백인보다 모든 연령에서 높다.

(2) Atherosclerotic vascular lesions in the kidney

① 발병기전

- Preglomerular arteriole을 주로 침범 → 사구체와 신세관의 허혈성 손상
- Glomerular hyperperfusion → 사구체 모세혈관의 직접 손상

② Pathology

- Glomerulosclerosis로 진행하고 renal tubule도 ischemic change로 atrophy에 빠진다.
- Malignant hypertension : fibrinoid necrosis of the afferent arterioles, focal necrosis of the glomerular tuft

(3) Macroalbuminuria or microalbuminuria

① 신장 손상의 조기 지표

② 신장 질환의 진행과 심혈관계 질환의 위험 인자

4. Peripheral arteries

(1) 고혈압의 발병기전에 기여할 뿐만 아니라, 장기간의 고혈압에 대한 표적 장기이다.

(2) 하지 동맥 질환이 있는 고혈압 환자는 이후 다른 심혈관계 질환을 가질 위험도가 증가한다.

(3) Intermittent claudication

① 말초 동맥 질환의 전형적 증상

② 걸을 때 종아리 또는 엉덩이의 통증, 쉬면 호전됨.

(4) Ankle-brachial index (ABI)

① Ankle : brachial systolic BP의 비

② ABI 〈 0.90이면 말초 동맥 질환이 있다고 사실상 진단할 수 있고, 최소 1개의 하지 동맥이 50% 이상 협착되어 있음을 시사한다.

고혈압의 정의 (defining hypertension)

A. 역학적 관점

(1) 혈압은 연속적으로 분포하는 변수로서, 고혈압을 정의하는 명백한 기준은 존재하지 않는다.

(2) 심혈관계 질환, 신장 질환의 위험은 systolic BP, diastolic BP의 전 범위에 걸쳐 연속적으로 증가한다.

① Multiple Risk Factor Intervention Trial (MRFIT) : coronary heart disease mortality는 SBP 120 mmHg 이상부터 연속적으로, 단계적으로 증가한다.

② Meta-analysis의 결과

- Ischemic heart disease, stroke, 기타 혈관 질환에 의한 mortality는 115/75 mmHg부터 연속적으로 상승한다.
- 115/75 mmHg부터 systolic BP 20 mmHg 상승, diastolic BP 10 mmHg 상승할 때마다 심혈관계 질환의 위험도는 2배씩 증가한다.

B. 임상적 관점

1. 치료 관점의 정의

(1) 치료를 시작할 경우 혈압과 관련된 morbidity/mortality를 감소시킬 수 있는 혈압으로 고혈압을 정의할 수 있다.

(2) 2회 이상의 외래 방문에서 각 방문마다 2회 이상 앉은 상태에서 측정한 혈압의 평균값을 사용하여 정의한다.

2. 현재의 분류 기준

(1) 성인 : **Table 22-1** 참조(JNC 7).

(2) 소아/청소년 : 나이, 성별, 신장을 고려하여 SBP and/or DBP가 지속적으로 95th percentile 이상일 경우 hypertension, 90~95th percentile일 경우 prehypertension

Table 22-1 Classification of Blood Pressure (Joint National Committee 7)

Category	Systolic BP (mmHg)		Diastolic BP (mmHg)
Normal	< 120	AND	< 80
Prehypertension	120~139	OR	80~89
Hypertension			
Stage 1	140~159	OR	90~99
Stage 2	≥ 160	OR	≥ 100
Isolated systolic hypertension	≥ 160	AND	< 90

3. Ambulatory blood pressure recordings

(1) 집에서 측정한 혈압, average 24 h ambulatory BP measurement : clinic에서 측정한 값보다 일반적으로 낮다.

(2) 낮과 밤에 여러 번 측정하여 고혈압이 혈관에 미치는 전반적인 영향을 더 잘 파악할 수 있다.

(3) Clinic BP보다 target organ damage를 더 잘 예측할 수 있게 해준다는 연구 결과들이 늘고 있다.

① 보통 오전, 특히 기상 직후 혈압이 1일중 가장 높다.

② Myocardial infarction, stroke 등은 오전에 더 흔하다.

③ 야간 혈압의 감소("dip")가 적을 경우 심혈관계 질환의 위험이 증가한다.

(4) Sleep apnea, autonomic neuropathy, African American 등의 경우에서 낮-밤의 혈압 변화가 감소되어 있다(nighttime dip의 감소).

(5) Ambulatory BP monitoring에 의한 고혈압의 진단기준 : **awake BP 130/85 mmHg 이상, asleep BP 120/75 mmHg 이상**

4. Whitecoat hypertension

(1) 정의

① 외래 방문시 측정한 혈압은 고혈압에 해당하지만 ambulatory BP는 정상 범위인 경우

② Stage 1 hypertension 환자의 15~20%는 mean ambulatory BP가 135/85 mmHg 미만이다.

(2) 중요성

① Normal BP에 비해 target organ damage의 위험도가 증가한다. 즉, 정상과 고혈압의 중간에 있다고 보면 된다.

② Sustained hypertension의 발병 위험이 증가한다.

Clinical disorders of hypertension

(1) 80~95%의 환자는 원인을 찾을 수 없는 "essential" hypertension이다(=idiopathic hypertension, primary hypertension).

(2) "Secondary" hypertension : 고혈압 환자의 5~20%에서는 혈압 상승의 원인 질환을 발견할 수 있다.

A. Essential hypertension

1. 특징

(1) 가족력이 있는 경우가 많다.

(2) 유전적 요인과 환경적 요인의 상호작용의 결과로 나타날 가능성이 많다.

(3) 연령이 증가할수록 유병률도 증가한다.

(4) 젊었을 때 혈압이 비교적 높았던 사람은 이후 고혈압이 발생할 위험이 높다

(5) 단일 질환이 아닌 다양한 병태생리학적 원인을 가진 질환들의 모임일 가능성이 많다.

(6) 대부분의 고혈압 환자에서 말초 혈관 저항은 증가, 심박출량은 감소하나 젊은 환자에서는 심박출량이 증가하고 말초 혈관 저항은 정상인 경우도 있다.

2. Plasma renin activity

(1) 10~15%의 환자에서는 high PRA : vasoconstrictor form의 hypertension이다.

(2) 25%의 환자에서는 low PRA : volume-dependent hypertension이다.

3. Plasma aldosterone

(1) 혈압과의 관계는 일정하지 않다.

(2) African American에서 관계가 비교적 뚜렷하다. 혈압이 높은 African American에서는 PRA는 낮은 경향이 있다.

(3) 뚜렷한 primary aldosteronism이 없는 일부 고혈압 환자에서는 aldosterone의 경도의 상승이 고혈압에 관여하고 있을 가능성이 높다.

(4) Spironolactone이 일부 환자에서, 특히 약물 저항성 고혈압을 가진 환자에서 효과적일 수 있다.

B. Metabolic syndrome

(1) Hypertension과 dyslipidemia는 insulin resistance와 흔히 동반된다.

(2) Insulin resistance는 혈소판 응집, 혈액응고, 섬유소분해(fibrinolysis), vessel tone 등의 불균형과 연관되어 있고, 심혈관계 위험 인자들을 동시에 보유하고 있을 때 심혈관계 질환에 의한 사망 위험은 더욱 증가한다.

(3) 비만이나 당뇨가 없는 고혈압 환자의 25~50%에서 insulin resistance가 확인된다.

(4) Hyperinsulinemia가 고혈압 또는 심혈관계 질환의 발생을 예측할 수 있다.

(5) 심혈관계 위험 인자들은 동반되어 나타나는 경우가 많으므로 고혈압 환자를 평가할 때 심혈관계 질환의 위험도를 총체적으로 평가하여야 한다.

C. Renal parenchymal disease

1. 중요성

(1) **Renal disease : 2차성 고혈압의 가장 흔한 원인이다.**

① 거의 모든 신장 질환이 고혈압을 일으킬 수 있다.

② 역으로, 고혈압이 nephrosclerosis를 일으킬 수 있다. 따라서 고혈압이 있는 CKD 환자에서 1차적 원인이 고혈압인지 신장 질환인지 알아내기는 어렵다.

(2) 치료의 목표 : 혈압의 조절과 신장기능 이상의 진행을 늦추는 것

2. Renovascular hypertension

※ 신장학 Chapter 14를 참조할 것. 서로 차이가 있는 부분이 있으나 어느 한 쪽이 절대적으로 옳은 것은 아니다. 순환기내과와 신장내과의 관점의 차이일 수 있다.

(1) 정의 : renal artery의 협착 또는 폐쇄에 의하여 생기는 고혈압

(2) 중요성 : 고혈압을 완치할 수 있는 가능성이 있어 중요한 질환이다.

(3) 고혈압의 발병기전

① Renal ischemia로 인한 renin-angiotensin system의 활성화로 초기에는 renin-dependent hypertension

② 진행하면 volume-dependent hypertension으로 양상이 변화한다.

(4) Renovascular hypertension의 위험도가 높은 두 환자군

① **고령의 동맥경화 환자** : renal artery 입구에 atheromatous plaque가 있어 renal artery obstruction을 일으킨다.

② **Fibromuscular dysplasia**

- 젊은 여성에서 많다.
- 조직형 : 2/3가 medial fibroplasia를 보인다.
- 흔히 양측성이며, atherosclerosis와 달리 원위부 신동맥을 침범하는 경우가 많다.

(5) **Renovascular hypertension을 시사하는 병력과 신체 진찰 소견**

① Atheromatous vascular disease가 이미 있는 환자에서의 고혈압

② 최근 혈압 조절이 잘 되지 않거나 중등도 이상의 고혈압이 갑자기 발생하는 경우

③ 설명되지 않는 신기능 저하 또는 ACE inhibitor/ARB 사용후 발생한 신기능 저하

④ Abdominal or flank bruit : 50%에서 나타남. 어느 한쪽으로만 나타나거나 diastole까지 연장되는 bruit가 특징적

(6) 내과적 치료

① 단순한 항고혈압제로 혈압조절이 잘 되고 신장 기능이 안정적일 경우, renal artery stenosis를 찾아내기 위한 검사를 적극적으로 시행할 필요가 없다.

② Atherosclerotic disease, diabetes, advanced CKD 환자에서는 renal artery stenosis를 교정하여도 얻는 이득이 적다.

③ ACE inhibitor, angiotensin receptor blocker가 가장 효과적인 치료

- GFR을 감소시키는 것이 단점이다.

· 특히 양측성 신동맥 협착 또는 단일신 신동맥 협착이 있을 경우 위험이 높다.
· 대부분의 경우 약물을 중단하면 신장 기능은 회복된다.

(7) **Renal artery stenosis가 의심되고, renal vascular repair(PTRA, stenting, surgical revascularization 등)가 필요하다고 판단되는 경우 영상 및 기능 검사를 시행한다.**

① **Screening test : captopril renal scan**

· Captopril 투여 전후 ^{131}I-OIH scan or ^{99m}Tc-DTPA scan로 신장 혈류를 평가
· Positive study :

1. Involved kidney의 relative uptake 감소 : 전체 신장 기능의 40% 미만
2. Involved kidney의 delayed uptake
3. Involved kidney의 delayed washout

· 신장 기능이 정상인 환자에서 negative이면 renal artery stenosis는 배제 가능
· 신기능 감소 환자(Ccr < 20 mL/min)와 양측성 신동맥 협착 환자에서는 가치가 떨어진다.

② **Imaging studies**

· Scan 양성일 경우 추가 imaging을 시행한다.
· Doppler ultrasound : renal blood flow velocity를 잘 추적할 수 있다.
· MR angiography
  - Gadolinium을 조영제로 사용
  - 신독성이 적고 proximal lesion은 잘 보여주지만 distal lesion은 놓치기 쉽다.
· CT angiography
· Conventional contrast arteriography : gold standard이지만 신독성이 문제

(8) **찾아낸 renal artery stenosis가 고혈압을 일으키는 병변인가?**

① Atherosclerosis 환자의 50%에서 renal artery obstruction이 관찰되나, 이 환자들의 고혈압이 renal artery obstruction에 의한 것인지를 확인하여야 renovascular hypertension의 진단을 붙일 수 있다.

② Vascular repair가 혈압조절 및 신장 기능에 미치는 효과를 판단하기 위해서는 renal artery obstruction의 기능적 중요성을 판단하여야 하며, 이를 위해 몇 가지 방법이 사용된다.

· **Presence of collateral vessels to the ischemic kidney** : 혈관조영술에서 collateral vessel이 관찰되면 renal artery의 병변이 실제로 ischemia를 일으키고 있음을 의미한다.
· **Renal vein renin sampling** : 양측 renal vein에서 renin을 측정하여 비가

1.5 이상일 경우("lateralizing") renal artery의 병변이 vascular repair에 반응할 가능성이 90%이다. 그러나 혈압 조절에 대해서는 false-negative rate가 50~60%로, 혈압조절의 가능성을 잘 예측해 주는 것은 아니다.

· Pressure gradient across a renal artery lesion : vascular repair에 대한 반응을 예측할 수 있는 표지자가 되지 못한다.

(9) Vascular repair vs. medical therapy

① General considerations

· 어떠한 치료가 최적의 치료인지는 각각의 환자에서 결정하여야 한다.

· FMD 환자가 atherosclerosis 환자보다 치료반응이 좋다. 나이가 젊고, 고혈압의 기간이 짧으며, 전신 질환이 적기 때문이다.

② FMD : percutaneous transluminal renal angioplasty(PTRA)가 treatment of choice

· 90%의 환자에서 고혈압의 완치 또는 혈압 조절의 향상이 가능

· 치료에 수반되는 위험이 낮다.

· PTRA가 실패하거나 branch lesion이 있을 경우 수술적 치료

③ Atherosclerosis

· 내과적 치료로 혈압 조절이 어렵거나 신장 기능이 감소할 경우 vascular repair 시행

· 동반질환이 없는 젊은 환자의 경우 수술적 치료가 initial approach

· 그러나 대부분의 환자에서는 PTRA and/or stenting을 먼저 시행한다.

· PTRA and/or stenting에 실패하거나, 혈관병변이 PTRA/stenting에 부적절할 경우, 또는 동시에 aortic surgery가 필요한 경우(eg, aneurysm repair) 수술적 치료를 시행한다.

D. Primary aldosteronism

※ 내분비학 Chapter 4 참조.

1. Clinical features

(1) Renin-angiotensin system과 무관하게 aldosterone 생성이 증가

(2) Sodium retention, hypertension, hypokalemia, low PRA

(3) Prevalence : 진단 기준에 따라 2~15%로 다양

(4) 20~40대에 진단된다.

(5) Refractory hypertension이 있는 모든 환자에서 의심해 보아야 한다.

(6) 대부분은 무증상이나, 일부에서 hypokalemic alkalosis에 의해 polyuria, polydipsia, paresthesia, muscle weakness 등이 나타날 수 있다.

2. Screening test

(1) **Serum K^+ : hypokalemia**

① 고혈압 환자에서 다른 원인 없이 hypokalemia가 있을 경우 의심 가능

② 이뇨제를 복용중인 환자에서도 〈3.1 mEq/L일 경우 의심 가능

③ 그러나 민감도, 특이도는 낮다.

- Aldosterone-producing adenoma 환자의 25%에서는 serum K^+가 정상 범위에 있고, 다른 원인에 의한 primary aldosteronism 환자의 대부분에서는 정상
- 또한 hypokalemia가 secondary hyperaldosteronism의 결과일 수도 있다.

(2) **Plasma aldosterone/PRA ratio (PA/PRA)**

① 유용한 screening test

② Ambulatory patient에서 오전에 시행한다.

③ **PA 〉 20 ng/dL 이면서 ratio 〉 30 : 1** 일 경우 aldosterone-producing adenoma에 대한 민감도 90%, 특이도 91%

④ 항고혈압제를 사용중인 환자에서도 비교적 유용하다.

⑤ 한계점

- 검사실에 따라, 사용하는 측정법에 따라 기준치가 다르다.
- PA가 높지 않으면서 PA/PRA가 높은 경우는 특이도가 감소한다.

3. Diagnostic approach

(1) PA/PRA ratio가 높은 환자에서 isotonic saline infusion (2 L for 4 h)을 시행하여 aldosterone이 억제되지 않으면(PA〉10 ng/dL) primary aldosteronism으로 진단 가능

(2) Adrenal gland의 원인 병변

① 60~70%는 aldosterone-producing adenoma (APA) : 거의 일측성, 대부분 3 cm 미만

② Others : bilateral adrenocortical hyperplasia (BAH)

③ 드물게 adrenal carcinoma, ectopic malignancy (eg, ovarian arrhenoblastoma)

(3) APA vs. BAH

① 다른 원인 질환과 달리 aldosterone-producing adenoma는 aldosterone 이외에 다른 adrenal steroid를 과도하게 생성한다.

② Functional differences : APA에서는 aldosterone 생성이 ACTH에 더 민감하고, hyperplasia에서는 angiotensin에 더 민감하다.

- 결과적으로 APA 환자에서는 오전에 aldosterone이 높고 오후에 감소 → 이는 ACTH의 diurnal rhythm을 따라가는 것이다.
- Hyperplasia 환자에서는 기립시 aldosterone이 증가하는데 이는 renin-angiotensin-aldosterone axis의 정상적 기능을 반영하는 것이다.

(4) Imaging studies

① Primary aldosteronism으로 진단된 모든 환자에서 adrenal CT 또는 MRI를 시행

② High-resolution CT : 0.3 cm 크기의 adenoma까지 진단 가능하다. PA 환자의 90%에서 adrenal tumor 발견 가능

③ Adrenal scintigraphy : CT 또는 MRI로 찾을 수 없을 때 6-β-[I^{131}]iodomethyl-19-norcholesterol scan after dexamethasone suppression (0.5 mg every 6h for 7 days)

- 〈 1 cm 에서는 민감도가 떨어진다.

(5) Lateralization studies

① 기능적, 해부학적 검사에서 결론을 내리기 어려울 경우 ACTH 자극 후 bilateral adrenal venous sampling을 시행하여 aldosterone과 cortisol을 측정한다.

② Ipsilateral/contralateral aldosterone ratio 〉 10이면서 cortisol level은 양측이 비슷하게 측정되면 APA로 진단 가능

4. Management

(1) 고혈압은 APA 환자에서는 수술로 잘 치료되지만 bilateral adrenal hyperplasia에서는 수술에 잘 반응하지 않는다.

(2) 수술적 치료 : unilateral adrenalectomy (laparoscopic)

① APA 환자의 40~70%에서 고혈압 완치 가능

② 혈압 조절 및 hypokalemia 교정 후 수술을 시행한다.

③ Transient hypoaldosteronism : 수술 후 3개월까지 지속될 수 있고, hyperkalemia 가능

- 이 기간 동안 plasma K^+ monitoring이 필요
- Hyperkalemia의 치료 : 이뇨제, fludrocortisone

(3) BAH, 수술이 부적당한 APA : medical therapy → aldosterone antagonist ± potassium-sparing diuretics

5. Glucocorticoid-remediable hyperaldosteronism (GRH)

(1) Monogenic, autosomal dominant disorder로, 젊은 연령에 나타나는 중증 고혈압이 특징

(2) Hypokalemia는 경도로 나타나거나 없음

(3) 발병 기전

① 8번 염색체의 chimeric gene으로 인해 angiotensin이 아닌 ACTH가 aldosterone 생성을 조절하게 됨

② 따라서 zona fasciculata에서 aldosterone과 다른 hybrid steroid가 생성됨

(4) 진단

① Urinary hybrid steroid(18-hydroxycortisol, 18-oxocortisol) 측정 → 정상보다 20~30배 높게 측정됨

② Direct gene testing

(5) 치료 : low-dose glucocorticoid로 ACTH를 억제. Spironolactone도 도움

E. Cushing's syndrome

(1) Cushing's syndrome 환자의 75~80%에서 고혈압이 관찰됨

(2) 기전 : 부신 스테로이드 분비 증가, cortisol의 mineralocorticoid receptor 자극

(3) Screening : 24-h urine cortisol or overnight dexamethasone suppression test

(4) 최근 late night salivary cortisol이 민감도가 높고 간편한 검사로 보고되고 있다.

(5) 진단과 치료 : 내분비학 Chapter 4 참조

F. Pheochromocytoma

(1) 약 20%는 autosomal dominant inheritance를 보인다.

① MEN type 2A, 2B

② Von Hippel-Lindau disease

③ Neurofibromatosis type 1

(2) 임상양상, 진단, 치료: 내분비학 Chapter 4 참조

G. Miscellaneous causes of hypertension

(1) Obstructive sleep apnea : 호흡기학 Chapter 22 참조

(2) Coarctation of aorta : 순환기학 Chapter 23 참조

(3) Endocrine disorders

① Thyroid disease

- Hypothyroidism : diastolic BP 상승
- Hyperthyroidism : systolic BP 상승

② Hypercalcemia : primary hyperparathyroidism이 가장 흔함

③ Acromegaly

(4) Medications

Monogenic hypertension

1. 개요

※ **Figure 22-1** 참조. Liddle syndrome, PHA2는 신장학 Chapter 12도 참조.

(1) Mendelian inheritance를 보이는 고혈압의 대부분은 mineralocorticoid에 의한 것

(2) Mineralocorticoid의 작용 : distal nephron의 **epithelial Na^+ channel (ENaC)의** 활성화로 Na^+의 재흡수 증가 → salt-dependent hypertension 발생

(3) 따라서 다음 두 가지 중 한 가지 기전에 의하여 고혈압이 발생한다.

① **ENaC 또는 mineralocorticoid receptor(MR)의 gain-of-function mutation**

② **MR ligand의 생성 증가 또는 처리 감소** : aldosterone, deoxycorticosterone, cortisol

2. 각론

(1) Glucocorticoid-remediable aldosteronism (GRA) : 내분비학 Chapter 4 참조.

(2) Deoxycorticosterone-induced hypertension

· 11β-hydroxylase 또는 17α-hydroxylase의 선천적 결핍 → cortisol 생산 감소 → ACTH 활성화 → deoxycorticosterone 생성 증가로 고혈압 발생

(3) Hypertension caused by cortisol

① **11β-hydroxysteroid dehydrogenase type 2 deficiency**

· Apparent mineralocorticoid excess syndrome

· Cortisol이 cortisone으로 대사되지 않아 mineralocorticoid receptor 자극↑

· Inherited : autosomal recessive

· Acquired : licorice, glycyrrhizic acid에 의해 발생

· Hypokalemia, low renin, low aldosterone

(4) Hypertension caused by progesterone

① 정상 : MR은 progesterone과 결합하지 않으며, spironolactone에 의해 억제된다.

② MR의 gain-of-function mutation으로 MR이 progesterone과 aldosterone에 의해 자극받아 salt-sensitive hypertension이 발생한다.

③ 임신시에는 progesterone이 크게 증가하므로 혈압이 크게 상승하게 된다.

④ 치료시 amiloride를 사용하여야 하며, spironolactone은 금기가 된다.

(5) Liddle syndrome

① ENaC의 gain-of-function mutation으로 발생하는 salt-sensitive hypertension

② ENaC이 Nedd4-2 ubiquitin ligase와 결합하지 못하여 세포막에서 세포 내로 회수되지 못함 → 세포막의 ENaC 발현 증가로 Na^+ reabsorption 증가

③ ECF volume expansion에 의하여 renin, aldosterone은 억제됨

④ 진단 : 유전자 돌연변이 진단

⑤ 치료 : amiloride or triamterene

(6) Pseudohypoaldosteronism type 2 (PHA2, Gordon's syndrome)

① Salt-dependent low-renin hypertension with hyperkalemia

② Mild hyperchloremic metabolic acidosis

③ WNK1 또는 WNK4 mutation : NCC의 regulator로 작용하는 단백질의 돌연변이에 의해 NCC의 발현이 증가하여 Na^+ reabsorption 증가, K^+ secretion 감소

④ 치료 : thiazide

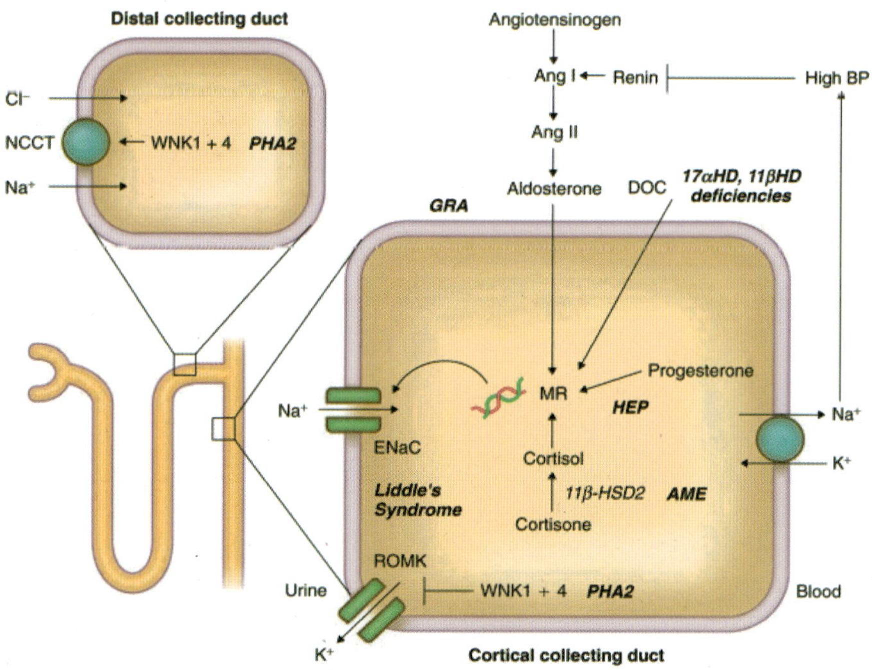

Figure 22-1 Mendelian form of hypertension. 대부분 mineralocorticoid 과잉 상태를 일으키며, distal nephron에서의 Na^+ reabsorption이 증가한다.

(7) Familial brachydactyly and hypertension

① 작은 신장(stature), brachydactyly가 있으면서 심한 고혈압이 발생

② 12번 염색체에 유전자가 있는 것으로 추정

③ 다른 유전성 고혈압과는 달리 renin, aldosterone은 정상이고 염분 감수성 없다.

Approach to the patient

A. 환자 평가 (patient evaluation)

1. 병력 (history)

(1) Essential hypertension : 가족력이 뚜렷하고 과거에 혈압이 높게 측정된 경우 가능성이 높다.

(2) Secondary hypertension : 대부분 35세 이전 또는 55세 이후에 발견된다.

(3) 혈관 및 목표 장기 손상 병력 : 협심증, 뇌혈관질환, 심부전증, 말초혈관질환

(4) 심혈관계 질환의 위험 인자 : 흡연, 당뇨병, 고지혈증, 심혈관계 질환에 의한 조기 사망의 가족력

(5) Lifestyle : 식이, 신체활동 (physical activity), 가족관계, 직업력, 교육 수준

2. 증상 및 징후 (symptoms & signs)

(1) 고혈압 자체에 의한 증상 : 두통, 어지럼증, 두근거림, 피로, 발기부전

(2) 혈관 및 목표 장기 손상에 의한 증상 : epistaxis, hematuria, blurred vision, 일과성 허혈발작에 의한 간헐적 위약 및 어지럼증, 협심증, 심부전에 의한 호흡곤란

(3) 2차성 고혈압의 원인 질환에 의한 증상

① Primary aldosteronism : hypokalemia에 의한 다뇨 (polyuria), 다음 (polydipsia), 근위약

② Cushing's syndrome : 체중 증가, 감정의 기복(emotional lability)

③ Pheochromocytoma : 두통, 두근거림, 발한(diaphoresis), 기립성 어지럼증 (postural dizziness)

3. 혈압 측정 (BP measurement)

(1) **Office BP measurement**

① 수은 혈압계가 가장 정확하지만, 많은 나라에서 수은 사용이 금지되고 있는 추세 : Harrison 17th edition에서는 aneroid instrument를 사용을 권함.

② 자동 혈압 측정기의 정확도는 아직 검증이 더 필요하다.

③ 혈압 측정 전 5분 동안 다른 사람이 없는 쾌적한 온도의 조용한 공간에서 앉아 있어야 한다.

④ Bladder cuff

- 중심은 심장과 같은 높이에 있어야 한다.
- 폭은 팔 둘레의 40% 이상, 길이는 팔 둘레의 80% 이상을 감싸야 한다.

⑤ Auscultation

- SBP : Korotkoff sound I
- DBP : Korotkoff sound가 마지막으로 들린 지점

⑥ 외래 진찰 시 앉은 상태에서 측정한 혈압이 진단 기준이다.

(2) **Home and ambulatory BP monitoring**

① 외래에서 혈압이 높게 측정된 환자의 약 1/3은 집이나 평상 활동시 혈압이 정상 범위에 있고 target organ damage가 없다. 이 환자들에게 항고혈압제를 투여할 경우 혈압이 과도하게 떨어질 우려가 있다.

② Ambulatory BP monitoring의 적응증

- Suspected "white coat" hypertension
- Suspected "white coat" aggravation in a patient with refractory hypertension
- Suspected masked hypertension or nocturnal hypertension
- Hypertension of pregnancy
- Suspected orthostatic hypotension

4. 신체 진찰 (physical evaluation)

(1) General appearance

(2) 혈압 측정 : 위의 설명 참조

(3) **안저검사 (fundoscopic exam)**

① 고혈압의 지속 기간 및 예후를 평가할 수 있는 좋은 지표이다.

② Keith-Wagener-Barker classification : class I~IV로 분류

a. Class I : mild narrowing of retinal arteries

b. Class II : sclerosis of retinal arteries, A-V crossing sign

c. Class III : hemorrhage and exudates

d. Class IV : papilledema

(4) **Carotid artery** : 촉진 및 청진을 통해 stenosis 또는 occlusion 여부를 확인

(5) **심장 및 폐** : 좌심실 기능 이상 또는 심부전의 증거를 확인한다.

① Left ventricular lift

② S3 *or* S4 : 고혈압만 있는 경우 S3는 드물다. **S3**는 심실 기능 이상을 강력히 시사

③ Pulmonary rales

(6) **복부 진찰**

① 신동맥(renal artery)의 잡음(bruit) 청취

· 배꼽 위 복부 중앙선의 좌우에서 가장 잘 들린다.

· 거의 대부분 diastole시에 잘 들리며 일부에서는 연속성(continuous)이다.

② 촉진 : 대동맥류(aortic aneurysm) 또는 다낭신에서의 신장이 만져질 수 있다.

③ Femoral pulses : 감소되어 있거나 radial artery에 비해 지연되어 있을 경우 하지 혈압 측정

cf. 30세 이전에 고혈압이 발견된 환자에서는 최소 1회 하지 혈압을 측정한다.

5. 검사 (laboratory investigation)

(1) **최초 기본 검사 (basic tests for initial evaluation)**

① Renal : urinalysis with microscopy, albumin excretion, serum BUN/Cr

② Endocrine : serum Na^+, K^+, calcium ± TSH

③ Metabolic : fasting blood glucose, total cholesterol, HDL, LDL, TG

④ Others : hematocrit, ECG

(2) 2차성 고혈압의 원인에 대한 선별 검사 : 앞의 설명 참조

Management

A. 약물 치료의 적응증 (indications for therapy)

(1) **지속적으로 SBP 〉 140 mmHg *or* DBP 〉 90 mmHg인 환자**

(2) **65세 이상의 isolated systolic hypertension 환자**

(3) **DBP 85~89 mmHg이면서 atherosclerosis 또는 DM이 있는 환자**

cf. labile HT, 65세 미만의 isolated systolic HT : 6개월 간격으로 추적관찰

B. 생활습관 치료 (lifestyle interventions)

1. 체중 감량 (weight reduction)

(1) 권장 : 정상 BMI 유지 (18.5~24.9kg/m^2)

(2) 효과 : 체중 10 kg 감량당 혈압 5~20 mmHg 강하 효과

2. 식사 조절 (dietary management)

(1) **Low-salt diet**

① 권장 : **하루 salt 〈 5 g (Na 〈 2.4 g)**

② 효과 : 혈압 2~8 mmHg 강하 효과

(2) **Potassium supplementation**

(3) **Dietary Approaches to Stop Hypertension (DASH) diet**

① 권장 : Total fat (〈30%), saturated fat (〈10%) 제한 + 과일, 채소 많이 섭취

② 효과 : 혈압 8~14 mmHg 강하 효과

3. Exercise

(1) 권장 : 일주일 거의 매일 하루 30분 이상 빠르게 걷는 정도의 '규칙적인 유산소 운동'

* Isotonic exercise (jogging, swimming) 〉 isometric exercise (weight lifting)

(2) 효과 : 체중 조절뿐만 아니라 운동 자체도 혈압 강하 효과 (4~9 mmHg) 있다.

4. 적당한 음주

(1) 권장 : 하루 2단위 이하로 섭취 (대개 하루 〈 15 g alcohol)

(2) 효과 : 혈압 2~4 mmHg 강하 효과

C. 약물 치료 (pharmacologic therapy)

1. Diuretics

(1) **Thiazides**

① 효과

- 소디움 배설을 증가시키고 ECF 용적을 감소시킨다.
- 장기간 사용할 경우 말초 혈관 저항을 감소시킨다.

② 부작용

- **Hypokalemia, hyperglycemia, hyperuricemia, hypercalcemia, hypercholesterolemia**
- **Sexual dysfunction,** dermatitis, purpura, depression
- Hydrochlorothiazide 25 mg/day 이하의 용량에서는 부작용 적다.

③ 적응증

- Mild hypertension (**JNC7에서 가장 먼저 권고되는 약물**)
- HF, high coronary ds. risk, DM, recurrent stroke prevention (JNC7)

④ 금기/주의

- DM, **hyperuricemia, primary aldosteronism (∵ hypokalemia)**

(2) **Loop diuretics**

① 부작용

- **Hypokalemia, hyperglycemia, hyperuricemia, hypocalcemia**
- Blood dyscrasia, Rash, Nausea, Vomiting, Diarrhea

② 적응증

- 작용시간이 짧아 고혈압 치료에는 많이 사용되지 않는다.
- **Chronic kidney disease에서는 1st choice**
  ∵ 다른 이뇨제는 효과가 떨어지므로

(3) Potassium-sparing diuretics (spironolactone, amiloride) : thiazide와 같이 사용하면 potassium loss를 줄일 수 있다. Hyperkalemia에 유의.

2. ACE inhibitors (ACEI)

(1) 효과

① Angiotensin II 합성↓ → 혈관 수축↓

② Bradykinin 분해 억제 → 혈관 확장↑

③ β-blocker 등과 비교할 때 피로, 발기부전, 건망증 등의 심각한 부작용이 적다.

④ Renin-angiotensin system의 활성화는 고혈압에 의한 목표 장기 손상의 중요한 기전이다. ACE inhibitor는 이 과정을 차단하여 **환자의 예후를 향상**시킨다.

⑤ 기타 : 교감신경 활성 감소, prostaglandin 합성 증가 등

(2) 용법

① 단독 투여 또는 β-blocker/thiazide 등과 병합 투여 모두 효과적이다.

② 투여 시작 2~3일 전에 이뇨제를 중단한다. 이후 필요할 때 이뇨제를 다시 추가

(3) 부작용

① **Cough, angioedema, hyperkalemia**

② **Acute renal failure (bilateral renal-artery stenosis 있을 때)**

③ **Hypotension :** 다음 질환 또는 상태에서는 renin의 활성도가 증가되어 있어 ACE inhibitor를 투여하면 심한 저혈압이 발생할 수 있으므로 주의

- **Severe heart failure**
- **Prior diuretic therapy**
- **Substantial salt restriction**

④ **Leukopenia**, pancytopenia, rash, fever, loss of taste

(4) 적응증

① **Renal artery stenosis (unilateral)**

② **Heart failure**, post-MI, high risk of coronary disease, **DM**, **CKD***, recurrent stroke prevention (JNC7) *** proteinuria↓, progression↓**

(5) 금기 : **severe renal failure, bilateral renal artery stenosis, pregnancy**

3. Angiotensin receptor blockers (ARB)

(1) 효과 : angiotensin II의 type 1 수용체 차단 ∴ 혈중 angiotensin II는 증가

(2) 부작용 : **ACE inhibitor와 비슷하지만 cough, angioedema 적게 발생**한다.

(3) 적응증

- ACE inhibitor 사용중 cough, angioedema 발생
- Heart failure, DM, Chronic kidney disease (JNC7)
- ACE inhibitor와 적응증이 거의 같다.

(4) 금기 : ACE inhibitor와 거의 같다.

4. Calcium channel antagonists

(1) 분류

① Non-dihydropyridine 계통 약물 : verapamil, diltiazem

② Dihydropyridine 계통 약물 : amlodipine 외 다수

(2) 작용기전

① L-type calcium channel의 α_1 subunit에 결합하여 세포내 calcium 유입을 차단

② **Nondihydropyridine : AV conduction ↓ → reflex tachycardia (×)**

③ **Dihydropyridines : 말초 혈관 확장 → reflex tachycardia (O)**

(3) 부작용

① Non-dihydropyridine : flushing, G-I disturbances, hyperkalemia, headache, heart block, **constipation**, liver dysfunction (no tachycardia/edema)

② Dihydropyridine : **reflex tachycardia**, **edema**, flushing, G-I disturbances, hyperkalemia, headache

(4) 적응증

① 고혈압의 1차 치료 약제로 널리 사용

② Ischemic heart disease 있을 때 negative inotropic effect 있어 유용

③ **Peripheral vascular disease**

④ High risk for coronary artery disease, DM (JNC7)

(5) 금기

① **Heart failure, 2°/3° AV block**

② **Nifedipine** 등 short-acting agent는 급격히 혈압을 감소시켜 acute coronary event를 증가시킬 수 있다. 따라서 **가급적 사용하지 않는다.**

5. β-adrenergic receptor blockers (BB)

(1) **작용기전**

① **심장의 β-receptor 차단 → cardiac output ↓**

② **교감신경의 활성이 항진되어 있을 때 이를 차단 → 혈압 ↓**

③ **교감신경의 작용을 차단 → juxtaglomerular cell의 renin 분비 ↓**

(2) 효과

① β-blocker는 vasodilator 또는 diuretics와 병용하면 효과적

∵ Vasodilator를 사용할 경우는 heart rate가 증가하기 때문이고(reflex tachycardia), diuretics를 사용하면 renin 활성도가 증가하기 때문

② **고혈압으로 인한 장기 손상을 감소**시키고 **생존율을 향상**시킨다.

(3) Labetalol : alpha 수용체와 beta 수용체 모두에 대한 차단 효과가 있다. 효과가 빨리 나타나지만 부작용도 더 크다.

(4) 부작용

· **Heart conduction block, bronchospasm, Raynaud's phenomenon**

· **Hypercholesterolemia, hypertriglyceridemia**, dizziness, depression, nausea, vomiting

· **Sexual dysfunction**

(5) 적응증

① **Hyperdynamic circulation, angina**

② Heart failure, Post-MI, High coronary ds. risk, DM (JNC7)

(6) 주의/ 금기

① **HF(acute), asthma/COPD, sick sinus syndrome, 2°/3° AV block**

② **Pregnancy 때도 주의* (∵fetal wastage)**

③ **DM****, MAO inhibitor use, **Peripheral artery disease**

*** 임신 중 같은 이유로 salt restriction, diuretics도 주의해야**

**** Hypoglycemia unawareness로 저혈당위험 증가**

6. α-adrenergic receptor blockers

(1) 분류

① Phentolamine, phenoxybenzamine : presynaptic (α_2) & postsynaptic (α_1) receptor 차단

② Prazosin, terazosin, doxazosin : postsynaptic receptor만 차단

→ Presynaptic receptor를 차단하지 않아 tolerance↓ 대신 첫 용량 후 심한 저혈압 발생 가능

(2) 부작용

· **Postural hypotension, anti-cholinergic effects (miosis, nasal congestion, dry mouth, sedation)**

· Sudden syncope, fluid retention, Tachycardia, Headache, Flushing

· Glucose, lipid profile에는 중립적 영향

(3) 적응증

· **Pheochromocytoma**

· 1차 약제로 사용하지 않는다.

(4) 금기/ 주의 : severe coronary a. disease, elderly

7. Centrally acting agents

· Clonidinc, mcthyldopa

(1) 작용기전 : brain의 α_2 receptor를 자극하여 sympathetic outflow를 감소시킨다.

(2) 부작용

· **Postural hypotension, rebound hypertension (clonidine), sexual dysfunction**, urinary retention, **lupus-like syndrome**

· Positive Coombs' test, chronic hepatitis

· Reflex tachycardia 또는 postural hypotension이 나타나지 않는다.

(3) 적응증

· Renal hypertension, malignant hypertension; 1차 치료제로 사용되지 않는다.

(4) 금기/ 주의 : pheochromocytoma, active hepatic disease, MAO inhibitor use

8. Vasodilators

※ 1차 약제로 사용하지 않는다.

(1) **Hydralazine**

① 효과

· 동맥의 혈관저항을 감소시킨다.

· Heart rate 및 cardiac output을 증가시키기 때문에 혈압 강하 효과가 감소한다.

② 적응증 : **임신* 중 안전하게 사용 가능**

*** 임신 중 고혈압 치료 : hydralazine, α-methyldopa**

③ 금기 : **aortic dissection** (∵ 직접적으로 혈관에 작용) ** Diazoxide도 금기**

(2) Minoxidil

① 가장 강력한 vasodilator이다.

② 부작용 : hypertrichosis, fluid retention

(3) 기타 : 주로 hypertensive emergency에서 사용

① Diazoxide

② Nitroprusside : IV로 투여. Aortic dissection에 사용한다.

③ Nitroglycerin

9. Mineralocorticoid receptor antagonists

(1) 작용기전

· Aldosterone : 신장, 심장, 혈관에서 paracrine action을 보임 → 각 장기에서 fibrosis, hypertrophy 유발

· Aldosterone antagonist는 이러한 aldosterone의 유해 작용을 차단할 수 있을 것

(2) 약물 : spironolactone, eplerenone

(3) 부작용 : **hyperkalemia**, **gynecomastia**, menstrual irregularities, diarrhea

(4) 적응증

① Mineralocorticoid excess (eg, **primary aldosteronism**)

② **Heart failure**, Post-MI (JNC7) : low-dose spironolactone이 사망률↓ 보고

(5) 금기/주의 : renal failure, DM nephropathy

D. 약물 치료의 선택 (choice of drugs)

1. 치료 지침에 따른 약물 선택

(1) 치료 지침에서 권장되는 시작 약물

① JNC 7 (US) - Stage 1 : diuretics로 시작. 일부 질환에서는 다른 약물 선택 가능
- Stage 2 : diuretics를 포함한 병합 치료로 시작.

② ESH/ESC guideline (Europe) : 5가지 중 어떤 약물로든 시작 가능 (**Table 22-2**)

(2) 두 가지 치료지침 모두에서 강조하는 사항은 다음과 같다.

① 고혈압에 동반된 다른 질환을 치료하거나 악화시키지 않는 약물을 선택

② 환자가 가장 잘 견딜 수 있는 약물을 선택

③ 심혈관질환의 위험도가 낮은 환자에서는 저용량으로 시작 후 점차 증량

④ 첫번째 약제의 용량을 중등도 이상 증가시켰는데도 혈압이 조절되지 않을 경우 두번째 약제 추가

⑤ 거의 모든 경우 2가지 약제를 사용할 때 이 중 한 가지는 diuretics를 사용할 것

⑥ Thiazide는 저용량으로 사용할 것 (hydrochlorothiazide 25 mg/d 이하)

⑦ 심혈관질환의 위험도가 높은 환자에서는 병합 치료를 처음부터 고려할 것

- Diuretic + beta blocker/ACE inhibitor/angiotensin II antagonist
- Calcium channel blocker + ACE inhibitor/beta blocker

2. 약물 간 비교

(1) Monotherapy로 사용했을 경우, 기본적인 혈압 강하 능력은 다음 6가지 약물군이 서로 비슷하다: thiazides, beta blockers, ACE inhibitors, angiotensin II receptor blockers, calcium antagonists, and $alpha_2$ blockers

- 표준 용량을 사용했을 경우 평균 혈압 강하 : 8~10/4~7 mmHg

(2) 환자군에 따른 차이는 다소 존재한다.

① 연령

- 젊은 환자 : beta blocker, ACE inhibitor에 반응이 더 좋다.
- 50세 이상 환자 : diuretics, calcium channel blocker에 반응이 더 좋다.

② Renin에 따른 차이

- High-renin HTN : ACE inhibitor, ARB, beta blocker에 반응이 좋다.
- Low-renin HTN : diuretics, calcium channel blocker에 반응이 좋다.

(3) **ACE inhibitor/ARB의 심장/신장 보호 효과** : 혈압 강하만으로 설명되지 않는다.

① 신장 : 단백뇨를 동반한 당뇨병/비당뇨병 만성 콩팥병의 진행을 지연시킨다.

② 심장

- Post-MI heart failure에서 심장질환으로 인한 morbidity/mortality 감소
- ACE inhibitor는 calcium channel blocker보다 coronary protection이 더 우수하다.

(4) Calcium channel blocker : ACE inhibitor에 비해 stroke protection이 우수

Table 22-2 Guidelines for selecting initial drug treatment of hypertension.

약물	강력한 적응증	가능한 적응증	강력한 금기증	가능한 금기증
Diuretics	Heart failure Elderly patients Systolic hypertension	Diabetes	Gout	Dyslipidemia Sexually active males
Beta-blockers	Angina After MI Tachyarrhythmias	Heart failure Pregnancy Diabetes	Asthma, COPD Heart block (Grade 2 이상의 AV block)	Dyslipidemia Physically active patients Peripheral vascular disease
ACE inhibitors	Heart failure LV dysfunction After MI Diabetic nephropathy		Pregnancy Hyperkalemia Bilateral renal artery stenosis	
Calcium channel blockers	Angina Elderly patients Systolic hypertension	Peripheral vascular disease	Heart block (Verapamil, diltiazem, Grade 2 이상의 AV block)	Congestive heart failure
Angiotensin II receptor blockers	ACE inhibitor-induced cough	Heart failure	Pregnancy Hyperkalemia Bilateral renal artery stenosis	

E. 목표 혈압 (target BP)

(1) Uncomplicated hypertension : **140/90 mmHg**

(2) 노인 : 140/90 mmHg

(3) **DM : 130/80~85 mmHg**

(4) **Kidney disease**

① 단백뇨 〈 1 g/day : **130/80~85 mmHg**

② 단백뇨 〉 1 g/day : **125/75 mmHg**

(5) BP 〈 130/80 mmHg가 바람직할 것으로 생각되는 다른 질환들

① Stable coronary artery disease

② Secondary prevention of stroke or TIA

③ Left ventricular hypertrophy

(6) J curve

① 여러 임상 시험에서 J curve의 존재는 증명되지 않았다. 따라서 통상적으로 사용하는 항고혈압제 처방에서 목표 혈압의 lower threshold는 존재하지 않는다.

② 80세 이상의 환자에서는 철저한 혈압 조절의 benefit이 증명되지 않았으므로 이 환자군에서는 덜 철저한 혈압 조절도 가능

(7) 목표 혈압 달성을 위한 combination therapy

① 대부분의 환자에서 2가지 이상의 항고혈압제가 필요하다.

② Half-dose는 full-dose에 비하여 혈압 강하 효과가 20% 정도 적다(50% 감소가 아님에 유의). 따라서, **적은 용량의 항고혈압제를 병용 투여**하는 것이 부작용을 줄이면서 혈압 강하를 달성하는 좋은 방법이 될 수 있다.

F. 치료에 잘 반응하지 않는 고혈압의 원인

1. Resistant hypertension

(1) 정의 : 이뇨제를 포함한 3가지 이상의 항고혈압제를 최대 용량으로 사용함에도 불구하고 BP 〉 140/90 mmHg인 경우

(2) 60세 이상 환자에서 더 흔하다.

(3) 다음 4가지 경우에 해당하는지 고려하여야 한다.

① **Pseudoresistance** : 병원에서는 혈압이 높고 집에서는 낮은 경우. 이 경우를 배제하기 위해 home BP monitoring이 필요할 수 있다.

② **Nonadherence to therapy**

③ **Identifiable causes of hypertension** : 비만, 과도한 음주 등

④ **Use of nonprescription and prescription drugs** : estrogens, adrenal steroids, decongestants, appetite suppressants, cyclosporine, tricyclic antidepressants, MAO inhibitors, EPO, NSAIDs, cocaine

(4) 다른 원인을 찾을 수 없다면 secondary hypertension에 대한 검사를 시행한다.

2. Pseudohypertension

(1) 드물게 고령의 환자에서 볼 수 있는 소견

(2) 혈관의 경화가 심하여 혈압을 정확하게 측정할 수 없다. 혈관이 압박되지 않아 혈압이 높게 측정된다.

(3) Brachial artery가 BP cuff에 의해 압박되어도 radial pulse가 만져진다(Osler maneuver).

(4) 실제 혈압은 intraarterial BP를 측정하여 확인할 수 있다.

G. 악성고혈압 (malignant hypertension) 치료

※ **Marked BP↑ (대개 DBP 〉 130 mmHg) + Papilledema**, retinal hemorrhage/exudates

→ 내과적 응급 질환

(1) 임상양상 : hypertensive encephalopathy (severe headache, vomiting, visual disturbances, transient paralysis, convulsions, stupor, coma) ← cerebral vessel spasm, cerebral edema

(2) 초기 치료 목표

① Correction of medical complications

② **Reduction of diastolic BP by 1/3, but not to a level of 〈95 mmHg**

(3) 약물의 선택 : **정맥 투여 가능한 약물**을 사용한다.

① Hypertensive encephalopathy, pulmonary edema 등이 있을 경우에는 **즉시 작용하는 약물**을 투여해야 한다.

- **즉시 작용하는 약물 (immediate onset) : nitroprusside, diazoxide, nitroglycerin, fenoldopam, esmolol**
- 천천히 작용하는 약물 (delayed onset) : enalaprilat, hydralazine, labetalol, nicardipine

② Furosemide는 중요한 보조 약물이다.

- 약물 치료에 의해 BP가 감소하는 중에도 sodium diuresis를 유지시켜주어 encephalopathy 또는 heart failure로부터의 회복이 빨라진다.
- 항고혈압 약물에 대한 감수성을 유지시켜 준다.

23

Diseases of the Aorta

대동맥 질환

대동맥류 (aortic aneurysm)

A. 서론 (introduction)

1. 대동맥의 구조 (anatomy, Figure 23-1)

(1) Intima : endothelium, subendothelial connective tissue, internal elastic lamina

(2) Media : smooth muscle cell, extracellular matrix

(3) Adventitia : connective tissue, vasa vasorum, nervi vascularis

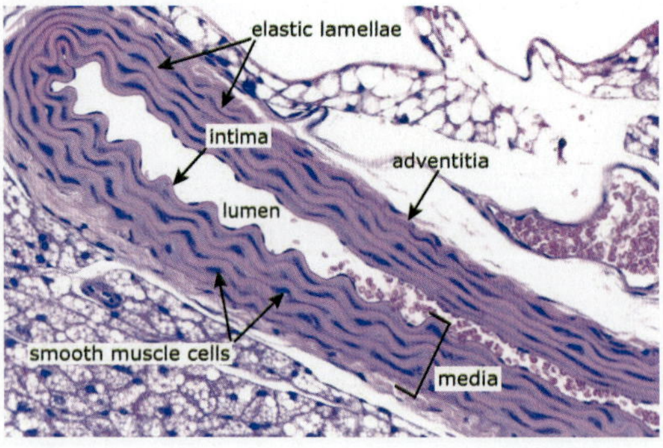

Figure 23-1 대동맥벽의 구조. 안쪽으로부터 intima, media, adventitia로 구성되어 있다.

2. 정의 및 종류

(1) 정의 : 혈관 분절의 병적인 확장

(2) 종류

① 혈관벽 침범 정도에 따라

〈1〉진성 대동맥류 (true aneurysm)

: 혈관벽 전층을 침범한 경우

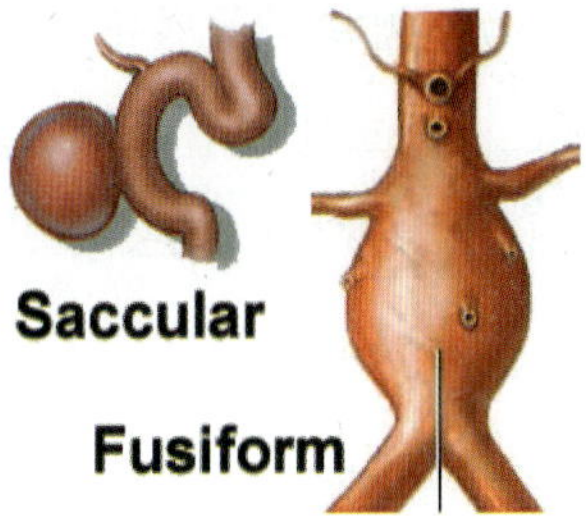

Figure 23-2
모양에 따른 대동맥류의 종류.

〈2〉가성 대동맥류 (pseudoaneurysm)

: intima와 media가 손상되어 adventitia만 확장되어 있으며 때로는 thrombus 형성

② 모양에 따른 분류 : **방추형 (fusiform) (m/c)**, **주머니형 (saccular,** Figure 23-2)

③ 위치에 따른 분류 : 흉부, 복부, 흉복부

3. 원인 (etiology)

(1) **죽상경화증 (atherosclerosis) (m/c)**

① 위험요인 (risk factors) : 흡연, 다른 혈관의 죽상경화 (atherosclerosis)

② 호발부위 : **복부 대동맥 원위부** (75%)

(2) **Cystic medial necrosis**

① 대동맥 tunica media의 콜라겐 및 탄성섬유의 퇴행

② Medial cell이 mucoid material로 대체가 됨

③ 주로 근위부 대동맥을 침범 → 상행 대동맥과 Valsalva sinus에 방추형 대동맥류 발생

④ **Marfan syndrome**, **Ehlers-Danlos syndrome** type IV, pregnant women, patient with hypertension, valvular heart disease

(3) 매독 (syphilis)

① Syphilitic periaortitis/ mesoaortitis : 탄성섬유를 손상시켜 발생

② 호발 부위 : **상행 대동맥(ascending aorta)과 대동맥궁 (aortic arch)** (90%)

(4) 결핵성 대동맥류 (TB aortitis)

① 호발 부위 : 주로 **흉부 대동맥 (thoracic aorta)**

② 종격동 림프절, 전염성 농, 세균의 파종에 의해 발생

③ Medial layer의 육아종성 파괴에 의해 탄성력 상실

(5) Mycotic aneurysm

① 발병기전 (pathogenesis) : **Atherosclerotic plaque에 staphylococcal, streptococcal, salmonella infection이 되어 발생**

② 주로 주머니형 (saccular) aneurysm

③ Blood culture : 원인균 확인가능

(6) 기타

① Rheumatic aortitis 관련 대동맥류

② 외상성 대동맥류 : ligamentum arteriosum 바로 아래쪽의 descending aorta에 호발

③ 선천성 대동맥류 : bicuspid aortic valve, aortic coarctation과 자주 동반됨.

B. 흉부 대동맥류 (thoracic aortic aneurysm)

1. 원인 (etiology)

(1) 상행 대동맥 : cystic medial necrosis

(2) 죽상경화증 (atherosclerosis) : 대동맥궁 및 하행 대동맥

2. 파열의 위험

(1) 평균 성장 속도 : 0.1~0.4 cm/yr

(2) 파열의 위험

① 상행대동맥 〉 6 cm

② 하행대동맥 〉 7 cm

3. 증상 및 징후

(1) 대부분 무증상

(2) 흉통, 빈호흡, 기침, 애성, 연하곤란 동반가능

(3) 울혈성 심부전 (congestive heart failure) : 대동맥판 폐쇄부전증(AR)의 결과

(4) 두경부 및 상지의 울혈 가능 ← SVC 압박

4. 영상학적 진단

(1) **Chest X-ray** : **종격동 확장 (mediastinal widening)**, 기관 또는 좌측 주기관지의 압박, 이동

(2) **심장초음파** : 2D 특히 경식도 심장초음파(TEE, transesophageal echocardiogram)가 사용되며 근위부 상행대동맥과 흉부 하행대동맥을 평가

(3) **CT** 또는 MRI : 민감하고 특이도가 높은 검사방법으로 작은 대동맥류의 모니터링(6~12개월)에도 사용가능하다

(4) 혈관조영술 (angiography) : 수술 전 평가에 사용된다.

5. 치료 (treatment)

(1) **약물 치료 : β-blocker 및 고혈압 치료**

(2) **수술적 치료**

① **인조혈관으로 대체**

② **적응증**

· **증상**이 있는 흉부 대동맥류

· **직경 〉6 cm (Marfan 증후군에서는 〉 5 cm)**

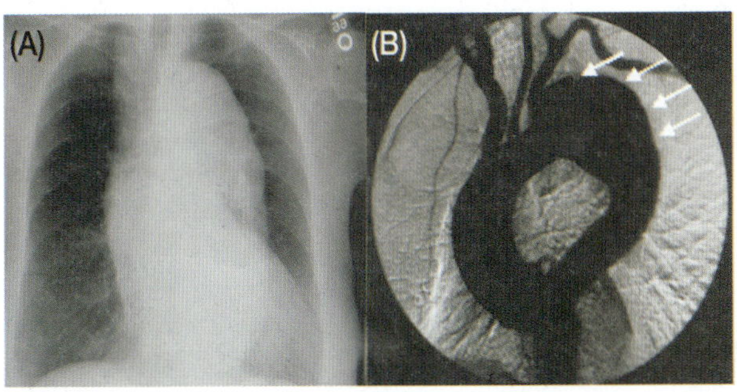

Figure 23-3 대동맥류의 흉부 X선 소견 및 혈관조영술 소견.
(A) 흉부방사선 소견 상 종격동의 확장(mediastinal widening) 소견이 관찰이 된다.
(B) 혈관조영술 소견 상 대동맥궁(aortic arch)에 대동맥의 확장이 관찰된다.

C. 복부 대동맥류 (abdominal aortic aneurysm)

1. 역학 (epidemiology)

(1) **남성** 〉 여성, 나이에 따라 증가

(2) 원인 : 90% 이상이 죽상동맥경화증 (주로 신동맥 하부에 위치)

2. 예후 (prognosis)

(1) 동맥류의 크기, 관상동맥 및 뇌혈관에 동맥류 동반여부에 따라 결정

(2) **파열의 위험** : 5 cm 이하인 경우 1~2 %이나 **5 cm 이상인 경우 20~40%**

(3) 동맥류 안에 혈전 → 말초 색전증의 위험요인

3. 임상양상 (clinical manifestations)

(1) **보통은 무증상**

(2) 정기검진에서 **박동성이 있고 압통이 없는 종괴**로 종종 발견

(3) **극심한 통증 : 대동맥류가 확장될 때 ... "파열의 전조"로 응급상황임을 의미**

(4) **급성 통증 + 저혈압 → 대동맥류 파열**로 응급수술 필요

4. 진단 (diagnosis)

(1) X-ray : **석회화된 외곽선** (75%)

(2) **복부초음파** : **선별검사**로 사용되며 동맥류 크기의 모니터링에 사용

(3) **CT**, MRI : 정확하며 비침습적인 방법으로 위치 및 크기를 평가하는데 용이하다

(4) 혈관조영술 : 수술 전 평가에 유용

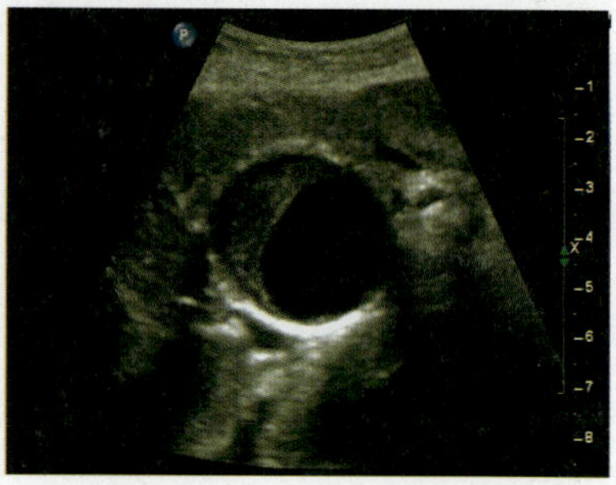

Figure 23-4 복부 대동맥류의 초음파 소견.

5. 치료 (treatment)

(1) **수술적 치료 : 인공혈관 삽입**

① 크기에 상관없이 **급속히 확장**되거나 또는 **증상**이 동반된 경우

② **무증상인 경우 직경 〉5 cm**

③ 4~5 cm인 경우 선별적으로 수술하거나 또는 모니터링

※ 수술 전 심장 및 전신적인 신체상태에 대한 정밀한 검진이 필요

※ 수술 중 사망률은 1~2%이며 급성 파열 후에는 응급수술에도 불구하고 50% 이상 사망한다.

(2) **경피적 혈관 내 스텐트 삽입**

대동맥 박리증 (aortic dissection)

A. 병인론

(1) Intima의 원주(circumferential) 또는 빈도는 낮지만 가로(transverse)으로의 파열

(2) 상행대동맥은 혈압으로 인한 종단압력을 많이 받는 우측 외벽을 따라 발생하고 하행대동맥은 ligamentum arteriosum 이하 부분에서 발생

(3) Media의 박리 또는 medial hemorrhage로 인한 박리 및 intima 파열

→ 박동성의 대동맥 혈류가 대동맥의 탄성 층판(elastic lamellar plate)을 따라 박리를 일으키고 가성 관내강(false lumen)을 형성

→ 박리는 하행대동맥을 따라 진행되며 주요 혈관가지를 침범

(4) 변이형 (variants)

① intimal flap이 없는 벽속 혈종(**intramural hematoma**) : **임상증상 및 치료 원칙은 전형적인 대동맥류와 유사**

② **Penetrating ulcer**

· 광범위한 진행이 없이 국소화된 것으로 주로 흉부대동맥 원위부에 위치해 있으며 죽상동맥경화증과 연관

· Intima의 미란이 일어나면 medial hematoma가 발생하며 가성 동맥류를 형성하거나 또는 파열이 발생한다

B. 분류 (classification)

1. DeBakey

(1) Type I : 내막파열은 상행대동맥에서 발생하며 하행대동맥까지 침범하는 경우

(2) Type II : 상행대동맥에 박리가 한정된 경우

(3) Type III : 내막파열이 하행대동맥에서 발생하며 그 이하로 진행한 것

2. Stanford : 치료방침 결정에 보다 실용적

(1) **Type A** : 상행대동맥을 침범하는 경우 **(proximal dissection)**

(2) **Type B** : 하행대동맥에 국한되어 있는 경우 **(distal dissection)**

Table 23-1 대동맥 박리증의 분류.

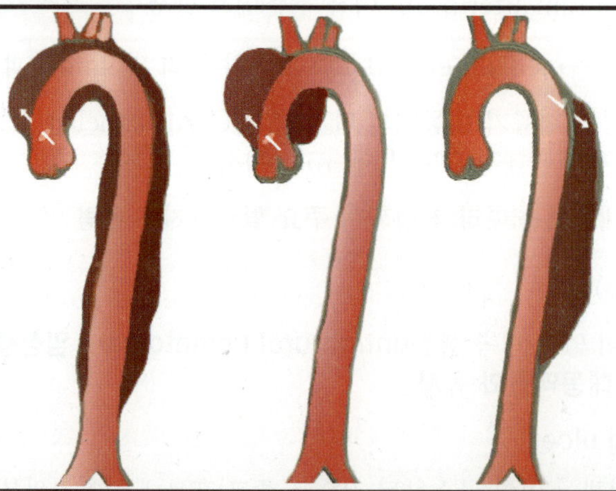

Percentage	60%	10-15%	25-30%
Type	DeBakey I	DeBakey II	DeBakey III
	Stanford A		Stanford B
	Proximal		Distal

3. 유발인자 (predisposing factors)

(1) **고혈압** : 약 70%의 환자에서 같이 동반됨

(2) Cystic medial necrosis (Marfan syndrome, Ehlers-Danlos syndrome)

(3) 그 외 염증성 대동맥염, 선천성 대동맥판 이상, 대동맥 축착증, 임신3기의 여성

4. 임상양상 (clinical manifestations)

(1) 내막 파열, 박리된 혈종, 침범된 동맥의 폐색, 인근 장기의 압박에 의해 나타남

(2) **급성 박리시 증상**

① **갑작스런 통증 : 굉장히 심하며, 찢어지는 듯한 양상**, 식은 땀 동반, 흉부 앞 또는 뒤에 국소화되며 **박리의 진행에 따라 이동하는 양상**

② 그 외 현기증, 호흡곤란, 위약감이 존재

(3) 주요 혈관 폐색의 징후

① 고혈압 또는 저혈압, 맥압의 소실

② 대동맥판 폐쇄부전, 폐울혈

③ 신경학적 증상 : 경동맥 폐색에 따른 편마비, 척수 동맥 허혈에 따른 하반신 마비

④ 심근경색, 장경색, 혈뇨

(4) 인근 장기 압박에 따른 징후 : Horner's syndrome, SVC syndrome, 애성, 연하곤란, 기도폐색

(5) 근위부 박리에 따른 hemopericardium, cardiac tamponade, AR 발생 가능

5. 진단 (diagnosis)

(1) **Chest x-ray : 종격동 확장**, 흉수(주로 좌측에 serosanguinous양상으로 나타남. 저혈압 또는 Hct 감소가 없으면 파열의 증거는 아님)

(2) ECG : 허혈의 증거가 없다면 도움이 됨. 이는 심근경색과의 중요한 감별점이나 간혹 left 또는 right coronary ostium을 침범하여 급성 심근경색증을 유발하므로 판단에 주의

(3) **CT** 및 MRI : 민감도와 특이도가 높고 매우 정확하며 intimal flap 및 박리된 범위를 평가하는데 매우 유용 * 응급 상황에서는 MRI보다는 CT가 유용하다.

(4) **심장 초음파 (echoCG) : 진단 및 심장 합병증 (AR) 확인**

① 경흉부(TTE)는 간단히 시행할 수 있으며 경식도 심초음파(TEE)는 비교적 정확히 상행 및 하행대동맥의 박리를 평가할 수 있다.

② 특히 **대동맥 폐쇄부전증**을 평가하는데 유리하며 심낭삼출 여부를 확인 가능

(5) 혈관조영술 : 수술 전 관상동맥을 평가하는데 사용된다.

6. 치료 (treatment)

(1) **내과적 치료 : 모든 급성 박리와 합병증이 없는 type B (distal)**

① 중환자실 입원 : 혈역학적 모니터링 및 소변량 체크

② **심장 수축력을 줄이고** 전신적 동맥압을 줄여 **전단압력(shear stress)을 줄여야** 함

③ 사용 약제

- **β-blocker (IV propranolol, metoprolol, esmolol → HR 60회/분 정도로 유지)**
  + sodium nitroprusside (BP 〈120mmHg 유지)
- **IV Labetalol** (α - and β -blocker)
- **금기 약물** : **isolated vasodilator (diazoxide 단독, 또는 hydralazine 단독)**
  → 전단압력을 증가시키므로 금기사항이다.

(2) **응급수술**

① **Type A 대동맥 박리증 (proximal)**

② **합병증이 동반된 type B 박리증**

- **박리가 진행되는 경우**
- **주요 대동맥 분지의 침범**
- **파열 직전**
- **계속되는 통증이 있을 때**

③ 수술 방법 : intimal flap의 제거 + false lumen을 막고 + interposition graft 삽입

7. 예후 (prognosis)

(1) Overall in-hospital mortality : 15~25%

(2) 주요 사망원인 및 합병증 : 급성 심근경색증, 하반신마비, 신부전, 출혈, 패혈증, tamponade

(3) 6~12개월 후 꼭 CT나 MRI로 추적경과 관찰하여 진행 유무를 평가해야 한다.

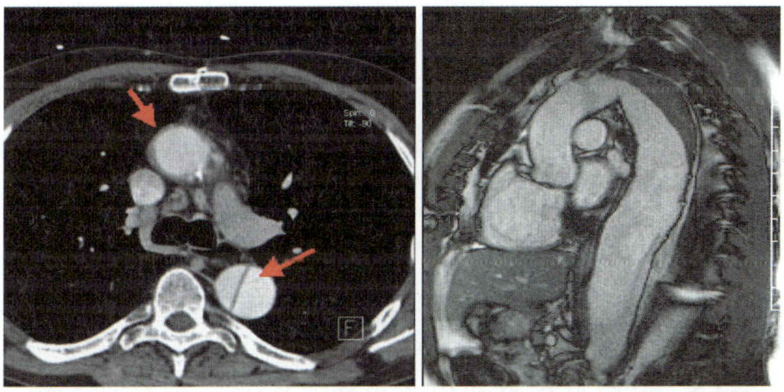

Figure 23-5 대동맥 박리증의 CT 및 MRI. 가성 내강이 관찰된다.

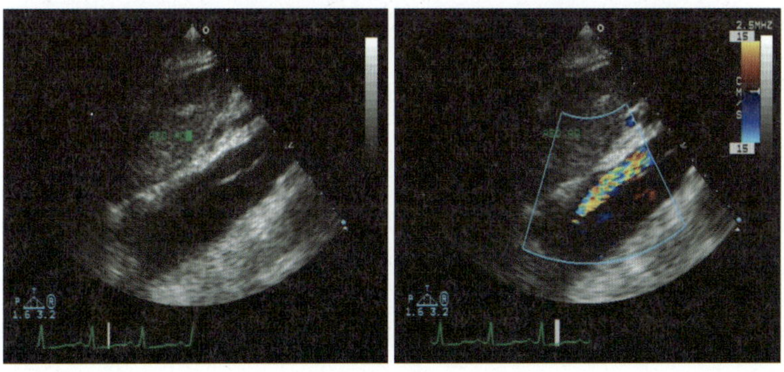

Figure 23-6 대동맥 박리증의 초음파 소견. Intimal flap이 보이고 Doppler상 가성내강으로의 혈류의 흐름이 관찰된다.

Aortic occlusion

A. Chronic atherosclerotic occlusive disease

(1) 보통 신장 동맥 원위부에 발생한 동맥경화에 의해 발생

(2) 증상

① 파행 (claudication) : 허리, 엉덩이, 허벅지 등에 발생

② 발기부전

(3) 징후

① 하지 동맥의 맥박 소실

② 복부의 잡음 (bruit)

③ 피부의 위축, 탈모, 하지 냉증

④ 심한 경우 : 체중을 받는 부위는 발적, 압력이 없는 부위는 창백

(4) 진단 : 하지 혈압 측정, Doppler velocity analysis, pulse volume recordings, duplex ultrasonography, CT, MRI, angiography 등

(5) 치료 : 증상이 심하고 하지 허혈이 진행하면 수술

B. 급성 폐색 (acute occlusion)

(1) 내과적 응급 : 지체되면 하지를 잃을 수 있음

(2) 흔히 심장에서 기원하는 색전에 의해 발생. 때론 혈전에 의해 발생하기도

(3) 증상 : 심한 하지 통증, 차가움, 창백, 양쪽 하지 맥박 소실

(4) 진단 : aortography의 신속 시행

(5) 치료 : 응급 혈전제거술 및 혈관재형성 (revascularization)

Aortitis

A. Syphilitic aortitis

(1) 근위부 상행대동맥을 침범 → 대동맥 확장, 대동맥류 형성

(2) 병태생리

① 처음에는 vasa vasorum의 폐쇄동맥내막염 (obliterative endarteritis)

② 이후 aortic media의 파괴

③ 확장, scar formation, 칼슘화 등으로 진행

(3) 증상

① 보통 우연히 chest X-ray 에서 발견됨

② 대동맥 역류에 의한 증상

③ coronary ostia가 동맥염에 의해 좁아짐 → 협심증

④ 식도 등 주변 장기 압박

(4) 진단 : serologic test 양성 (PRP,FTA등)

(5) 치료 : Penicillin, 수술적 제거

B. Takayasu's arteritis (=pulseless disease)

※ 류마티스학 Chapter 8 참조

(1) 주로 **상행 대동맥**과 **대동맥궁**, 대동맥에서 기원하는 큰 동맥 **(subclavian a. : m/c)**

(2) 병리 : mononuclear cells 및 giant cells에 의한 panarteritis, intimal hyperplasia, medial 및 adventitial 비대 → 결국 침범혈관의 섬유성 폐색

(3) **젊은 여성, 동양인**에게 흔함

(4) 급성기 증상 : **발열, 전신쇠약, 체중감소, ESR 상승**

(5) 만성기 : 큰 동맥이 막힌 증상 → 상지의 파행 (claudication), 뇌의 허혈, 실신

※ 상지 좌우의 혈압 차이가 난다 → Takayasu's arteritis

상하지의 혈압 차이가 난다 → Coarctation of aorta 등

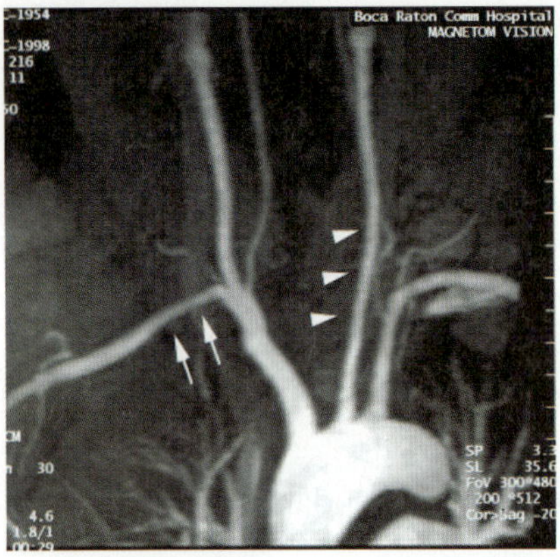

Figure 23-7 Takayasu's arteritis (혈관조영술).
Takayasu's arteritis에 의한 rt. subclavian artery와 lt. common carotid artery의 협착이 관찰된다.

(6) 치료 및 예후

① Glucocorticoid, immunosuppressive agent : 급성기에 효과가 있다고 하나 점차 진행하는 걸 막지는 못해 예후는 좋지 않다.

② 항응고제 : 혈전을 막아 혈관의 완전폐색을 예방

③ 협착된 혈관에 대한 수술적 우회술 또는 혈관내 시술

④ **사망 원인 (cause of death) : heart failure, CVA**, MI, renal insufficiency

C. Giant cell arteritis

※ 류마티스학 Chapter 8 참조

(1) **노인, 여성**에 흔함, polymyalgia rheumatica와 연관되기도 함.

(2) **Medium sized 이상의 동맥**을 침범

(3) 병리 : 국소적인 **육아종성** 병변이 동맥 전 층을 침범

(4) **측두동맥 (temporal artery)**, 안동맥 폐색. 동맥염도 유발

(5) 치료 : 고용량 glucocorticoid가 초기에는 도움이 되기도 함

24

Vascular Diseases of the Extremities

사지의 혈관질환

동맥 질환 (arterial disorders)

A. 말초동맥질환 (peripheral arterial disease)

1. 역학 (epidemiology)

(1) **동맥경화증 : 폐쇄성 동맥 질환의 가장 흔한 원인**

(2) 위험인자 (risk factors) : 당뇨, 고콜레스테롤혈증, 고혈압, 흡연

2. 병리 (pathology)

(1) **Large~medium sized vessel**의 분절에 협착 또는 폐색

(2) 호발 부위 : 복부 대동맥, 하지 동맥

(3) **동맥이 분지되는 곳에 호발** (와류로 인해 shearing force가 변하여 endothelial damage 많이 발생)

3. 임상양상 (clinical manifestations)

(1) 간헐적 파행 (**intermittent claudication**)

(2) 서행 및 부조화의 보행

(3) **맥박의 소실**, 잡음, 근위축

(4) 치명적 사지 허혈 : 쉴 때 발생하는 통증 (밤에 누워있을 때 더 심함), **차가운 느낌**, 저린감, **탈모**, **발(손)톱이 두꺼워짐**, **창백**

4. 비침습적 검사법 (noninvasive testing)

(1) Digital pulse volume recordings

(2) Doppler flow velocity wave form analysis

(3) Duplex ultrasonography (B-mode imaging + pulse-wave Doppler examination)

(4) **Ankle-brachial index (ABI) = (상지의 수축기압)/ (하지의 수축기압)**

① 정상 〉 1.0

② 말초 동맥 질환 〈 1.0

③ 심한 허혈 〈 0.5

(5) Transcutaneous oximetry

(6) Stress test (treadmill) : functional assessment

5. 예후 (prognosis)

(1) 동반되는 관상동맥질환 또는 뇌혈관 질환에 의해 영향 받는다.

→ 주요 사인 : 급사, 관상동맥질환

(2) 75% : 장기간 별다른 문제없이 안정되게 유지됨 25% 정도에서만 진행 → 하지 절단까지

(3) 진행 위험 인자 : 흡연 지속, 당뇨병

6. 치료 (treatment)

(1) 보존적 치료 : 족부 관리, 발에 잘 맞는 신발 착용

(2) Life style modification + Risk factor control

(3) 운동 : 걷기 ... 체계적인 지도하에 운동

(4) 약물 치료

① Vasodilator : 말초 관류압을 오히려 감소시켜 효과 없음

② Antiplatelet agents : Aspirin, Clopidogrel

③ Pentoxifylline, Cilostazol 등도 효과 보고됨

④ 유전자 치료 : 혈관 내피 성장 인자 (VEGF, bFGF) 이용

(5) 혈관 재관류 치료 (revascularization)

① 혈관조영술을 먼저 시행 후 결정

② 비수술적 방법 : PTA (percutaneous transluminal angioplasty), 스텐트 삽입, 죽종 제거술

③ 수술적 방법

- Aortoiliac disease : aortobifemoral bypass (Dacron grafts 사용), axillofemoral bypass, femoro-femoral bypass, aortoiliac endarterectomy 등
- Femoral-popliteal disease : in situ and reverse autogenous saphenous vein bypass graft, PTFE (polytetrafluoroethylene) graft 등

④ 수술의 합병증 : 급성 심근경색증, 뇌졸중, 감염, 말초 색전증 → 사망률 1~3%

B. Fibromuscular dysplasia

(1) **Medium~small vessel**을 침범하는 증식 질환

(2) 특징적으로 'string of beads' 모양을 나타내며 협착에 의한 증상을 유발할 수 있다.

C. Thromboangiitis obliterans (= Buerger's disease)

(1) 염증성 폐쇄성 혈관장애(inflammatory occlusive vascular disorder)

(2) **Medium~small artery, vein**을 침범

(3) 상지나 원위부에 흔하다

(4) **40세 미만**의 **남자**, **흡연자**에게 흔함

(5) **3대 징후** : 파행 (claudication), 레이노드 증후군 (Raynaud's phenomenon), 이동성 표면 정맥 혈전정맥염

(6) 혈관조영술 (**Figure 24-1**)

(7) 조직검사로 확진

(8) 치료 : 금연, 악화되는 경우 절단

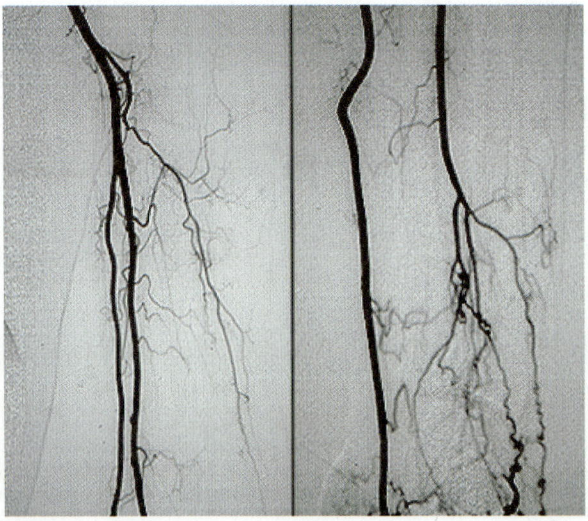

Figure 24-1
Buerger's disease의 혈관조영술 소견.
(A) 정상 (B) Buerger's disease : 말초 혈관에 부드럽고 매끄러우며 점점 가늘어지는 분절의 병변

D. Acute arterial occlusion

(1) 원인 (etiology) : 혈전 또는 색전증

(2) 임상양상 (clinical manifestations)

① 증상 : 심한 통증, 저린 감각, 감각이상, 냉기

② 징후 : 맥박의 소실, 청색증, mottling (얼룩덜룩한 반점), 근육 강직, DTR 소실

③ 혈관조영술로 확진

(3) 치료 (treatment)

① Anticoagulation (heparin) : clot 커지는 것 방지

② 혈관내 또는 수술적 혈전색전제거술 또는 동맥 우회술 : 최근 발생한 심한 허혈이 나 사지의 생존이 위협받을 경우 시행

③ 동맥내 혈전용해술 (urokinase, recombinant tPA) : 급성 동맥 폐색의 경우

④ 증상이 경미한 경우는 항응고제만 유지하며 보존적 치료

E. Atheroembolism

(1) 급성 동맥 색전증의 일종

(2) 원인 : 근위부의 죽종 또는 동맥류로부터 **동맥 내 각종 시술 후** 섬유소, 혈소판, **콜레스테롤 찌꺼기 등이 떨어져 나가 원위부의 혈관을 막아**서 발생

(3) 특징 : **"blue toe syndrome" ... 손/발가락의 괴사 및 괴저**

(4) **혈관 조직 검사 : cholesterol crystal** (+)

(5) 치료 : 다발성으로 발생하고 원위부에 발생하므로 치료가 어렵고 재발을 막기 위해 문제가 될 만한 혈관을 치료해 볼 수 있다.

F. Thoracic outlet compression syndrome

(1) 신경혈관 다발(동맥, 정맥, 신경)이 **목에서 어깨를 지나가는 경로 중의 이상**

(2) 경부 늑골, 목갈비근(scalenus anticus muscle)의 이상, 쇄골과 첫번째 늑골이 너무 가까운 경우 등에 의해 특정한 자세에서 눌리게 되면서 혈류가 차단되고 신경이 눌리는 것을 말한다.

(3) 치료 : 경한 경우는 **유발되는 자세를 피하게 하고, 심하면 문제가 되는 부분을 수술적으로 제거**한다.

G. Arteriovenous fistula (AV fistula)

(1) **모세혈관계(capillary bed)를 거치지 않고 동맥과 정맥이 연결된 것**

(2) 박동성 종괴, 촉진 떨림, **지속성 잡음** 등으로 나타남

(3) 장기적으로는 정맥압 상승에 의해 정맥 부전(venous insufficiency)와 유사한 증상이 발생한다.

(4) 큰 크기의 동정맥루는 high-output heart failure의 원인이 되기도 함

(5) 혈관조영술로 확진 → 크기와 위치를 확인.

(6) 치료

① 선천성 : 이 경우는 동정맥루가 복잡하게 얽혀있기 때문에 보통 elastic support hose등으로 보존적 치료를 하지만 심할 경우, 지방이나 근육 등 자가조직을 이용한 색전술을 시도하기도 한다.

② 후천성 : 수술적 분할 또는 제거

H. Raynaud's phenomenon

※ 류마티스학 Chapter 4 참조

1. 3단계의 색 반응(triphasic color response)를 의미 : PCR !

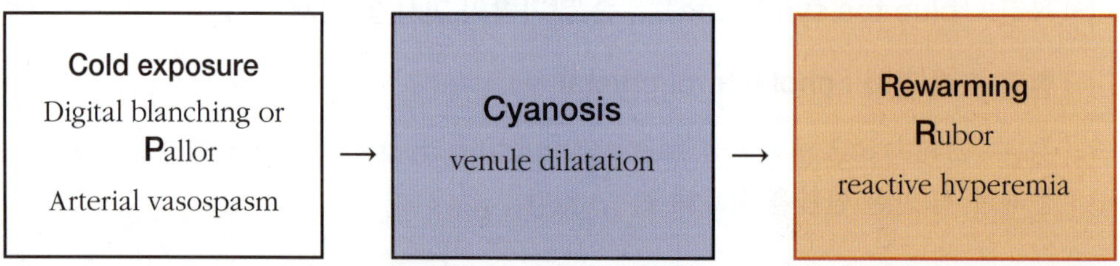

2. 병인론

(1) 비정상적으로 증가된 sympathetic vasoconstriction 반응

(2) 냉유도(cold-induced) vasoconstriction

3. 분류

(1) Raynaud's disease : Raynaud phenomenon 유발하는 다른 2차적 원인이 발견되지 않은 idiopathic한 경우 (Raynaud phenomenon의 **50%**)

① **여자, 20~40세**

② 주로 발가락보다는 손가락에서, 장기간 앓게 되면 손끝이 딱딱해 지는 손발가락경화증 (sclerodactyly)이 생김

③ 편두통이나 변이형 협심증(variant angina)을 동반하기도 한다.

(2) Raynaud's phenomenon의 2차적 원인

① Collagen vascular disease : **systemic sclerosis**, SLE, dermatomyositis 또는 polymyositis, rheumatoid arthritis

② 동맥 폐색 질환 : 위에 나온 대부분의 질환이 가능

③ 일차성 폐동맥 고혈압

④ 신경학적 장애

⑤ 혈액학적 이상(blood dyscrasias) : 추위에 의한 혈청 단백의 침전증, 과점도증, 적혈구와 혈소판의 응집에 의해 발생 가능

⑥ 외상 : 진동에 의한 손상, 전기에 의한 감전사, 동상

⑦ 약물

4. 치료 (treatment)

(1) 경미한 경우 : 추위에 대한 노출을 피하고 금연

(2) 중한 경우 : calcium channel blockers (nifedipine, diltiazem), adrenergic blocking agents (reserpine), α-blocker (prazosin, doxazosin, terazosin)

(3) 약물에도 반응이 없는 경우 수술적 교감신경 절제술을 고려해 볼 수 있다.

I. Acrocyanosis

(1) Raynaud's phenomenon과 유사 (동맥의 혈관수축 및 모세혈관과 세정맥의 확장에 의해 말초 청색증 유발)'

(2) 지속적으로 청색증이 있고 창백이 없으며 3단계의 피부 변화나 궤양이 생기지 않는다는 점에서 Raynaud's phenomenon과 다르다.

(3) 치료가 필요 없다.

J. 기타

1. Livedo reticularis

(1) **피부에 붉고 푸른 얼룩덜룩한 망사 같은 색깔이 나타나는 것**

(2) 죽종색전증(atheroembolism)에 의해 나타나기도 하나, 대개 20대 때 별다른 이상 없이 나타남

(3) 치료가 필요 없다.

2. Erythromelalgia (erythermalgia)

(1) 타들어 가는 통증 및 사지의 홍반

(2) 원인 (etiology) : 골수증식성 질환(polycythemia vera, essential thrombocytosis)의 1차적 또는 2차적 소견

(3) 치료 : NSAIDs

3. Frostbite

(1) 추위에 노출 → 얼면서 혈관 수축 → 조직손상

(2) 표피 동상 : 피부 및 피하조직의 손상 → 통증 및 감각이상

(3) 심부 동상 : 근육, 신경 및 심부 혈관의 손상 → 부종, 물집, 괴사

(4) 치료 : 40~44℃의 욕조에서 따뜻하게, 무균적 소독, 진통제

정맥 질환 (disorders of the veins)

A. 심부 정맥 혈전증 (deep venous thrombosis, DVT)

1. 특징

· Vein 안의 thrombus형성과 vessel wall의 inflammation

2. 위험요인 (risk factors)

(1) **수술** : 정형외과, 흉부외과 및 복강 또는 생식비뇨기 수술

(2) **종양** : 췌장암, 폐암, 난소암, 고환암, 비뇨기암, 유방암, 위암

(3) **외상** : 척추, 골반, 대퇴골 및 경골의 골절, 척수의 손상

(4) **Immobilization** : 급성 심근경색증, 울혈성 심부전, 뇌졸중, 수술 후 회복기

(5) **임신**

(6) **여성호르몬 복용**

(7) **과응고 상태**

(8) 세정맥염 (venulitis)

(9) **이전의 DVT 병력**

3. DVT의 합병증 (complications)

(1) **폐색전증 (pulmonary embolism)**

(2) chronic venous insufficiency

4. 임상양상 (clinical manifestations)

(1) 편측성 하지 부종, 발적

(2) 압통이 있으며, 코드같은 것이 만져짐

(3) **Homans' sign** : 종아리에 DVT 발생했을 때 발을 dorsiflexion시키면 종아리의 통증이 유발되는 것

(4) 하지에 흔하지만, 내재되어 있는 중심정맥관을 삽입한 경우는 상지에도 발생

5. 진단 (diagnosis)

(1) **D-dimer** : cross-linked fibrin의 분해산물 → 선별검사로 사용 (음성예측도 높음)

(2) **Duplex venous ultrasonography** : 혈전을 직접 관찰하거나, 눌렀을 때 정맥이 찌부러지지 않는 것을 관찰하거나, 비정상적인 혈류를 관찰하여 진단

(3) **MRI** : SVC, IVC, pelvic vein등의 진단에 유용히 쓰임

(4) **Venography** : 조영제의 filling defect로 진단

6. 치료 (treatment)

· Figure 24-2 참조.

(1) **Anticoagulation** : 적어도 3~6개월 간 사용하고 재발되는 환자는 영구적으로 사용

① Unfractionated heparin (UFH) : 7,500~10,000 IU IV bolus → 1,000~1,500 IU/h (aPTT가 baseline의 2배 정도 되도록 용량 조절)

② LMWH : enoxaparin 1mg/kg SC bid

③ Direct thrombin inhibitor (lepirudin, argatroban) : heparin induced thrombocytopenia 같은 heparin 사용의 부작용이 있을 때 사용

④ **Warfarin : PT INR 2~3 정도로 용량 조절. 다음과 같은 이유로 heparin과 4~5일간 중복하여 사용한다.**

〈1〉Warfarin 효과가 나타나는데 시간이 필요하고

〈2〉Warfarin만 사용하면 protein C, S를 억제하여 paradoxical thrombosis 나타날 수 있어서

(2) Thrombolytics : 초기에 사용하면 효과적

(3) IVC filter 삽입 : 출혈 경향이 있어 항응고제를 사용하지 못하는 환자에게 사용

7. 예방 (prevention)

: 고위험군 환자에게 사용

(1) 저용량 heparin (UFH) : 5,000 U before surgery → 5,000 U q8h~12h

(2) LMWH

(3) Warfarin

(4) External pneumatic compression

(5) Elastic stocking

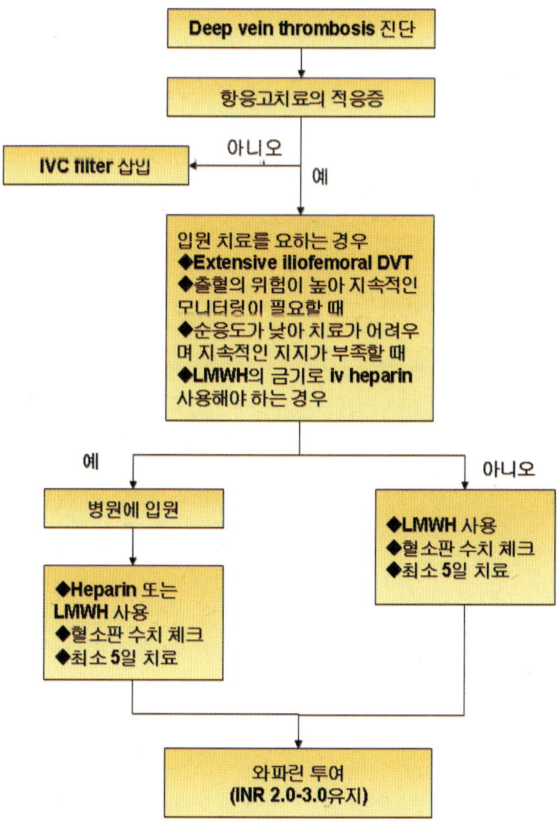

Figure 24-2 DVT의 치료 흐름도.

B. Superficial vein thrombosis

(1) DVT와 달리 폐색전증을 일으키지 않는다.

(2) 원인 : IV catheter, varicose vein, 때론 종양과 연관된 migrating superficial vein thrombosis

(3) 치료 : 대개 보존적 치료. 하지만, DVT로 진행할 가능성이 있을 때는 항응고제 사용

C. Varicose veins

(1) 확장되거나 구불구불한 표피의 정맥 *** 호발 부위 : saphenous vein (m/c)**

(2) 원인 : 정맥판의 이상, 정맥혈관 벽의 이상, 높은 내강 압력, 동정맥루 등

(3) 장시간 서있을 때 둔한 통증이나 팽만감, 발목의 부종, 표피 정맥의 혈전

(4) 치료 : 정기적으로 다리를 들어올리고 **elastic stocking** 사용, sclerotherapy 및 수술적 결찰

D. Chronic venous insufficiency

(1) 원인 : DVT 또는 밸브의 이상

(2) 둔한 통증, 다리 두께의 증가, 부종, superficial varicose vein

(3) 피부궤양과 재발성 cellulitis가 문제

(4) 치료

① 장기간 서있지 말고, 자주 다리를 올린다,

② 압박 탄력 스타킹의 착용

③ 수술적으로 필요없는 혈관의 혈류흐름 중단

림프관 질환 (disorders of the lymphatic vessels)

A. Lymphedema

1. 원인 (etiology)

(1) 1차성 : 무형성, 저형성 또는 림프관의 폐색

(2) 2차성

① **재발성 세균성 림프관염** (eg, streptococci)

② **사상충증 (filariasis)**

③ **결핵**

④ **종양**

⑤ **수술 및 방사성 치료**

2. 임상양상 (clinical manifestations)

(1) 보통 무통성, 하지의 무게감

(2) 초기에는 함요부종 → 후기에는 굳어진 섬유조직으로 변함

3. 진단 (diagnosis)

(1) **CT, MRI** : 림프관을 막는 종괴가 없는지 확인

(2) **Lymphoscintigraphy *or* lymphangiography**

4. 치료 (treatment)

(1) 재발성 림프관염의 예방 및 예방적 항생제 치료

(2) 다리 올리기 및 elastic stocking 이용

(3) 간혹 현미경적 lymphatico-venous anastomosis

(4) **이뇨제는 금기** : 체액량 부족 및 대사이상 유발 가능

프리미어 내과

The Essence of Internal Medicine

PREMIER INTERNAL MEDICINE

호흡기

Pulmonology

호흡기학

Respiratory Diseases

1

Introduction to Respiratory Medicine

호흡기학 서론

해부학 (anatomy)

A. Lobes, Segments

(Figure 1-1)

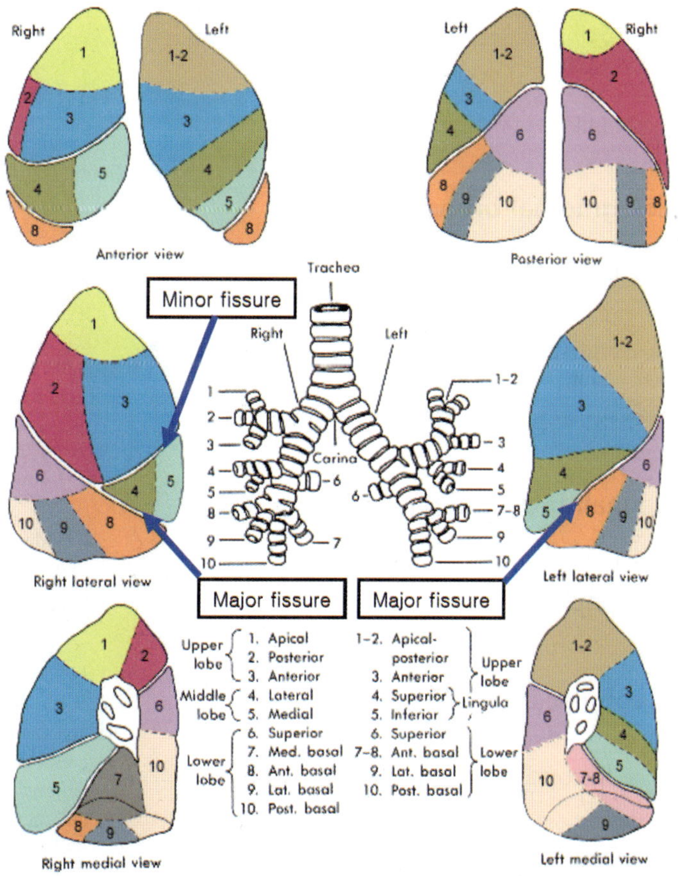

Figure 1-1
Lobes & Segments.
Rt.는 3개의 lobe, 10개의 segment가 있으며 Lt.는 2개의 lobe, 8개의 segment로 이루어진다. Lobe는 'fissure'에 의해 구별되는데 Rt.는 major fissure 외에도 minor fissure가 RUL와 RML를 구별지어 준다. 각 segment는 'S' 뒤에 segment 번호를 붙여 S1, S2, … S10으로 부르며 해당 segmental bronchus는 'B'를 붙여 RB1, RB2, … LB1-2, LB3 등으로 부른다.

Respiratory Diseases

B. 기도 (airway, Figure 1-2)

1. Trachea (1개)

· 말굽 모양. Post. surface는 연골(-)

· 길이 12 cm, 직경 15~19 mm

2. Main bronchus (2개, lt., rt.)

3. Lobar bronchus

(1) RUL

(2) BI (bronchus intermedius)

→ (3) RML

(4) RLL

(5) LUL

(6) LLL

4. Segmental bronchus (18개)

* Rt. 10개, Lt. 8개

… Lt.는 대개 LB1, LB2가 합쳐져 있고 (LB1-2), LB7, LB8도 합쳐져 있기(LB7-8) 때문

5. Small bronchus

6. Bronchiole

7. Lobular bronchiole

· Secondary pulm. lobule 1개 담당

8. Terminal bronchiole

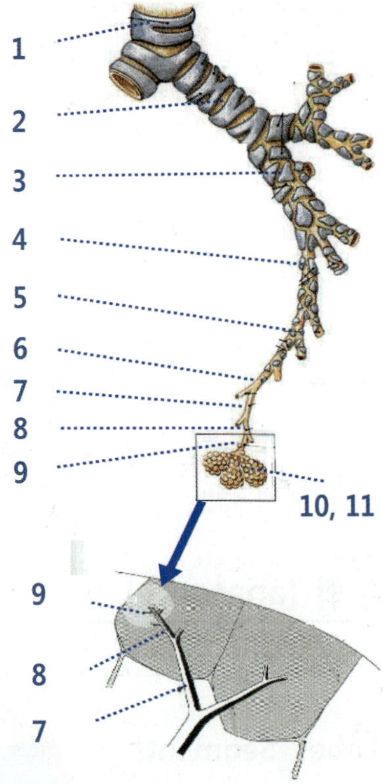

Figure 1-2 Airway. Box 및 연한 회색으로 표시된 부분이 이른바 'primary pulmonary lobule'.

Airway의 분류

(1) 일반적인 분류
① Extrathoracic airways
② Intrathoracic airways
〈1〉 Bronchus
〈2〉 Bronchiole
〈3〉 Gas-exchange ducts

(2) 크기에 따른 분류 (불분명하게 사용)
① Large airway : **1~4**
② Medium-sized airway : 주로 **5**
… 대개 5~8th branched bronchi
③ Small airway : 직경 2mm 이하 … **5, 6** 이하
cf. CT에서 직경 1.5mm 이하는 보이지 않는다.

· Pores of Kohn : alveoli 사이의 연결통로
· Canals of Lambert : alveoli와 bronchiole 사이의 연결통로
… airflow의 collateral flow를 가능하게 하고 inflammation 등 질병의 파급경로가 되기도 하는 연결 통로

· Primary pulm. lobule (Acinus) 1개 담당

9. Respiratory bronchiole

· 여기 이하부터 '호흡(respiration)'이 일어남.

10. Alveolar duct

11. Alveolus

Table 1-1 Bronchus vs. Bronchiole.

	Bronchus	Bronchiole
Epithelial cell	Pseudostratified ciliated columnar cell	Cuboidal cell
Cartilage	+	-
Submucosal glands, Goblet cells	+	-

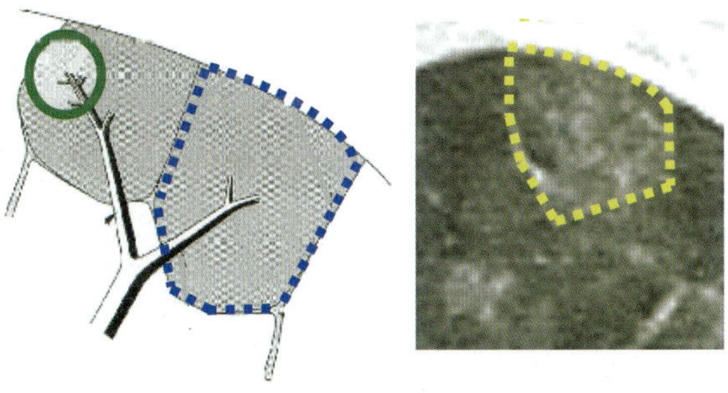

Figure 1-3 Secondary pulmonary lobule. 왼쪽은 모형도, 오른쪽은 실제 CT 사진. 점선으로 표시된 부분이 secondary pulmonary lobule. 수술을 하거나 해부를 할 때 lung 표면에서 육안으로도 식별 가능하게 보이는 최소의 단위이자 CT에서 구별 가능한 최소의 실질 단위이다. 실선으로 표시한 부분이 acinus (=primary lobule).

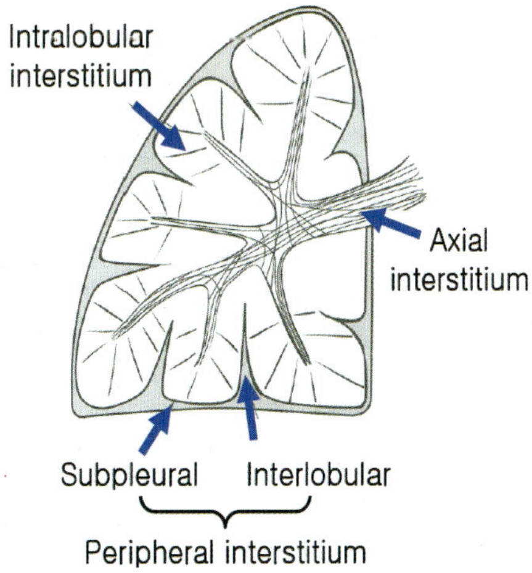

Figure 1-4 Interstitium의 분류.

C. 폐실질 (parenchyma)

1. Airspace

※ Alveolus ⊂ Acinus ⊂ Secondary pulmonary lobule

(1) Alveolus (폐포) : 호흡기계의 최소 기본 단위

(2) Acinus (=primary pulmonary lobule) : 하나의 terminal bronchiole에 의해 공급되는 단위로 3~5개 alveoli로 구성 (Figure 1-2)

(3) **Secondary pulmonary lobule (Figure 1-3) : 직접 눈으로 봐서, 또는 CT를 봐서 구별할 수 있는 가장 작은 lung parenchyma 단위**

* 앞으로 나오는 lobule이란 단어는 특별한 경우가 아니면 secondary pulmonary lobule을 지칭

2. Interstitium (Figure 1-4)

: Alveolar epithelium과 capillary endothelium 사이의 모든 구조물

(1) Axial interstitium : bronchovascular bundle

(2) Peripheral interstitium : subpleural interstitium, interlobular interstitium

(3) Intralobular interstitium (=parenchymal interstitium)

호흡 생리학 (physiology)

A. 개요 (introduction)

1. 호흡이란?

· O_2를 들이쉬어 세포에서 **에너지를 생성**하고 발생한 CO_2를 내쉬어 제거하는 것

2. 호흡의 3가지 주요 요소

(1) **Ventilation (환기) : gas를 폐 안 alveoli까지 들이마시고 몸 밖으로 내쉬는 것**

(2) **Perfusion (관류) : alveoli로 도달하는 pulmonary circulation**

(3) **Gas exchange (가스 교환) : alveoli와 pulmonary circulation 사이의 O_2, CO_2의 교환**

3. 호흡기계의 구성 및 호흡 조절(control of respiration)의 요소

(1) Chemoreceptor : **$PaCO_2$ ↑*, PaO_2 ↓, pH ↓ 시 반응하여 ventilation ↑**

① Central chemoreceptor : medulla oblongata의 ventrolateral surface에 위치

- BBB(blood-brain barrier)에 의해 동맥혈과 바로 닿아있지 않음.
- $PaCO_2$ 증가 → BBB를 통과해 척수액 내로 이동 → 척수액 pH↓ → chemoreceptor 자극

② Peripheral chemoreceptor : carotid body에 위치 … $PaCO_2$, PaO_2 감지

*** $PaCO_2$: 정상 상태에서 환기 조절에 작용하는 가장 중요한 인자**

(2) Nervous system (controller) : respiratory effort, respiratory rate 조절

① Medullary respiratory control group

② Associated afferent/ efferent neural pathways

(3) Musculature (pump)

① Diaphragm

② Intercostalis m., SCM m.

③ Accessory muscles

〈1〉Inspiration 돕는다.

〈2〉Expiration : 정상적으로는 elastic recoil 만으로 가능하나 asthma/COPD 급성 악화나 respiratory failure 등에서는 accessory m.의 도움이 필요하다.

- 1단계 : Scalene m., Levator costorum m., Serratus posterior superior m.
- 2단계 : Levator scapulae, Trapezius, Rhomboids, Serratus anterior m.

(4) Airway : upper airway ~ terminal bronchiole

(5) Alveolar units : respiratory bronchiole, alveolar duct, alveoli

(6) Vasculature

B. 환기 (ventilation)

1. Thoracic cage expansion (Figure 1-5)

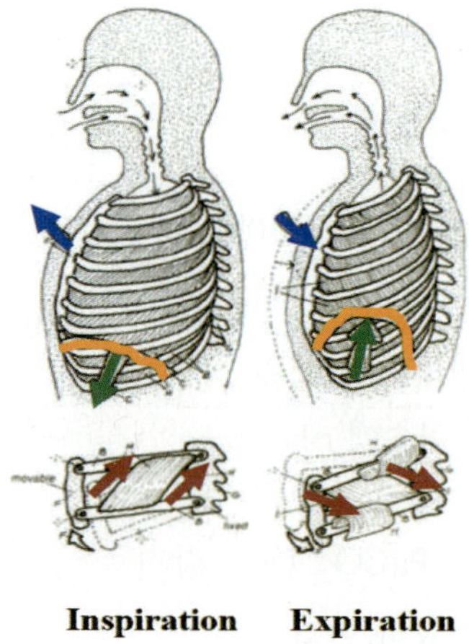

Figure 1-5
Thoracic cage expansion during respiration.

- Inspiration 때는 ① diaphragm contraction, ② external intercostalis m. contraction, ③ SCM m. contraction에 의해 thoracic cage가 expansion 된다.
- Expiration 때는 ①, ③은 relaxation이 되고 ② 대신 internal intercostalis m. 이 contraction 되어 thoracic cage가 작아진다. External intercostalis m.은 posterosuperior 방향으로 contraction하며 internal intercostalis m.은 posteroinferior 방향으로 contraction한다.

2. Ventilation의 발생 (Figure 1-6)

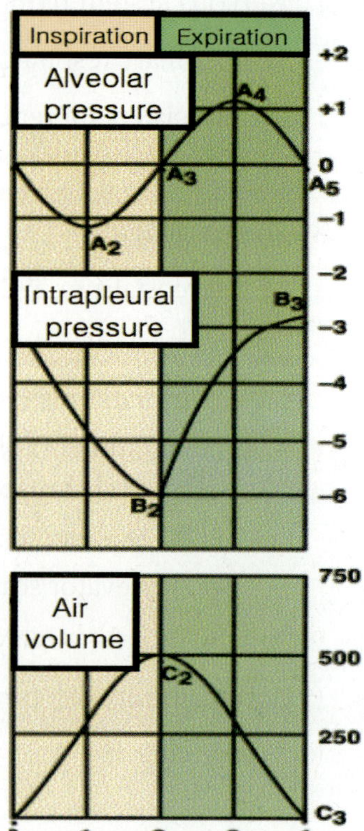

Figure 1-6 Ventilation의 발생.
정상적인 호흡 때 inspiration이 시작되기 전, 곧 expiration이 끝난 직후(end-expiration)의 alveolar pressure는 대기압과 같고 (이를 편의상 0으로 잡는다) **intrapleural pressure는 대기압보다 낮은, 곧 음압 상태**이다. **Airflow는 pressure gradient에 의해 발생**하게 된다. Thoracic cage expansion에 의해 intrapleural pressure가 더욱 negative로 움직이면 alveolar pressure 역시 음압이 걸리게 되면서 대기압과 gradient가 발생하여 airflow의 이동이 발생하여 inspiration이 시작된다. Inspiration된 air가 증가하면 alveolar pressure는 점차 증가하고 대기압보다 높아지는 순간부터는 pressure gradient가 반대가 되어 몸 밖으로 airflow가 만들어지는 expiration이 발생한다. Expiration은 elastic recoil에 의해 발생되며 end-expiration 때는 다시 alveolar pressure와 대기압의 차이가 0이되어 air flow가 소실되는데 이 때의 lung volume이 바로 FRC(functional residual capacity)이다. Alveolar pressure와 intrapleural pressure의 차이를 transmural pressure라고 한다.

3. Pressure-Volume curve of Lung (Figure 1-7)

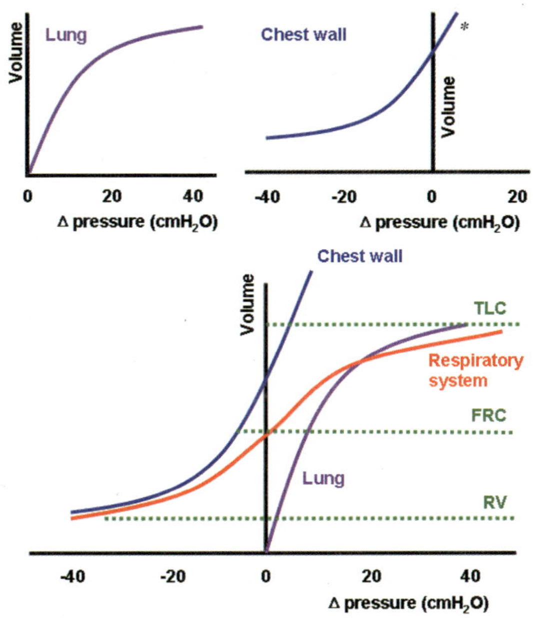

A (Lungs) : transmural pressure = Intraalveolar pressure – Intrapleural pressure

B (Chest wall) = Intrapleural pressure – Ambient pressure

C (Respiratory system) = A + B

Figure 1-7 Pressure-volume curve of Lung.

Pressure difference(Δpressure)가 클 수록(0에서 멀어질 수록) volume은 dynamic하게 변화한다. 또한 Δpressure가 작을 수록(0에 가까울 수록) volume의 변화가 적은 안정한 (stable) 상태가 된다.

(A) Lung (alveolar) volume : intraalveolar pressure - intrapleural pressure, 곧 transmural pressure의 크기에 따라 증가하거나 감소한다. 다만, intraalveolar pressure는 intrapleural pressure보다 항상 크다. Lung volume은 volume이 작을 수록 Δpressure가 작아지는 안정한 상태가 된다. 이와 같이 alveoli는 volume이 작아지려는, 즉 '쭈그리들려는', inward recoil이 작용한다.

(B) Chest wall volume : intrapleural pressure - ambient pressure(대기압)의 크기에 따라 변화한다. 그래프에서 chest wall은 volume이 증가할수록 (volume이 많이 큰 경우* 제외) Δpressure가 0에 가까운 안정상태를 지향하는 성질이 있다. 즉, outward recoil이 있는 것이다. Intrapleural pressure는 tidal volume 범위 내에서는 negative 이지만 volume이 많이 증가한 상황*에서는 positive가 될 수 있으며 ambient pressure보다 커질 수 있다.

(C) 전체 respiratory system의 pressure-volume curve : intraalveolar pressure - ambient pressure으로 A와 B의 합으로 표현된다. 따라서, intraalveolar pressure와 ambient pressure가 같아질 때, 곧 Δpressure = 0이 되는 지점의 respiratory volume이 가장 안정된 상태이다. 이 때 전체 respiratory system의 volume이 바로 FRC(functional residual capacity)로서 tidal ventilation 시 end-expiration에 해당한다. FRC는 (A) alveoli의 inward recoil과 (B) thoracic cage의 outward recoil이 평형을 이루는 지점이다.

4. Ventilation 관련 정상값

(1) **Respiration rate (RR, 호흡수) : 12~16/min**

(2) **Tidal volume (V_T, 일회 환기량) : 500mL**

(3) **Minute ventilation ($\dot{V}_E$, 일분 환기량) = $V_T \times RR = \dot{V}_D + \dot{V}_A$** = 7L/min

① **Dead-space ventilation ($\dot{V}_D$) : 5 L/min (전체 ventilation의 70%)**

a. **Anatomical dead space : gas exchange가 일어나지 않는 respiratory volume**

b. **Functional dead space : anatomy와 무관하게 실제 gas exchange가 일어나지 않는 respiratory volume**

eg, Bulla로 들어간 air는 gas exchange에는 참여하지 못한다.

c. **$\dot{V}_D/V_T = (PaCO_2 - P_{ET}CO_2)/ PaCO_2 = 1 - [P_{ET}CO_2/ PaCO_2]$**

*** $P_{ET}CO_2$: end tidal CO_2 (end-expiration 시 exhaled gas에서 측정)**

eg, 일회 호흡량이 600 mL인 사람의 호기말 탄산 가스 분압이 30 mmHg, 동맥혈 탄산 가스 분압이 40 mmHg이었다. 생리적 사강의 용적은?

$V_D = (Paco_2 - P_{ET}co_2)/ Paco_2 \times V_T = (40\text{-}30)/40 \times 600 = 150$ mL

② **Alveolar ventilation ($\dot{V}_A$)** : 2L/min (30%)

*** CO_2 removal $\propto \dot{V}_A$**

*** O_2 intake $\propto \dot{V}_A$**

③ $PaCO_2 = 0.863 \times \dot{V}_{CO2}/ \dot{V}_A$

* $\dot{V}_{CO2}$: CO_2 produced (mL/min)

* $\dot{V}_{CO2}/ \dot{V}_A$ = RQ (respiratory quotient)

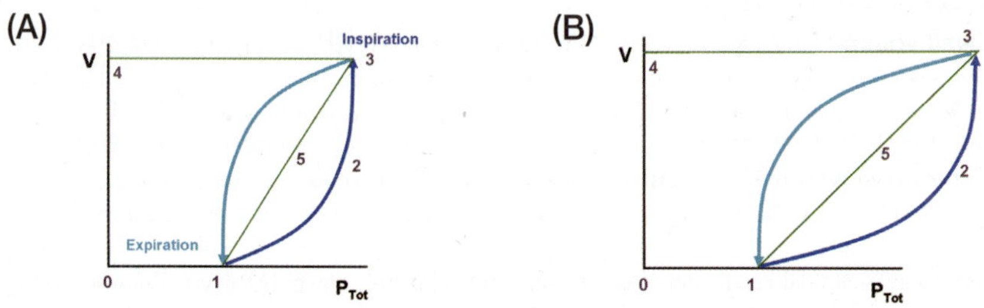

Figure 1-8 Work of breathing.
(A) 정상 흡기 시 WOB*
01534의 넓이: compliance를 극복한 힘
12351의 넓이: resistance를 극복한 힘
01234의 넓이: 전체 respiratory impedance를 극복하고 inspiration을 하는 데 소요된 힘
* 정상 expiration에는 힘이 들어가지 않는다.
(B) Elastance 증가 (compliance 감소) 시 → 153의 기울기 감소하여 34 길이 길어짐으로써 01534 및 01234의 넓이가 증가, 곧 WOB 증가
(C) Resistance 증가 시 → 12351의 넓이 증가로 WOB 증가

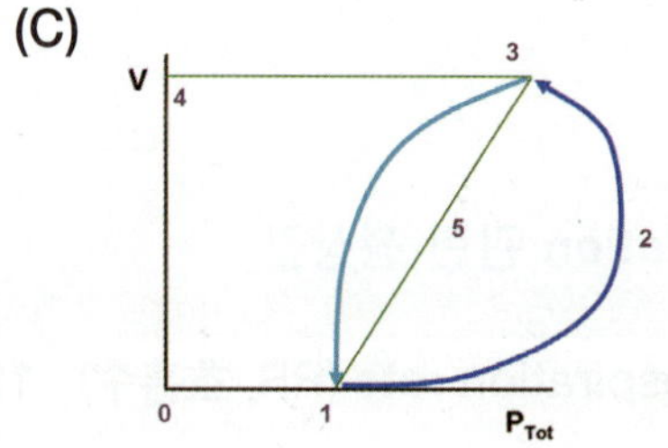

5. Compliance & Resistance

(1) Compliance (C')

- **C' = ΔV/ ΔP : "pressure를 주었을 때 volume이 늘어나는 정도"**
- Elastance (E) = 1/ C' = ΔP/ ΔV : "volume 변화에 필요한 pressure의 크기"

① **Static compliance (Cs)** : 정적인 상태에서 측정한 lung parenchyma의 C'

*** Static C' 감소 폐질환 : ARDS, IPF, pleural effusion 등 lung volume 감소한 'restrictive lung diseases'**

cf. **Emphysema는 static C' 증가**

※ **Mechanical ventilation (VCV) 중이라면,**

〈1〉ΔP = Pplat – PEEP

〈2〉ΔV = V_T　　　　　∴ **Cs = V_T/ (Pplat - PEEP)**

② **Dynamic compliance (Cd)** : 실제 tidal breathing을 시켰을 때 흡기에서 호기로 바뀔 때 기류가 정지했을 때와 호기에서 흡기로 바뀔 때 기류가 정지했을 때 사이의 ΔV, ΔP 측정하여 구한 C'

*** Dynamic C' 감소 폐질환 : Asthma, COPD 등 airway diseases**

∵ 이들 질환에서 호흡수 증가하여 expiration time 짧아져 공기 흐름이 지연되어 ΔV 감소함 → 'frequency-dependency'

※ **Mechanical ventilation 중이라면,**

〈1〉ΔP = Ppeak – PEEP

〈2〉ΔV = V_T　　　　　∴ **Cd = V_T/ (Ppeak - PEEP)**

… **airway의 resistance을 이기느라 발생한 pressure도 반영**

(2) Resistance : airway가 airflow에 대항하는 성분

* Resistance가 증가하는 질환 : airway diseases (COPD, asthma 등)

(3) $P_{Tot} = P_{Resistance} + P_{Elastance}$ (+ P_{Ex}*)

: Volume 증가에 필요한 총 pressure (P_{Tot}) → respiratory system의 impedance**를 극복

** impedance = resistance + elastance

* P_{Ex} : 신체 바깥에서 발생하는 pressure eg, MV 시 ventilator circuit의 저항 등

(4) Work of breathing (WOB) = $P_{Tot} \times \Delta V$ **(Figure 1-8)**

: 흡기 시 elastance와 resistance를 극복하여 lung volume을 증가시키는 데 쓰인 에너지

C. 관류 (perfusion, circulation)

1. 관류와 관련된 정상값

(1) Pulmonary blood flow (=CO, cardiac output) : 5 L/min

(2) Pulmonary a. pressure (PAP, mean): 15 mmHg

(3) Pulmonary capillary wedge pressure (PCW, mean): 2~10 mmHg

(4) Pulmonary vascular resistance (PVR) = 80 × (PAP – PCW)/ CO = 50~150 dyn · s/cm^5

2. Perfusion distribution (Figure 1-9, Figure 1-10)

3. V/Q mismatch (Figure 1-11) vs. shunt (Figure 1-12)

※ 저산소증의 감별진단

- O_2 supply로 hypoxemia가 개선 (O) → V/Q mismatch
- O_2 supply로 hypoxemia가 개선 (×) → shunt

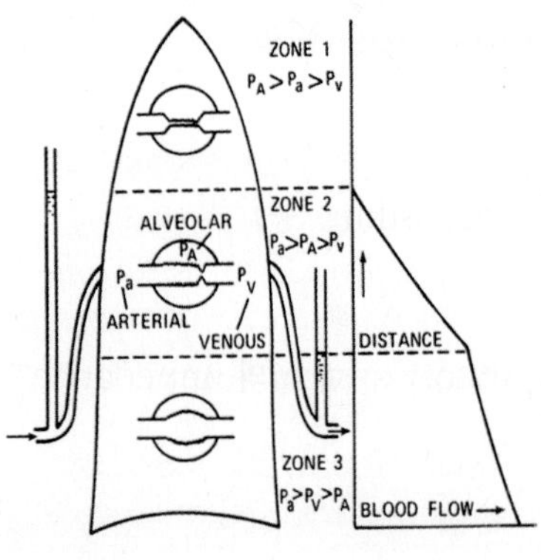

Figure 1-9
Distribution of lung perfusion.
Dependent portion으로 갈수록 perfusion 증가함.

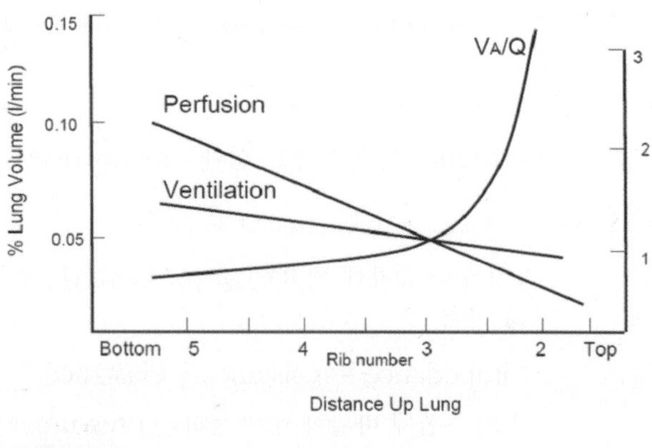

Figure 1-10
Upright position에서 V/Q matching status.
V/Q matching은 lung apex에서 bottom으로 내려갈수록 mismatch (ventilation 〈 perfusion) 된다.

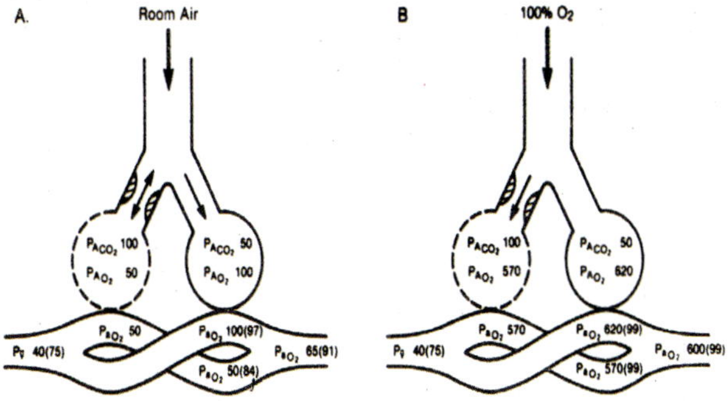

Figure 1-11 V/Q mismatch.
O_2를 supply하면 병변 부위의 P_AO_2가 증가하고 최종적인 PaO_2도 상승한다.

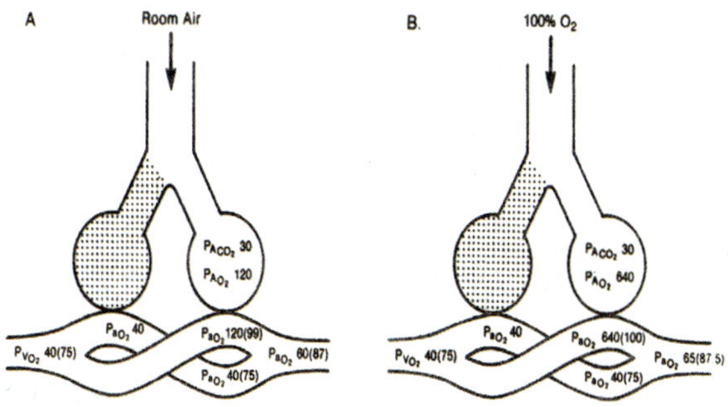

Figure 1-12 Shunt. V/Q mismatch와 달리 ventilation이 되지 않아 mixed venous blood가 oxygenation을 거치지 못하고 그대로 arterial side로 유입되게 된다. 이 경우에는 FiO_2를 높이더라도 oxygenation이 개선되지 않는다. 여기서 오른쪽 그림은 FiO_2를 높였을 경우로 정상적으로 ventilation이 되는 alveoli의 P_AO_2와 PaO_2는 640 mmHg까지 상승하게 되며 이 때 O_2 sat.은 100%이다. 하지만, gas exchange가 되지 않은 alveoli를 통과한 blood는 PaO_2 40 mmHg(mixed venous PO_2와 동일)이고 O_2 sat.은 75%이다. 이 두 blood가 섞이면 섞의 blood의 O_2 content는 O_2 saturation에 주로 비례하기 때문에 (본문 뒤의 내용 참조) 두 blood의 PaO_2 평균인 (640+40)/2 = 340 mmHg가 되는 게 아니라 두 blood의 O_2 sat.의 평균인 (100+75)/2 = 87.5%가 되고 oxyhemoglobin dissociation curve에서 이에 따라 PaO_2는 65 mmHg가 되게 된다. 따라서 FiO_2를 아무리 높이더라도 shunt가 있으면 hypoxemia는 교정되지 않는다. (이런 환자의 hypoxemia를 교정하기 위해서는 positive airway pressure가 필요하다.)

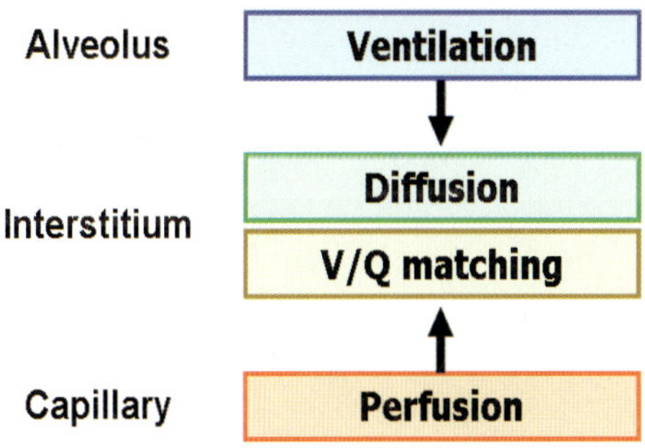

Figure 1-13 Gas exchange의 4요소.

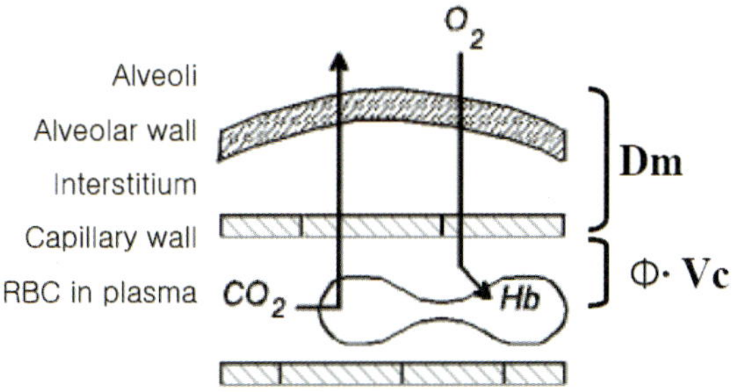

Figure 1-14 Diffusion.

D. 가스 교환 (gas exchange, Figure 1-13)

1. 가스교환의 4가지 요소

(1) Ventilation : 앞의 내용 참조

(2) Diffusion

① 폐확산능 (diffusing capacity, D_L) (**Figure 1-14**)

$1/D_L = 1/D_m + 1/ \Phi \cdot V_C$

* D_m : alveoli와 capillary 사이의 확산능 → $D_m \propto A/T \cdot sol/SQRT(MW)$
(A : 맞닿은 넓이, T : interstitium 두께, sol : 기체 solubility, MW : 기체 분자량)

* Φ : 정상 Hb의 혈액 1 mL가 1분간 gas와 반응하는 속도

* V_C : capillary 내 blood volume

② 폐확산능에 영향을 미치는 인자들

〈1〉A : gas exchange가 일어나는 면적이 넓을수록 D_L↑

* 단위 면적당 폐확산능 : D_L/V_A (V_A : area for ventilation)

〈2〉T : interstitial thickening 시 D_L↓

〈3〉Hb : pulmonary capillary Hb이 낮으면 (eg, anemia) D_L↓

〈4〉V_C : pulmonary flow 감소시 D_L↓

* **Diffusion 이상이 나타나는 질환**

① **Diffusing capacity↓**

〈1〉A↓ ← Lung resection, pleural effusion, pneumothorax 등 **lung volume↓** … D_L/V_A는 정상

〈2〉T↑ ← **Interstitial lung disease**

〈3〉Hb↓ ← **Anemia**

〈4〉Vc↓ ← **Pulmonary vascular disease**

〈5〉Emphysema

② **Diffusing capacity↑** : 몇가지 없으니 그냥 알아두자.

〈1〉Vc↑ ← **Alveolar hemorrhage**, Congestive heart failure

〈2〉**Asthma**, Chronic bronchitis

〈3〉**Supine position**

(3) V/Q mismatch : 앞의 내용 참조

(4) Perfusion : 앞의 내용 참조

2. 측정 (measurements) : ABGA, pulse oximetry → Chapter 3 참조

E. 산소 전달과 소비 (oxygen delivery & consumption)

1. 기본 개념 (Figure 1-15, Figure 1-16, Figure 1-17, Figure 1-18 참조)

(1) Tissue perfusion : MAP가 지표

① Cardiac output (CO) = HR (heart rate) × stroke volume (SV)

* SV ∝ preload, myocardial contractility, 1/afterload

** afterload ≒ SVR (systemic vascular resistance)

② Mean arterial pressure (MAP) = CO × SVR

(2) Oxygen delivery : SvO_2(venous O_2 saturation)가 지표

① Oxygen content (CO_2) = (1.34 × Hb × SO_2) + (0.0031 × PO_2)

〈1〉 CaO_2(arterial CO_2) = (1.34 × Hb × SaO_2) + (0.0031 × PaO_2)

〈2〉 CvO_2(venous CO_2) = (1.34 × Hb × SvO_2) + (0.0031 × PvO_2)

② Oxygen delivery (DO_2) = CaO_2 × CO

③ Oxygen extraction = SaO_2 - SvO_2

④ Oxygen consumption ∝ oxygen delivery, oxygen extraction

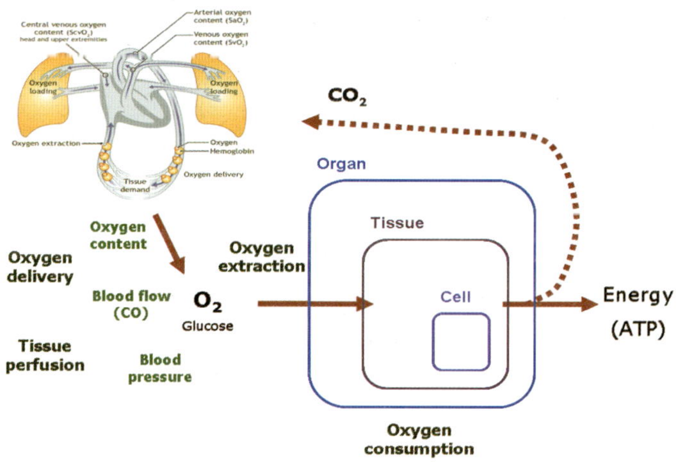

Figure 1-15 Oxygen delivery & consumption. 생명체는 세포가 oxygen과 glucose를 받아 ATP를 만듦으로써 살아간다. 이를 cell respiration이라고 하며 이 결과로 CO_2가 생성된다. 세포에 필요한 oxygen은 생명체 외부로부터 lung을 통해 들어오며 oxygen을 수송하는 적혈구 Hb에 loading되어 blood circulation을 따라 각 장기로 전달된다. 따라서 우리 몸의 산소량(oxygen content)은 Hb 당 얼마나 oxygen이 함유되어 있는 지(oxygen saturation)와 Hb이 얼마나 되는지에 의해 좌우되며 총 산소 전달량(oxygen delivery)는 oxygen content에 CO(cardiac output)을 곱한 값이 되겠다. 이렇게 전달된 oxygen을 각 조직과 세포가 얼마나 받아들이는 지가 oxygen extraction이며 결국 조직과 세포의 산소 소비량(oxygen consumption)이란 oxygen delivery와 oxygen extraction에 영향을 받게 된다. 참고로 oxygen delivery가 제대로 되기 위해서는 circulation에서 적절한 수준의 tension이 필요한데 이는 mean arterial blood pressure(MAP)로 대표되며 이를 tissue perfusion이라고 한다.

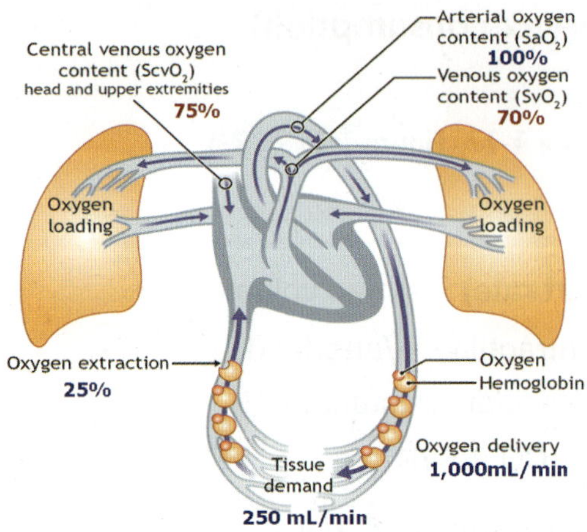

Figure 1-16 Oxygen delivery & extraction with circulation. Lung이 별 문제가 없다면 lung에서 Hb은 oxygen을 full loading 한다. 따라서 SaO_2는 100%에 가깝다. Hb은 조직에서 25% 정도의 산소를 내려놓는다. 즉, 조직의 oxygen extraction은 25%가 된다. 이 결과로 되돌아온 정맥의 산소 포화도는 75% 정도 된다. 정맥 산소포화도는 central venous catheter에서 (주로 head, neck, U/E에서 돌아온 정맥혈) 측정하는 central venous O_2 saturation ($ScvO_2$)와 pulmonary artery에서 측정하는 (온 몸의 정맥혈이 RA에서 mix된 뒤) mixed venous O_2 saturation (SvO_2 또는 $SmvO_2$)이 있는데 대개 $ScvO_2$가 SvO_2보다 5% 정도 높다. 정맥혈의 산소 부분압 PvO_2는 40 mmHg가 된다.

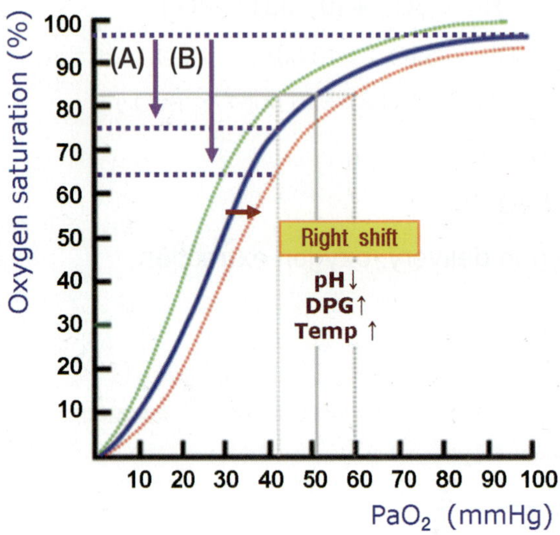

Figure 1-17 Oxygen extraction. Oxygen supply는 oxy-Hb dissociation curve에 따라 이루어진다. 청색 곡선이 정상인 상태의 curve이다. 이 때는 SaO_2 100%로 O_2를 채워 간 뒤 PO_2 40 mmHg인 조직에 다다르면 조직은 (A)만큼 O_2를 extraction해 간다. 이에 따라 SvO_2는 75%가 된다. 하지만, pH가 감소하거나 2,3-DPG가 증가하거나 body temperature가 증가하는 상황(예컨대 sepsis) 이 되면 oxy-Hb curve는 right shift하게 된다.(붉은 색 점선) 즉, (B)만큼 O_2를 extraction하게 된다. 그만큼 상태가 안 좋은 조직에 좀 더 많은 O_2를 공급하는 것이다. 그 결과로 이 curve에서 보면 SvO_2는 65% 정도 수준으로 감소한다.

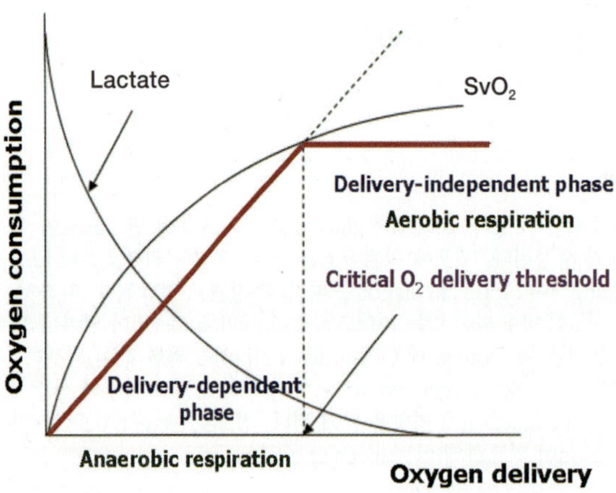

Figure 1-18 Oxygen delivery와 consumption의 관계. 비록 몸상태가 정상이 아니어도 어느 정도까지는 oxygen delivery가 감소하더라도 oxygen consumption은 일정한 상태로 유지된다. (delivery-independent phase) 이는 delivery가 부족한 대신 그만큼 oxygen extraction을 더 하기 때문이다. 이에 따라 SvO_2는 감소한다. 하지만 어느 임계점(critical O_2 delivery threshold)이 지나버리면 extraction을 아무리 열심히 하더라도 (물론 SvO_2는 감소) delivery가 부족하면 consumption도 유지되지 못하게 된다. (delivery-dependent phase) 이때는 하는 수 없이 anaerobic metabolism이 일어나고 그 결과 lactate가 증가한다. 거꾸로 말해 oxygen delivery가 회복되면 SvO_2는 증가하게 된다.

호흡기 질환의 분류

※ 이 분류는 저자가 임의로 정리한 것으로, 공식적인 것이 아니니 이해하는 데에만 쓰기 바란다.

※ Diffuse lesion이란? 분명하게 정의된 바는 없으나 여러 개의 lobe에 걸쳐 있거나 bilateral하게 병변이 존재하는 경우를 대개 일컫는다.

A. Lung disease

1. Airway disease vs. Parenchymal disease

(1) Airway disease : COPD, asthma, bronchiectasis, bronchiolitis, bronchogenic carcinoma, endobronchial TB 등

(2) Parenchymal disease

① Airspace disease : pneumonia가 대표적인 예

② Interstitial disease : IPF가 대표적인 예

2. Focal disease vs. Diffuse disease

(1) Focal disease : pneumonia, lung cancer 등

(2) Diffuse disease : DPLD 등 → Chapter 8, 9 참조

3. Infectious vs. Neoplastic vs. Others

B. Extra-lung disease : Pleural disease, Mediastinal disease, Upper airway disease 등

C. Others : Sleep disorders, Ventilation disorders, Critical care medicine 등

2

Approach to the Patient with Respiratory Disease

호흡기 질환 환자에 대한 접근법

신체 검진 (physical examination)

* 신체 검진의 순서 : 시진 → 촉진 → 타진 → 청진

A. 시진 (inspection)

1. 호흡수 (RR, respiratory rate)

· 정상 : 16~18회/min

· RR〉20 → '빈호흡 (tachypnea)'

2. 호흡의 형태 (Figure 2-1)

(1) **Cheyne-Stokes respiration** (Figure 2-1A)

① Apnea/hypoventilation 과 hyperventilation이 cyclic하게 나타남 → Chapter 22 참조

← blood gas change에 대한 medullary chemoreceptor의 반응 지연으로 기인

② 가능한 상황 : brainstem lesion, chronic hypoxemia, high altitude disease, congestive heart failure, pulmonary edema

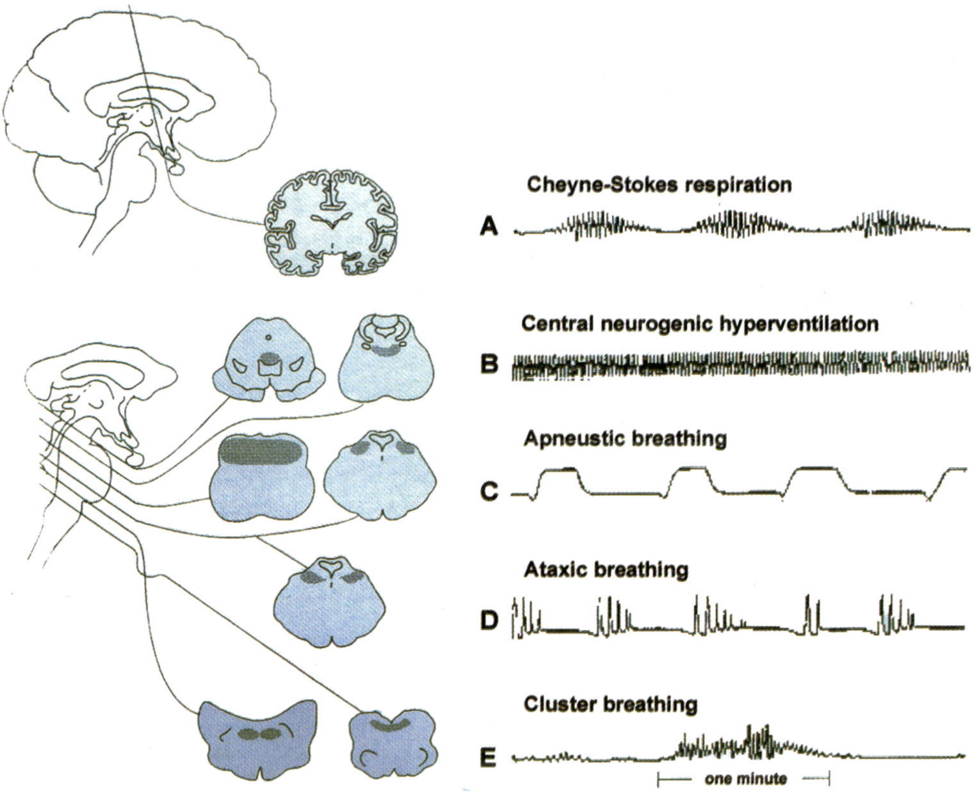

Figure 2-1 Brain lesion의 위치와 이에 따른 abnormal respiratory patterns.
(A) Cheyne-Stokes respiration (B) Central neurogenic hyperventilation (C) Apneustic breathing (D) Ataxic breathing (E) Cluster breathing

(2) **Kussmaul respiration**

① 비정상적으로 깊고 빠르고 노력성 (labored) 호흡
← metabolic acidosis에 의한 respiratory center의 stimulation

② 가능한 상황 : **DKA (diabetic ketoacidosis)**, renal failure

(3) Biot respiration

① 호흡 시기, 횟수, 깊이가 불규칙한 형태의 호흡

② 가능한 상황 : meningitis, medullary lesions

(4) Apneustic respiration (**Figure 2-1E**)

① Post-inspiratory pause가 있는 호흡

② 가능한 상황 : pontine lesion

(5) **Paradoxical respiration**

① 흡기시 abdominal wall이 오히려 안쪽으로 당겨져 들어가는 호흡

② Diaphragmatic paralysis

(6) **Hyperventilation** : minute ventilation 증가 (호흡수 *or* 일회 호흡량 증가)

(7) **Active expiration** : 원래 tidal volume breathing에서 expiration은 elastic recoil에 의해서 자연스럽게 일어나지만 obstructive airway disease 등으로 expiration에 장애가 있을 때 accessory m.을 이용하는 노력성 expiration이 발생하는 것

3. 호흡시 흉곽 팽창의 대칭성 (symmetry of chest expansion)

· 한 쪽 폐 또는 흉막의 질환이 있을 경우 호흡에 따라 흉곽이 비대칭적으로 팽창할 수 있다.

4. 외형의 이상

(1) **흉곽 모양의 이상** (thoracic cage abnormalities, **Figure 2-2**)

(2) 기타 : collateral vessels, spider angioma 등

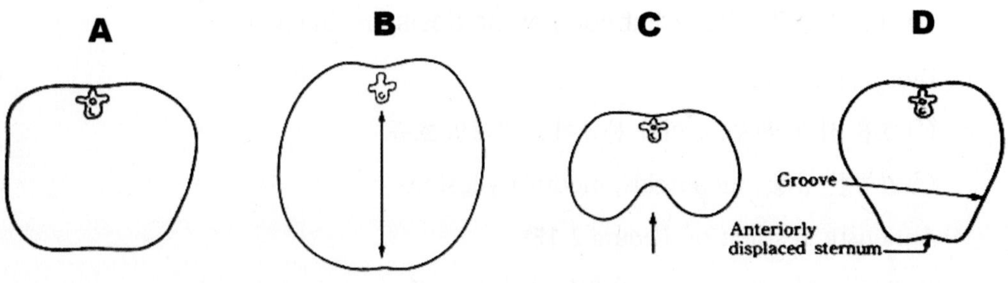

Figure 2-2 Thoracic cage abnormalities.
(A) 정상 (B) Barrel chest (C) Funnel chest (pectus excavatum) (D) Pigeon chest (pectus carinatum)

B. 촉진 (palpation)

(1) Local tenderness : rib fracture, costochondritis 등 musculoskeletal problem

(2) Vocal (tactile) fremitus (성음진탕, Figure 2-3)

C. 타진 (percussion)

(1) 공명음 (resonance) : 정상 흉부 (intercostal space) 타진 시 나는 소리

(2) 과공명음 (hyperresonance) : resonance가 항진된 소리 eg, hyperinflation (asthma, COPD), large bulla

(3) 고음 (tympani) : 정상 복부를 타진할 때 나는 소리로 흉부에서도 정상적으로 stomach이 위치한 좌하폐야에서 들린다. (고음이 들리는 부위를 Traube's semilunar space라 한다) eg, pneumothorax

(4) 탁음 (dullness) : 팔, 다리 등 근육이 많은 부위 타진시 나는 소리로 흉부에서도 liver가 위치한 우하폐야에서 들린다. ('hepatic dullness') eg, pleural effusion, consolidation, atelectasis

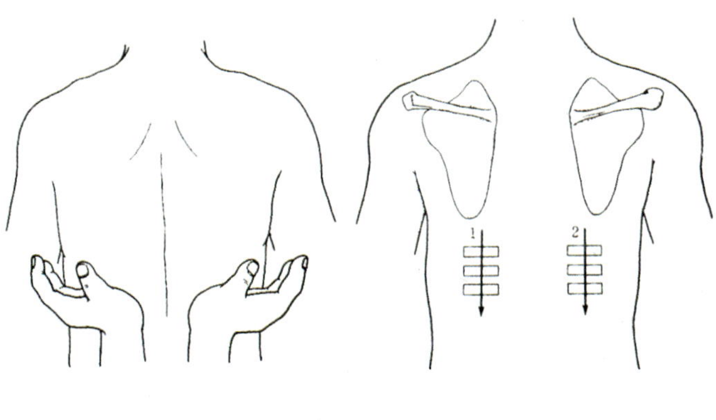

Figure 2-3 Vocal fremitus로 diaphragm 위치 찾기.
그림과 같이 양 손의 medial aspect를 post. rib과 평행하게 위치시켜 대고 피검자가 '아, 아' 소리를 내게 하면서 아래쪽으로 내려가다 보면 vibratory transmission이 약해지는 지점 직전이 diaphragm의 위치이다.

D. 청진 (auscultation)

1. 무엇이 '정상호흡음(normal breath sound)'인가?

(1) 양쪽 폐야(both lung fields)에서 다 잘 들려야

(2) 폐 주변부(lung periphery)에서는 'vesicular breath sound' 들려야 (**Figure 2-4**)

(3) **다음과 같은 '이상 소견'이 없어야**

a. 해당 부위에서 원래 들려야 할 정상 호흡음이 아닌 다른 호흡음이 들릴 때

eg, peripheral lung field에서 bronchial breath sound 들림

b. 호흡음 크기의 변화 : "양쪽"의 차이를 반드시 확인해야 !!!

① 감소 ← pneumothorax, pleural effusion, atelectasis

② 증가 (eg, bronchial breath sound) ← consolidation

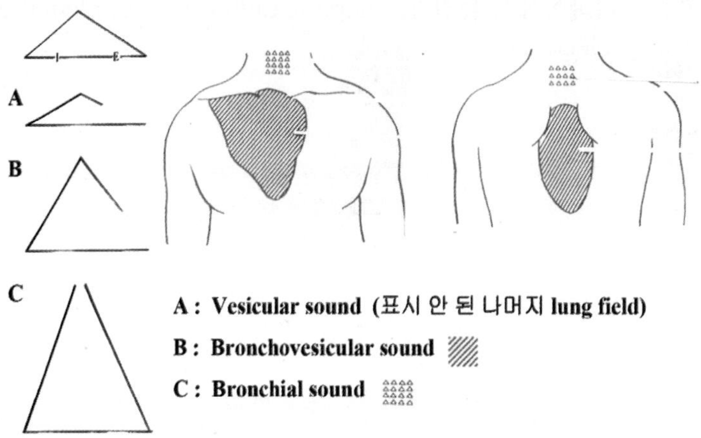

Figure 2-4 Normal breath sound.
삼각형의 왼쪽 변이 inspiration (I), 오른쪽 변이 expiration (E).

(A) Vesicular breath sound : Low pitch sound이며 inspiration과 expiration 초기까지만 들린다. **대부분의 peripheral lung sound에 해당**한다. 흉부 청진 시 가장 흔하게 듣는 sound.

(B) Bronchovesicular breath sound : Vesicular sound보다는 high pitch의 sound이며 expiration이 보다 잘 들리고 bronchial sound와 달리 inspiration과 expiration 사이에 끊김이 없다. 그림에서처럼 흉부의 가운데 부분에서 들리는 sound이다.

(C) Bronchial breath sound : 가장 high pitch sound이다. Expiration 끝까지 잘 들리지만 특징적으로 inspiration과 expiration 사이에 끊기는 부분이 있다. 흉부에서는 정상적으로 들리지 않고 그림에서 보듯이 trachea 위치에서 들리는 sound이다. **만약 peripheral lung field에서 bronchial breath sound가 들리면 이는 consolidation을 시사하는 것이다.**

c. 이상 호흡음 (abnormal breath sound) 없어야

① Asthmatic breath sound

② Amphoric breath sound

③ Cavernous breath sound

④ Metamorphosing breath sound

⑤ Cog wheel respiration

d. 부잡음 (adventitious sounds) : **2. 부잡음** 참조

e. 성음(voice sounds)의 이상

① 성음진탕 (vocal fremitus) 감소 : 청진시 환자에게 말을 시켰을 때 평소보다 작고 멀게 들리는 것

eg, pleural effusion, pneumothorax, atelectasis

② Bronchophony : 성음이 정상보다 크고 가깝게 들리는 것

eg, consolidation

cf. egophony : bronchophony 중 공명이 덜 되고 소리가 높아 마치 염소 울음소리처럼 들리는 것

eg, pleural effusion에 의해 수면 바로 아래 폐가 압박되어 공기가 적어졌을 때 들림

2. 부잡음 (adventitious sounds)

(1) **천명음 (wheezing)** : 좁아진 기도를 공기가 흘러 지나가면서 생기는 연속적인 소리로 주로 expiration 시 발생하며 '삑' 또는 '휘-' 소리로 들린다. 관악기를 소리내는 것과 같은 기전으로 나는 소리이다.

a. **Localized fixed wheezing** : **하나의 병변에 의한** wheezing은 **monophonic**하게 들리며 병변과 가까운 부위에서만 주로 청진이 된다. **3가지 흔한 원인**이 있다.

① **Bronchogenic carcinoma**

② **Bronchial stenosis**

③ **Foreign body**

b. **Polyphonic wheezing** : 전반적으로 기도가 좁아져 있으나 obstruction된 정도가 균등하지 않고 다양할 때 나는 소리이다.

① **COPD**

② **Asthma**

③ Bronchiolitis 등

c. **Stridor** : 대개의 wheezing은 expiration 때 발생하지만 **extrathoracic에 위치한 upper airway의 obstruction 시 inspiration 때 wheezing이 발생**하며 이를 특히 stridor라 한다.

① Subglottic stenosis

② Laryngeal TB 등

d. Rhonchi : 진동음의 형태로 들리는 wheezing

① Sputum에 의한 airway obstruction

(2) **수포음 (crackle)**

· '수포음'이란 이름은 과거 '물이 차 있는 폐포로 공기가 유입되면서 생기는 음'이라고 잘못 이름 붙인 것으로 근래에 알려지기로는 닫혀 있던 small airway가 흡기시 열리면서 막혀있던 distal과 proximal의 압력차이가 순간적으로 소실되며 발생하는 소리이다.

· Coughing에 의해 소리가 변할 수 있다. 과거 **rale**이라고 불리었다. Early inspiratory crackle과 late inspiratory crackle로 분류할 수 있다(**Table 2-1**).

(3) 흉막 마찰음 (pleural friction rub)

· Respiration 시 visceral pleura와 parietal pleura가 마찰되어 생기는 소리.

· Inspiration, expiration 모두 들리나 expiration 시만 들리기도 한다. Pleurisy 때 들리는 소리이다.

· Coughing으로도 변하지 않는 것이 crackle과 감별점이다.

Table 2-1 수포음의 구별.

	Early inspiratory	Late inspiratory
성상	Fine crackle	Coarse crackle
청진기 없어도	들림	안 들림
체위에 따른 변화	-	+
객담	+	-
주요 질환	CHF, COPD	DILD*, pneumonia

* DILD의 crackle은 특징적으로 혈압계 cuff를 감았다 풀 때의 소리와 유사하다 하여 'velcro rale'로 불림

E. 주요 호흡기 질환에서 P/E 이상소견 정리 (Table 2-2)

Table 2-2 주요 호흡기 질환에서 P/E 이상소견.

	종격동 이동	타진음	성음진탕	호흡음	부잡음
Pneumonia (consolidation)	N	탁음	↑	Bronchial breath sound	Crackle
Pleural effusion	Contralateral	탁음	↓	↓	-
Pneumothorax	Contralateral	고음	↓	↓	-
Atelectasis	Ipsilateral	탁음	↓	↓	-
Hyperinflation	N	과공명음	N	N	Wheeze

Pneumonic consolidation은 병변 부위의 (late) inspiratory crackle과 central airway 부위가 아닌데도 불구하고 bronchial breath sound가 들리는 것이 특징이다. 타진상 consolidation에 의해 탁음이 들리며 vocal fremitus가 증가하여 특징적인 bronchophony가 들린다. Pleural effusion을 동반한 경우 egophony가 들릴 수도 있다. Pleural effusion은 타진상 탁음이 들리며 vocal fremitus와 호흡음은 물 때문에 감소한다. Effusion 양이 많으면 종격동이 병변 반대부위로 shift될 수도 있다. Pneumothorax는 공기에 의해 타진상 고음(tympany)이 들리며 그 밖에는 effusion과 유사하다. Pneumothorax가 심하여 종격동이 contralateral로 shift된 경우가 tension pneumothorax이다. Atelectasis는 탁음이 들리며 호흡음이 감소한다. 폐가 쭈그러들어 종격동은 오히려 atelectasis가 있는 쪽으로 shift된다. COPD, asthma 등 airway disease에서 보이는 hyperinflation은 hyperresonance(과공명음)와 wheezing이 들린다.

호흡곤란 (dyspnea)

A. 서론 (introduction)

1. Dyspnea란? : **비정상적**으로 호흡 시 **불편함**을 **느끼는 것.**

(1) 불편함을 어디에서, 왜 느끼게 되는 것인가?

① Motor efferents (ventilatory pump)

② Sensory afferents 〈1〉 Chemoreceptors (carotid body)

〈2〉 Mechanoreceptors (lung)

〈3〉 Metaboreceptors (skeletal muscle)

③ Efferent-reafferent mismatch : feedback, feedforward, error signal

④ Anxiety

(2) 환자는 다양한 형태로 호소한다. **(Table 2-3)**

Table 2-3 Dyspnea의 표현방식과 발생기전.

표현 방식 (qualitative descriptors)	발생 기전 (pathophysiology)	원인 질환
가슴이 답답하다, 조이는 것 같다 ("chest tightness or constriction")	Bronchoconstriction Interstitial edema	Asthma Myocardial ischemia
숨쉬기가 힘들다 ("increased work or effort of breathing")	Airway obstruction Neuromuscular disease	Asthma, COPD Myopathy, Kyphoscoliosis
숨이 모자라다 ("air hunger, need to breathe, urge to breathe")	Increased drive to breathe	CHF, Pulmonary emboli, Airflow obstruction
숨이 잘 들이쉬어지지 않는다 ("cannot get a deep breath, unsatisfying breath")	Hyperinflation Restricted tidal volume	Asthma, COPD Pulmonary fibrosis, Chest wall restriction
숨이 힘겹고 가쁘다 ("heavy breathing, rapid breathing, breathing more")	Deconditioning	

2. 감별진단 (Table 2-4)

- Respiratory system이나 cardiovascular system의 문제인 경우가 대부분이다.

Table 2-4 Dyspnea의 감별진단.

Conditions	Mechanisms
Respiratory system	
Controller stimulation/ hyperventilation	Acute hypoxemia/hypercapnia Acute bronchospasm, interstitial edema, pulmonary emboli High altitude, high progesterone (pregnancy)
Ventilatory pump : work of breathing ↑	Airway resistance ↑ ← airway disorders (asthma, COPD, bronchiectasis) Compliance ↓ ← weaken respiratory m., kyphoscoliosis, pleural effusion
Gas exchanger : pulm. Rc stimulation	Pneumonia, pulmonary edema, aspiration
Cardiovascular system	
High cardiac output	Anemia, left-to-right intracardiac shunts, obesity, hyperthyroidism
Normal cardiac output	Cardiovascular deconditioning, diastolic dysfunction, obesity
Low cardiac output	Myocardial ischemia, CHF, constrictive pericarditis

호흡기학

B. 환자에 대한 접근방법 (approach to the patients)

1. 병력 청취 (history)

(1) Sudden, unexpected dyspneic episode at rest ("휴식시 갑자기 dyspnea 발생")

← pneumothorax, pulmonary emboli, anxiety, hypercapnia by breath holding

(2) **Acute, intermittent episodes ← myocardial ischemia, bronchospasm, pul. embolism**

(3) **Chronic, persistent dyspnea ← COPD, interstitial lung diseases**

(4) **Nocturnal dyspnea** : 밤에 잠을 자다 발작적으로 호흡곤란을 느끼는 것

← **CHF, asthma**

(5) **Orthopnea** : supine position에서 발생하는 dyspnea

← **CHF (m/c)***, obesity**, esophageal reflux-triggered asthma

* upright position에서 다리에 많이 가 있던 blood가 supine으로 누우면 heart로 많이 가게 되어 (venous return ↑) CHF 환자에서 증상 악화

** diaphragm의 mechanical impairment

(6) Trepopnea : lateral decubitus position에서만 발생하는 dyspnea ← heart disease

(7) **Platypnea** : upright position에서만 발생하는 dyspnea

← **Left atrial myxoma, hepatopulmonary syndrome**, patent foramen ovale

2. 신체 검진 (physical examination)

(1) 시진 : 병력 청취와 함께

① "환자가 숨이 차 말을 잘 못한다(inability of the patient to speak in full sentences before stopping to get a deep breath)"

← controller stimulation, ventilatory pump impairment (vital capacity ↓)

② **Work of breathing ↑ 의 증거 (+)**

: supraclavicular retractions, accessory m. use, tripod position*

* 손을 무릎에 얹어 버티고 앉아 있는 자세

← airway resistance ↑, compliance ↓ (stiff lungs, chest wall diseases)

③ Exertional dyspnea : 실제 걸어보게 할 수도 있다.

(2) V/S

① 호흡수 : 흔히 간과하는 vital sign 항목

② Pulsus paradoxus 〉 10 mmHg … COPD

(3) 일반 신체 검진

① Anemia, cyanosis, liver cirrhosis의 sign이 있는가?

② Abdomen의 paradoxical movement (inspiration 시 inward motion) : diaphragmatic weakness

③ Clubbing : interstitial pulmonary fibrosis

(4) 심장 검진

① Right heart pressure ↑ 〈1〉Jugular venous distention
〈2〉Peripheral edema eg, pretibial pitting edema
〈3〉S2 ↑

② Left ventricular dysfunction : S3, S4 gallops

③ Valvular diseases : murmur

3. Functional staging

(1) MRC (medical research council) dyspnea scale

: functional dyspnea. Grade 높을수록 severe

0 : 심한 운동을 하지 않는 한 호흡에 장애 없음.

1 : 계단을 오르거나 빨리 걸을 때 호흡곤란 생김.

2 : 숨이 차서 동년배의 다른 사람보다 천천히 걸어야 하거나 같은 속도로 걷다가 쉬어야 함.

3 : 100m를 걷거나 수 분을 걸으면 숨이 차서 쉬어야 함.

4 : 옷을 벗고 입을 때도 숨이 차거나 숨이 차서 집 안에만 있어야 함.

(2) NYHA Fc → 순환기학 Chapter 1 참조

(3) Borg scale

(4) BDI (Baseline Dyspnea Index)

(5) CRDQ (Chronic Respiratory Disease Questionnaire)

4. 검사 소견 (laboratory findings)

(1) **Chest radiographs**

① Lung volume

〈1〉Hyperinflation ← obstructive lung diseases (COPD, asthma)

〈2〉Low lung volume ← restrictive lung diseases (interstitial edema/fibrosis, diaphragmatic dysfunction, impaired chest wall motion)

② Pulmonary parenchymal abnormality 확인 : 숨찰만한 병소가 있나?

③ Pulmonary vasculature

〈1〉Prominent vasculature in upper zones ← pulmonary venous hypertension

〈2〉Enlarged central pulmonary arteries ← pulmonary arterial hypertension

④ Cardiomegaly ← dilated cardiomyopathy, valvular diseases

⑤ Pleural effusion, pneumothorax

(2) Chest CT

(3) **PFT (pulmonary function test)**

(4) **ABGA (arterial blood gas analysis)**

(5) **ECG** : myocardial ischemia, arrhythmia

(6) Echocardiography : low cardiac output 의심될 때

(7) Thyroid function test, hematocrit : high cardiac output 의심될 때

(8) CPET (cardiopulmonary exercise test) : 여러 검사에서도 원인 감별이 어려울 때

※ **ER에서 dyspnea 환자가 왔을 때 approach의 핵심 요약**
(1) Wheezing (+) + CXR : pulmonary edema (-) → **Asthma, COPD exacerbation** 의심
(2) Pretibial pitting edema (+) / JVP ↑ + CXR : pulmonary edema → **Heart failure** 의심
※ Heart failure도 wheezing 들릴 수 있다.
(3) One-lung breathing sound ↓ + CXR : pleural line → **Pneumothorax** 의심
(4) One-lung breathing sound ↓ + CXR : meniscus sign → **Pleural effusion** 의심
(5) DVT risk factors (+) + CXR : normal → **Pulmonary embolism** 의심

기침 (cough)

A. 서론 (introduction)

1. Cough란?

: 자발적인 또는 reflex에 의한 폭발적인 expiration

(1) **Cough의 생리학적 기능 : respiratory secretion, foreign body 제거**

(2) Cough reflex

① Receptors : in upper & lower respiratory tract

② Afferent limb : trigeminal n., glossopharyngeal, n. sup. laryngeal n., vagus n.

③ Efferent limb : recurrent laryngeal n., spinal n.

(3) Cough의 발생 과정

① Deep inspiration

② Glottis closure

③ Diaphragmatic relaxation

④ Muscle contraction against closed glottis

⑤ Markedly increase in intrathoracic pressure with tracheal narrowing

⑥ Glottis open

⑦ Rapid flow through trachea

2. 원인 (etiology) : 다양한 irritant triggers에 의해 발생

(1) 외인성 (exogenous) : smoke, dust, fumes, foreign bodies

(2) 내인성 (endogenous) : upper & lower respiration secretion, gastric contents

* Inflammation, constriction, infiltration, airway compression을 일으킬 수 있는 어떤 disorder에 의해서도 발생 가능

* m/c cause in Korea : Acute bronchitis, Bronchiectasis, Lung cancer, TB

B. 감별진단 (differential diagnosis) : 'duration'에 따라

1. 급성 기침 (acute cough) : < 3주

(1) **Upper respiratory infection (m/c)** : common cold, acute sinusitis, pertussis

(2) Others : Pneumonia, pulmonary embolism, CHF

2. 아급성 기침 (subacute cough) : 3~8주

(1) **Post-infectious cough (m/c) : persistent airway inflammation, postnasal drip**

← viral infections, pertussis, *Mycoplasma*, *Chlamydia*

(2) Chronic cough의 causes

3. 만성 기침 (chronic cough): > 8주 *이 시기에도 postinfectious cough 많다.

(1) **ACEI use**

(2) **Smoking**

(3) **Postnasal drip (PND) : 'upper airway cough syndrome (UACS)'**

(4) **Asthma (cough variant asthma)**

(5) **Eosinophilic bronchitis** : MBPT (-), induced sputum eosinophilia (+)

(6) **GERD (gastroesophageal reflex disorder)**

(7) **Others : COPD, bronchiectasis, lung cancer, pulmonary TB**

"Normal chest x-ray, non-smoker, no ACEI use"일 때 만성 기침은 대부분
① PND ② Asthma ③ GERD ④ Eosinophilic bronchitis 중 하나가 원인

C. 합병증 (complications)

(1) 흔한 합병증 : chest/abdominal wall soreness, urinary incontinence, exhaustion

(2) 기타 : cough syncope, cough rib fracture

D. 치료 (treatment)

(1) Irritant triggers 제거

① **ACEI D/C** → 필요하면 ARB로 change

② **Stop smoking**

(2) Specific treatment

① Respiratory tract infection : rest, symptom treatment, antibiotics if indicated

② Asthma : bronchodilator, inhaled glucocorticoid

③ Eosinophilic bronchitis : inhaled glucocorticoid

④ **PND : anti-histamine, decongestant,** nasal glucocorticoid, nasal ipratropium

⑤ GERD : PPI + prokinetics

⑥ Bronchiectasis : physiotherapy

(3) **Chronic, unexplained cough에 대한 empirical treatment**

① **Unrecognized PND에 준해서 치료 시작**

② 다음 단계 : asthma → eosinophilic bronchitis → GERD

(4) **Symptomatic treatment**

a. 적응증

① **원인을 모르고 specific treatment가 불가능한 경우**

② **기침이 도움이 되지도 않으면서 불편이 심하고 수면을 방해할 때**

b. Anti-tussive agents : dextromethorphan, codeine 등

객혈 (hemoptysis)

A. 서론 (introduction)

1. Hemoptysis란?

: Respiratory tract로부터 blood를 expectoration하는 것

2. 용어 (terminology)

(1) **Blood-tinged sputum : 가래와 함께 피가 묻어나오는 것**

(2) **Massive hemoptysis : 〉100~600 mL/ 24h**

3. 감별 진단과 원인 (etiology)

※ **Lower respiratory tract가 아닌 곳에서 발생한 bleeding**

① **Upper respiratory (nasopharyngeal) bleeding**

② **Gastrointestinal bleeding**

(1) From lower respiratory tract

① **Neoplasm**

② **Bronchitis (acute or chronic)**

③ **Bronchiectasis**

④ Broncholithiasis

⑤ Airway trauma

⑥ Foreign body

(2) From lung parenchyma

① Lung abscess (rare)

② Pneumonia

③ **TB**

④ **Fungus ball**

⑤ **Goodpasture's syndrome**

⑥ **Wegener's granulomatosis**

⑦ **Lupus pneumonitis**

⑧ Lung contusion

⑨ Idiopathic pulmonary hemosiderosis

(3) From vascular structures

① **Arteriovenous malformation**

② **Pulmonary embolism**

③ Pulmonary venous pressure ↑ esp. **mitral stenosis**

④ Pulmonary vessel trauma eg, **Swan-Ganz catheter**

(4) 기타

① **Catamenial hemoptysis** : pulmonary endometriosis

② Systemic anticoagulation/fibrinolysis

B. 원인 찾기 (evaluation)

(1) **Upper airway bleeding, hematemesis와 감별해야**

(2) Initial evaluation

① **Chest x-ray** : lung cancer, bronchiectasis

② Lab : CBC, coagulation, BUN/Cr, U/A, sputum exam (Gram stain, AFB)

(3) Further evaluation

① **Bronchoscopy**

〈1〉Bleeding site의 localization

〈2〉Endobronchial lesion 확인

② CT

③ Angiography

C. 치료 (treatment)

(1) **Airway protection** esp. in massive bleeding

(2) **Anti-tussive agents** : 기침을 하면 더 악화될 수 있다.

(3) Position : **bleeding 있는 폐 쪽을 dependent position으로 가도록** → 반대쪽 폐 흡인 방지

(4) **Intervention**

① **Bronchoscopic intervention : endobronchial lesion에 대해**

〈1〉 **Argon plasma coagulation**

〈2〉 **Nd:YAG** (neodymium:yttrium-aluminum-garnet) **laser**

〈3〉 **Electrocautery**

② **BAE (bronchial artery* embolization)**

* Pulmonary artery에서 bleeding 하는 경우도 있다.

③ **Surgical resection**

3

Laboratory Evaluation in Respiratory Diseases

호흡기 질환의 주요 검사법

동맥혈 검사 (ABGA, arterial blood gas analysis)

A. ABGA 수행 (technical aspects)

1. 검사 부위 (선호하는 순서대로) : Radial a. > Dorsalis pedis a. > Femoral a.

(1) Radial artery를 선호하는 이유

① Superficial location ∴ stabilization, palpation이 쉽다.

② 주변에 large vein이 없다.

③ Pain이 적다.

④ Excellent collateral circulation (+) : ulnar a.

* 만일을 대비해 Allen's test (**Figure 3-1**) 후 ABGA를 한다.

(2) ABGA를 삼갈 부위 : brachial a., ulnar a.

2. Puncture technique : pulsating blood를 확인하고 sampling !

* ABGA인지 확인 : ① sampling시 'pulsating' 확인 ② SaO_2 〉80% 이면 거의 ABGA

3. 검체 보관과 이송 (preparation of sampling)

(1) Heparinized syringe(heparin 0.1 mL으로 coating) : pH, PaO_2, $PaCO_2$에 영향 ×

(2) Air bubble 완전 제거 후 밀봉 → PaO_2 에 대한 영향 방지

(3) 얼음봉지에 담아 검사실로 빨리 운반해야 (Table 3-1 참고)

4. Pulse oximetry (Figure 3-2)

(1) 원리 : oxygenated Hb과 non-oxygenated Hb이 내는 wavelength가 다른데 이 두 파형을 모두 detect하여 oxygenated Hb의 %를 구하는 것. → SpO_2를 구한다.

(2) 장점 ① Non-invasive

② Continuous data를 제공

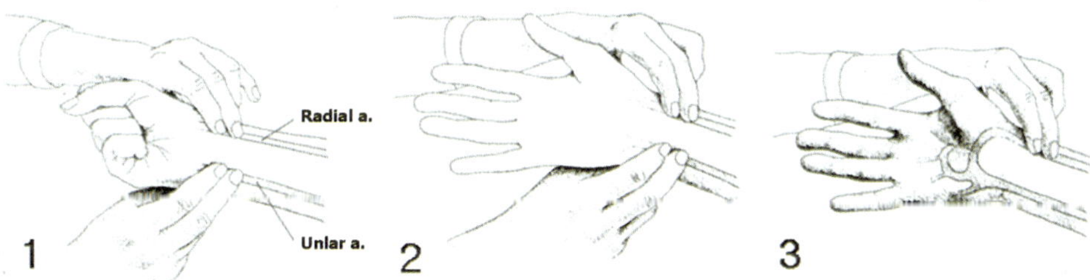

Figure 3-1 Allen's test. 주먹을 쥐고 radial a.와 ulnar a.의 blood flow를 손가락으로 눌러 차단한 후 손을 펴고 ulnar site쪽 손가락 누르기만 해제했을 때 손바닥 전체의 혈류가 회복되는 것이 확인되면 ulnar a.에 의한 collateral circulation이 있음을 알 수 있다.

Table 3-1 시간과 온도에 따른 pH, $PaCO_2$, PaO_2의 변화.

	37°C	4°C
pH ↓	0.01 / 10min	0.001 / 10min
$PaCO_2$ ↑	1 mmHg / 10min	0.1 mmHg / 10min
PaO_2 ↓	0.1 mL/dL / 10min	0.01 mL/dL / 10min

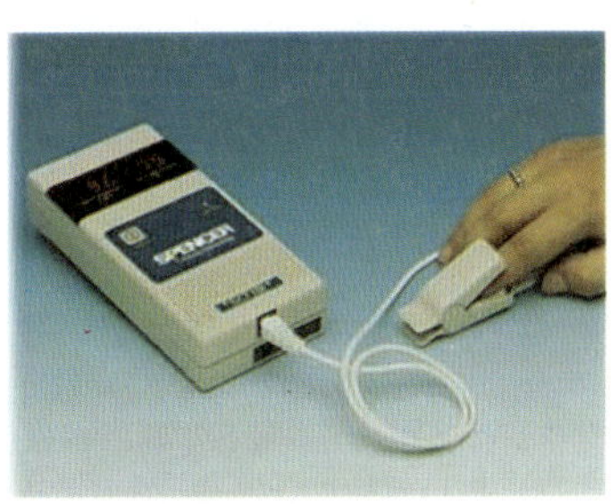

Figure 3-2 Pulse oximetry.

(3) 제한점

① PaO_2를 알기 어렵다. … PaO_2를 구하기 위해서는 oxy-hemoglobin dissociation curve(**Figure 1-17** 참조)에 일일이 대입을 해야 한다. 그런데,

〈1〉 PaO_2 〉 60mmHg에서는 curve가 flat하므로 insensitive하다.

〈2〉 Curve는 움직인다 eg, **Temperature↑, pH↓, RBC의 2,3-DPG 농도↑→ rt. shift**

② Peripheral circulation↓ 시는 'less reliable' 또는 'even unobtainable'

〈1〉 Low cardiac output

〈2〉 Peripheral vasoconstrictor

③ Carboxy-Hb과 Meth-Hb을 구별할 수 없다.

cf. CO-oximetry : 4개의 wave length를 측정할 수 있어서 nonoxy-Hb, oxy-Hb, carboxy-Hb, meth-Hb을 구별할 수 있다.

* CO-Hb : 정상인 7%, 흡연자 10~15%, CO poisoning 〉 25%

④ $PaCO_2$에 대한 정보는 전혀 없다.

B. ABGA의 해석 : 1 + 2

1. Oxygenation

(1) **Hypoxemia** 확인 : 60세 이하라면,

① Mild : PaO_2 〈 80 mmHg

② Moderate : PaO_2 〈 60 mmHg

③ Severe : PaO_2 〈 40 mmHg

미국 솔트레이크 시티(해발 1,400m)에서 시행한 연구에 따르면,

$PaO_2 = 86 - 0.23 \times age$ … 70세더라도 PaO_2 최소한 70 mmHg 이상 되어야!

※ PaO_2와 SaO_2 중 어느 것을 믿어야 하는가?
사실 중요한 것은 DaO_2, CaO_2이다. 이 경우 SaO_2가 훨씬 의미가 크다. (Chapter 1 참조) 그럼에도 불구하고 임상에서 oxygenation을 평가할 때는 PaO_2를 기준으로 삼는다. 그 이유는,
① ABGA에서 PaO_2는 측정값이지만 SaO_2는 PaO_2로부터 Oxy-Hb dissociation curve에 대입해 구한 계산값이고 PaO_2 〉 60mmHg 구역에서 SaO_2 계산값은 reliability가 떨어진다.
② 물론 pulse oximetry로 SpO_2를 측정할 수도 있다. 그러나, 이 역시 제한점이 있다. (위 설명 참조)

(2) Hypoxemia의 W/U (**Figure 3-3**)

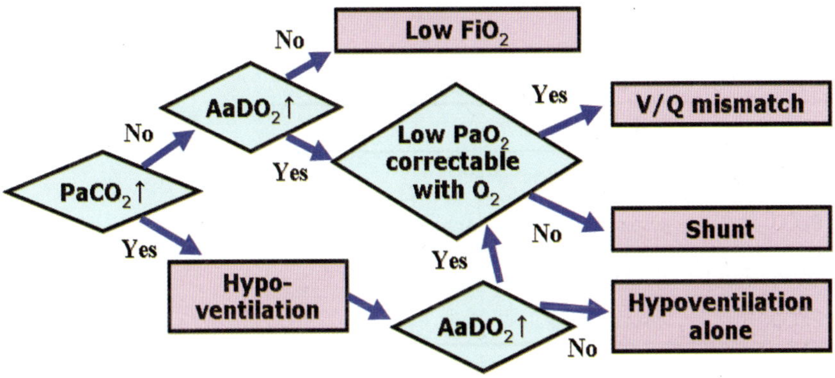

Figure 3-3 Hypoxemia의 W/U.
(1) $PaCO_2$를 확인 → $PaCO_2$가 증가하였으면 hypoventilation에 의한 hypoxemia를 의미.
(2) $AaDO_2$를 계산한다.
① $AaDO_2$가 증가하지 않았으면, FiO_2 감소 상황인지를 확인한다. eg, high altitude
② $AaDO_2$가 증가하였으면 O_2 supply로 hypoxemia가 교정이 되는지를 확인한다.
교정이 되면 V/Q mismatch, 교정이 잘 되지 않으면 shunt가 원인이다.

*** Hypercapnia와 Hypoxemia의 원인**

1. $PaCO_2$↑	←	CO_2 생산의 증가: high RQ food intake, hypermetabolic state
		CO_2 제거의 감소: alveolar hypoventilation
2. PaO_2↓	←	Alveolar hypoventilation
		FiO_2↓
		V/Q mismatch, Shunt

CaO_2 (arterial O_2 content) = 1.34 × Hb × O_2 sat. + 0.0031 × PaO_2
∴ O_2 content는 PaO_2보다 Hb, O_2 sat.이 미치는 영향이 훨씬 커

$P_A O_2 = Fi O_2 \times (P_B - PH_2O) - PaCO_2 / RQ$
$= 0.21 \times (760 - 47) - PaCO_2 / 0.8 = 150 - 1.25 \times PaCO_2$
* P_B : 대기압, PH_2O : 수증기압, RQ : respiratory quotient (대개 0.8)

$AaDO_2 = P_A O_2 - PaO_2 = Fi O_2 \times (P_B - PH_2O) - PaCO_2 / RQ - PaO_2$

* Room air 시 FiO_2=0.21 ∴ $AaDO_2 = 0.21 \times (760-47) - PaCO_2/0.8 - PaO_2$ **= 150 - 1.25 × $PaCO_2$ - PaO_2**

* 정상값 : 〈 15 mmHg 노인에서는 30 mmHg까지도 ∴ **〉30 mmHg면 증가**한 것으로 본다.

2. Acid-Base status

(1) Acid-Base 해석 방법

a. Main process를 우선 찾는다(**Table 3-2**).

Table 3-2 pH, HCO_3^-, $PaCO_2$변화에 따른 main process 해석.

ABGA	Main process
pH ↓ HCO_3^- ↓	Metabolic acidosis (MAc)
pH ↓ $PaCO_2$ ↑	Respiratory acidosis (RAc)
pH ↑ HCO_3^- ↑	Metabolic alkalosis (MAk)
pH ↑ $PaCO_2$ ↓	Respiratory alkalosis (RAk)

b. Compensation이 적절한지 확인한다. (**Table 3-3**)

Table 3-3 Appropriate compensation.

	Initial process	Proper compensation
Metabolic acidosis (MAc)	HCO_3^- 1 ↓	$PaCO_2$ 1.25 ↓
Metabolic alkalosis (MAk)	HCO_3^- 1 ↑	$PaCO_2$ 0.75 ↑
Respiratory acidosis (RAc), acute	$PaCO_2$ 10 ↑	HCO_3^- 1 ↑
chronic	$PaCO_2$ 10 ↑	HCO_3^- 4 ↑
Respiratory alkalosis (RAk), acute	$PaCO_2$ 10 ↓	HCO_3^- 2 ↓
chronic	$PaCO_2$ 10 ↓	HCO_3^- 4 ↓

c. Mixed condition을 의심할 상황

① 병력과 맞지 않을 때. esp. vomiting, diarrhea

② Compensation으로 설명되지 않을 경우 (**Table 3-3** 참조) → Metabolic + Respiratory

③ High AG metabolic acidosis → ⊿AG/⊿HCO_3^- ratio를 구해 본다.

⊿AG/⊿HCO_3^- 1~2 : High AG MAc only

⊿AG/⊿HCO_3^- 〉 2 : High AG MAc + MAk

⊿AG/⊿HCO_3^- 〈 1 : High AG MAc + Normal AG MAc

(2) 각 acid-base status에 따른 원인 감별 요약

a. Metabolic acidosis

① **High AG MAc**

〈1〉 **Endogenous cause (normal OG*) : lactic acidosis, ketoacidosis (DKA, alcoholic), renal failure (progressed)**

〈2〉 **Exogenous cause (high OG*) : intoxication (salicylate, alcohol, methanol, ethylene glycol)**

* **OG (osmolal gap) = measured - calculated osmolality (정상 : 〈10mosm/kg)**

② **Normal AG MAc**

〈1〉 **Urine AG** 〈 0 : Diarrhea**

〈2〉 **Urine AG** 〉 0**

(a) **Urine pH 〉 5.5 (acid loading 하더라도) : Type 1 RTA**

(b) **$F_EHCO_3^-$ 〉 15% (alkali loading 하면) : Type 2 RTA**

(c) **Hyperkalemic : Type 4 RTA**

** **Urine AG = [Na] + [K] - [Cl] (in urine)**

b. Metabolic alkalosis

① **U_{Cl} 〈 10 mEq/L ··· saline-responsive MAk with volume depletion**

: Vomiting, diuretics, Bartter's syndrome, Gitelman's syndrome

② U_{Cl} 〉 20 mEq/L ··· non saline-responsive MAk with volume expansion

: Mineralocorticoid excess, Liddle's syndrome

c. Respiratory acidosis (=ventilatory failure, hypoventilation)

① Central : CNS (esp. brainstem) lesions, drugs (sedative, morphine, anesthetics)

② Lung : asthma, COPD 등

③ Neuromuscular : muscle fatigue, kyphoscoliosis 등

④ Others : permissive hypercapnia 등

d. Respiratory alkalosis (=hyperventilation)

① Central : Pain, anxiety (hyperventilation synd.), CNS lesions, Fever (esp. early sepsis)

② Drugs : Salicylate, methylxanthine (theophylline, caffeine)

③ Pregnancy, Progesterone

④ High altitude, Hypoxemia

폐기능 검사 (PFT, pulmonary function test)

A. 서론 (introduction)

1. 폐용적 (lung volume) 용어 (Figure 3-4)

- **TLC** : 말 그대로 lung 에 들어갈 수 있는 air의 total volume
- **VC** : fully forced inspiration 상태로부터 fully forced expiration할 수 있는 air의 volume * FVC는 forced(fast) method로 구한 VC이다. 우리가 일반적으로 보는 검사법은 이 forced method이다. Slow method로 구한 VC도 있으며 이는 SVC라고 부른다. Slow method에서는 IC는 구할 수 있고 FEV_1을 구할 수 없다.
- **RV** : full expiration 후에 lung 안에 남아있는 air의 volume
- **TV (V_T)** : forced respiration이 아닌 평소의 일반적인 1회 호흡량
- **FRC**
  - V_T만큼씩 respiration할 때 end-expiration시 lung에 남아있는 air의 volume
  - Chest wall이 expansion하는 tendency와 lung이 collapse되려는 tendency가 평형상태에 도달했을 때 lung의 volume

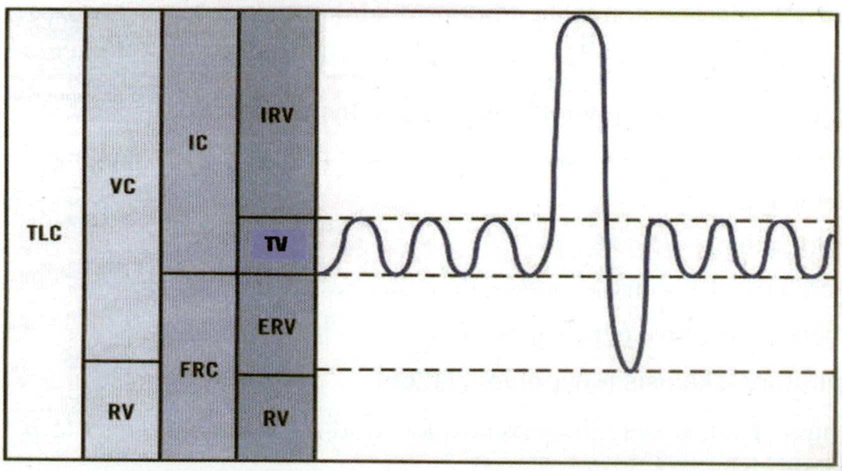

Figure 3-4 Lung volume.
TLC = total lung capacity, VC = vital capacity, RV = residual volume, IC = inspiratory capacity, FRC = functional residual capacity, IRV = inspiratory reserve volume, TV = tidal volume, ERV = expiratory reserve volume

· TLC = VC + RV = FRC + IC

· FRC = ERV + RV, IC = IRV + TV, VC = IC + ERV

2. 폐기능 검사법

(1) **Spirometry (Figure 3-5)**

① Dynamic condition, 곧 숨을 들이마시고 내쉬는 과정에서 측정

② 측정값 : FEV_1, FVC, FEV_1/FVC, FEF_{25-75}, MVV

③ Bronchodilator response도 측정

④ **RV가 포함된 값은 측정 불가능 : RV, FRC, TLC**

(2) **절대 폐용적 측정** · **RV 포함된 값도 측정 가능**

· Static condition에서 측정

① **Body plethysmography (m/c)**

② Gas (He) dilution method

③ Radiography

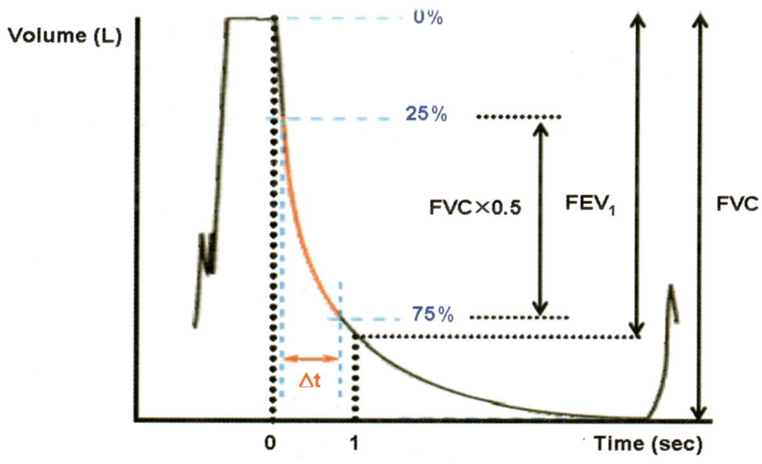

Figure 3-5 Spirometry의 time-volume curve.
Tidal respiration하다가 TLC까지 최대한 들이마시고 RV까지 최대한 내쉰다. TLC에서 RV까지의 lung volume이 FVC, 곧 VC이다. 내쉬기 시작하고 1초 뒤까지 내쉰 expiratory volume이 FEV_1이다. 그리고 FVC의 25%에서 75%에 해당하는 volume을 내쉬는데 소요된 시간을 Δt라 할 때, 여기에 해당하는 lung volume, 곧 FVC의 50%를 Δt로 나눈 값이 MMEF (maximum mid-expired flow) 또는 FEF_{25-75} (forced expiratory flow, 25-75%)라 한다. 이 방법은 forced method이기 때문에 'F'VC에서 'F'가 붙으며 이 값은 VC로 인정된다. Slow method도 있다. * Flow = volume / time

(3) **Diffusing capacity 측정**

① **Single breath method (m/c) (Figure 3-6)**

② Re-breathing method

③ 기타 : 3 gas iteration method, Intra-breath (exhaled method), morphometric method

(4) **Closing capacity 측정 (Figure 3-7)**

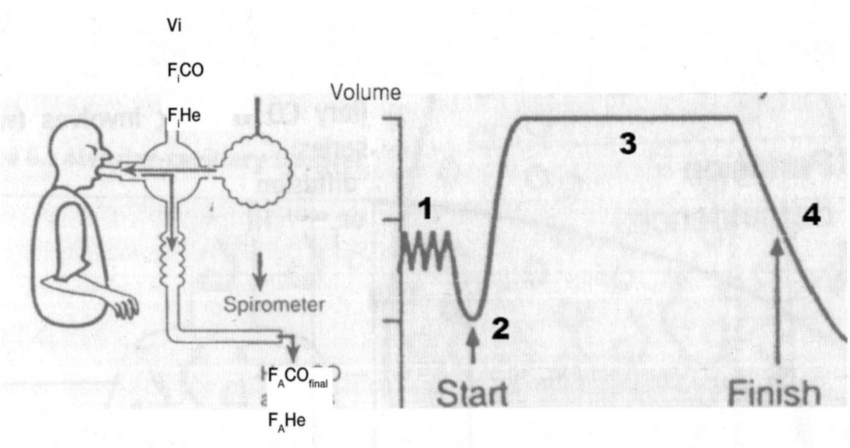

Figure 3-6 Single breath method.
(1) F_iCO, F_iHe의 gas V_i(mL)를 tidal respiration으로 호흡하여 들이마신다. (2) RV까지 최대한 내쉬었다가 TLC까지 최대한 들이마시고 (3) t초(대개 10초) 정도 breath-holding한다. Breath-hold 시작 직전의 폐용적이 V_A이고 이 때 CO 분획이 $F_ACO_{initial}$ 이다. (4) RV까지 expiration한 gas로부터 F_AHe, F_ACO_{final}를 측정한다. DLco는 다음의 식으로 구한다.

$$DLco = V_A \times 60/\,t \times 1/\,(PB-47) \times Ln\,(F_ACO_{initial}/\,F_ACO_{final})$$

PB : 대기압 (760mmHg)

V_A : alveolar ventilation (단위 : mL STPD*) * STPD : standard temperature, pressure, dry

그리고 F_ACO_{final}은 측정한 값이라 알 수 있다. 문제는 $F_ACO_{initial}$을 구하는 것인데 이는 몸 안으로 흡수되지 않는 He의 성질을 이용해 구할 수 있다. 즉, He의 양은 검사 전후로 변하지 않으므로 $V_i \times F_iHe = V_A \times F_AHe$가 성립하며 V_i, F_iHe, F_AHe는 측정값이므로 V_A를 구할 수 있다. 또한 breath-hold 직전까지 몸으로 흡수된 CO가 없다고 가정하면 $V_A \times F_ACO_{initial} = V_i \times F_iCO$ 일 것이고 역시 나머지 값을 이제 알고 있으므로 여기서 $F_ACO_{initial}$을 구할 수 있다.

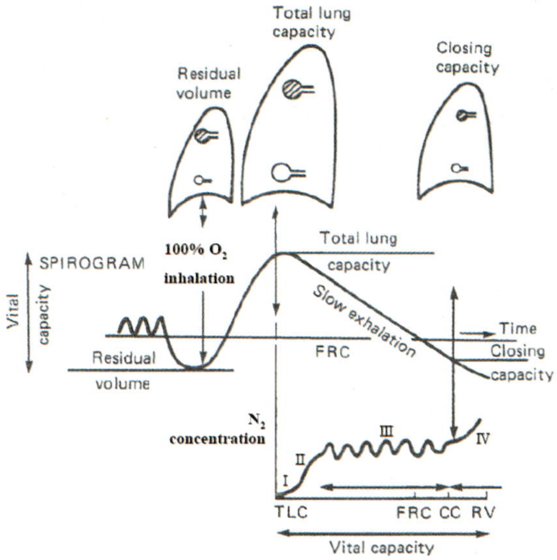

Figure 3-7 Closing capacity.
RV까지 forced expiration한 뒤 100% O_2 inhalation을 TLC까지 forced inspiration하고 천천히 내쉬면서 expired air에서 N_2 농도를 측정한다. 100% O_2 inhalation 직전은 dependent portion의 일부 alveoli들은 air가 다 제거되고 closure되어있는 상태로 100% O_2는 주로 이 closure되어 있던 alveoli를 채우게 되며 upper lung zone의 alveoli는 상대적으로 농도가 더 높게 된다. 이후 N_2 농도는 phase Ⅰ~Ⅳ의 경과를 거치게 된다. Phase Ⅰ은 dead space를 채우고 있던 O_2가 우선 나와 N_2농도는 0%에 가깝다. Phase Ⅱ는 N_2가 expiration되는 air에서 농도가 증가하는 시기이다. Phase Ⅲ는 주로 lower lung zone에서 나오는 100% 와 상대적으로 upper lung zone에서 나오는 normal air의 가 mix되어 평형을 이루는 시기로 심장박동에 따라 그래프가 흔들리는 이른바 'cardiac oscillation'을 보여준다. 좀 더 expiration하여 일정한 수준에 도달하면 평형을 이루던 N_2 농도가 갑자기 증가하는 phase Ⅳ에 이른다. 이 phase Ⅳ가 시작되는 지점부터 RV까지가 closing capacity이다. Closing capacity에 도달하면 dependent portion의 alveoli의 closure가 발생하면서 여기서 주로 나오던 O_2농도가 감소함에 따라 상대적으로 N_2 농도가 높아지기 시작하는 것이다. Closing volume(폐쇄 용적)=closing capacity + RV로 결국 숨을 내쉬다가 dependent lung의 alveoli가 collapse될 때 폐의 용적을 의미한다.

B. 폐기능 이상 소견 (patterns of ventilatory dysfunction)

1. Obstructive pattern

(1) **Spirometry**

① **FEV_1/ VC ↓ * → 'obstructive pattern'의 hallmark**

* FEV_1/VC 〈 5 percentile … 학생수준에서는 **FEV_1/VC 〈 70%**로 알면 됨

② **FEV_1 ↓ 일수록 보다 'severe' obstructive pattern**

③ **Airflow limitation → expiration 장애 → RV↑, TLC↑ → VC↓**

④ **'FEV_1/ VC↓ + VC↓'**

: restrictive pattern과 mixed pattern 또는 obstructive pattern only 모두 가능

(2) **Flow-volume curve** (**Figure 3-8**, **Figure 3-9**, **Figure 3-10**)

① Intrathoracic airway obstruction

〈1〉정상에 비하여 expiration 초기부터 flow 급속하게 감소

〈2〉 RV, TLC 증가로 F-V curve가 정상보다 left로 shift

: COPD, asthma, bronchiolitis, cystic fibrosis

② Extrathoracic airway obstruction

〈1〉Fixed obstruction : cancer, stenosis, TB 등 … 우리가 흔히 생각하는 obstruction

〈2〉Variable obstruction : chondromalacia, bilateral vocal cord palsy 등 … 호흡에 따라 obstruction이 나타났다 사라지는 경우

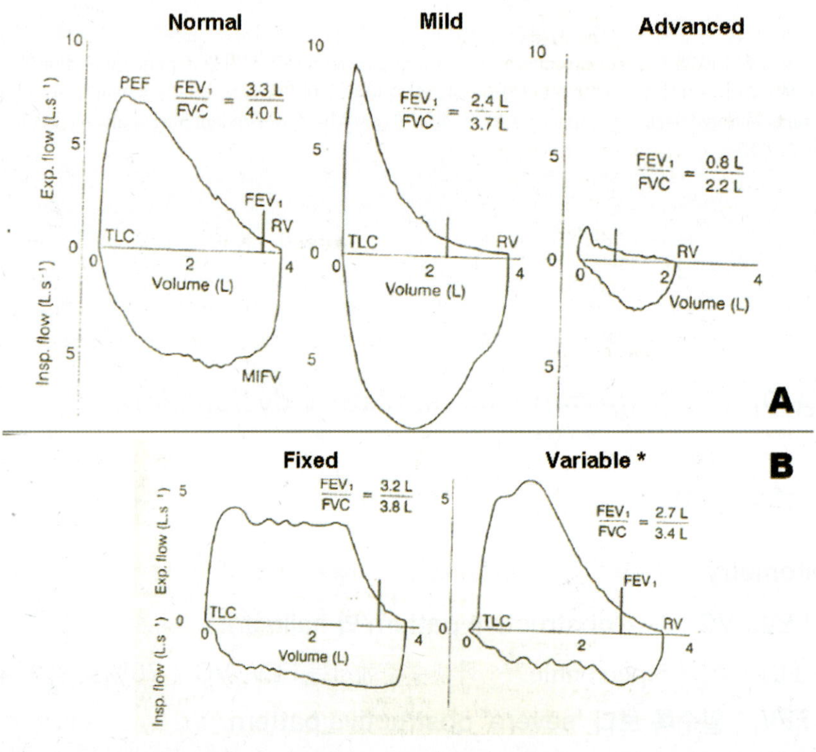

Figure 3-8 Obstructive patterns의 Flow-Volume curve. (A) Intrathoracic airway obstruction. Mild obstruction시는 expiration 초기부터 flow가 급격히 감소하고 (FEV_1 감소) 더 진행하면 FEV_1이 더욱 감소하며 RV가 증가하여 curve가 left shift된다. 이와 같이 intrathoracic airway obstruction은 expiration의 장애가 특징적이며 inspiration은 비교적 curve 모양이 잘 유지된다. **(B) Extrathoracic airway obstruction**은 fixed lesion인 경우는 inspiration, expiration 모두 curve에 이상이 오지만, variable lesion인 경우는 inspiration 때 curve 모양의 이상이 온다. 그 원인은 **Figure 3-10**을 참조하라.

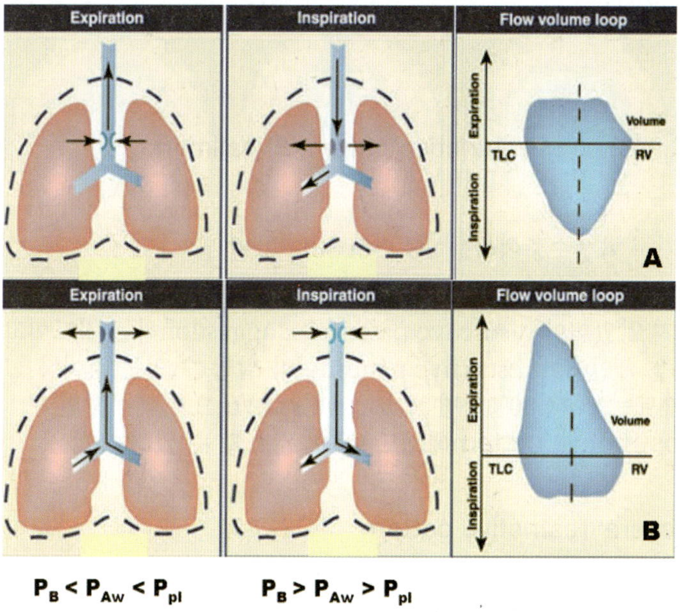

Figure 3-9
Obstructive patterns의 Flow-Volume curve.
(B) Variable extrathoracic obstruction. Expiration 때는 lesion이 있는 airway의 pressure (P_{AW})가 주변인 대기압 (P_B)보다 높기 때문에 flow가 잘 유지되지만 inspiration 때는 P_{AW}가 P_B보다 낮으므로 airflow limitation이 발생한다. (A) Variable intrathoracic obstruction도 살펴보면 inspiration 때는 lesion이 있는 부위의 P_{AW}가 주변의 P_{pl}보다 높기 때문에 flow가 유지되지만 expiration 때는 P_{AW}가 P_{pl}보다 낮아 obstruction이 발생한다. 대개 모양은 Figure 3-8처럼 초기에 급격하게 flow가 떨어지는 형태로 생길 것이다.

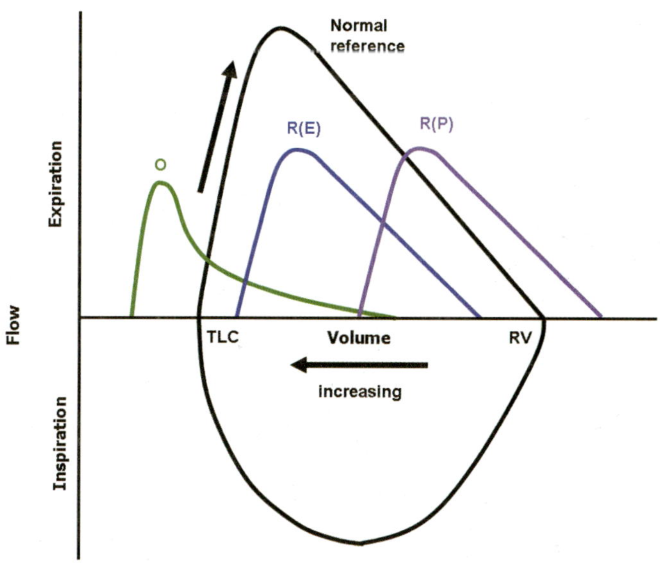

Figure 3-10
Obstructive/Restrictive pattern의 flow-volume curve.
상술한 바와 같이 obstructive pattern (O)은 expiration시 초기 flow가 급격하게 줄면서 RV, TLC가 증가하여 curve가 left shift되는 형태를 보이고 parenchymal restrictive pattern과 inspiratory extraparenchymal restrictive pattern (R(P))는 VC, RV, TLC가 모두 감소한다. R(E)는 inspiratory & expiratory extraparenchymal restrictive pattern으로 VC, TLC는 감소하나 expiratory dysfunction에 따른 air retention으로 RV가 증가하는 형태를 보인다.

2. Restrictive pattern

(1) **Spirometry**

① **Lung volume (TLC, VC)↓* → 'restrictive pattern'의 hallmark**

… 단, **1.** (1) ① 고려

* TLC 〈 5 percentile … 학생수준에서는 **VC 〈 80%**로 알면 됨

※ 원래 VC만 감소한 경우를 restrictive pattern이라고 말하면 안된다. 최소한 FEV_1/VC가 감소하지 않았어야 restrictive pattern을 suggestion하는 정도이고 TLC까지 감소한 것을 확인해야 restrictive pattern이라 말할 수 있는 것이다. 그러나, 학생 수준에서는 VC 〈 80%이면 restrictive pattern으로 해석하면 큰 무리가 없다. 단, **obstructive pattern에서도 VC이 감소할 수 있다**는 것은 기억해야 한다.

② **VC↓ 일수록 보다 'severe' restrictive pattern**

(2) **Restrictive pattern의 분류 (Table 3-4, Figure 3-10)**

① **Parenchymal restrictive pattern : DILD, lung resection, pleural effusion**

② **Extraparenchymal restrictive pattern - inspiration 제한**

③ **Extraparenchymal restrictive pattern - inspiration + expiration 제한**

: Neuromuscular disorders (Diaphragmatic paralysis, MG, Guillain-Barre syndrome, Cervical spine injury, Muscular dystrophies), Chest wall stiffness (Kyphoscoliosis, Obesity, Ankylosing spondylitis)

Table 3-4 Ventilatory pattern에 따른 PFT 양상.

	FEV_1/VC	VC	RV	TLC	MIP	MEP
Obstructive	↓	↓	↑	N/↑	N	N
Restrictive						
Parenchymal	N/↑	↓	↓	↓	N	N
Extraparenchymal : I	N	↓	N/↓	↓	↓/N	N
Extraparenchymal : I & E	N/↑/↓	↓	↑	↓	↓/N	↓/N

(1) Obstructive pattern : 본문 참조. (2) Parenchymal restrictive pattern은 IPF가 전형적인 예이다. FEV_1/FVC는 감소하지 않으며 VC, RV, TLC 모두 감소한다. Respiratory m.은 정상이므로 MIP, MEP는 정상이다. (3) Extraparenchymal restrictive pattern은 inspiratory dysfunction만 나타나는 경우와 inspiratory & expiratory dysfunction이 함께 나타나는 경우가 다 가능한데 inspiratory dysfunction시는 parenchymal restrictive pattern과 유사하게 나타나며 inspiratory & expiratory dysfunction의 경우는 VC, TLC는 감소하나 expiratory dysfunction에 의해 air retention이 발생하면 RV가 증가할 수 있다. MIP, MEP는 respiratory m. dysfunction시 감소하며 chest wall stiffness 때는 정상이다. Inspiratory dysfunction 때는 MIP가, expiratory dysfunction 시는 MEP가 감소할 수 있다. (MIP : maximum inspiratory pressure, MEP : maximum expiratory pressure)

단순 흉부 방사선 검사 (simple chest radiology)

* 여기서는 simple chest radiograph 소견에 대해 살펴 본다. Chest CT는 생략하고 각 단원에서 소견을 설명하겠다.

A. 기술적 측면 (technical aspects)

1. Chest PA vs. Chest AP

(1) X-ray의 진행 (Figure 3-11)

: 광원 (초점) → 피사체 → film

· 피사체와 film 사이의 거리가 멀수록 피사체가 크게 보이면서 사진 윤곽은 blurring되어 불분명하게 보인다.

· 그러므로 병변을 film에 가깝게 위치시켜 사진을 찍는 게 좋다.

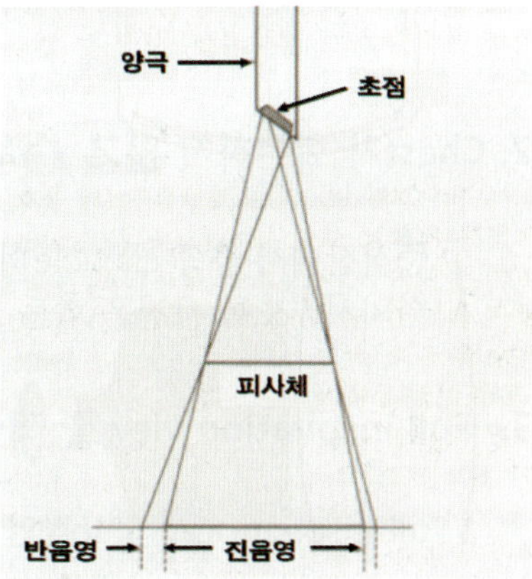

Figure 3-11 X-ray의 진행.

(2) PA vs. AP (Figure 3-12, Table 3-5)

Table 3-5 Chest PA vs. AP view.

	PA	AP
Clavicle	Apex를 덜 가림. 대각선 방향 (＼ ／)	Apex를 가림. 수평방향 (— —)
Scapula	Lung field를 덜 가림.	Lung field를 많이 가림.
Heart	실제 크기와 비슷.	실제보다 크게 보임.

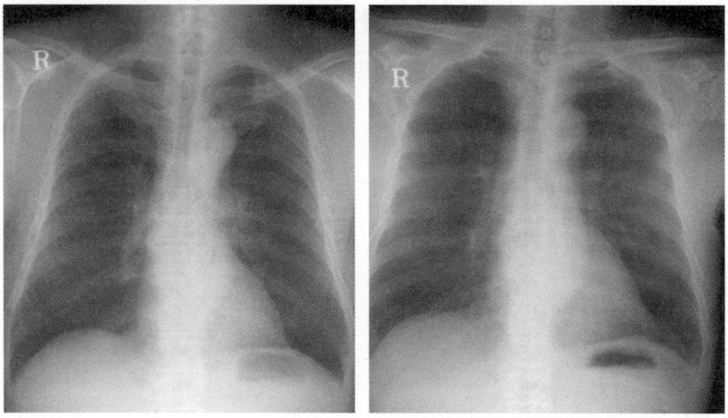

Figure 3-12 Chest PA (left) vs. AP (right). PA, AP는 단순히 뒤에서 앞으로, 앞에서 뒤로 x-ray를 투과시키는 의미 외에 사진을 찍는 자세와도 관계가 된다. PA view는 손을 허리에 올리거나 자신의 앞에 놓인 film판을 감싸안는 자세로 찍기 때문에 scapula가 젖혀져 lung field를 덜 가리게 한다.

2. Chest가 회전하지 않고 x-ray가 직각으로 통과되도록 찍어야

: 중심선에서 양쪽 clavicle의 head까지 거리가 같아야 그러므로 병변을 file과 가까이 위치시키도록 사진을 찍는 게 좋으며 chest x-ray는 PA가 기본이다.

3. Full inspiration view를 찍어야 (Figure 3-13)

* Full inspiration시 정상적인 diaphragm의 위치

Rt. : 10th post. intercostal space level, Lt. : 11th rib level

4. X-ray의 노출 정도 (degree of exposure) 를 일정하게 유지시켜야 (Figure 3-14)

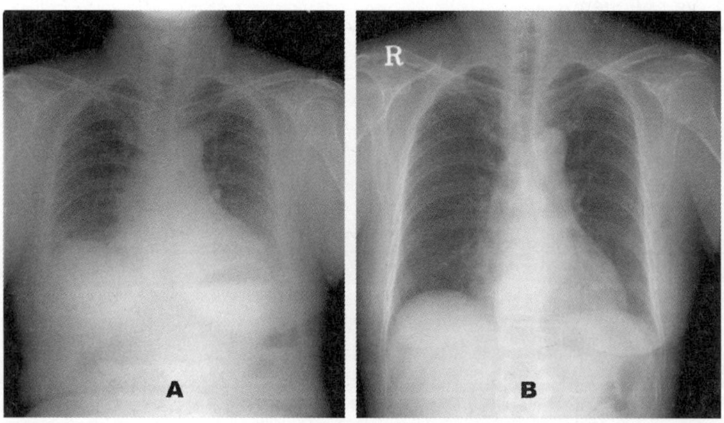

Figure 3-13 Respiration 정도에 따른 chest PA view의 차이. ER에서 인턴선생님이 (A)와 같은 사진을 보고 내과 주치의에게 'pulmonary edema'같다며 noti.를 한다. 실제 (A) 사진을 보면 hilum 부근으로 vascular marking이 증가한 것과 같은 소견이 있다. 하지만, 이 사진은 full inspiration이 안되어 lung이 덜 펴짐으로써 marking이 증가한 것처럼 보인 것이다. Full inspiration시켜서 찍은 (B) 사진은 정상이었다.

B. 정상 소견 (normal view)

1. Normal PA view (Figure 3-15)

2. Normal lateral view (Figure 3-16)

* Lateral view의 의미
  ① PA view와 보완적으로 쓰여 병변의 위치를 보다 정확히 파악할 수 있다.
  ② Retrocardiac area에 위치한 병변을 찾는데 좋다.

* 어느 쪽 lateral view를 찍는가?
  - 피사체와 film의 거리에 의해 생기는 blurring을 줄여 보다 정확한 영상을 얻기 위해서는 병변이 의심되는 쪽 lat.을 찍어야 한다.
    ① Lt. lesion이 의심될 때 : lt. lateral view
    ② Rt. lesion이 의심될 때 : rt. lateral view
    ③ Both lesion 또는 특별히 의심되지 않을 때 : lt. lateral view
    ∵ Lat.의 장점은 retrocardiac area를 보는 것
      → heart가 많이 가린 lt.로 찍는 것이 타당하다.

3.'정상 소견'이란 무엇인가?

(1) **'병변이 없는 것'**

: 정상적으로 관찰되는 구조물 이외의 병변이 없어야 한다. 대표적인 놓치기 쉬운 병변은,

① Small nodule

② Pneumothorax, pleural effusion : 생각보다 놓치기 쉽다. (Figure 3-17)

③ Retrocardiac area에 위치한 lesion : heart 음영에 가려 (Figure 3-18)

(2) **'Lung is not black'**

: Lung field는 '정상적으로 pulmonary vascular marking이 periphery 1cm까지 보여 완전히 새까맣지 않다. → '새까맣다'면 air가 있는 병변(pneumothorax, bulla 등)이 있다는 의미 (Figure 3-19)

(3) **주변 구조물과 경계가 명확해야**

* Silhouette sign (+) : 병변이 있으면 병변과 같은 level에 있는 이웃한 구조물과 경계가 불분명해지는 현상 (Figure 3-20)

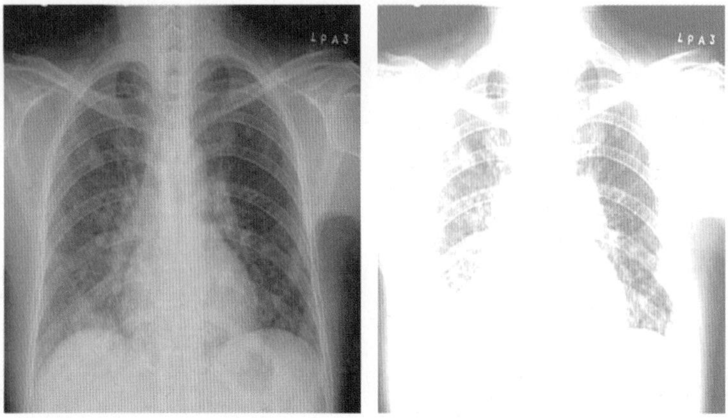

Figure 3-14 X-ray에 노출된 정도에 따른 chest PA view의 차이. 왼쪽이 보다 우수한 영상인지는 누구나 알 수가 있다. 중요한 것은 우수한 영상을 얻을 수 있는 노출 상태를 계속해서 유지하는 것이다. 적절한 노출상태는 heart 뒤에 가리워진 intervertebral space가 보일락 말락 하는 정도면 된다.

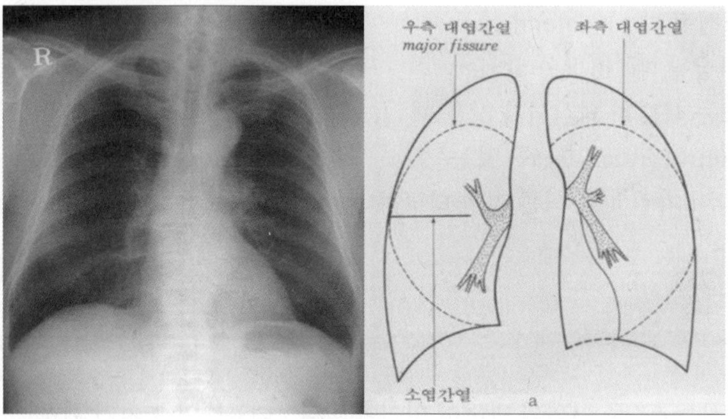

Figure 3-15
정상 chest PA view.

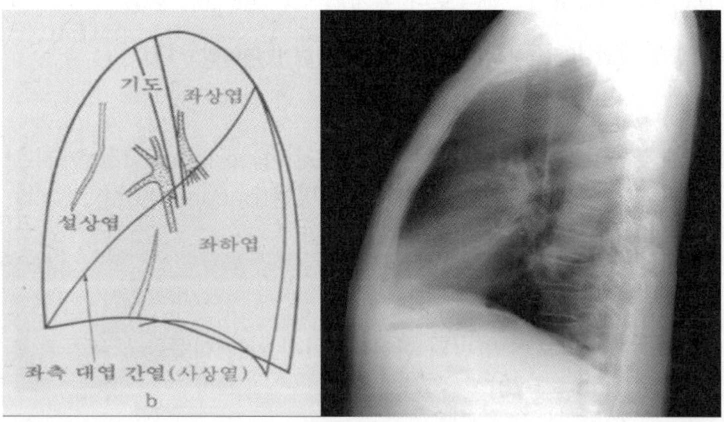

Figure 3-16
정상 chest lateral view.

(4) **정상적인 lung volume이어야**

① 정상적으로는 rt. diaphragm은 full inspiration 상태에서 10th intercostal space에 위치 (lt. diaphragm은 11th intercostal space)

② Pulmonary hilum이 정상적인 위치에 있어야

- Simple x-ray에서 hilum은 주로 pulmonary a.와 sup. pulmonary v.에 의해 이루어진다.
- Lt. pulmonary a.는 lt. main bronchus 위로 주행하는 특징 때문에 lt. hilum이 rt. hilum보다 1~2cm 더 높게 위치한다.
- Lung 내부에서 volume이 감소하면 (lobar atelectasis, destruction) hilum의 위치가 변한다.

  eg, RUL atelectasis 때 rt. hilum이 위쪽으로 올라간다.

③ Fissure의 위치가 정상적이어야

- Lung 내부에서 volume이 감소하면 fissure의 위치가 바뀐다. PA view에서는 minor fissure, lat. view에서는 minor/major fissure의 이동을 확인할 수 있다(**Figure 3-19**).

  eg, RUL atelectasis 때 PA view에서 minor fissure는 위쪽으로 올라가며 LUL atelectasis 때 lat. view에서 major fissure가 앞으로 이동한다.

C. 이상 소견 (abnormal findings)

*** Simple chest x-ray의 이상소견 분류**

(1) **음영 증가성 병변**
- Atelectasis
- Consolidation, GGO (ground glass opacity)
- Mass, Nodule
- Nodules, Reticular opacity
- Pleural effusion

(2) **음영 감소성 병변**
- Air-containing lesions : pneumothorax, bulla 등

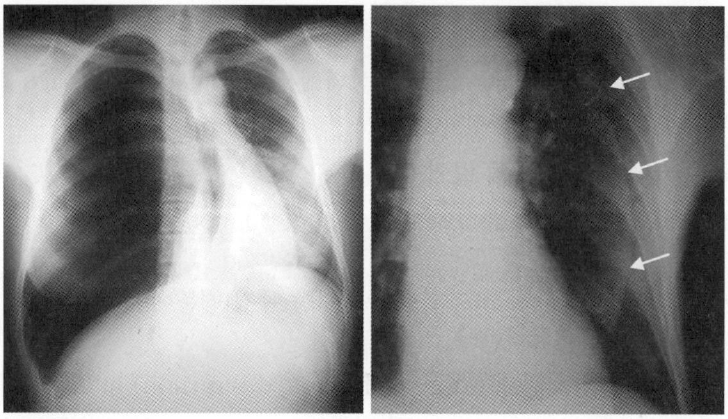

Figure 3-17
Pneumothorax.
왼쪽은 tension pneumothorax이다. Left upper lung field에 보이는 vascular marking이 rt. Whole lung field에서는 보이지 않고 그냥 새까맣다. 오른쪽은 lt. pneumothorax이다. Pleural line을 볼 수 있다. Pleural line 바깥쪽은 역시 새까맣다.

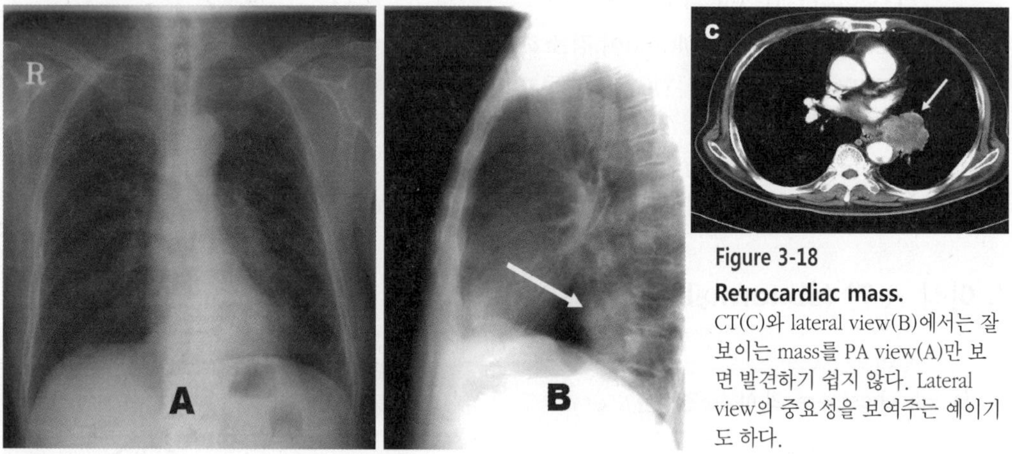

Figure 3-18
Retrocardiac mass.
CT(C)와 lateral view(B)에서는 잘 보이는 mass를 PA view(A)만 보면 발견하기 쉽지 않다. Lateral view의 중요성을 보여주는 예이기도 하다.

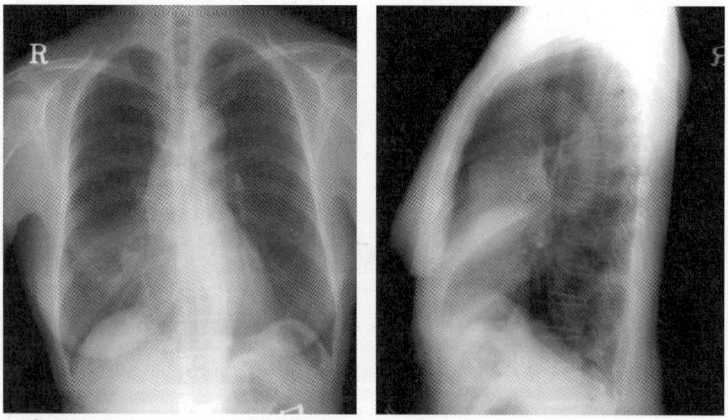

Figure 3-19
RML atelectasis.
왼쪽 PA view를 보면, rt. heart border가 lung과 경계가 명확하게 그려지지 않는다. 이를 **silhouette sign 양성**이라 하며 오른쪽 lateral view를 보면 rt. heart와 이웃한 right middle lobe가 atelectasis되어 있음을 확인할 수 있다.

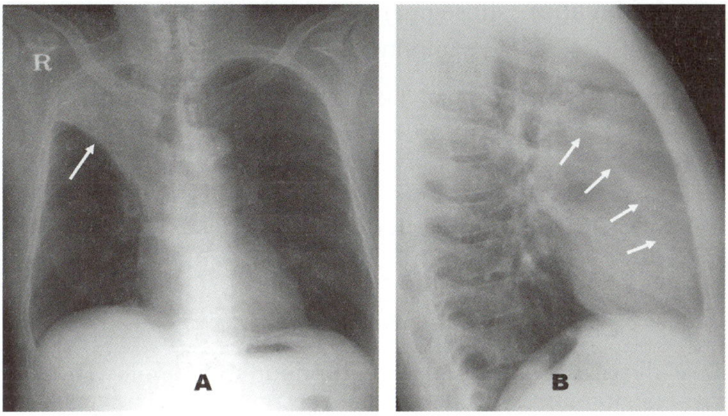

Figure 3-20
RUL and LUL atelectasis.
(A)는 PA view로 정상적으로는 수평으로 보이는 minor fissure가 upper lobe의 volume 감소에 따라 위로 당겨져 올라갔다. RUL atelectasis로 rt. lung의 전체 volume도 감소하여 잘 세어보면 rt. diaphragm이 9th intercostal space까지 올라와 있음을 확인할 수도 있다. (B)는 LUL atelectasis에 의해 lateral view에서 lt. major fissure가 anterior로 이동한 것을 볼 수 있다.

기관지 내시경 검사 (bronchoscopy)

* Bronchoscopy의 분류
(1) Fiberoptic/flexible bronchoscopy
· 일반적으로 흔히 사용하는 내시경 : 국소 마취 ± sedation된 환자의 코나 입을 통해
· 내경이 작고 flexible하여 subsegmental level까지 잘 볼 수 있어
(2) Rigid bronchoscopy
· 전신마취하에 시행하는 내시경
· 내경이 크고 곧아 intervention하기에 더 좋아

A. 검사 적응증 (indications)

1. Endobronchial lesion 확인

: Bronchogenic carcinoma, Endobronchial TB, Hemoptysis, Foreign body

2. Sampling : infectious diseases, malignancy, DPLD에서 유용

(1) 보이는 airway로부터

① Endobronchial biopsy

② Endobronchial brushing, Washing

③ **AFB (autofluorescence bronchoscopy)**

: 형광물질을 이용하여 early endobronchial cancer를 발견

(2) 보이지 않는 보다 distal lung parenchyma으로부터

① **BAL (bronchoalveolar lavage)** : subsegmental bronchi에 scope wedging 후 saline 주입하여 alveolar space로부터 sampling

a. Pneumonia : Pneumocystis pneumonia, TB, bacteria (BAL quantitative culture)

b. DPLD

- IIP
  - · UIP : neutrophil predominance
  - · NSIP : lymphocyte predominance
- Sarcoidosis
  - · CD4/CD8 〉 3.5
- PAP (pulmonary alveolar proteinosis), Lipoid pneumonia : milky BAL fluid 확인

② PSB (protected double-sheathed brushing) : contamination을 막기 위해 이중으로 처리한 brush → Pneumonia

③ **TBLB (or TBB) (transbronchial lung biopsy)** : subsegmental bronchi 이하로 forcep을 넣어 distal에서 biopsy를 하는 방법 → Sarcoidosis, Malignancy

- · Fluoroscopic imaging의 도움을 받을 수 있음
- · Complications : pulmonary hemorrhage, pneumothorax

(3) 보이지 않는 인접한 조직으로부터

① TBNA (transbronchial needle aspiration) : trachea나 large bronchi 안쪽에서 바깥쪽에 있는 인접한 림프절 등을 향해 blind하게 needle aspiration을 시행

② **EBUS (endobronchial ultrasonography)** : 초음파를 이용해 trachea나 large bronchi 안쪽에서 바깥에 인접한 림프절 등을 확인하면서 needle aspiration(TBNA), biopsy를 시행

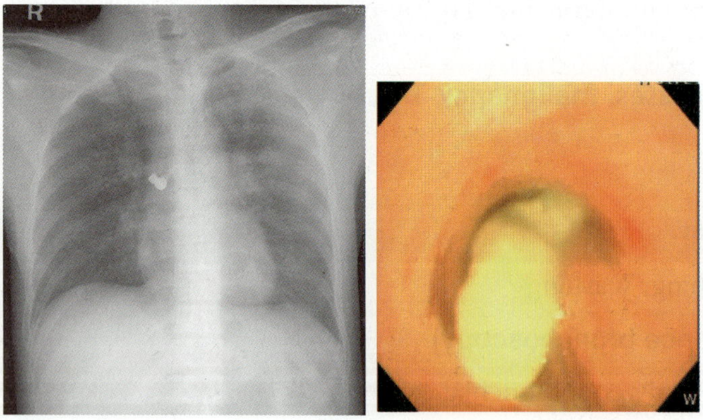

Figure 3-21

Foreign body (치아).
왼쪽 PA view를 보면, rt. hilum에 foreign body에 의한 increased opacity가 보인다. 오른쪽 기관지내시경에서 이 foreign body가 치아라는 사실이 확인된다. 내시경으로 이를 제거하였다.

3. Intervention

(1) Mucus impaction/secretion을 toileting

(2) Foreign body 제거 (**Figure 3-21**)

(3) Obstructive lesion에서 airway patency 유지

① Laser photoresection
② Electrocauterization
③ Argon plasma coagulation (APC)
④ Stent
⑤ Cryotherapy
⑥ Photodynamic therapy (PDT)
⑦ Brachytherapy

* 효과가 빨라 응급 상황에 시행 가능한 것 : ①~④

* Extrinsic obstruction에 적용하기 좋은 것 : ④

* Rigid bronchoscopy : tumor에 의한 obstruction과 bleeding에 확실히 효과적

B. 기관지 내시경 검사 준비

1. 금기 (contraindications)

(1) Unstable cardiovascular status (including uncontrolled ventricular arrhythmia)

(2) O_2 supply, V/S continuous monitoring 을 할 수 없는 시설

2. 전처치

(1) Atropine : respiratory secretion을 줄여줌

(2) Lidocaine (intranasal/intraoral) : airway에 대한 anesthesia

(3) Demerol/morphine : anti-tussive effects, pain control, sedation

(4) Midazolam : sedation

3. Monitoring

(1) **V/S** (2) **EKG** (3) **SpO_2**

C. 정상 기관지 내시경 소견 (Figure 3-22)

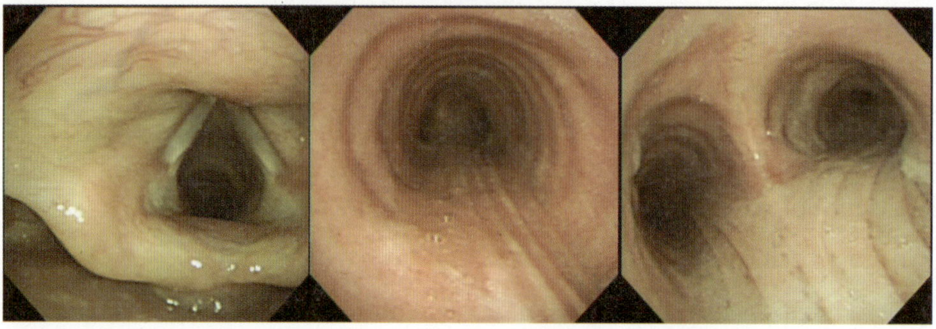

Figure 3-22 정상 기도 소견 (기관지내시경). Bronchoscopy로 들여다 본 normal airway. 화면 위쪽이 anterior, 아래쪽이 posterior, 오른쪽이 right, 왼쪽이 left이다. 왼쪽 그림부터 vocal cords, trachea, carina. Trachea는 posterior만 cartilage가 없어 post.가 평평한 말굽모양으로 보인다. Carina는 sharp하며 만약 blunt되어 있다면 subcarinal lymph node enlargement를 의심할 수 있다.

D. 합병증 (complications)

(1) **Hypoxia**

(2) **Arrhythmia**

(3) **Myocardial ischemia**

(4) **Bleeding**

(5) **Pneumothorax** : 특히 TBLB 시행 뒤

4

Chronic Obstructive Pulmonary Disease

만성 폐쇄성 폐질환

서론 (introduction)

A. COPD(chronic obstructive pulmonary disease)란?

· **완전히 가역적이지는 않은 기류 제한('airflow limitation that is not fully reversible')을 특징으로 하는 질환**으로 예방과 치료가 가능하고('preventable and treatable') 폐외효과(extrapulmonary effects)를 동반하는 질환.

"Airflow limitation (AFL)": FEV_1/FVC 〈 70%

"not fully reversible* AFL": bronchodilator 등 치료 하더라도 FEV_1/FVC 〈 70%

∴ COPD의 spirometry 진단 기준은 post-bronchodilator FEV_1/FVC 〈 70%

* Bronchodilator response 양성을 의미하기도 한다.

※ Bronchodilator response 양성 기준 : bronchodilator 사용 전(pre-) FEV_1 값에 비해 post-FEV_1값이 **200 mL & 12%** 증가했을 경우 … asthma, COPD 모든 경우에 적용.

· **기류제한은 비정상적 염증반응과 관계있고 대개 진행한다. ('usually progressive')**

1. 용어 (terminology) → 학생들은 제목만 알고 있어도 충분하다.

(1) **Emphysema** : airspace wall의 파괴에 의해 alveoli와 respiratory bronchiole이 커진 것으로 몇가지 형태가 있다. → anatomical term

- Centrilobular emphysema
- Panacinar emphysema　　　　cf. Paraseptal emphysema

(2) **Chronic bronchitis** : 다른 질환 없이 1년에 3개월 이상, 적어도 2년 연속해서 chronic cough와 sputum(phlegm)이 있는 상태 → clinical term

(3) Small airway disease : small bronchioles이 좁아진 상태

※ Emphysema, chronic bronchitis, small airway disease가 'airflow limitation'이 없으면 COPD가 아니다.

※ 흔히 emphysema와 chronic bronchitis를 비교한 유명한 table을 알아야 풀 수 있는 문제가 나오기도 하는데 이 table은 Harrison에서도 빠진 것으로 이 책 역시 언급하지 않겠다. 다만 기본적인 개념만 언급하면,

- Pink puffer (emphysema predominant) : hyperventilation이 주된 문제로 이에 따른 WOB 증가로 accessory m. use (+), pursed-lip breath을 한다. Ventilation은 유지되어 ABGA 괜찮고 cyanosis 적다. (그래서 'pink')
- Blue bloater (chronic bronchitis predominant) : airway resistance 심해져 ventilation에 문제 발생하여 ABGA 나쁘고 (hypercarbia 포함) cyanosis 심하며 cor pulmonale 잘 온다.

B. 역학 (epidemiology)

1. 유병률 (prevalence)

(1) 전세계 5,200만명 이상 (남자 9.33/1,000명, 여자 7.34/1,000명)

(2) 미국 : 1,600만명 이상

(3) 한국 : 45세 이상 17.2% (남자 25.8%, 여자 9.6%)

2. 사망률 (mortality rate)

(1) 전세계 : 274만명 사망 추정 (2000년) → 2020년 전세계 3대 사망원인 될 것

(2) 미국 : 4번째 주요 사망 원인

(3) 한국 : 8번째 주요 사망 원인 ('만성 하기도 질환', 2006년) … 2002년은 5위

C. 위험인자 (risk factors)

1. 흡연 (smoking, Figure 4-1)

(1) **COPD의 가장 중요한 위험 인자**

- 나이가 들어갈수록 lung function (FEV_1)은 감소하는데 pack-year가 많은 흡연자일수록 더 빨리 폐기능이 악화 (smoking의 dose-response relationship)

 * pack-years : FEV_1의 가장 유의한 예측인자

- 금연 시 폐기능감소 속도 정상인과 같아져. 그러나, 이미 나빠진 폐기능이 복구되지는 못해
- Tobacco 〉 Cigar, Pipe

(2) 하지만 흡연으로만 COPD 발병기전이 다 설명되는 것은 아니다.

- 여성 COPD 환자는 비흡연자가 더 많다.
- FEV1 variability의 15%만을 설명할 수 있다.
- 흡연자의 10%에서만 COPD가 발생 → 추가적인 유전적, 환경적 요인이 기여

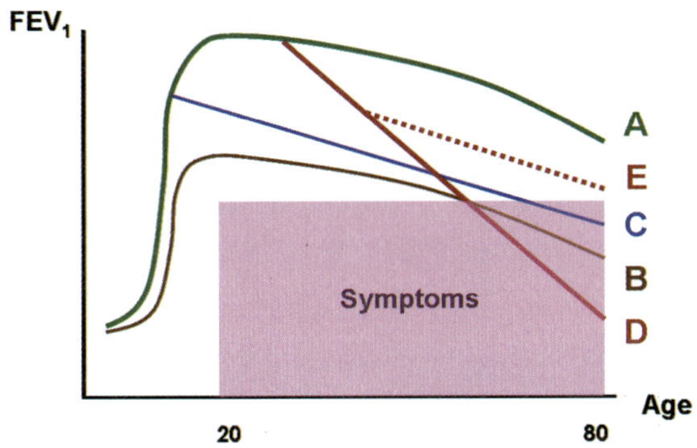

Figure 4-1
나이에 따른 폐기능의 감소.
나이가 들면서 FEV_1은 지속적으로 감소한다. 그런데, 흡연자인 경우 그 감소 속도가 더 빠르다. 금연을 하면 FEV_1 감소 속도는 정상인과 같게 되지만 이미 감소해버린 정도를 따라잡지는 못한다.
A : normal, B : reduced growth, C : early decline, D : rapid decline, E : rapid decline but with disease-modifying therapy (eg, smoking cessation)

2. 기도 과민성 (airway hyperresponsiveness)

· Airway hyperresponsiveness는 추가적 FEV_1 decline의 예측 인자 (즉 COPD의 위험인자)

* Airway hyperresponsiveness는 asthma의 핵심적인 특징인데 COPD에서도 상당 부분 공유된다. Asthma와 COPD는 결국 같은 병일 수 있다는 것인데 이에 대한 학자들의 입장은 크게 다음의 두가지 가설(hypothesis)로 대별되고 있다.

(1) Dutch hypothesis : asthma와 COPD는 원래 같은 병인데 유전적, 환경적 요인에 따라 다른 형태로 발현한다는 이론

(2) British hypothesis : asthma는 allergic phenomenon이고 COPD는 smoking과 관련된 inflammation으로 두 질환은 근본적으로 다르다는 이론

3. 호흡기 감염

(1) 소아 때 호흡기 감염은 장차 COPD의 가능한 predisposing factor이다.

(2) 성인의 호흡기 감염은 COPD 급성 악화의 가장 중요한 원인이다. 그러나, 장기간 폐기능 저하에 미치는 영향은 불확실하다.

4. 직업적 노출력 (occupational exposure)

· 탄광 (coal miner), 금광 (gold miner), 면공장 (cotton textile dust), 카드뮴 등

5. 대기 오염 (ambient air pollution)

(1) 도시인이 보다 호흡기 증상이 많다는 보고 있어

(2) Biomass combustion : 중국 등 일부 국가의 조리법 → 여성에서 COPD 위험인자

6. 유전적 소인 (genetic predisposition)

(1) **α_1-antitrypsin (α_1AT) deficiency**

α_1AT-encoding protease inhibitor (PI, SERPINA1) locus의 variants

Pi^M : normal α_1AT

Pi^S : α_1AT slightly ↓

Pi^Z : α_1AT ↓ ↓ → early-onset COPD ↑ … ex-& non-smoker에서는 불분명

Pi^{MZ} (heterozygous) : α_1AT ↓ … COPD와 관련성은 controversial

(2) 기타 유전적 요인 : 분명하게 확인된 것은 없음.

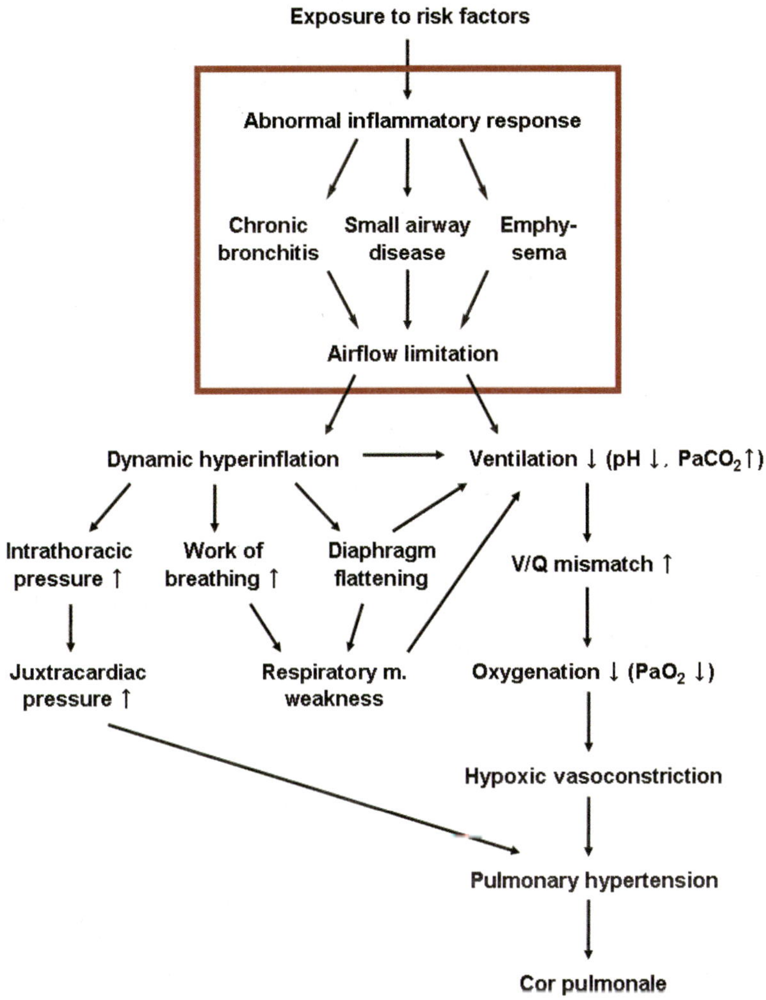

Figure 4-2 COPD의 병태생리.
COPD는 smoking 등 위험인자에 노출되었을 때에 비정상적인 inflammatory response로 인해 airflow limitation이 발생하는 질환이다. Inflammation의 결과 COPD 환자는 chronic bronchitis, small airway disease, alveolar destruction (emphysema)의 pathology를 보이게 되는데 airflow limitation은 ① 주로 small airway disease에 의한 airway resistance의 증가(정상적으로 airway resistance는 large airway에서 대부분 발생하지만 COPD 환자에서 resistance 증가는 주로 small airway level에서 발생한 것이다)와 ② alveolar destruction(emphysema)에 따른 compliance 감소 및 EPP 발생에 따른 airway narrowing(Figure 4-5 참조)으로 인하여 expiration에 필요한 time이 증가하면서 발생한다. 이 때 호흡을 함에 따라, 특히 숨을 더 빨리 쉴 수록 expiration time이 짧아지므로 점차 폐 안에 공기가 쌓이게 된다. 이를 dynamic hyperinflation이라고 한다. Airflow limitation과 dynamic hyperinflation은 ventilation의 저하를 가져오며 이는 V/Q mismatch를 증가시킴으로써 oxygenation을 악화시키고 respiratory failure(ventilatory failure, oxygenation failure)를 일으킬 수 있다. Chronic hypoxemia가 지속되면 환자의 몸은 polycythemia(oxygen transport를 증가시키려고)와 hypoxic vasoconstriction(ventilation이 감소한 곳으로 blood flow도 줄임으로써 V/Q matching 개선시키려고)이라는 보상노력을 하게 되는데 이것이 지속되면 pulmonary hypertension을 유발하게 되고 더 나아가면 right heart dysfunction인 cor pulmonale로 진행할 수 있다. Cor pulmonale는 대개는 FEV_1 〈 25% + chronic hypoxemia (PaO_2 〈 55mmHg) 상태에 이르러서야 발생한다. 또한 dynamic hyperinflation은 work of breathing을 증가시키고 diaphragm 등 respiratory muscle weakness에 기여함으로써 ventilation 저하에 일조하며 intrathoracic pressure를 상승시켜 pulmonary hypertension에도 기여하게 된다.

D. 발병기전과 병태생리 (pathogenesis & pathophysiology)

1. 발병기전 (pathogenesis)

: smoking-related abnormal inflammation

→ small airway obstruction + emphysema

(1) Small airway obstruction ← fibrosis ← proteinase ←

① TGF-β proteolytic activation

② IGF(insulin-like growth factor) binding protein degradation
→ profibrotic IGF release

(2) **Emphysema (Figure 4-3) : 4가지 순차적 주요 발병 요인**

① Inflammatory cells recruitment

② Elastic proteinases → ECM degradation

③ Structural cells apoptosis → Lung parenchymal (alveolar) destruction

④ Ineffective repair

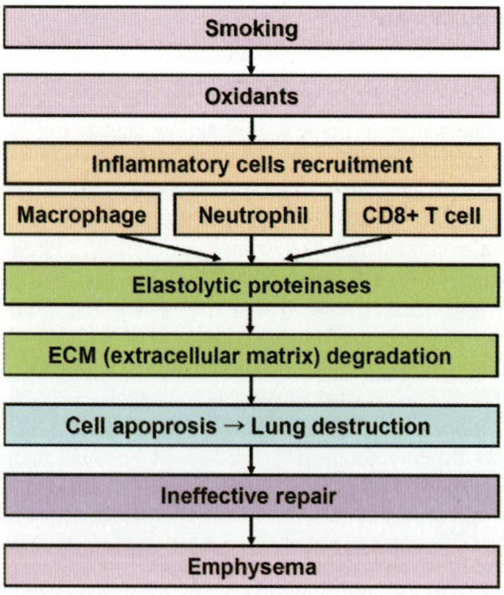

Figure 4-3 Emphysema의 발병기전.
장기간 흡연으로 oxidants에 노출되면 terminal airspaces에 macrophage, neutrophil, CD8+ T lymphocytes와 같은 inflammatory cells이 recruitment된다. 이들 세포들은 elastase 등 proteinase를 분비하여 extracellular matrix를 degradation 시킨다. ECM의 attachment가 소실됨에 따라 structural cell들의 apoptosis가 발생하면서 lung parenchymal destruction이 초래된다. 또한 부적절한 repair가 동반되면서 emphysema가 발생하게 된다.

2. 병리소견 (pathology)

(1) Large airway (chronic bronchitis)

① Mucous gl. enlargement, Goblet cell hyperplasia → symptom과 비례

② Squamous metaplasia → predisposition to carcinogenesis, mucociliary clearance ↓

③ Smooth muscle hypertrophy, bronchial hyperreactivity → asthma만큼 심하지는 않다.

(2) Small airway (≤2mm) : airway resistance ↑ ← airway narrowing by

① Goblet cell metaplasia → mucus ↑

② Mucus-secreting inflammatory cells이 surfactant-secreting Clara cell을 대체 → mucus ↑, surface tension ↑

③ Smooth muscle hypertrophy

④ Fibrosis in airway wall

⑤ ECM destruction에 따른 attachment 소실

(3) Lung parenchyma

① Emphysema (**Figure 4-4**)

〈1〉 Centrilobular (centriacinar) emphysema (m/c)

: Upper lobe, lower lobe superior segment에 prominent

〈2〉 Panlobular (panacinar) emphysema : 주로 α_1AT deficiency에서 발견

: Lower lobe에 predominant

② Cell infiltration (BALF) : macrophage 〉 95%, neutrophil 1~2%, T cell

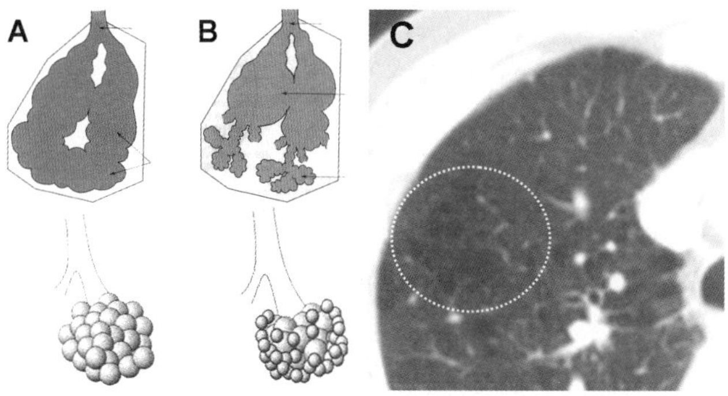

Figure 4-4 Emphysema.
(A) Panlobular emphysema : 전체 airspace가 모두 늘어나 있다.
(B) Centrilobular emphysema : destruction되어 비정상적으로 늘어난 airspace가 정상 airspace와 섞여 있다.
(C) Centrilobular emphysema (CT) : 정상적인 lung parenchyma에 비하여 비정상적인 destructed lung parenchyma이 보다 low attenuation으로 관찰된다. 늘어난 부위는 secondary pulmonary lobule의 중심부위에서 보여 centrilobular emphysema라고 부른다.

3. 병태 생리 (pathophysiology, Figure 4-2, Figure 4-5)

(1) 기류 제한 (airflow limitation) : FEV_1/VC ↓

← airway resistance ↑, lung compliance ↑

EPP(equal pressure point)가 distal로 이동 (**Figure 4-5**)

(2) 동적 폐 과팽창 (dynamic hyperinflation) : RV ↑, TLC ↑, VC ↓

① 일종의 airflow limitation에 대한 compensation

: lung volume ↑ → elastic recoil ↑ → MEF(maximal expiratory flow) 유지

② Ventilation ↓ ←

〈1〉Abd. wall과 diaphragm 접촉 면적 ↓ → inspiration 시 abd. pressure 전달 ↓

〈2〉Diaphragm m. fiber shortening → inspiratory pressure generation ↓

〈3〉Diaphragm flattening → transmural pressure 만들기 위해 더 많은 tension 필요 * Laplace's law : p=2t/r (p : pressure, t : muscle tension, r : radius)에서 r ↑

(3) 가스 교환 (gas exchange) 장애 ← V/Q mismatch ↑ ← nonuniform ventilation

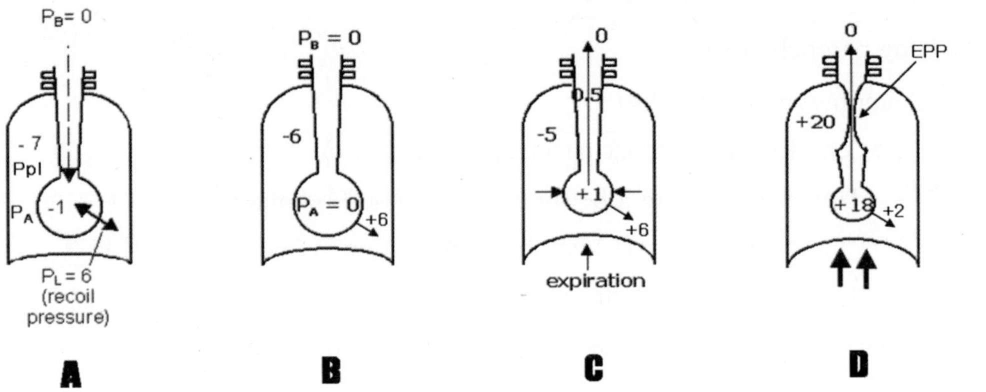

Figure 4-5 정상 호흡과 emphysema에서 airway physiology의 변화.
호흡 때 공기의 흐름(airflow)은 intraalveolar pressure와 구강압 사이에 차이(P_A-P_B)에 의해 발생하며 intraalveolar pressure는 P_A = Ppl + P_L로 설명할 수 있다. * P_L: elastic recoil pressure (alveoli를 collapse시키는 방향으로 작용하는 힘), Ppl : intrapleural pressure (alveoli를 펴는 방향의 힘). (A) 정상 흡기 (inspiration) : 평형상태보다 intrapleural pressure(Ppl)가 1만큼 더 낮아지면 alveoli에 -1의 음압이 걸리게 되어 P_A가 P_B보다 1만큼 압력이 낮아지므로 압력의 경사에 따라 inflow가 발생하게 된다.(inspiration) (B) Airflow가 없는 시기 : Ppl(intrapleural pressure)과 P_L이 평형을 이루어 P_A = Ppl + P_L = 0 이므로 P_A=P_B로 airflow가 없는 시기이다. (C) 정상 호기 (expiration) : 평형상태보다 Ppl이 1만큼 더 높아지면 alveoli에 +1의 양압이 걸리게 되어 P_A가 P_B보다 1만큼 압력이 높아지므로 압력 경사에 따라 outflow가 발생하게 된다.(expiration) (D) COPD의 호기 : COPD에서는 ECM destruction으로 P_L이 감소한다. 이 경우 inspiration시는 장애가 없지만, expiration시는 정상보다 P_L이 감소한 만큼 Ppl을 더 높여주어야 expiration이 가능하게 되어 forced expiration이 일어나게 된다. 이로 인해 Ppl〉0인 상황이 발생한다. Expiration시 alveoli에서 구강쪽으로 intraairway pressure는 점차 감소하게 되는데 어느 지점(이를 equal pressure point, EPP라 한다)부터는 intraairway pressure가 Ppl보다 낮아지게 되어 airflow obstruction이 발생하게 된다. 정상에서 EPP는 intrathorax에는 없다. Pursed-lip breathing은 구강압을 높임으로써 EPP에 대항해서 환자가 compensation하는 것으로 이해할 수 있다.

임상양상 (clinical manifestations)

A. 증상 (symptoms)

(1) Cough
(2) Sputum
(3) Exertional dyspnea

} "m/c symptoms" → progression

*** Acute exacerbation 시 : dyspnea↑, sputum 양↑, sputum purulence↑**

B. 징후 (signs) *신체검진에서 이상 없는 경우도 흔하다.

(1) Dynamic obstruction signs

① **Prolonged expiratory phase**, **Expiratory wheezing**

② "Pink puffer" (emphysema-predominant) : pursed-lip breathing, accessory m. use, cyanosis (-)

③ "Blue bloater" (chronic bronchitis-predominant) : cyanotic

(2) Hyperinflation signs : barrel chest, hyperresonance, breathing sound↓

(3) **Systemic wasting**

① Weight loss, Bitemporal wasting, Subcutaneous adipose tissue↓

② 원인 : Poor oral intake, TNF-α

③ Poor prognostic factor *** BMI < 21 kg/m^2 → mortality 증가와 연관**

(4) Hoover's sign : 흡기 시 rib cages의 paradoxical inward movement

(5) Paradoxical abdominal movement : 흡기 시 abdomen의 inward movement

* (4), (5)는 diaphragmatic dysfunction으로 발생하며 advanced disease에서 보인다.

(6) **Rt. heart failure (cor pulmonale) signs : JVP↑, S3, hepatic congestion, edema**

* Clubbing (-) : if clubbing (+) → lung cancer 등 동반된 다른 질환 의심해야

C. 검사소견 (laboratory findings)

1. ABGA

(1) Hypoxemia ← V/Q mismatch

① SaO_2 〈 88% → long-term O_2 therapy의 적응증

② Acute exacerbation 시 PaO_2 〉 60 mmHg 또는 SaO_2 〉 90% 목표 ∵ CO_2 retention 주의

(2) Hypercapnia ← dead space ventilation ↑ (V/Q mismatch)

① $PaCO_2$ 〉 45 mmHg : "ventilatory failure"

② Respiratory acidosis

〈1〉 Acute state : pH 0.08 ↓ /$PaCO_2$ 10mmHg ↑

〈2〉 Chronic state : pH 0.03 ↓ /$PaCO_2$ 10mmHg ↑

2. Simple chest x-ray (Figure 4-6)

(1) "Hyperinflation" : Increased lung volume, slender heart, flattened diaphragm

(2) "Emphysema" : obvious bullae, parenchymal markings ↓ , hyperlucency

(3) 동반질환 확인: pneumothorax, pneumonia

3. Chest CT

(1) Emphysema 확진 검사

(2) 치료에서 역할?

① Lung volume reduction surgery가 유용한 subgroup 평가에 도움

② 최근 COPD를 subgrouping하려는 시도가 있으며 CT를 이용하기도 한다.
eg, emphysema index

4. α_1AT level 측정

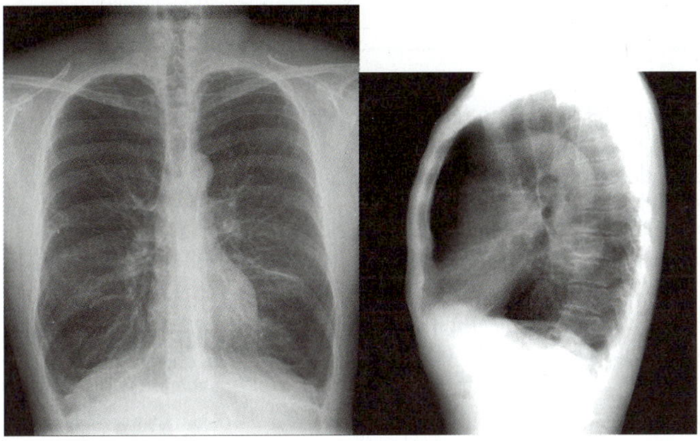

Figure 4-6 Hyperinflated lung.
Increased lung volume, slender heart, flattened diaphragm, barrel chest의 소견이 모두 보이고 있다.

진단 (diagnosis)

A. COPD 진단과 staging : spirometry (post-bronchodilator, Table 4-1)

Table 4-1 COPD Diagnosis & Staging.

Stage	Severity	Symptoms	Spirometry
0	At risk	Chronic cough, sputum production	Normal
I	Mild	(+) or (-)	$FEV_1/FVC < 70\%$, $FEV_1 \geq 80\%$
II	Moderate	(+) or (-)	〃 , **$50\% \leq FEV_1 < 80\%$**
III	Severe	(+) or (-)	〃 , **$30\% \leq FEV_1 < 50\%$**
IV	Very severe	(+) or (-)	〃 , **$FEV_1 < 30\%$** *or* $FEV_1 < 50\%$ with respiratory failure *or* RHF

COPD 진단과 severity 분류는 spirometry 소견으로 한다. Airflow limitation이 있는지의 여부는 $FEV_1/FVC < 70\%$으로 확인하며 severity는 FEV_1정도에 따라 분류된다. 증상유무는 분류기준에서 중요한 역할은 없다. 다만, spirometry상 정상이지만 COPD 증상이 있으면 stage 0(at risk)으로 분류한다. Spirometry 값은 **post-bronchodilator 값 기준.**

치료 (treatment)

*** Mortality ↓ 확인된 치료법 (Harrison은 (1)~(3)만 'COPD natural history에 영향 주는 치료*'로 규정)**

(1) **Stop smoking**
(2) **Long-term O_2 therapy (LTOT), if indicated**
(3) **Lung volume reduction surgery (LVRS), if indicated**
(4) Influenza vaccination
(5) Rehabilitation

* COPD의 natural course에 영향을 주는 치료(disease-modifying therapy, **Figure 4-1** 참조)의 의미는 mortality를 감소시키거나 FEV_1 감소 속도를 늦추는 것을 의미한다. **Drug 중에서는 어느 약물도 mortality나 FEV_1 감소 속도를 감소시키는 효과가 확인되지 못한 상황이다.** 단, 대규모 연구에서 LABA/ICS는 FEV1 감소 속도를 늦추어줄 수 있음을 보여주고 있다.

* FEV_1 감소속도를 줄여주는 것으로 입증된 치료법 : stop smoking

*** AECOPD(acute exacerbation of COPD)을 줄여주는 것으로 확인된 약물치료법**

(1) Inhaled long-acting β_2-agonists
(2) Inhaled corticosteroids
(3) (1) + (2) combination
(4) Long acting anticholinergics

A. 안정상태의 COPD (stable COPD, Figure 4-7)

1. 약물 치료 (pharmacologic treatment)

(1) **기관지 확장제 (bronchodilators)**

※ **공통 내용**

- **COPD symptomatic treatment의 핵심요법이다.**
  - **→ 증상, Spirometry 결과, exercise capacity, QoL 개선**
  - cf. **Mortality, FEV_1 저하속도 감소시키는 것으로 확인된 약물은 아직 없다.**
- **Inhaler therapy가 parenteral보다 효과적이고 S/E 적어 선호된다.**
  - **- Delivery system : MDI, DPI, nebulizer**
- **Combination therapy는 효과를 증가시킨다.** eg, β_2 **agonist + anticholinergic**
- **Long acting이 short acting보다 작용시간 길고 편리하다.**
- **Inhaled bronchodilator의 분류 (Table 4-2)**

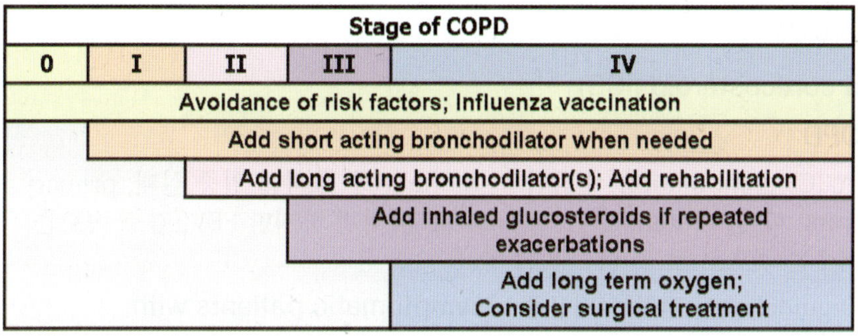

Figure 4-7 Stage에 따른 stable COPD management (GOLD guideline).

Table 4-2 Classification of inhaled bronchodilator.

	Long acting	Short acting
β_2 agonist	LABA (long acting β-agonist) Salmeterol Formoterol	SABA (short acting β-agonist) Salbutamol (albuterol) Terbutaline
Anti-cholinergic	LAAC (long acting anticholinergic) Tiotropium	SAAC (short acting anticholinergic) Ipratropium

① **β-agonist**

a. **LABA : AECOPD ↓**

* LABA/ICS combination 시 효과 ↑ : mortality ↓ 효과는 입증 실패, primary endpoint는 아니지만 FEV_1 감소 속도는 늦추어주는 것으로 보고. (TORCH trial)

b. **African-American에서 asthma mortality ↑ 보고 있어 … COPD는 불분명**

c. 부작용 : tremor, tachycardia

② **Anticholinergics**

a. **LAAC (tiotropium) : AECOPD ↓**

* 대규모 연구 결과 FEV_1 감소 속도 늦추는 효과 확인 실패, but mortality ↓ 가능성 (+) (UPLIFT trial)

b. 부작용 : parasympathetic inhibition eg, dry mouth, voiding difficulty

③ Methylxanthine (theophylline)

a. 일부 효과 : expiratory flow rate ↑, VC ↑, PaO_2 ↑, $PaCO_2$ ↓

b. 부작용 : nausea (m/c), tachycardia, tremor

(2) **Corticosteroids**

① **Inhaled corticosteroid (ICS)**

a. AECOPD ↓

* LABA/ICS combination 시 효과 ↑ : mortality ↓ 효과는 입증 실패, primary endpoint 아니고 intent-to-treat analysis 아니긴 하지만 FEV_1 감소 속도는 늦추어주는 것으로 보고. (TORCH trial)

b. GOLD guideline이 말하는 적응증 : **"symptomatic patients with FEV_1 〈50% + repeated exacerbations"**

c. **부작용** → 이 때문에 b인 경우에만 쓰자고 했던 것

〈1〉Dysphonia

〈2〉Oropharyngeal candidiasis

〈3〉Loss of bone mineral density

② Parenteral (PO, IV) corticosteroid : "not recommended"

a. 입증된 뚜렷한 효과는 부족한 상황이다.

b. **부작용** : 심하다 **〈1〉Osteoporosis**

〈2〉Glucose intolerance

〈3〉Weight gain

〈4〉Cataracts

〈5〉Infections

(3) Vaccination

① **Influenza vaccine : mortality 50% ↓**

② Pneumococcal vaccine : 65세 이상에서 recommended

… 65세 미만 + FEV_1 〈40%에서도 pneumonia ↓ 효과 있어

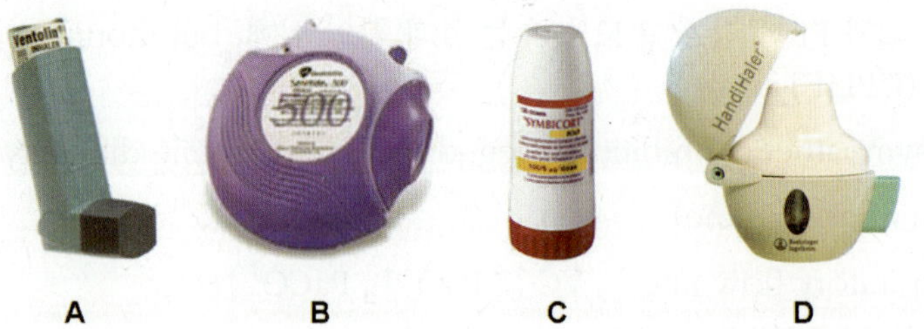

Figure 4-8 Inhalers. 흔하게 쓰이고 있는 흡입용 약물들. (A) Salbutamol (SABA), (B) Salmeterol/ Flixotide (LABA/ICS), (C) Formoterol/Budesonide (LABA/ICS), (D) Tiotropium (LAAC)

(4) 금연 보조제

① **Nicotine replacement therapy** : gum, transdermal patch, inhaler, nasal spray

② **Bupropion**

③ Varenicline

④ Nortriptyline

(5) 기타

① N-acetylcysteine (mucolytic + antioxidant) : 효과 입증 안 됨

② α_1-AT augmentation therapy : 매우 비싸고 효과 입증 안 됨

2. 비약물 치료 (non-pharmacologic treatment)

(1) **금연 (smoking cessation) : mortality↓, FEV_1 저하 속도↓**

(2) **Pulmonary rehabilitation** : dyspnea↓, QoL↑, exercise capacity↑, 입원율↓, mortality↓

- Exercise training
- Nutritional support
- Education

(3) **Long-term oxygen therapy (LTOT)**

① 효과

〈1〉 Biological/hemodynamic benefit

- FiO_2↑ → PaO_2↑ → pulmonary a. pressure↓ → preload↑ → CO↑ → Hct↓

〈2〉 **Mortality**↓, 입원율↓, exercise capacity↑

② **적응증**

〈1〉 **O_2 sat. 〈88%**

〈2〉 O_2 sat. 〈90% + pulmonary hypertension 또는 RHF의 징후 (+)

* 적응증 안 되는 moderate hypoxemia 환자에서는 오히려 해로워

(4) **Lung volume reduction surgery (LVRS)**

① 효과

a. Lung volume reduction → hyperinflation ↓ → pressure generation efficacy ↑

b. **Mortality** ↓, exercise capacity ↑, QoL ↑

② **보다 효과적인 대상**

〈1〉Upper lobe-predominant emphysema &

〈2〉Low post-rehabilitation exercise capacity

③ Contraindication :

FEV_1 〈 20% + (diffusely distributed emphysema on CT *or* DLco〈20%)

→ 오히려 mortality ↑

(5) Lung transplantation 적응증 : all of

① 65세 이하

② Maximal medical therapy에도 불구하고 severe disability 있을 때

③ Comorbid condition 없어야 : kidney, liver, heart

* Emphysema distribution과 pulmonary hypertension도 금기는 아니다.

B. COPD의 급성 악화 (AECOPD, acute exacerbation of COPD)

1. AECOPD 개요

(1) **AECOPD란?**

: COPD 환자에서 acute하게 **dyspnea, cough, sputum (amount, character)** 이 day-to-day variation 정도를 넘어서게 변하여 regular medication에 변화가 필요한 상태

… FEV_1보다 AECOPD 빈도가 환자의 QoL과 더욱 관련돼

(2) **위험요인 (risk factors)**

① **Infection : bacterial** (~70%), viral (30%)

② 기타 : **Pulmonary embolism**, **CHF, Air pollution** 등

③ 원인 불명 (20~35%)

(3) AECOPD 예방

① 예방 목적의 항생제 투여 : 권장되지 않음

· Bacterial infection이 가장 흔하지만 viral, unknown factor도 상당수를 차지

· 실제로 효과도 입증되지 못하였다.

② Glucocorticoid

· PO glucocorticoid : not recommended

· ICS (inhaled corticosteroid) : AECOPD 빈도↓

* 적응증

〈1〉Frequent AECOPD

〈2〉Asthmatic component (+) : ICS 투여로 증상이나 PFT 유의하게 호전되는 경우

※ LABA, LABA/ICS, LAAC도 AECOPD 빈도 ↓

2. AECOPD 치료

(1) **산소 공급 (oxygen supply)**

· 방법 : **Nasal cannula 또는 Venturi mask**로 O_2를 공급한다.

· 목표 : **$PaO_2 \geq 60$ mmHg 또는 $SaO_2 \geq 90\%$**

※ 상기 목표값 이상으로 O_2 공급할 경우 CO_2 retention (narcosis) 발생할 수 있으니 주의해야 한다. 그 발생기전은,

① Pulmonary vasodilation ('**disinhibition of hypoxic pulmonary vasoconstriction**')

→ V/Q mismatch에 의한 CO_2 retention 증가

② Central respiratory drive 감소

· 호흡중추는 hypercarbia와 hypoxemia에 의해 반응하여 호흡을 자극하는데 COPD는 장기간 hypercarbia 상태가 지속됨에 따라 이에 적응하여 hypoxemia에 대해서만 반응하여 호흡을 함.

· 이 때 O_2를 공급하여 hypoxemia를 해소해주면 호흡중추의 반응이 떨어져 ventilation이 감소하여 CO_2 retention 생길 수 있음.

(2) **속효성 기관지 확장제 (short-acting bronchodilators)**

① **SABA와 SAAC 단독 또는 병용 사용**

② Nebulizer 또는 MDI로 공급

③ Aminophylline을 추가할 수 있지만 효과는 불분명하고 부작용 많음.

(3) **Antibiotics**

① Meta-analysis에서 효과가 입증 → 그러나, bacterial infection 이외의 원인들이 상당수 있다는 점과 항균제 내성문제는 고려되어야 할 것이다.

② 적응증 : 호흡곤란이 심해지고 sputum volume, purulence가 증가할 때

③ **흔한 원인균 : *H. influenzae, S. pneumoniae, M. catarrhalis,***
P. aeruginosa, Mycoplasma, Chlamydia

(4) **Systemic glucocorticoid**

① 입원기간↓, 재발률↓

② Prednisolone 30~40 mg PO qd × 10~14 days * 2주 치료나 8주 치료나 성적 차이 없어

(5) **Noninvasive positive pressure ventilation (NPPV)**

① **Mortality**↓, intubation↓, 입원기간↓

② 적응증 (indications)

〈1〉Moderate~severe dyspnea + accessory m. use + paradoxical abdominal motion

〈2〉Ventilatory failure : pH 〈 7.35 or **$PaCO_2$ 〉 45 mmHg**

〈3〉RR 〉 25/min

③ 금기증 (contraindications)

〈1〉PPV 적용이 곤란한 경우

-1. Cardiovascular instability eg, SBP 〈 90 mmHg

-2. Craniofacial abnormalities → mask fitting 어려움

-3. 가래량이 너무 많거나 가래를 뱉어낼 수 없을 때

-4. Cooperation 잘 되지 않는 경우

〈2〉Invasive mechanical ventilation 필요한 경우

* NPPV의 가장 흔한 부작용은 'intubation이 늦어지는 것'

(6) Invasive mechanical ventilation의 적응증

① NPPV에 실패했거나 적용이 곤란한 경우

② Severe dyspnea + accessory m. use + paradoxical abdominal motion

③ RR 〉 35/min

④ Life threatening hypoxemia : PaO_2 〈 40 mmHg

⑤ Severe ventilatory failure : pH 〈 7.25 or $PaCO_2$ 〉 60 mmHg

⑥ Respiratory arrest

⑦ 의식상태 나쁠 때

⑧ Cardiovascular complications (+) : shock, hypotension

⑨ Other complications (+) : metabolic abnormalities, sepsis, pneumonia, pulmonary embolism, barotrauma, massive pleural effusion

5

Asthma

천식

서론 (introduction)

A. Asthma란?

1. Asthma

다음 3가지를 특징으로 하는 unknown etiology의 clinical syndrome

(1) **임상적 (clinical) : recurrent, episodic shortness of breath±cough, wheezing**

- 특히 **밤**("sleep disturbance")이나 이른 아침에 심해

(2) **생리학적 (physiological) : reversible airway obstruction + hyperresponsiveness**

- 저절로 또는 치료로써 호전 (*but* 실제로는 irreversible한 경우도 있다)
- 정상인에서는 문제가 안되는 여러 endogenous/ exogenous stimuli에 의해 bronchoconstriction 유발 ← 'airway inflammation'이 중요한 역할

(3) **병리학적 (pathological) : airway chronic inflammation** ± structure change ('remodeling')

2. 원인에 따른 분류

(1) Allergic asthma (= extrinsic asthma, 90%) : skin test (+), serum IgE ↑

· 가족력, **atopy**(rhinitis, urticaria, eczema)와 연관

(2) Nonatopic asthma (= intrinsic/ idiosyncratic asthma, 10%) : skin test (-), serum IgE 정상

· Adult-onset인 경우 많고 nasal polyp 동반하거나 aspirin-sensitive한 경우 많다.

· 대개 allergic보다 severe, persistent asthma 많아

· 발병 기전은 불분명하지만 allergic asthma와 같은 IgE-mediated로 생각됨.

B. 역학 (epidemiology)

1. 유병률 (prevalence) : "very common disease"

(1) 미국 4~7% (1년에 1,000만명 이상이 attack 경험)

(2) 한국 : 12.9% (20~44세, 2003), 8.7% (15세 이하, 2001)

(3) 전세계 : 3억명 (성인 10~12%, 소아 15%)

· 지난 30년간 증가하다가 최근은 주춤. 개도국 산업화 진행하면서 늘어날 것.

2. 성별

(1) 소아 … M : F = 2 : 1

(2) 30세에 성비가 균형을 이루고 청소년기 이후는 F 〉 M

3. 나이

(1) Peak age : 3세

(2) "Grow out of their asthma" : 소아기 천식 증상이 청소년기 이후 사라지는 경우가 흔하다.

→ 특히 소아기에 symptomatic, severe persistent했던 경우 성인기에 재발하는 경우 많다.

※ 성인기에 처음 천식이 나타난 경우는 증상이 완전히 없어지는 경우는 드물다.

C. 원인 (etiologies)

*** 천식의 위험 인자(factors influencing the risk of asthma)를 분류하면,**
(1) 발병 위험 인자 : host (endogenous) factors, environmental factors
(2) 증상 악화 인자 ('triggers') : environmental factors
※ 한가지 인자가 발병과 증상 악화에 함께 관여할 수도 있다.

1. Host (endogenous) factors

(1) Genetic predisposition : 가족력이 있는 경우 많다.

(2) **Atopy** : **외부 항원에 대한 반응으로써 과도한 IgE를 만들어내는 성향**

(3) Airway hyperresponsiveness

(4) 성별 : 소아기는 남자, 청소년기 이후는 여자

(5) 인종 : 흑인 〉 백인

2. Environmental factors

(1) 발병 위험 인자

① **Indoor allergen** : **집먼지진드기 (house dust mite)**, 곰팡이, **바퀴벌레 (cockroach), animal allergen**

② **Outdoor allergen** : **pollen, 곰팡이**

③ **Occupational agents**

④ **Tobacco smoking**

⑤ **Air pollution**

⑥ **Respiratory infection**

⑦ 기타 : parasitic infections, socioeconomic status, family size, diet/ drug, obesity, stress

(2) 증상 악화 인자 (triggers)

① **Indoor/ outdoor allergens**

② **Respiratory infections**

③ **Exercise**, hyperventilation

④ **Weather** changes

⑤ Irritants : household sprays, paint fumes, **Sulfur dioxide**

⑥ Foods, additives, drugs

⑦ **Extreme emotional expression**

⑧ Tobacco smoke (active & passive)

⑨ **Air pollution**

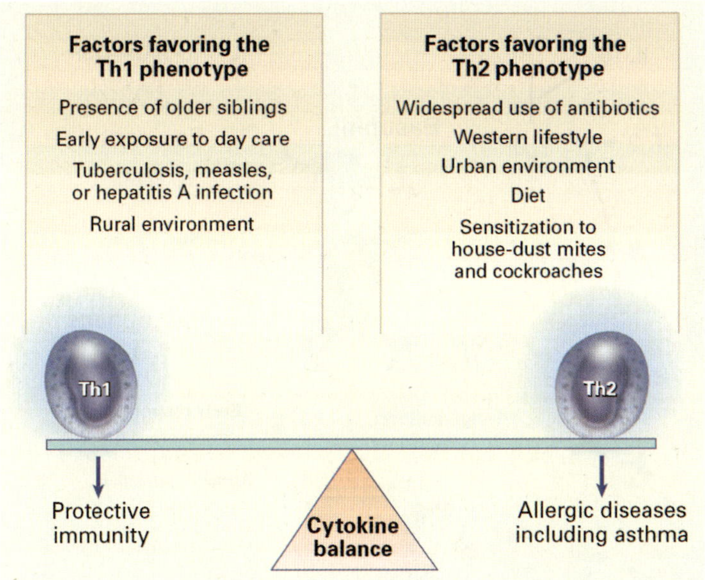

Figure 5-1 Hygiene theory와 연관된 T_H1/T_H2 balance. 환경 위생이 개선되고 infection 노출이 감소하면 T_H1/T_H2 balance가 T_H2로 기울어 asthma 등 allergic disease 발생이 증가하며 어렸을 때 infection 노출 경험이 많으면 T_H1 효과가 강해져 allergic disease에 대해 protective effect가 있다.

* **Hygiene theory** (**Figure 5-1**) : 환경위생이 개선되고 어렸을 때 infection exposure 경험이 적은 western lifestyle에 가까울수록 asthma의 발병이 증가한다는 이론

D. 발병기전 (pathogenesis)

1. Allergic reaction의 overview (Figure 5-2, Figure 5-3, Figure 5-4)

2. 병리 (pathology, Figure 5-6)

(1) Inflammatory cells (**Figure 5-2**와 함께 볼 것)

① **Mast cells**

a. Smooth m. layer에 분포

b. IgE-dependent mechanism(Fcε RI)으로 activation → cytokines 분비 (**Figure 5-3**)

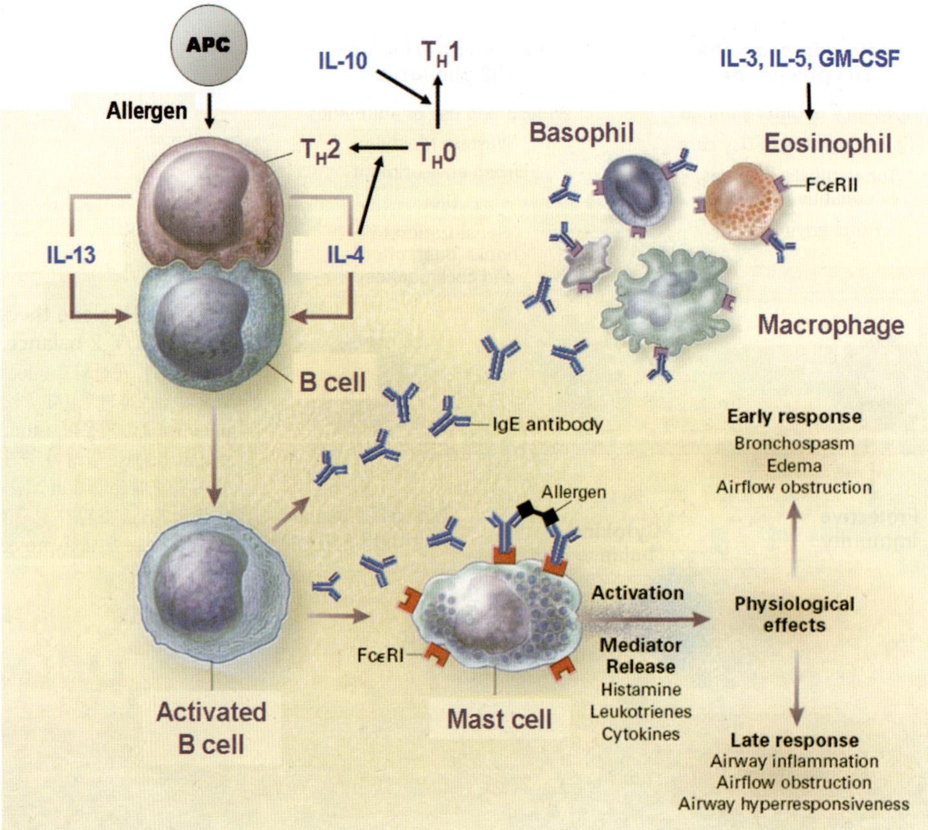

Figure 5-2 Asthma의 immunopathogenesis (overview).

(1) APC(antigen presenting cell)에 의해 allergen이 TH0 cell에 제공되면 TH0 cell은 IL-4의 작용으로 TH2 cell로 differentiation하게 된다. TH1쪽으로 작용하는 anti-inflammatory cytokine IL-10은 asthma에서 부족하다.

(2) **TH2 cell: IL-4, IL-13**을 release하여 **B cell을 IgE producing activated B cell로 differentiation**시킨다.

(3) B cell에서 release된 IgE에 대한 receptor는 높은 친화력을 가진 (high affinity) FcεRI과 low affinity의 FcεRII가 있다. **FcεRI은 mast cell**에 있고, **FcεRII**는 **eosinophil**, basophil, monocyte(macrophage)에 있다.

(4) Mast cell의 이웃한 두 FcεRI에 IgE가 binding하면 allergen에 의해 **cross-linking**이 일어나고 이는 mast cell을 activation시켜 mediators를 release하게 한다.

(5) 이미 만들어져 있는 mediators의 release로 early response가 발생하고, de novo synthesis에 의해 추가로 만들어진 mediators에 의해서 late response가 발생한다고 이해하면 되는데 아래와 같이 정리하는 게 낫다(**Figure 5-5**).

- **Early response (〈1h)** : Bronchoconstriction에 의함 (mast cell) → Short acting bronchodilator가 효과적
- **Late response (6~24h)** : Bronchial edema, inflammation (eosinophil) 관련 → Corticosteroid가 효과적
- Chronic response (〉수 wk.) : Airway inflammation/ Airway remodelling과 관련

(6) Eosinophil의 proliferation, bone marrow로부터 release, activation에 관여하는 cytokine은 IL-3, IL-5, GM-CSF이며 이중 **TH2 cell 등에서 분비되는 IL-5**가 가장 중요하다. Eosinophil은 rolling→ adhesion to epithelium→migration의 과정을 거쳐 tissue로 recruitment되며 allergic reaction의 가장 중요한 inflammatory cell이다.

② **Eosinophils**

a. Airway hyperresponsiveness 발생에 관여 ← basic proteins, oxygen free radicals 분비

b. Airway remodeling에 관여 ← growth factors 분비

③ **T-lymphocytes**

a. Asthma에서는 T_H2가 우세

b. IL-4, 13 → IgE 생성 촉진하도록 B-cell activation

c. IL-5 → eosinophil activation, recruitment

④ 기타

〈1〉 Dendritic cells : 기도 상피에 있는 macrophage-like cell로 APC 역할

〈2〉 Macrophages : low affinity Fcε RII이 있어 IgE와 결합해 activation → 역할 불분명

〈3〉 Neutrophils : 급성 악화 시 증가 ... steroid-resistance와 관련?

(2) Structural cells

: epithelial cells, airway smooth-muscle cells, fibroblasts (**Figure 5-6**)

(3) Inflammatory mediators

① **Histamine, leukotrienes, prostaglandins**

〈1〉 Airway smooth m. contraction (bronchoconstriction)

〈2〉 Microvascular leakage ↑

〈3〉 Airway mucus secretion ↑

〈4〉 Inflammatory cells attraction

② Cytokines

〈1〉 T_H2 cytokines (IL-4, 5, 13) → allergic inflammation

〈2〉 Proinflammatory cytokines (TNF-α, IL-1β) → inflammatory response ↑ → more severe disease

〈3〉 Antiinflammatory cytokines (IL-10, 12) : asthma에서는 deficient

〈4〉 Thymic stromal lipoprotein : epithelium에서 release되어 T_H2 cell attraction

③ Chemokines : 주로 **TNF-α** 등에 의해 epithelial cell로부터 분비되어 circulatory inflammatory cells을 airway로 attraction

〈1〉 **Eotaxin** (CCL11) → eosinophil attraction (via CCR3)

〈2〉 TARC (thymus and activation-regulated chemokine, CCL17), MDC (macrophage-derived chemokine) → T_H2 cells attraction (via CCR4)

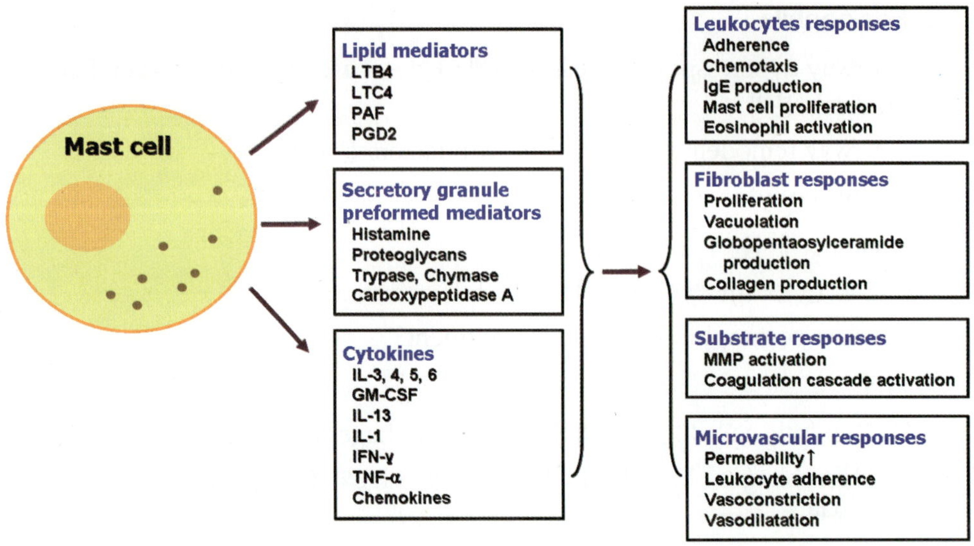

Figure 5-3 Mast cell의 mediators와 작용.

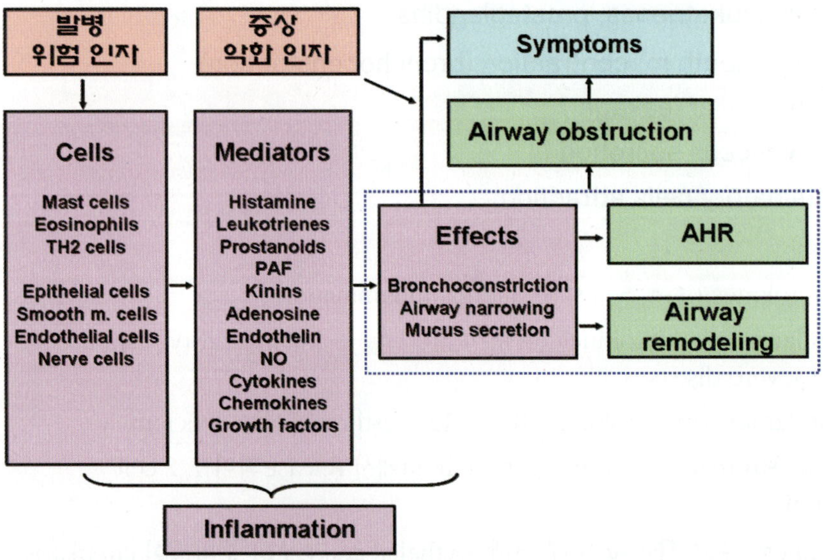

Figure 5-4 Asthma pathogenesis의 기본 개념.
Allergen 등 발병 위험 인자들은 inflammatory cells를 recruitment하고 activation시키며 activation된 cell은 여러 mediators를 내어 inflammation이 진행한다. 그 결과로 bronchoconstriction이 과도해 지는 airway hyperresponsiveness(AHR)가 생기고 chronic inflammation으로 인해 airway remodeling이 진행할 수 있다. 이러한 inflammation, AHR, airway remodeling은 airway obstruction과 증상에 관여한다.

④ Oxidative stress

a. ↑ in asthma ← 증거

〈1〉8-isoprostane (oxidized arachidonic acid의 산물) ↑

〈2〉Ethane (lipid peroxidation의 산물) ↑ in exhaled breath

b. 역할 〈1〉Disease severity와 관련

〈2〉Inflammatory response ↑

〈3〉Steroid-response ↓

⑤ **NO (nitric oxide)** ↑ in exhaled breath in asthma

→ 〈1〉Eosinophilic inflammation과 관련

〈2〉Bronchial vasodilation

* Exhaled NO : asthma의 진단과 inflammation 모니터링에 이용하기도

(4) Cholinergic neuronal pathway activation → bronchoconstriction

: Inflammatory mediators →

〈1〉Sensory n. activation → reflex cholinergic n. activation

〈2〉Sensory n. endings sensitization → 'hyperalgesic'

(5) **Airway remodeling** : 일부 severe asthma 환자는 lung function decline이 acceleration

← irreversible airway narrowing ←

① Airway smooth m. ↑

〈1〉Response to β-agonist ↓ (uncoupling) : receptor 수는 감소하지 않음

〈2〉Hypertrophy, hyperplasia ← PDGF, endothelin 1 ← chronic inflammation

② Fibrosis

〈1〉Epithelial basement membrane thickening ← 바로 아래 type III, IV collagen deposition ← TGF-β ← eosinophilic inflammation

③ Angiogenesis ← VEGF

* Asthma에서는 angiogenesis와 vasodilation으로 인해 airway mucosal blood flow가 증가하며 airway narrowing에 기여한다.

④ Mucus hypersecretion ← submucosal gland, goblet cells hyperplasia

(6) **Airway hyperresponsiveness (AHR)** : 정상인은 별 문제 없는 inhaled triggers에 의해 excessive bronchoconstriction 발생

① Allergen → IgE mediated inflammatory mediators ↑ → bronchoconstriction

② Reflex cholinergic neuronal activation → bronchoconstriction

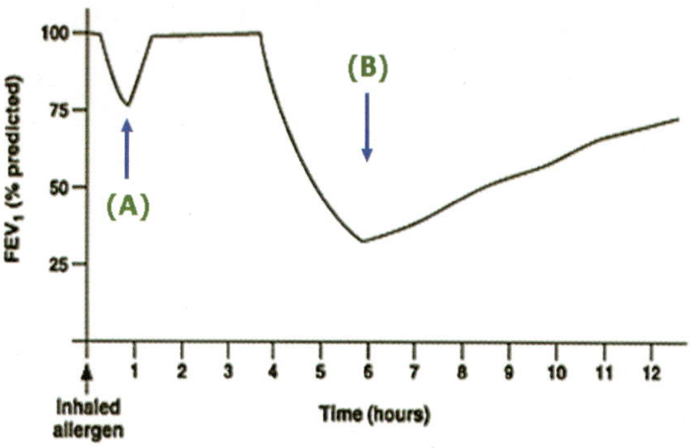

Figure 5-5 Early vs late response.
그림은 집먼지 진드기에 감작된 천식 환자에서 집먼지 진드기 항원 흡입에 의한 폐기능 변화이다. (A) Early response : 항원 노출 1시간 이내에 mast cell에서 이미 만들어져 있던 mediators가 분비되면서 bronchoconstriction이 발생하여 나타난다. Short acting bronchodilator가 효과적이다. (B) Late response : 항원 노출 6~24시간 뒤 발생하며 edema, inflammation에 의한 것으로 eosinophil 등 염증 세포 및 airway hyperresponsiveness와 관련이 있다. Corticosteroid에 의해 억제된다.

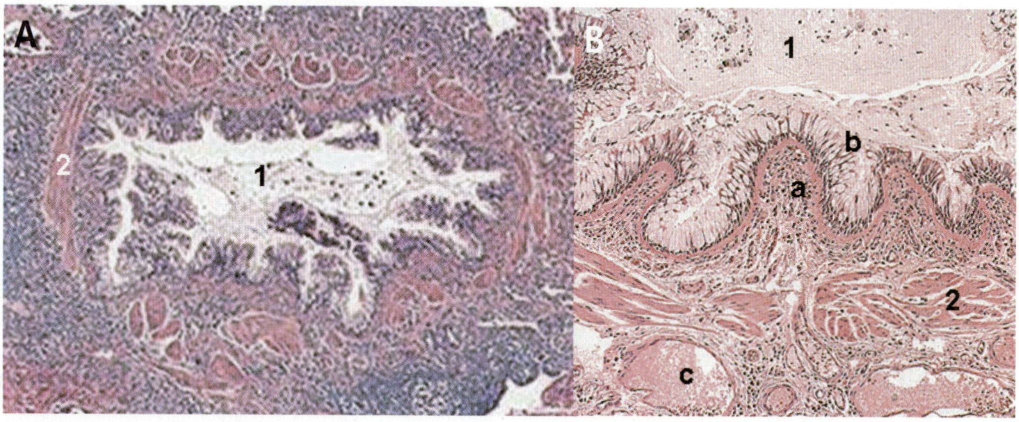

Figure 5-6 Asthma 환자의 small airway 병리 소견 (A : 저배율, B : 고배율).
Asthma 환자의 small airway는 chronic inflammation과 airway narrowing이 특징적이다. Trachea로부터 terminal bronchiole에 이르기까지 airway inflammation이 관찰되는데 주로는 cartilaginous airway인 bronchi가 심하다. **Inflammatory cells**(그림에서 a)는 T-lymphocytes, eosinophils, mast cells, macrophages, neutrophils (**Figure 5-2** 참조) 등으로 구성된다. ICS 치료 후 inflammation은 감소한다. 그러나, **inflammation의 심한 정도는 천식 중증도와 무관**하다. **Airway narrowing**은 크게 2가지 요인으로 인해 나타난다. ① **Mucus plugging** (그림에서 1) : goblet cell metaplasia(그림에서 b), submucosal glands hyperplasia로 lumen 내로 mucus glycoprotein secretion이 증가하며 늘어난 bronchodilatory vessel(그림에서 c)로부터 protein leak도 증가한다. Charcot-Leyden crystal이 관찰되기도 한다. ② **Airway wall thickening : smooth muscle hypertrophy** (그림에서 2), edema, epithelial basement membrane thickening, submucosal mucous glands hyperplasia로 인해 airway wall thickening이 일어난다. **Edema**는 vasodilation된 vessel로부터 leak된 plasma에 의해 발생한다. Epithelium은 friable하며 airway wall과 attachment가 감소하며 잘 분리된다. Epithelium은 **basement membrane thickening**이 관찰되는데 이는 subepithelial collagen deposit에 기인한다. Asthma가 없는 eosinophilic bronchitis에서도 이런 소견이 보이는 것으로 보아 collagen deposit은 eosinophil과 관련이 있는 것으로 생각되고 있다. 이는 fibrosis로 진행하여 airway remodeling에 기여한다. 이러한 병리소견은 allergic, non-allergic, occupational, aspirin-sensitive, pediatric 등 여러 종류의 asthma에서 uniform하게 나타난다.

임상양상 (clinical manifestations)

"Typical asthma" : 평소에는 별다른 증상이 없던 젊은 사람이 감기에 걸린 후 dyspnea, cough, wheezing을 주소로 응급실을 방문한다. 치료 후 증상이 없어졌다가 attack이 재발하곤 한다.

A. 증상 (symptoms)

(1) **Dyspnea**

(2) **Cough** → 이들 "**symptom triad**"가 recurrent, episodic하게 나타나

(3) **Wheezing**

* 보통 triad가 같이 나타나나 cough만(cough variant asthma) 또는 exertional dyspnea만 episodic하게 발생하는 atypical asthma attack도 있다. **밤**이나 이른 아침에 증상 심한 게 특징.

B. 징후 (signs)

(1) **Wheezing**

① '**Polyphonic**' : 'single fixed lesion'에 의한 것이 아니라 전폐야에서 다양한 wheezing이 들린다.

② Asthma severity↑ → high pitched → no breath sound 로 진행

(2) Accessory m. 사용

(3) Paradoxical pulse

(4) Tachypnea * (3), (4) : "severe obstruction의 좋은 지표"

(5) Rapid lung hyperinflation : thorax AP (anteroposterior) diameter 증가

C. 검사소견 (laboratory findings)

1. ABGA

※ Mild case에서는 불필요

(1) Hypoxemia

(2) Hypocapnia : 대개 $PaCO_2$ 25~35 mmHg ← Tachypnea에 의한 hyperventilation

* **Attack 시 $PaCO_2$가 정상이거나 증가한 경우는 moderate to severe asthma를 의미한다.**

2. CBC

· Peripheral eosinophilia 있을 수 있으나 유용성 낮다.

3. Simple chest x-ray

※ 대개 정상

(1) Hyperinflation : severe case나 acute attack 시

(2) Rare complications : pneumothorax, pneumomediastinum

진단 (diagnosis)

• 'Asthma에 부합하는 병력과 증상'을 바탕으로 임상적 진단 + 다음 중 하나
(1) 현재 증상이 있는 경우 : FEV_1, FVC, bronchodilator response를 측정하여 'reversible airflow limitation'을 확인하거나
(2) 현재 증상이 없는 경우 : methacholine 등으로 provocation test를 시행하여 'airway hyperresponsiveness'를 증명하면 진단이 가능하다.

A. Asthma의 진단

1. 'Asthma에 부합하는 병력'

(1) Episodic, recurrent attack

(2) 밤에 심한 cough

(3) 운동이나 자극물질 노출 후 wheezing, chest tightness 경험

(4) "한번 감기에 걸리면 꼭 병원에 가거나 10일 이상 약을 먹어야 해요."

(5) Response to asthma treatment (+)

(6) Atopy의 병력이나 가족력

2. 'Reversible airflow limitation'

(1) **Airflow limitation : FEV_1/ FVC $<$ 70%**

(2) **'Reversible' : Bronchodilator 사용 후 사용 전에 비해 lung function 호전**

① **FEV_1 $\geq$ 12% *and* $\geq$ 200 mL 증가**

② PEFR (peak expiratory flow rate) $\geq$ 60L/min *or* $\geq$ 20% 증가

* 또는 PEFR의 diurnal variation $\geq$ 20% (하루 2회 측정 시 $\geq$ 10%) 도 이용하기도

3. 'Airway hyperresponsiveness'

(1) **유발 방법 : methacholine, histamine, exercise (isocapnic hyperventilation of cold air), hypertonic saline**

(2) MC_{20} $<$ 25 μg/mL : provocation test 시행하여 FEV_1을 20% 이상 감소시키는 methacholine의 농도가 25 μg/mL 미만인 경우에 양성

4. Allergen 평가 방법 ... 진단에 핵심적인 요소는 아니다.

(1) **Skin test : 원인 항원을 확인하는 데 가장 좋은 검사법**

(2) **Specific IgE**

B. 감별진단 (differential diagnosis)

1. Airway obstructive diseases

(1) Stridor, fixed wheezing : Tumor, laryngeal edema, foreign body, bronchostenosis

(2) Variable : tracheobronchopathia osteochondroplastica, relapsing polychondritis, amyloidosis, bronchomalacia

2. Eosinophilic lung disease

· Chronic eosinophilic pneumonia

· Churg-Strauss syndrome

3. COPD

※ COPD와 asthma는 어떻게 다른가?
Airway obstruction이 COPD는 'irreversible'하고 asthma는 'reversible'하다는 점이 차이점이다. 하지만, COPD도 reversible할 수 있고 asthma도 irreversible할 수 있어 간단한 문제는 아니다. 사실 '다르지 않다'는 주장도 있다. 이른바 'Dutch hypothesis'는 asthma, chronic bronchitis, emphysema가 같은 질환의 variability로 나타난 것이라 설명하고 있다. 반면 British hypothesis는 두 질환의 차이를 강조한다. Figure 5-2에서 보듯이 asthma는 CD4 lymphocyte, mast cell, eosinophil이 중요하지만, COPD는 CD8 lymphocyte, neutrophil이 중요하다. 임상적으로 asthma는 젊었을 때 발병하며 노인에서 증상이 시작되는 경우는 많지 않은 반면, COPD는 대개 40세 이상에서만 진단한다. 증상에서는 asthma는 fluctuation이 심해서 완전히 정상인 상태와 증상이 악화된 시기가 분명히 구분되며 nocturnal symptom이 특징적인데 비해 COPD는 점차 progression해가는 증상이 특징적이다.

C. 초기 중증도 평가 (staging) : 병력 + spirometry (Table 5-1)

Table 5-1 치료 시작 전 asthma 환자의 staging.

Severity	Intermittent	Mild persistent	Moderate persistent	Severe persistent
FEV_1 *or* PEFR	≥ 80%	≥ 80%	60~80%	≤ 60%
Variability*	〈 20%	〈 20~30%	〉30%	〉30%
증상 빈도	〈 1회/ 1주	〈 1회/ 1일	매일	매일
Exacerbations	Brief	활동과 수면에 영향	활동과 수면에 영향	Frequent
야간 증상	≤2회/ 1달	〉2회/ 1달	〉1회/ 1주	Frequent
일상활동 제한	(-)	(-)	(-)	(+)

FEV1 또는 PEF, 일중 변동량(variability), 증상의 빈도, exacerbation 빈도, 야간 증상의 빈도, 일상활동에 대한 제한 여부에 따라 분류한다. * Variability : diurnal variation of PEFR. 즉 하루중 maximum PEFR과 minimum PEFR 간의 차이.

D. 특수한 상황들 (specific situations in asthma)

1. 아스피린 유발 천식 (AIA, aspirin-induced asthma/aspirin-sensitive asthma)

→ 알레르기학 chapter 5 참조

(1) Cyclooxygenase inhibitor인 aspirin이나 NSAIDs 복용 수 분~2시간 이내에 acute asthma attack + rhinorrhea, nasal obstruction, conjunctival irritation, scarlet flush on head & neck 발생 → asthma 환자의 1~28%에서 나타나며 일단 발생 시 대개 평생 간다.

(2) 기전 (Figure 5-7)

a. Cyclooxygenase가 억제되면 arachidonic pathway가 5-lipoxygenase → leukotriene pathway가 활성화되어 leukotriene에 의한 증상악화 가능

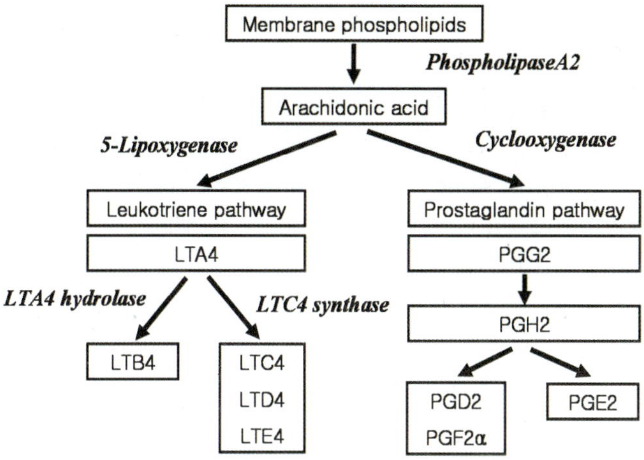

Figure 5-7
Arachidonic acid pathway.
Aspirin에 의해 cyclooxygenase가 억제되면 상대적으로 5-lipoxygenase가 활성화되어 leukotriene 생성이 증가하여 이로 인한 증상이 발생한다. 참고로 leukotriene modifier는 leukotriene pathway를 억제한다.

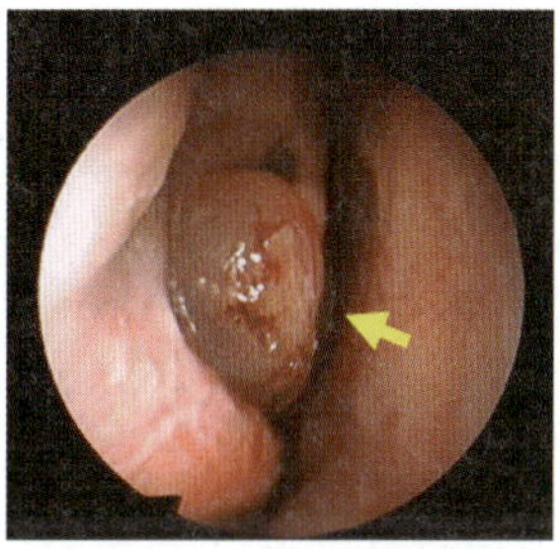

Figure 5-8 Nasal polyp.

b. True allergic reaction이 아니라 allergic reaction의 주요한 mediator의 합성을 촉진하여 allergic reaction과 유사한 증상을 나타내는 것이다. → "pseudo-allergy"

(3) 특징적인 임상양상 : **20~30대에 시작** → atopy, 가족력*과는 무관 (∵ true allergy 아니다)

① Perennial vasomotor rhinitis : "profuse rhinorrhea"

② **Nasal polyp(Figure 5-8)** with chronic nasal congestion

③ **Asthma with aspirin intolerance**

* Leukotriene (LTC4) synthase의 polymorphism과 관련성은 알려져 있다.

a. Provocation test : 위험해서 routine하게는 안 한다. CPR 준비하고 해야

① Lysine aspirin inhalation challenge test : 비교적 안전. 가장 선호되는 방법

② 기타 : Oral aspirin challenge test, nasal lysine aspirin challenge test

b. Skin test : 불필요 ∵ true allergic reaction이 아니다.

(4) 치료 (treatment)

a. **Avoid aspirin, NSAIDs**

b. 대체 가능한 약제

① Well-tolerated NSAIDs : **sodium salicylate, choline salicylate, salicylamide**, **propoxyphene**, choline magnesium trisalicylate, dextropropoxyphene, benzydamine, chloroquine

* **COX-2 selective inhibitor**는 비교적 안전하다.

② **Acetaminophen**

③ **Opioid** analgesics ·eg, codeine

c. Aspirin desensitization

① 적응 : aspirin이나 NSAIDs를 반드시 써야 하는 경우

② 방법 : 경구 투여. 30분 간격으로 증상과 PFT를 측정하며 서서히 용량을 늘림.

d. Leukotriene modifier

e. Glucocorticosteroids

2. 운동 유발 천식 (exercise-induced asthma, EIA)

(1) Physical activity에 의해 천식이 유발되는 형태로 운동중 확장되었던 기도가 **운동이 끝나고 5~10분 뒤** 급하게 수축되면서 천식 증상 발생 → 30~45분 이내에 소실

① 기존의 asthma 환자로 exercise에 의해 triggering되는 경우

② Exercise가 asthma의 유일한 triggering factor인 경우도 (children)

(2) 기전 (mechanism)

· 기도 점막의 열과 수분 소실 → leukotriene 등 염증성 cytokine ↑ → 기도 수축

∵ Cold, dry air에 의해 더 심하게 유발 → **'수영'이 천식 환자에게 가장 좋은 운동**

(3) 진단 (diagnosis) : **운동 유발 검사** (provocation by 8-minute running)

(4) 치료 (treatment)

a. **Pretreatment : 운동 전**에 투여

① **Short acting/long acting β_2 agonists**

② **Cromone**

③ **Leukotriene modifier**

④ **ICS (inhaled glucocorticoids)**

b. 기존의 asthma 환자 : asthma 치료를 계속하며 운동 전 pretreatment를 한다.

c. 치료가 효과적이기 때문에 운동을 피할 필요는 없다.

3. 직업성 천식 (occupational asthma)

(1) 직장에서 노출된 agent에 의해 천식증상이 발생하는 형태. 증상은 직장을 떠나면 호전된다. 작업동안 2주간, 작업장을 떠나서 2주간 PEF를 측정하여 진단할 수 있다.

(2) 분류

① Immunologic : 노출 후 수 개월~수 년의 latency 있어

② Nonimmunologic : latency없이 노출 24시간 이내에 급격히 발병

eg, RADS (reactive airway dysfunction syndrome) : 암모니아, 콜린 가스 등 단 1회의 고농도의 자극물질에 다량 노출되어 기관지 상피세포의 손상과 급성 염증반응으로 발생. 노출 직후에 기침, 천명, 상기도의 작열감이 나타나며 직장을 떠나도 수년간 지속된다.

(3) 원인물질

a. 고분자 물질 : 사슴털, 우렁쉥이, 조개껍질, 밀가루, 감초 등 … 아토피와 관련

b. 저분자 물질 … 아토피와 무관

① **Toluene diisocyanate (TDI)** : **가구**, 악기, 자동차 공장, 폴리우레탄 제조

② Acid anhydride : 페인트 제조공

③ 기타 : 목재나 석탄 등 분진, **염료**, **용접**, ampillin, 금속(Ni, Cr, Zn, Al)

(4) 진단 (diagnosis)

a. **합당한 병력** : 1~2주 직장을 떠나면 증상이 완전히 호전되지만 다시 출근하면 2~3일 이내에 증상이 재발하는 과정이 반복됨.

b. Asthma 확인

① 일반적인 진단방법 : **병력**, bronchodilator response, provocation test

② **Continuous PEFR 측정** : 하루 4회 이상 작업장에서 2주간, 작업장을 떠나 2주간 측정

c. Allergic tendency 확인

① Skin test

② Specific IgE : Phthalic anhydride, TDI, MDI, latex

d. **Provocation test : 확진검사** → 의심 원인물질로 provocation test를 한다.

(5) 치료 (treatment) : 원인 물질 회피 + 증상 악화시 일반적인 치료

치료 (treatment)

*** Asthma 치료의 목표**
(1) 야간 증상을 포함하여 만성적인 증상이 없거나 최소한만 발생한다.
(2) 급성 악화가 없거나 최소한의 빈도로만 발생하며 응급실 방문하는 일이 없다.
(3) Reliever/rescue medication을 쓰는 일이 없어나 최소한만 쓴다.
(4) 운동 등 활동에 제약이 없다.
(5) 하루 중 PEF 변동폭이 20% 미만이다.
(6) PEF가 (거의) 정상이다.
(7) 치료 약물의 부작용이 없어나 최소한만 발생한다.

Asthma에 쓰는 약물은 크게 symptom reliever와 disease controller로 분류할 수 있다. Symptom reliever는 빠르게 증상을 완화시켜 주기 위한 약물로 SABA(short acting β_2-agonist)가 가장 흔하게 쓰인다. 또한 asthma는 기본적으로 chronic inflammation이기 때문에 대다수 환자는 장기간 이를 조절하는 약물이 필요하며 이를 disease controller라고 한다. 대표적인 약물이 ICS(inhaled corticosteroid)이다.

· Symptom reliever
(1) **β_2 agonists**
(2) **Systemic corticosteroids**
(3) **Anti-cholinergics**
(4) **Methylxanthines (theophylline)**

· Disease controller
(1) **Corticosteroid**
(2) **Mast cell stabilizer (cromone)**
(3) **Long acting β_2 agonists (if combined with ICS)**
(4) **Leukotriene modifier**
(5) **Methylxanthines**

Asthma 치료에서 제일 권위 있는 GINA 지침이 2006년에 개정되었다. 이에 따르면 **이전까지는 severity (intermittent, mild/moderate/severe persistent)를 평가하여 그에 맞는 치료를 하였으나 이제는 control 수준에 따라 (controlled, partly controlled, uncontrolled) 치료를 변경**하는 식으로 바뀌었다. 이에 따라 severity 분류는 치료를 하지 않은 초기 상태와 임상 연구에서나 쓰이게 되었고 보다 간단한 control level로 환자를 평가하고 치료 방침을 변경하게 되었다. 즉, asthma 치료의 target은 'controlled' 상태를 달성하고 유지하는 것이다. 기본적으로 asthma 환자를 치료하다가 현재 치료 단계에서 control이 잘 되지 않으면 치료 단계를 올리는 ('step up') 방식은 같다.

A. 장기 치료 (long term management, Table 5-2, Figure 5-9)

Table 5-2 천식 조절 수준 (levels of asthma control).

Characteristics	"Controlled" All of followings	"Partly controlled" : 1 of followings in any wk.	"Uncontrolled" : ≥3 of followings in any wk.
Daytime symptoms	None (≤ 2 / wk.)	〉2 / wk.	
Limitations of activities	None	Any	
Nocturnal symptoms/awakening	None	Any	
Need for reliever/rescue treatment	None (≤ 2 / wk.)	〉2 / wk.	
Lung function (PEF or FEV1)	Normal	〈 80% predicted or personal best	
Exacerbations	None	≥ 1 /yr.	1 in any wk. ("uncontrolled asthma week")

천식 조절 수준은 **증상 (주간 증상, 활동 제한, 야간 증상, reliever 치료가 필요했는 지 여부), 폐기능, 급성 악화 유무**로써 평가된다. **천식이 잘 조절되고 있는 상태('controlled')는 주간 증상과 reliever medication이 필요했던 경우가 1주일에 2회 이하이고 활동에 제약을 받거나 야간에 증상이 나타나거나 이 때문에 잠에서 깨는 일이 없고 PEF나 FEV1이 정상이며 급성 악화가 발생하지 않은 상태**를 말한다. 증상이 이 이상으로 발생하거나 폐기능이 80% 미만으로 감소한 경우 잘 조절되지 못한 상태로 평가된다.

1. 약물 치료 (current pharmacologic treatment)

(1) β_2 **agonists**

a. 작용 기전

① **Bronchodilation ← smooth m. relaxation ← β_2 adrenergic Rc 지극**

② Mast cell mediator release ↓

③ Plasma exudation, airway edema ↓

④ Mucociliary clearance ↑

⑤ Mucus secretion ↓

⑥ Cough ↓

※ **Chronic inflammation에 미치는 영향은 없다** ∴ disease controller로 쓰이지 못한다.

b. 임상 적용

① **Short acting (SABA, 3~6h) : salbutamol (albuterol;** Ventolin®**), terbutaline :** Rapid symptom relief, EIA pretreatment에 효과적

② **Long acting (LABA, 〉12h) : salmeterol** (Serevent®)**, formoterol**

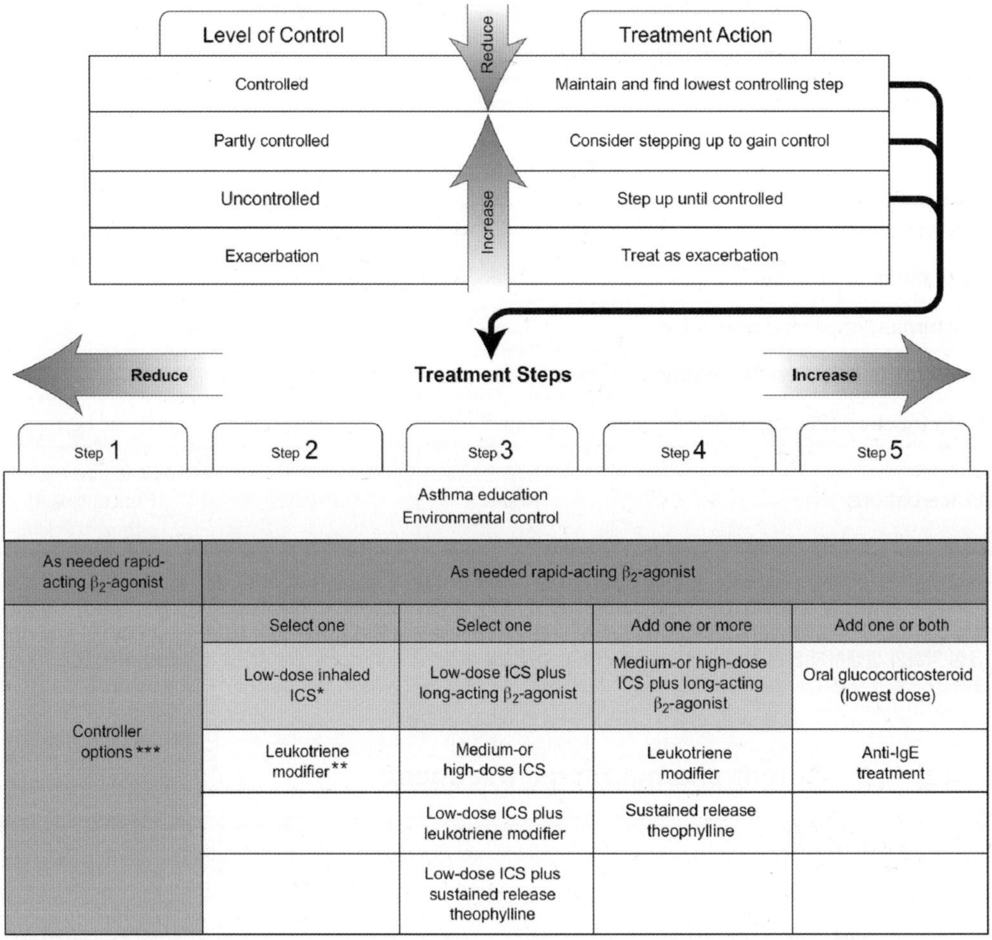

Figure 5-9 Asthma long-term treatment.
Asthma는 step 1에서 step 5까지 단계적 치료를 적용한다. **현재** step 3인 환자의 **천식 조절 수준(level of asthma control)이 'controlled'이면 현재의** step 3 **치료를 유지하고 3개월 이상 상태가 유지되면** step 2로 **단계를 낮추어 (step down) 치료를 해 볼 수 있겠다. 만약 'uncontrolled'인 경우 치료 단계를** step 4로 **높여서 (step up) 'controlled' 상태를 달성하도록 해야 한다.** 만약 치료를 받지 않은 초기 상태인 경우는 **Table 5-1**의 중증도를 평가하여 intermittent인 경우 step 1, persistent인 경우는 step 2부터 치료를 시작하고 severe case는 step 3부터도 시작할 수 있다. **Step 1에서는 필요할 때만 reliever medication (as needed short-acting β2-agonist)을 쓰고 step 2 이상은 disease controller를 쓰면서 필요할 때 reliever medication을 한다. Step 2는 controller로서 low-dose ICS(inhaled corticosteroid)를 쓰고 step 3에서는 low-dose ICS에 LABA(long-acting β2-agonist)를 추가해 함께 사용한다. Step 4에서는 ICS dose를 높이고** step 5는 PO corticosteroid나 anti-IgE treatment 등을 고려한다. Leukotriene modifier는 step 2에서 low-dose ICS 대신 controller medication으로 단독 사용할 수 있다. Step 3 이후 ICS와 병용투여하는 약물로 LABA 대신 leukotriene modifier나 sustained release theophylline를 추가할 수도 있다. 병용투여 대신 ICS dose를 먼저 높일 수도 있는데 연구 결과 ICS dose를 높이는 것보다 다른 약물을 combination하여 사용하는 것이 더 효과적이었다.

- **ICS와 병용하여 disease controller로 사용**
- ICS 단독 사용에 비하여 LABA를 함께 쓰면 → symptom ↓, nocturnal symptom ↓, lung function ↑, symptom reliever use ↓, exacerbation ↓
- **LABA 단독으로는 쓰지 않는다. ∵ mortality risk ↑ 우려 있어**
- LABA/ICS combination 제제가 널리 쓰여 : salmeterol/fluticasone (Seretide®), formoterol/budesonide (Symbicort®)*

  * Formoterol/budesonide를 disease controller로 쓸 경우 symptom reliever로도 사용 가능 … formoterol은 salmeterol보다 rapid onset of action 보여
- EIA pretreatment에 있어 SABA보다 오래 작용하는 이점 있어

c. 부작용 (side effects)

① **Muscle tremor**

② **Palpitation**

③ Hypokalemia

d. 관용 (tolerance) ← 장기간 사용할 경우 β_2 receptor downregulation

① Bronchodilation ↓? : airway smooth m.의 Rc reservoir가 커서 임상적 문제 크지 않아

② Mast cell mediator release ↑? : Rc downregulation 빨리 진행하지만 ICS 함께 쓰면 tolerance 예방 가능

e. MDI(metered dose inhaler) 사용 방법 (**Figure 5-10**)

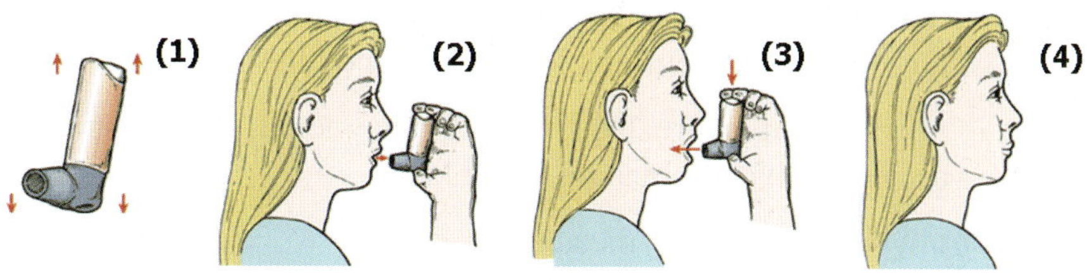

Figure 5-10 MDI (metered dose inhaler) 사용 방법.
(1) Inhaler를 아래 위로 잘 흔든다.
(2) Inhaler의 mouthpiece 부분이 아래쪽으로 향하게 하고 입 앞 3~5 cm 앞에 위치시킨다.
(3) Inhaler를 눌러 약이 뿜어져 나오게 하고 이를 천천히 들이마신다.
(4) 10초 동안 숨을 참는다. (이 때 약이 distal airway까지 전달된다.)

(2) **Anticholinergics (muscarinic receptor antagonists)**

a. 작용기전 : cholinergic nerve-induced bronchoconstriction ↓

※ 모든 기전의 bronchoconstriction을 억제하는 β_2-agnoists보다는 효과 ↓, onset time ↑

b. 임상 적용 : **ipratropium bromide** (Atrovent®), oxitropium bromide

- SABA에 부작용이 있는 환자에서 alternative drug으로 사용하거나 SABA를 쓰고 있는 환자에서 additional drug으로 추가 (exacerbation 시도)
- Cough에 효과적 cf. postinfectious cough에서 1st-line drug

c. 부작용 (side effects)

① Mouth dryness, bitter taste

② Urinary retention

③ Glaucoma

(3) **Methylxanthine (theophylline)**

a. 작용기전

① Bronchodilation ← smooth m. phosphodiesterase inhibition

② Anti-inflammation (low dose) ← histone deacetylase-2 activation

b. 임상 적용

① Short acting theophylline : exacerbation에서 additional bronchodilator로 사용 가능

② Sustained-release (SR) theophylline : step 3 이후 ICS에 LABA 대신 조합 가능 (효과는 LABA보다 못함)

c. Narrow optimal serum level : **5~15 μg/mL**

① Drug interactions

〈1〉**Theophylline level ↑** ← metabolism ↓

← · CYP450 enzyme inhibition by cimetidine, macrolide, ciprofloxacin, allopurinol, leukotriene modifier

← · Others : heart failure, liver disease, pneumonia, viral infection, vaccine, high carbohydrate diet, old age

〈2〉**Theophylline level ↓** ← metabolism ↑

← · CYP450 enzyme induction by rifampicin, anti-convulsants, ethanol

← · Others : febrile illness, pregnancy, tobacco, marijuana, barbecued meat, high protein/low carbohydrate diet, children

② **부작용 (side effects) :** theophylline level 〈10 μg/mL에서는 거의 없어

〈1〉**G-I** : nausea, vomiting ... "가장 흔한 초기 부작용"

〈2〉**CNS** : seizure, stimulation of respiration center (hyperventilation)

〈3〉**Heart** : tachycardia, arrhythmia

(4) **Corticosteroid**

a. Inhaled corticosteroid (ICS) : "most effective controller medication"

① 작용기전 : AHR↓ ← anti-inflammation ··· T-cells↓, eosinophils↓, mast cells↓ ←

〈1〉Inflammatory gene transcription↓ ←NFκB↓, AP-1↓, histone deacetylase-2 recruitment to gene complex

〈2〉Anti-inflammatory gene (MAP kinase phosphatase-1) activation

〈3〉β_2 receptor expression↑

② 임상 적용 : budesonide (Pulmicort®), fluticasone (Flixotide®)

· Low dose로 시작 → higher dose로 올리기 전에 LABA 등과 병용치료가 더 효과적

* Low dose : budesonide 200~400 μg, fluticasone 88~264 μg

High dose : budesonide 〉 600 μg, fluticasone 〉 660 μg

· Symptoms↓, lung function↑, nocturnal symptom↓, exacerbation↓, AHR↓

* Maximal effect는 수 개월 치료 후에

· EIA pretreatment

· Irreversible airway function↓ prevention ← early ICS treatment

③ **부작용 (side effects)**

(a) Local : **oral candidiasis, dysphonia (← laryngeal m. myopathy)**

· 예방법 : 〈1〉spacer 이용 〈2〉흡입 후 입안 헹구기(rinsing)

(b) Systemic : bone mineral density↓, cataract, glaucoma

b. Systemic corticosteroid

① 임상 적용

〈1〉Acute attack : prednisolone 30~45 mg qd × 5~10 days (no tapering)

〈2〉**Step 5** : 'lowest dose' ··· 전체 중 1% 정도에서 maintenance therapy로 필요

② 부작용 (side effects) : truncal obesity, bruising, **osteoporosis**, diabetes, hypertension, gastric ulcer, myopathy, depression, cataracts

(5) **Leukotriene modifier**

a. 작용기전 : cys-LT_1 receptor block → cysteinyl-leukotrienes pathway 억제

b. 임상 적용 : montelukast (Singulair®), pranlukast (Onon®), zafirlukast (Accolate®)

· Disease controller : step 2에서는 단독으로, step 3 이상에서는 ICS와 병용하여 사용

· AIA, EIA pretreatment에도 효과적

(6) **Cromone**

a. 작용기전 ① Mast cell stabilization → mediators 분비 억제
② Sensory n. activation ↓

b. 임상 적용 : cromolyn sodium, nedocromil sodium q6h (duration 짧아 단점)

· **소아 환자, 분명한 trigger (EIA, allergen, SO_2) 확인된 경우에 효과적**

(7) **Anti-IgE**

a. 작용기전 : circulating IgE antibody에 binding → IgE-mediated reaction ↓

b. 임상 적용 : omalizumab SC q2~4wk. × 3~4 months

· Step 5 등 severe case에서 exacerbation ↓, asthma control ↑

· 단점 : 'expensive'

∴ 최대 용량의 흡입제 치료로도 조절되지 않으며 circulating IgE (+)시 시도

※ (5)~(7)은 부작용은 적다.

2. 면역치료 (immunotherapy)

(1) 적응증 (indications)

① 원인 항원에 대한 IgE 매개반응과 천식 증상의 연관성이 확실

② **항원 회피가 불가능**할 때

③ 약제 사용에 부작용이 있거나 약물요법에 intractable

④ House dust mite, pollen 인 경우 (곰팡이는 효과 적다)

(2) 금기증 (contraindications)

a. 절대 금기증 (absolute contraindications)

① 심한 면역질환이나 악성 종양이 동반된 경우

② 순응도가 나쁜 환자

③ 응급상황에서 epinephrine 금기 환자 : severe hypertension, coronary artery ds.

b. 상대 금기증 (relative contraindications) : ① 〉50세, 〈5세 ② Pregnancy ③ Severe case

(3) 경과

a. 치료기간 : 최소한 3년. 그 전에 중단하면 재발↑

b. 중단하는 경우 : 1년 이상 치료해도 호전이 없는 경우, anaphylaxis가 발생한 경우

c. 반응 결과 : **IgG↑ IgE↓**

3. 난치성 천식 (refractory asthma)

· 대부분 천식 환자는 치료에 잘 반응하지만 5% 정도는 maximal inhaler therapy에도 불구하고 control이 잘 되지 않는 경우가 있다.

(1) 난치성 천식의 원인 감별

① **Noncompliance with medication ("most common reason")** ← side effects 등

② Allergen 등 trigger에 지속적 노출

③ Upper airway diseases eg, severe rhinosinusitis

④ Gastroesophageal reflux (?)

⑤ Infection : *Mycoplasma pneumoniae*, *Chlamydia pneumoniae* → macrolide에 효과

⑥ Drugs : β-antagonists, aspirin, COX-inhibitors

⑦ Premenstrual worsening → steroid에 response (×), progesterone, GnR factor 필요

⑧ Systemic disease : hyperthyroidism, hypothyroidism

⑨ ABPA (allergic bronchopulmonary aspergillosis)

(2) Corticosteroid-resistant asthma (〈0.1%) : prednisolone 40 mg qd × 2wk. 치료에도 반응×

(3) Brittle asthma

① Type I : 적절한 치료에도 불구하고 persistent symptoms, poor lung function

② Type II : Lung function은 normal 또는 near-normal이나 intermittent하게 unpredictable severe (or life-threatening) attack이 발생 → steroid에 잘 반응하지 않아 epinephrine 가지고 다녀야

B. 급성기 치료 (asthma attack management)

1. Acute attack의 severity 평가 (Figure 5-11)

	Mild	Moderate	Severe	Respiratory arrest imminent
Breathless	Walking Can lie down	Talking Infant—softer shorter cry; difficulty feeding Prefers sitting	At rest Infant stops feeding Hunched forward	
Talks in	Sentences	Phrases	Words	
Alertness	May be agitated	Usually agitated	Usually agitated	Drowsy or confused
Respiratory rate	Increased	Increased	Often > 30/min	
	Normal rates of breathing in awake children: *Age* / *Normal rate* < 2 months / < 60/min 2-12 months / < 50/min 1-5 years / < 40/min 6-8 years / < 30/min			
Accessory muscles and suprasternal retractions	Usually not	Usually	Usually	Paradoxical thoraco-abdominal movement
Wheeze	Moderate, often only end expiratory	Loud	Usually loud	Absence of wheeze
Pulse/min.	< 100	100-120	>120	Bradycardia
	Guide to limits of normal pulse rate in children: Infants / 2-12 months–Normal Rate / < 160/min Preschool / 1-2 years / < 120/min School age / 2-8 years / < 110/min			
Pulsus paradoxus	Absent < 10 mm Hg	May be present 10-25 mm Hg	Often present > 25 mm Hg (adult) 20-40 mm Hg (child)	Absence suggests respiratory muscle fatigue
PEF after initial bronchodilator % predicted or % personal best	Over 80%	Approx. 60-80%	< 60% predicted or personal best (< 100 L/min adults) or response lasts < 2hrs	
PaO_2 (on air)† and/or $PaCO_2$†	Normal Test not usually necessary < 45 mm Hg	> 60 mm Hg < 45 mm Hg	< 60 mm Hg Possible cyanosis > 45 mm Hg; Possible respiratory failure (see text)	
SaO_2% (on air)†	> 95%	91-95%	< 90%	
	Hypercapnea (hypoventilation) develops more readily in young children than in adults and adolescents.			

*Note: The presence of several parameters, but not necessarily all, indicates the general classification of the exacerbation.
†Note: Kilopascals are also used internationally; conversion would be appropriate in this regard.

Figure 5-11 Asthma acute attack의 중증도 분류.

(1) 자세와 말 : mild한 경우는 대개 걸을 수도 있고 바로 누워있을 수 있으나 severe의 경우 앉아서 앞으로 몸을 구부리는 자세를 취한다. 증상이 심하면 말하기도 어려워진다.
(2) 의식상태 : drowsy 또는 confused 상태는 respiratory arrest가 임박했을 때 나타난다.
(3) Accessory muscle 사용 : mild attack부터 흔히 관찰된다. 심한 경우에는 paradoxical thoracoabdominal movement가 관찰될 수 있다.
(4) V/S : 심해질 수록 respiratory rate(RR), pulse rate(PR)가 빨라진다. Severe case는 RR〉30/min, PR〉120/min이다.
(5) Paradoxical pulse : moderate attack 이상에서 관찰된다.
(6) **Wheezing : severe할수록 천명음이 크게 들리다가 obstruction이 매우 심해지면 들리지 않게 된다.**
(7) Hypoxemia는 mild case에서는 대개 없어서 ABGA는 대개 불필요하며 severe case는 PaO_2 〈 60 mmHg이다.
(8) **Hypercapnia는 severe illness를 의미한다.**

2. Acute attack management (Figure 5-12)

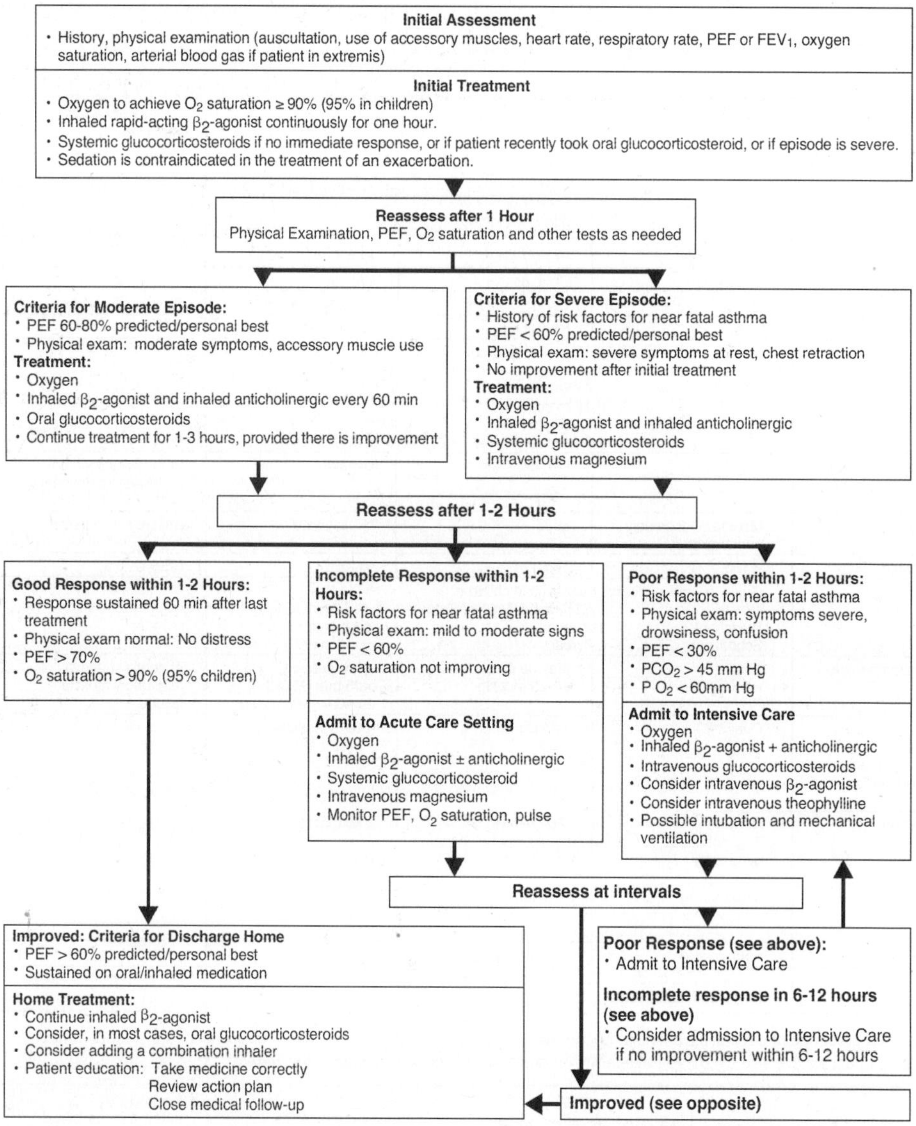

Figure 5-12 Asthma acute attack의 management.

(1) 우선 **ABGA**를 포함하여 **Figure 5-11**과 같이 환자의 상태를 평가한 후 산소를 공급해 **O_2 sat. 〉 90%** 유지시킨다.

(2) **Short acting β_2 agonist(SABA)**를 (nebulizer로) **1시간까지 지속 공급**한다.

(3) ① Severe attack이거나 ② 최근 oral steroid를 복용중인 경우, 또는 ③ (2)에 immediate response가 없을 때는 systemic corticosteroid를 사용한다.

(4) Sedation은 금물이다.

(5) 1시간 후 환자 상태를 재평가해서 ① fatal attack 과거력이 있거나 ② PEF 〈 60% predicted (or personal best), ③ severe symptoms/chest retraction 있거나 ④ (1)~(4) 치료에도 불구하고 호전 없으면 'severe episode'로 분류하며 이 경우 현재 치료(SABA+systemic corticosteroid)에 inhaled anticholinergics, systemic $MgSO_4$ 치료를 추가할 수 있다.

6

Bronchiectasis and Bronchiolitis

기관지확장증과 세기관지염

기관지 확장증 (bronchiectasis)

A. 서론 (introduction)

1. Bronchiectasis란?

(1) 'Medium-sized airways의 acquired, abnormal, permanent dilatation'

(2) Infection 등에 의한 segmental, subsegmental bronchial wall의 inflammation, destruction의 결과 → airway가 늘어나 이곳에 purulent material이 축적되고 function을 제대로 수행하지 못하게 된다.

2. 발병기전 (pathogenesis)

(1) 감염성 (infectious causes)

a. Pathogens

① **Virus** : Adenovirus, Influenza virus

② **TB**, NTM (MAC)

③ 기타 세균 : Mycoplasma, *S. aureus*, *Klebsiella*, Anaerobes

④ *Aspergillus* ··· **ABPA**

b. Host factors → clearing activity ↓ → recurrent infection ↑

① **Endobronchial obstruction** : foreign body aspiration, neoplasm, EBTB

② Panhypogammaglobulinemia ⋯ *H. influenzae*, *S. pneumoniae*

③ **Primary ciliary dyskinesia**

④ **Cystic fibrosis** ⋯ *P. aeruginosa*, *S. aureus*

(2) 비감염성 (non-infectious causes)

① Toxic gas inhalation : ammonia

② Aspiration : gastric acid

③ Immunologic diseases : RA, UC, Sjögren's syndrome

④ **DPB (diffuse panbronchiolitis)**

⑤ Swyer-James' syndrome : acquired one-lung hypovasculature with BE change

⑥ α_1-antitrypsin deficiency

⑦ Young's syndrome * Triad : BE, sinusitis, obstructive azoospermia

⑧ Yellow nail syndrome

* Triad : lymphedema, pleural effusion, nail yellow discoloration ⋯ 40%에서 BE 동반

3. 분류 (Reid, 1950)

(1) Cylindrical BE : 기관지가 전체적으로 균일하게 확장되어 obstruction 부위에서 cut-off됨.

(2) Cystic (saccular) BE : distal로 갈수록 끝까지 기관지가 점점 더 확장됨.

(3) Varicose BE : 정맥류 모양으로 불규칙하고 구슬모양으로 기관지가 확장됨.

B. 임상양상 (clinical manifestations)

(1) 병력과 증상 (history & symptoms)

① 과거 또는 최근 **respiratory infection* 병력** 있는 사람이 * measles 등

② "**Persistent or recurrent** cough + **purulent sputum**"

③ **Hemoptysis** (50~70%)

- Mild bleeding ← friable, inflamed mucosa
- Massive bleeding ← hypertrophied bronchial a.

(2) 징후 (signs)

① P/E : 매우 다양

② Clubbing : 있을 수 있다.

(3) PFT : obstructive pattern 보일 수 있다.

cf. Lung destruction 심하면 restrictive pattern도 가능

(4) Sputum culture : colonization/infection되어 있는 microorganism 확인 가능 → antibiotics 결정에 도움.

(5) Chest radiograph

① Non-specific

② Longitudinal하게는 bronchi가 'tram track'으로 보일 수 있고 cystic BE의 경우 'prominent cystic spaces'이 관찰된다. (bullous emphysema, IPF의 honeycombing과 감별 필요)

C. 진단 (diagnosis)

1. HRCT : 'diagnosis of choice' (Figure 6-1)

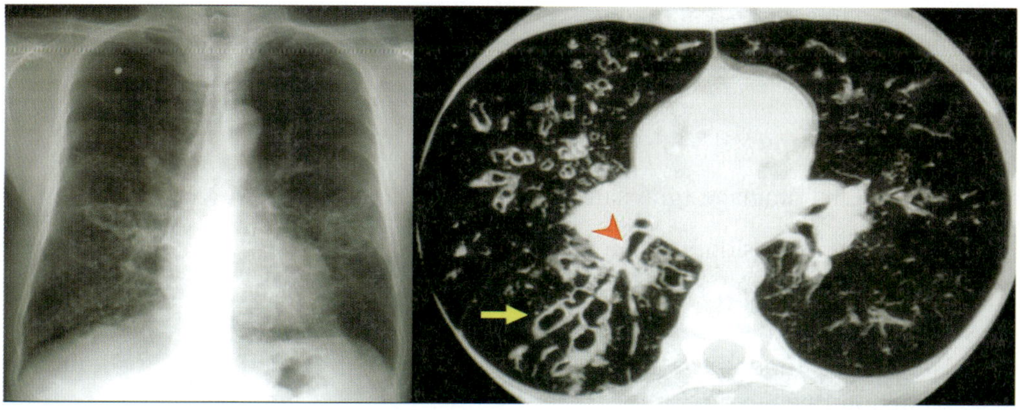

Figure 6-1 Bronchiectasis. Chest x-ray는 both middle & lower lung field에 많은 cysts를 보여 주고 있다. (Cystic BE) Cysts는 thickened wall과 때론 air-fluid level을 나타낸다. HRCT에서 정상 bronchus(화살촉)가 distal로 주행하면서 tapering되지 못하고 dilatation되면서 airway wall이 thickening된 것(화살표)을 보면 진단할 수 있다. * 사실 chest PA와 CT 환자는 다른 환자로 CT의 환자는 varicose BE이다.

2. BE의 원인질환에 대한 진단 (Table 6-1)

Table 6-1 Bronchiectasis의 원인 질환에 따른 진단 검사법.

Disease	Diagnostic test
Foreign body aspiration	Bronchoscopy
Panhypogammaglobulinemia	IgG/A/M ↓
Primary ciliary dyskinesia	Respiratory mucosa biopsy with EM : dynein, spoke, microtubule 이상 Exhaled nitric oxide ↓
Cystic fibrosis	Sweat chloride 〉 55~60mEq/L Sputum culture : *P. aeruginosa* Genetic testing : ⊿F508 homozygosity

D. 치료 (treatment)

1. 치료 가능한 underlying problem 제거

(1) TB → Anti-TB treatment

(2) ABPA → Corticosteroid

(3) Panhypogammaglobulinemia → Ig replacement

2. Secretion clearance 향상 (bronchial hygiene)

(1) **Physiotherapy** : 하루 3~4회 규칙적으로

① Postural drainage (gravitational positioning) → **Figure 9-7** 참조

② Chest percussion, mechanical vibrator

③ 충분한 수분 섭취

(2) Mucolytics (nebulizer) ··· 일부 환자에서 도움되지만 exacerbation ↓ (×), lung function ↑ (×)

① Acetylcysteine

② Recombinant DNase

3. Antibiotics : infection control

- 적응증 (indications)
  - ① Acute exacerbation : Pseudomonal coverage 고려
  - ② Chronic suppression : 효과 규명되지 못함
- Sputum examination에 근거하여 시행한다.

(1) ***P. aeruginosa*** : lung function 악화 속도 빠르고 나쁜 QoL과 관련

(2) MAC 또는 *Aspergillus*를 의심할 상황

① Antibacterial에 반응하지 않는 symptomatic episodes

② MAC 또는 *Aspergillus*가 2개 이상 sputum culture (+)

③ MAC 또는 *Aspergillus* culture (+) + new infiltrates on chest x-ray

④ MAC을 의심할 CT 소견 : diffuse nodules

4. 기타 치료

(1) **Influenza, pneumococcal vaccination**

(2) Bronchodilators : airflow limitation ↓

(3) Corticosteroid : 일부 연구에서 acute exacerbation에서 효과 보여

(3) Hemoptysis

① Medical treatment : anti-tussive 등

② BAE

③ Surgical resection

(4) Surgical resection

- Medical therapy에도 불구하고 infection, bleeding 해결 안 되는 localized BE

(5) Lung transplantation

세기관지염 (bronchiolitis)

· 명확하게 bronchiole만 침범하는 질환은 드물고 distal bronchi 침범도 흔히 동반되므로 small airway disease라고도 부른다. Bronchiolitis에 대해서는 학생들은 자세히 알 필요 없다.

A. 서론 (introduction)

1. Bronchiolitis란?

(1) Small airway란? : 직경 3 mm 이하의 airway

(2) Bronchiole이란? : cartilage가 없는 small airway (~respiratory bronchiole)

(3) Bronchiolitis란? : bronchiole 등 small airways에 대한 nonspecific inflammatory injury (interstitium, airspace 침범 동반하기도)

2. 분류 (classification)

(1) Clinical syndromes associated with bronchiolitis

① Inhalation injury

② Postinfectious

③ Drug-induced reactions

④ Idiopathic

a. No associated diseases

b. Associated with other diseases

〈1〉Transplantation : HSCT, Lung, Heart-lung

〈2〉Connective tissue disease

〈3〉Obstructive pneumonitis

〈4〉Others : HP, UC, CEP 등

(2) Pathological classification

① Constrictive bronchiolitis

〈1〉Obliterative bronchiolitis

eg, BOS (bronchiolitis obliterans syndrome) : lung TPL 후 발생

〈2〉Cellular bronchiolitis　eg, DPB (diffuse panbronchiolitis)

〈3〉Respiratory bronchiolitis (RB)

〈4〉Follicular bronchiolitis

② Proliferative bronchiolitis

〈1〉BO (bronchiolitis obliterans) ··· 1901년 Lange가 처음 기술한 고전적인 의미의 'BO'

〈2〉Organizing pneumonia

〈3〉BOOP (bronchiolitis obliterans organizing pneumonia)

3. Constrictive vs. Proliferative bronchiolitis (Table 6-2, Figure 6-2)

Table 6-2 Constrictive bronchiolitis vs. Proliferative bronchiolitis.

Constrictive bronchiolitis		Proliferative bronchiolitis
Idiopathic, **Infection** (**RSV**, Adenovirus, Influenza, Parainfluenza, Mycoplasma), **Drugs** (penicillamine, CCNU), Connective tissue ds., **TPL** (heart, **lung**, **HSCT**), **Gas inhalation** (**NO_2**, SO_2, NH_3, Chlorine, Phosgene), Mineral dust (silica, asbestos, talc, aluminium oxide, iron oxide, coal), Swyer-James' syndrome	**Etiology**	**Idiopathic (COP)**, Organizing acute **infection** (Influenza, Nocardiosis, Mycoplasma, Pneumocystis pneumonia, Legionella, CMV, HIV), **Drugs** (cephalosporin, cocaine, amiodarone, gold etc.), Connective tissue ds., CEP, HP, Wegener's granulomatosis, Organ TPL, Radiotherapy, Environmental exposure
Chronic bronchiolar inflammation, concentric submucosal/adventitial scarring, smooth muscle hypertrophy → concentric 하게 lumen을 좁힘	**Pathology**	Intraluminal organizing connective tissue polyps → 안으로 자라 들어와 lumen을 막음 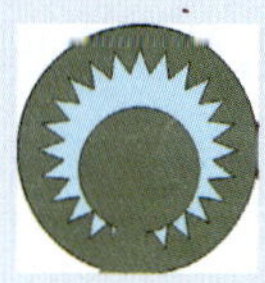
Obstructive pattern with hyperinflation	**Physiology**	Restrictive pattern
Nodule, Mosaic pattern	**CT findings**	GGO, Consolidation, Nodule
Post-TPL BOS	**Prototypical ds.**	COP (Idiopathic BOOP)
Poor	**Response to Pd**	Good
Poor	**Prognosis**	Good

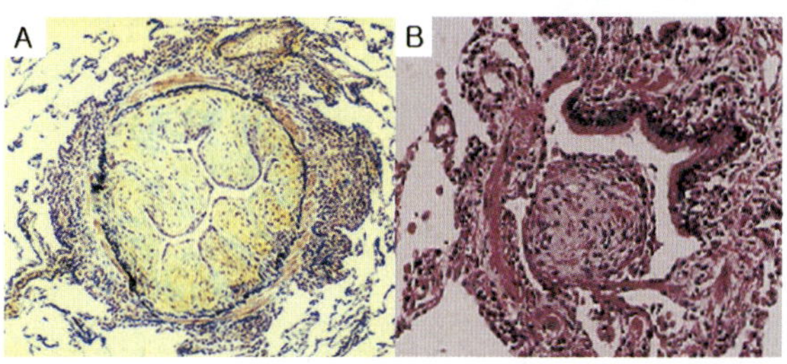

Figure 6-2 Constrictive vs. Restrictive bronchiolitis.
(A) Constrictive bronchiolitis. Bronchiole wall이 fibrosis되어 lumen을 조여와 airway obstruction이 발생.
(B) Proliferative bronchiolitis (COP). Bronchiole wall로부터 organizing tissue가 자라(proliferation) lumen 내를 채우며 들어옴.

B. Acute bronchiolitis (infectious bronchiolitis in children)

· 소아과 영역이지만 간단하게..

1. 서론 (introduction)

(1) 역학 (epidemiology)

① **2세 이전의 질환 (peak : 6개월), 남 > 여** (in RSV infection)

② 1세 이전 m/c lower respiratory tract infection

③ Winter~early spring

④ Infants의 1%가 매년 이 질환으로 입원

(2) 원인 (etiology)

① **Respiratory syncytial virus (RSV) (m/c)**

② 기타 : Parainfluenzavirus, Mycoplasma, Adenovirus 등

(3) 병태생리 (pathophysiology) : bronchiolar obstruction by inflammation

① Bronchiolar edema : most important

② Accumulation of mucus & cellular debris in airway lumen

2. 임상양상과 진단 (clinical manifestations & diagnosis)

(1) 증상 (symptoms)

① 수 주 전 minor respiratory disease 앓은 older와 contact 병력 (+)

② Runny nose, sneezing → anorexia, fever (38.5~39℃)

(2) 징후 (signs)

① Tachypnea (RR 60~80/min.)

② Severe air hunger, cyanosis, alae nasi flare, accessory m. use

③ Liver, spleen palpable ← hyperinflated lung

(3) ABGA : hypoxemia ← V/Q mismatch

(4) Chest x-ray

① Hyperinflation

② Scattered consolidation : 30%

3. 치료 (treatment) : 대부분 self-limited

(1) 대개 supportive care : O_2 supply, minimal handling, IV fluid, Ventilator (prn)

(2) Bronchodilator : controversial

* Epinephrine nebulizer : 재원기간을 줄이지 못한다.

C. Bronchiolitis obliterans (BO)

1. 서론 (introduction)

- 'Bronchiolitis with bronchiolar obstruction'이라고 보면 된다. 1901년 Lange가 기술한 고전적인 BO는 proliferative bronchiolitis로 흔히 organizing pneumonia를 동반하여 BOOP(bronchiolitis obliterans organizing pneumonia)의 형태로 잘 나타나며 constrictive bronchiolitis의 형태로도 나타난다. 원인은 **Table 6-3**과 같다.

Table 6-3 Conditions associated with BO.

Inhalation injury : toxic fume inhalation, mineral dust exposure
Infection (viral, Mycoplasma, Legionella)
Bone marrow transplantation (chronic GVHD)
Lung, Heart-lung transplantation
Connective tissue disease : rheumatoid arthritis, SLE, dermatomyositis, polymyositis
Hypersensitivity pneumonitis

2. 임상양상과 진단 (clinical manifestations & diagnosis)

(1) Progressive airflow obstruction … initial injury의 강도에 비례

(2) Chest x-ray : relatively normal

(3) ABGA : Hypoxemia ← V/Q mismatch

(4) CT : centrilobular nodules, mosaic pattern (**Figure 6-3**)

(5) VATS, Open lung biopsy : may be required cf. TBLB, BAL : 진단에 도움 안 돼

3. 치료 (treatment)

Table 6-3 BO classification, prognosis, therapy.

Type	OP	Prognosis	Therapy
Toxic fume inhalation	Rare	Poor ~ Good	Steroids
Postinfectious	±	**Fair** ~ Good	Steroids
Connective tissue disease	±	Poor ~ Good	Steroids
Localized	+	Good	Resection
Idiopathic	+	**Fair** ~ Good	Steroids

* OP : organizing pneumonia

(1) 치료에 잘 반응하지 않는 경우 많다.

(2) Bronchodilator, Anti-tussives

(3) Corticosteroid : acute inhalation injury에 사용할 수 있다.

D. Diffuse panbronchiolitis (DPB)

1. 서론 (introduction)

(1) DPB란? 주로 respiratory bronchiole을 전반적으로 침범하는 inflammatory disease

(2) 역학 (epidemiology)

① **한국, 일본, 중국에서 주로 발생**하며 다른 지역은 드물다.

② HLA-Bw54와 관련성(+) … 몽골리안에 주로 분포하는 haplotype.

③ M : F = 2 : 1, 평균 연령 50세

④ **Smoking, occupational history와 무관**

(3) 병리소견 (pathology)

① Respiratory bronchiole의 transmural, peribronchiolar cellular bronchiolitis
: Histiocytes (foamy macrophages), plasma cells, lymphocytes, neutrophils

② Secondary ectasia in advanced disease ← distal to obstructed bronchiole

2. 임상양상과 진단 (clinical manifestations & diagnosis)

(1) 임상양상

① 증상 : chronic purulent cough, DOE, wheezing

* **chronic sinusitis** : 75~100%

② 징후 : coarse crackles

③ 검사소견 : **cold agglutinin(+)**, Mycoplasma Ab(-), RF(+), Ig normal

④ PFT : obstructive (less reversible than COPD), DLco : N/↓

⑤ ABGA : hypoxemia

⑥ BAL : neutrophil predominant

(2) Radiographic findings

① CXR : small nodules, reticular airway pattern, hyperinflation

② **PNS : chronic sinusitis**

③ HRCT : small centrilobular nodules, bronchiectasis (advanced disease) (**Figure 6-3**)

3. 치료 (treatment)

(1) **Macrolide** (low dose)

① Erythromycin, clarithromycin, roxithromycin, azithromycin

② 대부분 환자에 적응 → 증상, 폐기능, 방사선학적 호전, 생존율↑

③ **"anti-inflammatory effect"**

(2) Infection control : 중요!! esp. ***Pseudomonas aeruginosa*** … 예후와 관련

(3) 기타 : bronchodilator

cf. Steroid : no evidence

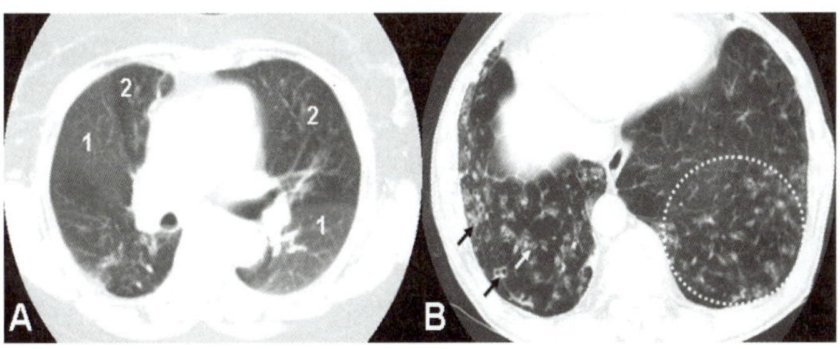

Figure 6-3 Bronchiolitis.
(A) Mosaic pattern : COPD, asthma, bronchiolitis 등 small airway disease가 있으면 ventilation에 차이가 나서 air trapping 된 부분은 더 검게 보여(2) 정상적인 lung 부분(1)과 attenuation에 차이를 보인다. 이와 같은 attenuation의 차이는 segmental 또는 subsegmental distribution을 한다.
(B) DPB의 전형적인 CT 소견 : centrilobular nodules(점선 원)이 잘 보이며 이미 진행한 부분은 bronchiectatic change(화살표)가 관찰된다.

7

Idiopathic Interstitial Pneumonia

간질성 폐질환

※ Chapter 7, 8은 이른바 DPLD에 관한 내용이다. 이 분류에 대한 이해가 있으면 수많은 호흡기 질환 개념 정리에 도움이 된다. Chapter 7에서는 DPLD 중 IIP에 대해서 다루고 Chapter 8은 나머지 DPLD 질환에 대해 다루겠다. Harrison, Cecil에 나오는 DILD(diffuse interstitial lung disease)도 DPLD와 비슷하게 쓰이는 용어라 보면 된다.

서론 (introduction)

A. Idiopathic interstitial pneumonia(IIP)란?

1. Diffuse parenchymal lung disease(DPLD)란?

· Focal하지 않고 bilateral하게 폐실질에 병변이 있는 질환군

(1) 'Diffuse' : 명확한 정의는 없으나 bilateral하게 병변이 분포하며 국소적(focal)이지 않은 것

(2) 'Parenchymal' : airspace와 interstitium을 포함하는 개념 → Chapter 1 참조

2. DPLD의 분류 (Figure 7-1)

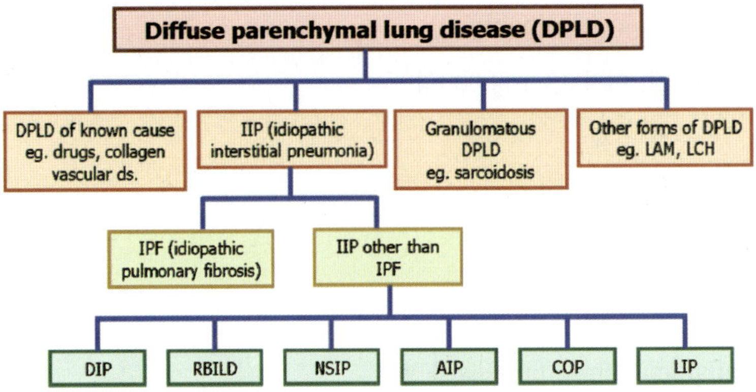

Figure 7-1
DPLD의 분류 (ATS/ERS, 2001년).
DPLD는 idiopathic (primary), secondary(known cause), granulomatous, other forms 의 4가지로 분류된다. 이중 idiopathic한 DPLD가 IIP이다.

3. IIP(idiopathic interstitial pneumonia)란?

(1) 'idiopathic' : 원인이 불분명한 primary disease

(2) 'interstitium' : 다음의 구조물을 포함한다. → **Figure 1-4** 참조

① Alveolar wall

〈1〉Alveolar epithelium

〈2〉Capillary endothelium

② Connective tissue surrounding alveoli

〈1〉Blood vessels

〈2〉Lymphatics

∴ IIP : Lung interstitium에 주로 병변을 만드는 primary lung disease

4. IIP의 분류 (Figure 7-1)

(1) **IPF (idiopathic pulmonary fibrosis) (55%, m/c)**

(2) **IIP other than IPF : 6가지 !!**

① **DIP** (desquamative interstitial pneumonia)

② **RB-ILD** (respiratory bronchiolitis with interstitial lung disease)

③ **NSIP** (nonspecific interstitial pneumonia)

④ **AIP** (acute interstitial pneumonia)

⑤ **COP** (cryptogenic organizing pneumonia)

⑥ **LIP** (lymphocytic interstitial pneumonia)

B. 역학 (epidemiology)

(1) 유병률 (prevalence) : 20~40/ 100,000명

* IPF : 남자 20/100,000명, 여자 13/100,000명

(2) 발생률 (incidence) : 증가 추세

C. 발병기전 (pathogenesis)

(1) 개념의 변화

- 과거 : chronic inflammation → fibrosis 유발

  * 그러나, anti-inflammatory drug이 fibrosis 진행을 막는 효과 없었다.

- **현재 : "Injury 후 repair가 제대로 되지 못하면서 (impaired) fibrosis로 진행"**

(2) "Injury"

- Infection, smoke, fumes, drugs, radiation, autoimmune conditions → epithelial cell injury → extravasation → alveoli 내에 fibrin-rich exudates + hyaline membrane → 일시적인 extracellular matrix 형성 → repair 과정 시작

(3) "Impaired repair" : normal repair 〈 fibrosis

- 정상적인 복구 과정 (**normal repair process**)

  ① Intraalveolar exudates 제거 (clearing)

  ② Epithelial cell migration, proliferation, differentiation → 재상피화 과정 **(re-epithelialization)**

- **Impaired repair** → organizing ECM (extracellular matrix) → **fibrosis**

  ① Cytokines (from alveolar exudates) : **TGF-**β, PDGF, TNF-α

  → 〈1〉 Fibroblast : migration, proliferation, differentiation to myofibroblast

  〈2〉 Alveolar epithelial cell: epithelial-to-mesenchymal transition (EMT)

  → myofibroblast → basement membrane disruption, ECM↑ (collagen↑)

  -1. Fibroblastic foci : loose fibromyxoid granulation tissue

  - Lumen 안으로 자라 들어오거나

  - Interstitium에 발생

  -2. Dense interstitial fibrosis → lung architecture distortion

  → microscopic honeycomb

② MMPs(metalloproteinases)와 TIMPs(tissue inhibitors of MMP)의 불균형 → ECM ↑

③ Apoptosis

〈1〉Myofibroblast → angiotensin II → epithelial cell apoptosis ↑ → re-epithelialization ↓

〈2〉Myofibroblast apoptosis ↓

④ Angiogenesis : ECM 내 신생혈관 형성

⑤ Microvascular thrombosis ↑ ← tissue factor ↑, endothelial disruption

⑥ Oxidant/anti-oxidant 불균형

임상양상 (clinical manifestations)

"Typical IPF" : 담배를 피우는 60대 남자가 6개월 전부터 서서히 진행해 온 운동 시 호흡곤란과 마른 기침을 주소로 내원하여 시행한 신체 검진은 lower lung field에서 velcro-like crackles이 들린다.

A. 병력 청취 (history taking)

(1) **Smoking** : 70% in IPF, 90% in RB-ILD, 100% in DIP

※ Smoker에서 흔한 질환
IPF, RB-ILD, DIP, PLCH, Pneumothorax, Goodpasture's syndrome, Lung cancer
※ Non-smoker에서 흔한 질환
Hypersensitivity pneumonitis, sarcoidosis, DPB

(2) 다른 DPLD에 부합되는 병력이 있는지 확인한다 : drug, collagen vascular ds. etc.

B. 증상 (symptoms)

(1) **DOE (dyspnea on exertion) (m/c)** → 진행하면 resting 시도 dyspnea도 발생

(2) **Dry cough**

C. 징후 (signs)

(1) **Inspiratory crackle : velcro-like, bilateral, basilar**, crepitant

(2) Tachycardia, Tachypnea ··· in advanced disease

(3) **Clubbing** : IPF에서 흔하지만 새로 생긴 경우는 lung cancer도 의심해야 한다.

D. 검사소견 (laboratory findings)

1. Chest radiograph ··· normal in 5~10%

: Diffuse infiltrates in lower lung field : GGO → nodular/reticular lesions → honeycomb

2. PFT

(1) **Restrictive pattern** : FVC 〈 80%, TLC ↓, RV ↓, FRC ↓

(2) **DLco** ↓

3. ABGA ··· Hypoxemia : advanced disease에서 관찰

진단 (diagnosis)

* IIP의 진단

(1) IPF에 부합되는가?
50세가 넘는 환자가 최소 3개월 이상의 운동시 호흡곤란과 마른 기침을 주소로 내원한다. 신체검진에서 bilateral lower lung field에서 Velcro-like crackle이 들리고 PFT는 restrictive pattern에 DLco가 감소해 있다. HRCT상 전형적인 bibasilar honeycomb pattern을 보이며 bronchoscopy BAL에서는 neutrophil predominant 소견이다. 이런 소견이 있으면서 다른 DPLD가 배제된다면 IPF라고 clinical diagnosis를 할 수 있다.

(2) IPF에 부합되지 않으면? Lung biopsy로 병리학적 확진을 해야 한다.

A. IPF의 임상적 진단

· All major criteria + 3 of 4 minor criteria → lung biopsy 없이도 IPF 진단

1. Major criteria

(1) IIP 이외의 DPLD 질환 배제 : drug, connective tissue disease etc.

(2) Pulmonary function evaluation

① Restrictive pattern : FVC (VC) 〈 80% +

② 1 of impaired gas exchange

〈1〉 DLco ↓

〈2〉 $AaDO_2$ ↑

〈3〉 PaO_2 ↓

(3) HRCT : Bibasilar reticular abnormalities with minimal GGO

※필자 註) 보다 중요한 소견은 bibasilar honeycomb이다.

(4) Bronchoscopic BAL : neutrophil predominant

2. Minor criteria

(1) Age 〉 50

(2) DOE : insidious onset, otherwise unexplained

(3) Duration 〉 3mo.

(4) Bibasilar, inspiratory crackles (dry *or* "velcro-like")

B. IIP의 감별진단

1. 임상적 용어 vs. 병리학적 용어 (Table 7-1)

· 임상 용어에 해당하는 병리 용어를 알아야 한다.

Table 7-1 IIP의 clinical vs. pathological term.

Clinical term	Pathological term
IPF	UIP (usual interstitial pneumonia)
NSIP	NSIP (nonspecific interstitial pneumonia)
COP	Organizing pneumonia
AIP	DAD (diffuse alveolar damage)
DIP	DIP (desquamative interstitial pneumonia)
RB-ILD	Respiratory bronchiolitis
LIP	LIP (lymphocytic interstitial pneumonia)

IPF 환자를 lung biopsy하면 병리학적 진단은 UIP로 나온다. 또한 병리학적으로 UIP로 진단되었을 때 다른 원인 없는 primary disease인 경우 IPF라 할 수 있다.

2. IIP의 임상적 특징 (Table 7-2)

Table 7-2 IIP의 임상적 양상.

특징	UIP	NSIP	COP	AIP	DIP	RB-ILD
평균 나이	57세	49세	55세	49세	42세	36세
Onset	Insidious	Subacute	Subacute	Acute	Insidious	Insidious
Mortality	68%	11%	Rare but relapse ↑	62%	27%	0%
기대 여명	5~6년	17개월	-	1~2개월	12년	-
스테로이드 반응	Poor	Moderate~Good	Good	Poor	Good	Good

IPF의 clinical diagnosis의 minor criteria 중 'age 〉 50'과 'onset 〉 3mo.'이 있었다. 즉, 환자가 insidious onset이 아닌 acute 또는 subacute하게 증상이 발현되거나 나이가 비교적 젊은 경우에는 IPF(곧 UIP)보다는 다른 IIP의 가능성을 고려해야 한다.

3. HRCT (Table 7-3, Figure 7-2)

Table 7-3 IIP의 HRCT 소견.

IIP	HRCT 특징적 소견
UIP	**Peripheral, basal, subpleural** reticular, **honeycombing**
NSIP	**Peripheral, basal, subpleural GGO**, irregular lines, consolidation
COP	**Subpleural consolidation**, peribronchial nodules
AIP	**Diffuse consolidation *or* GGO**, often with **lobular sparing**
DIP	Peripheral, lower lung zone GGO, reticular lines
RB-ILD	Diffuse centrilobular nodules, patchy GGO
LIP	Centrilobular nodules, GGO, thin walled cysts

특징적인 peripheral, basal, subpleural에 분포하는 honeycombing pattern 소견이 보이면 IPF, 곧 UIP를 강하게 시사한다. (HRCT 소견 역시 IPF clinical diagnosis의 major criteria에 속한다) Honeycombing pattern이 보이지 않을 경우 다른 질환과 감별이 필요하다. Subpleural 분포를 보이는 것으로 NSIP가 있고 가장 흔하며 UIP의 주된 감별진단의 대상이 된다. 보통 GGO 소견을 보인다. COP는 subpleural 분포를 보이며 consolidation이 주된 소견이다. AIP는 subpleural 분포가 아니라 diffuse 하게 lung 전체를 침범하며 GGO, consolidation의 소견을 보인다. Lobular sparing 소견을 종종 보인다. (IPF 외의 CT 소견은 학생수준에서는 알 필요 없다)

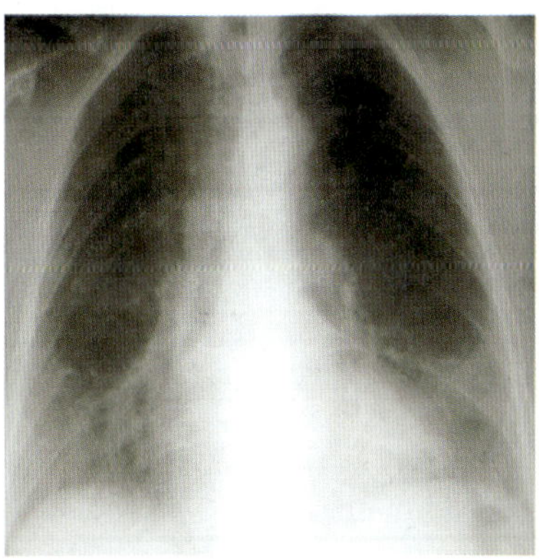

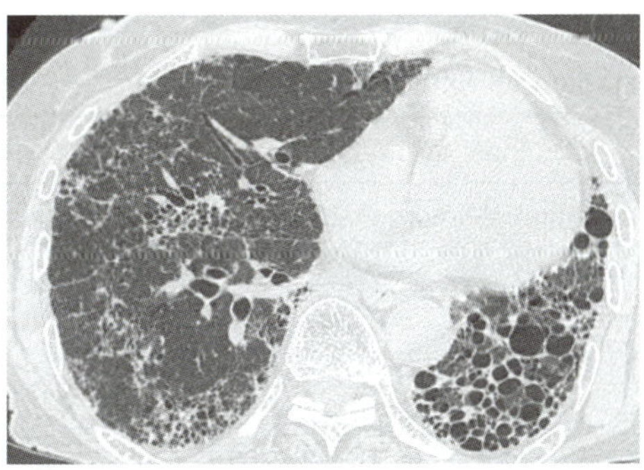

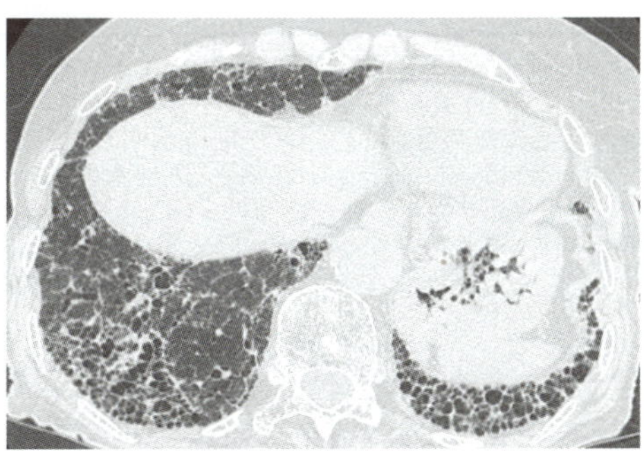

Figure 7-2 IPF. Simple chest x-ray는 bilateral lower lung field(BLLF)에 음영증가 소견을 보여주고 있다. HRCT는 bilateral basal lung에 전형적인 honeycombing appearance*를 보여주고 있다. 이와 같은 병변은 특히 peripheral subpleural area에 자리잡는 것이 특징이다. *multilayer thin-walled small cysts

4. 기관지 내시경 검사

(1) 감별진단의 목적 : 다른 DPLD 질환과 TB, malignancy를 감별하는 의미가 있다.

(2) Steroid에 대한 반응 정도 예상 : BAL fluid가 neutrophil predominant한 경우 steroid에 대한 반응이 좋지 않고 lymphocyte나 eosinophil predominant한 경우는 좋은 반응이 예상된다.

- Neutrophil-predominant : UIP, AIP
- Lymphocyte-predominant : NSIP, COP, DIP, RB-ILD, LIP

C. 병리학적 진단 (Table 7-4, Figure 7-3) : 확진 방법

← Open lung biopsy나 VATS(video-assisted thoracoscopic surgery)

cf. Bronchoscopic TBLB로는 진단이 어렵다. ∵ 아래에서 설명하겠지만 IPF는 temporal heterogeneity가 있기 때문에 여러군데에서 검체를 얻어야 하며 TBLB는 이에 부적합하다. Open 또는 thoracoscopic lung biopsy를 할 때도 여러 병변에서 검체를 얻게 된다.

Table 7-4 IIP의 pathological findings.

IIP	Pathologic findings
UIP	**Temporal heterogeneity (+), Collagen fibrosis, Fibroblast foci**
NSIP	Temporal heterogeneity (-), Cellular fibrosis
COP	Peribronchial/ intraluminal organizing fibrosis
AIP	Diffuse alveolar damage, Hyaline membrane
DIP/ RB-ILD	Intraalveolar macrophage accumulation

UIP의 중요한 특징은 저배율에서 관찰되는 temporal heterogeneity와 고배율에서 확인 가능한 collagen fibrosis이다. Temporal heterogeneity는 한 시점에서 질병의 서로 다른 과정이 보이는 것을 의미한다. 즉, 어떤 부분은 거의 정상인 반면 또 어떤 부분은 fibroblast foci가 만들어져 있고 또 어떤 부분은 심하게 fibrosis가 진행된 것을 관찰할 수 있다. 이는 다른 IIP에서는 보이지 않는 소견이다. 또한 UIP는 cell (fibroblast) proliferation을 심하게 동반하지 않으면서 collagen fiber가 fibrosis의 주된 성분을 이룬다. 이에 비해 주된 감별의 대상이 되는 NSIP는 병변이 temporally unique하며 cell proliferation을 많이 동반한 fibrosis 양상이다. COP는 airway 내로 자라들어오는 intraluminal organizing fibrosis가 특징적인 소견이다. AIP는 hyaline membrane, DIP와 RB-ILD는 intraalveolar macrophage accumulation이 특징적인 소견이다.

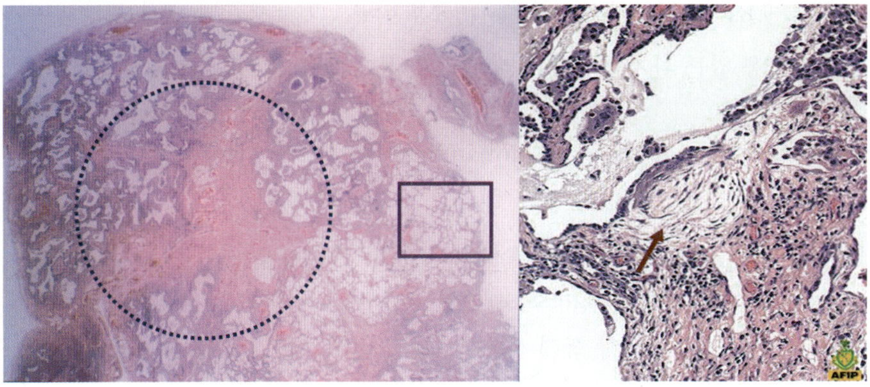

Figure 7-3 UIP. IPF에 해당하는 pathological term은 UIP이다. UIP의 가장 중요한 소견은 'temporal heterogeneity'이다. 왼쪽 저배율 사진을 보면 UIP에서는 어떤 부분은 심한 fibrosis 소견을 보이는데 (점선 원 부분) 또 어떤 부분은 정상적인 alveolar structure를 유지하고 있다. (직사각형 부분) 오른쪽 고배율 사진에서는 inflammatory cells을 동반한 fibrosis 소견과 아울러 interstitial loose fibromyxoid graulation tissue인 'fibroblastic foci'(화살표)도 보이고 있다. 이와 같이 병변이 동시각에도 다양하게 나타나는 것을 'temporal heterogeneity'라 부르며 UIP의 특징적인 소견이다.

치료

IPF, AIP는 survival gain이 증명된 치료방법이 없으며 lung transplantation을 고려할 수 있다. 다른 IIP는 steroid 가 치료의 근간을 이룬다.

※ Table 7-1 참주

A. IPF

· Anti-inflammatory effect를 노린 corticosteroid 단독 치료는 효과가 없었다.

· 이후 발병 기전에 대한 개념 변화 이후 여러 anti-fibrotic, anti-proliferative, immune modulatory drugs들이 연구되었으나 현재까지 survival gain이 증명된 치료방법은 없다.

(1) Chronic IPF

① **Corticosteroid + azathioprine + N-acetylcysteine* → FVC, DLco decline ↓**

〉 **Corticosteroid + azathioprine (일반적인 standard regimen)**

〉 Corticosteroid + cyclophosphamide

〉 Corticosteroid alone ··· steroid 단독 치료는 별 효과 없다.

* Anti-oxidant → anti-fibrotic effect

② Interferon-γ 1b … Th1 cytokine → TGF-β 억제

: steroid에 반응 없는 환자들에서 효과 있었으나 대규모 RCT에서 survival gain 증명 실패

③ **Pirfenidone** … anti-fibrotic, anti-inflammatory, anti-oxidant

: FVC decline ↓, exacerbation ↓ … 대규모 연구 진행 중

④ Bosentan (ET-1 receptor antagonist) … anti-fibrotic, pulmonary HTN ↓

: biopsy-proven IPF에서 progression ↓

⑤ Anticoagulation : steroid와 함께 사용한 small study에서 exacerbation 시 survival ↑

⑥ Etanercept, infliximab (TNF-α antagonists) : 효과 불분명

(2) Acute IPF (exacerbation or rapidly progressive) : high dose steroid 치료 시도

(3) Lung transplantation : 2년 생존율 60~80%

B. Others

(1) NSIP : corticosteroid에 잘 반응; azathioprine 등과 병합요법이 더 좋다는 보고도

(2) COP : corticosteroid로 치료하면 2/3의 환자에서 수 일에서 수 주 이내 호전이 온다.

→ 많은 환자에서 재발하나 재치료하면 성공적이다.

(3) AIP : 예후 나쁘다. (70~100% 사망)

(4) DIP, RB-ILD : 예후 좋다. 금연만으로도 호전되거나 corticosteroid에 잘 반응

(5) LIP : corticosteroid에 어느 정도 (50%) 반응하지만 33~50%는 5년 내 사망하고 5%는 lymphoma로 진행

8

Diffuse Parenchymal Lung Diseases

여러가지 폐실질의 질환

※ 이번 장에서는 IIP 이외의 DPLD에 대해 전반적으로 다루겠다. 교과서에는 ILD란 용어가 계속 나오지만 이 책에서 말하는 DPLD와 같은 말이라고 이해하면 된다. 대개 병변이 양측성이고 여러 lobe에 걸쳐 있고 interstitium 뿐만 아니라 airspace에도 분포하는 경우가 더 흔하기 때문에 ILD보다는 DPLD라는 용어가 적합하다. 그러나 교과서에 생소하지 않게끔 이 장에서는 ILD와 DPLD를 혼용해 쓰겠다.

서론 (introduction)

A. DPLD의 분류 (Figure 8-1)

※ 이 책이 다룰 내용

(1) Secondary DPLD

① Drug-induced lung diseases

② Connective tissue disease-associated lung diseases

(2) IIP → Chapter 7 참조

(3) Granulomatous DPLD

① Sarcoidosis

② Hypersensitivity pneumonitis

③ Inorganic dusts-related lung diseases

(4) Other forms of DPLD

① LAM (lymphangioleiomyomatosis)

② LCH (pulmonary Langerhans' cell histiocytosis)

③ PAP (pulmonary alveolar proteinosis)

④ Eosinophilic lung disease

⑤ ILD with vasculitis

*** 상대적 빈도**
: IIP (40%) 〉 Occupational/environmental (26%) 〉 Sarcoidosis (10%) 〉 CTD (9%)

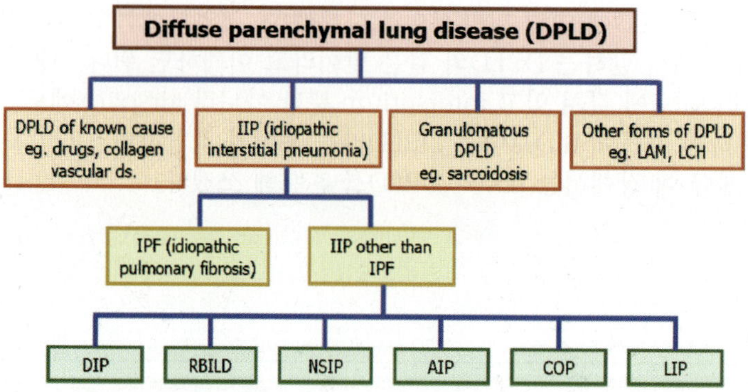

Figure 8-1 (=Figure 7-1)
DPLD의 분류 (ATS/ERS, 2001년).
DPLD는 idiopathic(primary), secondary(known cause), granulomatous, other forms 의 4가지로 분류된다. 이중 idiopathic한 DPLD가 IIP이다.

B. Harrison의 분류

※ **Lung response에 따른 분류**

1. Alveolitis, inflammation, fibrosis

(1) Known cause

① **Asbestos**

② Fumes/gases

③ Radiation

④ Drugs (antibiotics, amiodarone, gold, chemotherapeutic agents)

⑤ Aspiration pneumonia

⑥ ARDS residuals

(2) Unknown cause

① IIPs : IPF, DIP, RBILD, NSIP, AIP, COP

② Connective tissue diseases : SLE, RA, ankylosing spondylitis, systemic sclerosis, Sjögren's syndrome, polymyositis-dermatomyositis

③ Pulmonary hemorrhage syndromes : Goodpasture's syndrome, Idiopathic pulmonary hemosiderosis, Isolated pulmonary capillaritis

④ PAP (pulmonary alveolar proteinosis)

⑤ Lymphocyte infiltrative disorders : LIP associated with connective tissue disease

⑥ Eosinophilic pneumonia

⑦ LAM (lymphangioleiomyomatosis)

⑧ Amyloidosis

⑨ Inherited diseases : tuberous sclerosis, neurofibromatosis, Niemann-Pick disease, Gaucher's disease, Hermansky-Pudlak syndrome

⑩ Gastrointestinal, liver diseases : Crohn's disease, primary biliary cirrhosis, chronic active hepatitis, ulcerative colitis

⑪ GVHD : HSCT, solid organ transplantation

2. Granulomatous

(1) Known cause

① **Hypersensitivity pneumonitis** : Organic dusts

② Inorganic dusts : **Beryllium, silica**

(2) Unknown cause *이름에 granuloma라는 말이 많이 들어간다.

① **Sarcoidosis**

② **PLCH**

③ Granulomatous vasculitides

④ **Wegener's granulomatosis**

⑤ **Churg-Strauss syndrome**

⑥ Bronchocentric granulomatosis

⑦ Lymphomatoid granulomatosis

C. 방사선학적 소견 (radiologic findings)

※ Parenchymal lung disease는 말 그대로 interstitium과 airspace를 침범하는 질환이다. Interstitium 침범은 방사선학적으로 nodule과 lines (GGO로도 보일 수 있음), fibrosis 소견으로 보이며 airspace 침범은 GGO와 consolidation으로 보인다. 이 장에서 언급하는 대부분의 질환은 이런 nonspecific한 소견들이 bilateral하게 관찰된다.

※ Parenchymal lung disease의 radiologic findings
- GGO, consolidation … airspace involvement
- Nodules … interstitial nodules
- Lines … interstitial fibrosis

약물 유발 폐질환 (drug induced lung disease)

*** ILD를 유발할 수 있는 대표적인 약제**
- **Amiodarone**
- Busulfan
- Methotrexate
- Gold
- Nitrofurantoin
- Nitrosourea
- **Bleomycin**
- Cyclophosphamide
- Azathioprine

※ 학생들은 약제 이름만 알아두면 충분하다.

1. Amiodarone-induced ILD

(1) 역학 (epidemiology)

a. Amiodarone 사용 환자의 5~10%에서 발생

b. 위험인자 (risk factors)

① Maintenance dose 〉 400 mg/d

② Previous pulmonary disease

③ 기타 : general anesthesia, cardiopulmonary bypass, pulmonary angiography

(2) 2가지 임상양상

① Insidious onset : most common

② Abrupt onset : pneumonia와 감별 필요

(3) 치료 (treatment)

① D/C amiodarone

② Corticosteroid : amiodarone을 끊을 수 없을 때

2. Bleomycin-induced ILD

(1) 역학 (epidemiology)

a. Bleomycin 사용 환자의 10%에서 발생

b. 치명률 : 50%

c. 위험인자 (risk factors)

① Age 〉 70yr.

② Cumulative dose 〉 450units

③ O_2 therapy

④ Radiation therapy

⑤ Multi-drug regimen

Connective tissue disease-associated lung diseases

· 모든 종류의 connective tissue disease(CTD, systemic rheumatic disease)가 lung disease를 유발할 수 있으며 DPLD 형태가 가장 흔하다.
· CTD 치료 약제 methotrexate, azathioprine, gold 등이 역시 ILD를 일으킬 수 있어 감별이 필요하다.
· CTD와 연관된 ILD는 여자에서 흔하나 RA에서 ILD는 남자에서 더 흔하다.
· 치료는 corticosteroid가 중심이 되나 질환에 따라 반응양상이 다양하다.

1. RA (rheumatoid arthritis)

· M : F = 3 : 1 (원래 RA는 M : F = 1 : 2) : CTD-associated ILD 중 유일하게 M 〉F

* Caplan's syndrome = RA + pneumoconiosis

2. SLE (systemic lupus erythematosus)

(1) Pleurisy : SLE의 가장 흔한 lung manifestation

(2) Acute, chronic lupus pneumonitis : uncommon

∴ parenchymal lung disease 때는 infection을 우선 감별해야

3. SSc (systemic sclerosis)

(1) ILD : sclerosis 환자의 autopsy에서 90%, chest x-ray에서 14~67% 발견

(2) Diffuse scleroderma에서 더 흔하다. cf) localized scleroderma : pulmonary hypertension

(3) **Scleroderma 환자의 가장 흔한 사망원인**

(4) Poor PFT → poor prognosis

4. Others

(1) PM/DM (polymyositis/dermatomyositis) : Anti-Jo1 antibody(+)인 군에서 더 흔하다.

(2) Sjögren's syndrome : LIP, lymphoma와 연관이 있다.

(3) MCTD (mixed connective tissue disease) : MCTD 환자의 80%에서 ILD 확인

유육종증 (sarcoidosis)

A. 서론 (introduction)

1. Sarcoidosis란?

(1) **Chronic, multisystem involvement of unknown origin**

(2) Non-caseating granuloma 형성

2. 역학 (epidemiology)

(1) 유병률 : 10~40/100,000명 (미국, 유럽)

(2) M : F = 1 : 1.5 (한국, 1991)

B. 임상양상 (clinical manifestations)

1. 3가지 임상양상

(1) Insidious onset (40~70%)

(2) Abrupt onset (20~40%)

(3) Asymptomatic case (10~20%)

2. 증상과 징후

침범하는 장기에 따라 다양하지만 호흡기계 증상, 징후가 주된 소견

(1) Lung (90%)

a. DOE, dry cough

b. Hemoptysis, sputum은 rare

(2) Lymph nodes

a. Paratracheal/hilar LN (75~90%)

b. Peripheral LNs (common) : cervical, axillary, epitrochlear, inguinal

c. Non-fixed, non-tender, firm, rubbery

> ※ 주된 침범 장기
> · Lung (90%)
> · Lymph node (75~90%)
> · Skin, Eye

(3) Skin (~25%)

a. Erythema nodosum, plaques, lupus pernio, subcutaneous nodules

b. 2~4주 뒤 저절로 소실

(4) Eye (~25%)

a. Ant. uveitis (~75%), post. uveitis (25~35%), keratoconjunctivitis

b. Blurred vision, tearing, photophobia, dry eye

(5) Liver

a. Liver biopsy에서 60~90% 양성이나 임상적 문제 적음

b. Hepatomegaly/LFT abnormality (20~30%)

(6) Kidney & endocrine : calcium metabolism 이상

a. 기전

· 1,25$(OH)_2$VitD_3 생산↑ : granuloma의 macrophage에서

→ **Calcium absorption↑ in intestine**

→ Hypercalciuria, Hypercalcemia → rarely, nephrocalcinosis

b. **Hypercalciuria** : m/c endocrine dysfunction (6~30%)

(Harrison은 1~2% 라고 기술되어 있음)

c. Hypercalcemia (〈10%) : Hypercalciuria보다는 드물다.

(7) 기타

① Upper respiratory tract (~20%)

② Bone marrow (15~40%) … hematologic abnormality 가능하나 드물다

③ Splenomegaly (5~10%)

④ Joint

(8) Löfgren's syndrome : 예후 좋다.

① Fever

② Erythema nodosum

③ Arthralgia

④ Bilateral paratracheal LN

3. 검사 소견

"consistent with diagnosis but is not specific"

(1) **ACE (angiotensin-converting enzyme)** ↑ (40~90%)

(2) Hypercalciuria

(3) Hypercalcemia

C. 진단 (diagnosis)

* "Typical sarcoidosis" :
① Clinical : Asymptomatic 또는 Insidious onset dry cough, DOE
② Lab : ACE↑, Hypercalciuria
③ Chest radiograph : bilateral paratracheal/hilar LN 또는 infiltrates
④ TBLB Biopsy : noncaseating granuloma

※ 질병 활성도(disease activity)와 관련 (+)
- ^{67}Ga lung scan
- BAL
- ACE level (but not specific for lung disease)

cf. CT는 해당되지 않음

1. 방사선학적 검사

(1) Simple chest radiograph

- 진단 당시 30~60%는 무증상으로 '우연히 발견된 chest x-ray의 이상'으로 내원하는 경우가 많다.
- "Bilateral hilar bulging", "lung nodules" → staging에도 이용 (Table 8-1)

(2) Chest CT가 도움 되는 경우

① Plain radiograph가 atypical finding 보일 때

② Mediastinal LN involvement에 대한 정확한 판정이 필요할 때

③ Lung parenchymal lesion 관찰하는 데 좋다.

(3) Galium-67 scan : typical finding이 있으나 not diagnostic ∴ 권장되지 않는다.

Table 8-1 Sarcoidosis의 stage.

Stage	Hilar LN	Parenchymal disease	빈도 (%)	자연소실률(%)
0	-	-	〈10%	100%
1	+	-	50%	65%
2	+	+	30%	20~50%
3	-	+	10~15%	〈 20%
4	-	+ (fibrosis)		

Simple chest radiograph 상 hilar LN와 parenchymal infiltration에 따라 stage 0에서 4까지 분류한다. Staging은 예후와 밀접한 관계가 있으며 stage 0의 경우 100% spontaneous resolution되지만, stage 1은 65%에서만, stage 3,4의 경우 자연소실률은 매우 낮다.

2. 조직검사 (histology)

· **'Non-caseating granuloma'**

(1) **Bronchoscopy**

a. BALF (BAL fluid) examination

① Lymphocyte predominant

② TB, malignancy 감별진단

b. Transbronchial lung biopsy (TBLB)

(2) Mediastinoscopy : mediastinal lymph node biopsy

(3) Other biopsy site : skin, conjunctiva, lip, spleen, intraabdominal nodes, muscle, salivary gland, upper respiratory tract, heart

* Erythema nodosum, liver는 biopsy 장소로 적절하지 못하다.

3. Kveim-Siltzbach skin test

※ 이젠 안 한다.

(1) 열처리한 sarcoidosis spleen extract suspension을 intradermal injection

(2) Yield : 70~80%; false positive 〈 5% → but no longer available

D. 치료 (treatment)

· 50% 이상에서 자연관해 오므로 (Table 8-1 참조) 치료 적응증 정하기 어렵다.

1. Acute disease

(1) Asymptomatic or mild symptoms : no treatment

· Neurologic, cardiac, topical therapy에 반응하지 않는 ocular disease와 hypercalcemia가 있으면 glucocorticoid 치료 필요

(2) 1 organ involvement (ant. eye, localized skin, cough) : topical treatment

(3) Multi-organ involvement : **glucocorticoids**

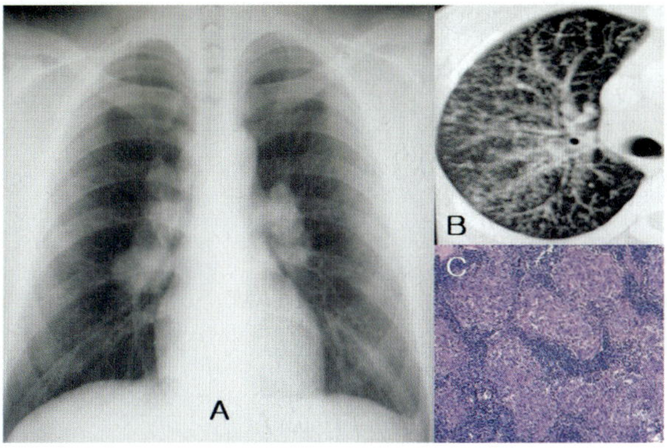

Figure 8-2 Sarcoidosis.
(A) Simple chest x-ray. **Bilateral hilar LN enlargement** 소견이 보인다. Lung parenchyma에는 침범이 보이지 않으므로 stage I.
(B) CT 소견. Multiple nodules이 관찰된다. Nodules는 central interstitium인 bronchovascular bundle을 따라 분포하며 subpleural area는 sparing하는 것이 전형적이다.
(C) TBB 등으로 biopsy하면 non-caseating granuloma 소견을 보인다.

2. Chronic disease

(1) Glucocorticoid를 6개월 이내 <10mg/일로 줄일 수 있으면 치료 지속

(2) Alternative agents (methotrexate, hydrochloroquine, azathioprine) 적응증

① Glucocorticoids를 6개월 이내 <10mg/일로 줄이기 어려울 때

② Glucocorticoids에 tolerable하지 못하거나 effective하지 못할 때

(3) Alternative agents에 effective하지 않은 경우 → infliximab, cyclophosphamide, thalidomide

Lymphangioleiomyomatosis (LAM)

※ **"Typical LAM" : 젊은 여성이 progressive dyspnea와 recurrent pneumothorax로 내원하고 CT상 multiple cysts 관찰됨.**

A. 서론 (introduction)

(1) 역학 : only **가임기 여성** (HRT중인 폐경기여성도 있기는 함)

(2) 병리 소견

① Atypical interstitial smooth m. (HMB45+) proliferation

② Cyst formation

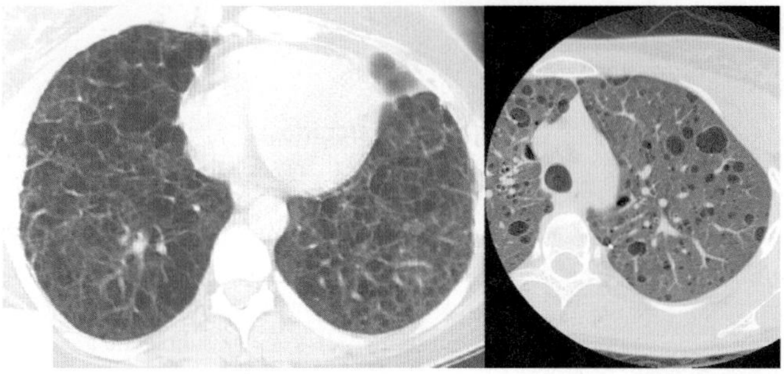

Figure 8-3 LAM.
Multiple thin-walled cysts가 보인다.

B. 임상양상과 진단 (clinical manifestations & diagnosis)

(1) 증상 : Dyspnea, Cough, Chest pain

(2) **Recurrent pneumothorax**, **chylothorax**, **emphysema**와 연관

(3) Tuberous sclerosis 소견 흔히 관찰 : meningioma, renal angiomyolipoma

(4) PFT : obstructive pattern* 또는 mixed pattern, DLco ↓

* Emphysema-like change & airway obstruction d/t smooth muscle proliferation

(5) Chest CT : diffuse multiple thin-walled cysts

C. 치료 (treatment)

(1) Lung transplantation : 'only hope for cure'

(2) Anti-estrogen therapy … 가임기 여성에만 발생한다는 데 착안

① Oophorectomy

② Progesterone

③ Tamoxifen

④ LHRH analogue

D. 예후 (prognosis)

· 거의 모두 진단 후 median survival 8~10년

Pulmonary Langerhans' cell histiocytosis (PLCH)

* "Typical PLCH" : smoker인 중년 초반 남성이 pneumothorax로 내원하고 CT에서 small nodules와 upper lung multiple cysts가 관찰됨.

A. 서론 (introduction)

(1) PLCH = Eosinophilic granuloma = Pulmonary histiocytosis X

(2) 역학

① 주로 20~40세 남자에서 발생

② Smoking history : in 〉 90%

(3) 병리 소견

① 초기 : peribronchiolar granulomatous nodules

··· Langerhans histiocytes, eosinophil 동반

② 후기 : fibrosis, cyst로 대체

B. 임상양상과 진단 (clinical manifestations & diagnosis)

(1) 증상 : Cough, dyspnea, chest pain, weight loss, fever ··· 무증상이기도

(2) Pneumothorax (25%)

(3) Diabetes insipidus 동반하기도.

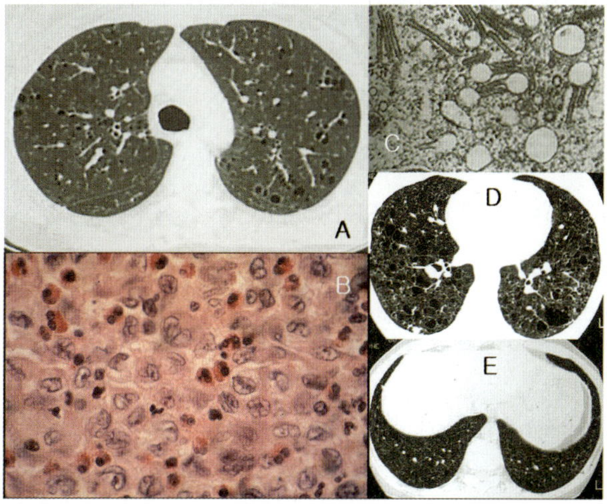

Figure 8-4 PLCH.
LAM처럼 multiple cysts로 나타나지만 cyst wall이 보다 thick하고 (A), nodules을 동반하며 (D), costophrenic angle은 sparing한다(E) 는 점이 차이점이다. (D, E는 같은 환자의 사진. D 사진과 달리 E, 곧 costophrenic angle 부분의 lung field에는 lesion이 없다) Biopsy를 하면 LM에서는 B에서 보이듯이 eosinophils과 Langerhans' cell histiocytes가 aggregation되어 있다. EM의 특징적인 소견은 테니스 라켓 모양의 'Birbeck granule' (C) 이다.

(4) PFT : DLco ↓, 다양한 ventilatory pattern (restrictive 〉 obstructive)

(5) HRCT : 'virtually diagnostic' (**Figure 8-4**)

① Lung volume preservation

② Ill-defined or stellate 형태의 centrilobular nodules

③ Multiple cysts … wall 두께 비교적 다양하고 upper lung zone에만 분포하며 남성에서 주로 발생하는 것이 LAM과 차이점.

⑤ Costophrenic angle은 sparing.

C. 치료 (treatment)

· Stop smoking : 'the key treatment'

D. 예후 (prognosis)

· 치명률 10%

Pulmonary alveolar proteinosis (PAP)

A. 서론 (introduction)

(1) Macrophage dysfunction으로 airspace 내에 amorphous material이 축적되는 질환. 90% 이상 acquired disease

(2) 역학 (epidemiology) : 30~50대 male에서 많다.

(3) 발병기전 (pathogenesis) : 'autoimmune disease'

: Anti-GM-CSF neutralizing IgG Ab에 의해 GM-CSF bioactivity 소실

→ Macrophage clearing function 소실

→ Distal airspaces에 lipoproteinaceous material 축적

(4) 병리소견 (pathology)

① Amorphous material accumulation in airspaces : PAS (+)

② Lipid-laden macrophage

③ Interstitium : no inflammation; thickening (+)

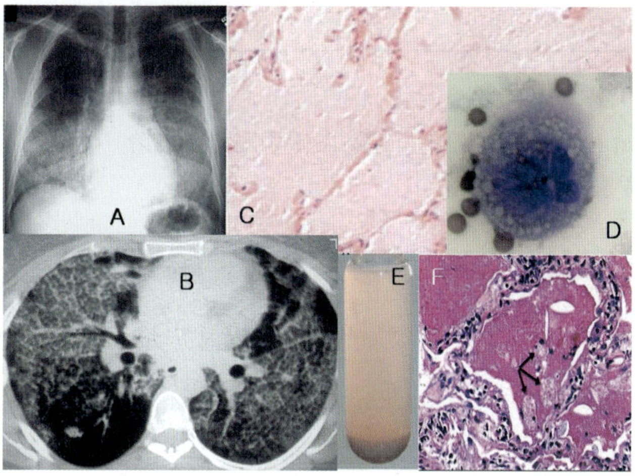

Figure 8-5 PAP. (A) Chest x-ray에서는 mid, lower lung field에 predominant한 bilateral alveolar opacity를 보이며 pulmonary edema와 유사하게 보일 수도 있다. (B) HRCT에서는 alveolar airspace에 GGO와 interlobular septal thickening에 의해 이른바 "crazy paving appearance (사진에서 보이듯 보도블럭이 깔려있는 듯한 모양새)"가 보인다. (C), (F) Pathology에서는 alveolar space에 amorphous한 material이 채우고 있는 소견이다. Interstitium은 비교적 깨끗하다. 진단은 BAL을 하면 되는데 (E)와 같이 milk color의 fluid를 얻을 수 있다. BAL에서 (D)와 같이 lipid-laden macrophage를 관찰하면 진단에 도움이 된다.

B. 임상양상 (clinical manifestations)

(1) 증상 : insidious onset DOE, fatigue, weight loss, mild fever, dry cough

(2) Lab : polycythemia, hypergammaglobulinemia, LDH ↑

(3) Chest x-ray : Bilateral symmetric alveolar opacity, central mid-lower lung zone ("bat wing" distribution)

(4) HRCT : "**crazy-paving appearance**"

… GGO in alveolar spaces with intralobular septal thickening

C. 진단 (diagnosis)

· **Bronchoscopy BALF에서 milk color fluid** + pathology

D. 치료 (treatment)

· **Whole lung lavage** (전신 마취한 상태에서 double lumen endotracheal tube로 intubation하여 한 쪽 lung씩 till-clear saline irrigation)

Eosinophilic lung diseases

· 폐조직에 eosinophilic infiltration 소견을 보이는 질환으로 흔히 (not all) peripheral eosinophilia를 동반한다(Table 8-2).

A. 폐흡충증 (paragonimiasis, lung flukes)

※ 우리나라에서 원인을 찾지 못한 eosinophilia의 상당수는 PW 가능성(+).

1. 서론 (introduction)

(1) 원인 : *Paragonimus westermani*

(2) 발병기전

① 전파 경로

· *P. westermani*의 metacercariae에 감염(muscle, viscera에서 cyst를 형성하고 있음)된 **민물게, 가재를 날로 먹어서** 감염된다.

· 그러나, 환자의 병력에서 이런 것이 확인되는 것은 50%에 불과하다. 즉, 병력에 민물게 먹은 일이 없다고 해서 PW가 배제되는 것이 아니다.

② 사람의 duodenum에서 cyst에서 탈피하여 gut을 뚫고 peritoneal cavity → diaphragm → pleural space → lung 으로 이동하여 cyst를 형성한다.

③ CNS 침범하기도

Table 8-2 Eosinophilic lung diseases.

Etiology known	Idiopathic
ABPA Parasite Drugs Eosinophilia-myalgia syndrome	Loeffler's syndrome Acute eosinophilic pneumonia Chronic eosinophilic pneumonia Churg-Strauss syndrome Hypereosinophilic syndrome

크게 known etiology와 etiology unknown(idiopathic)으로 나누어볼 수 있다.
(1) 이중 peripheral eosinophilia를 잘 동반하지 않는 것 : Acute eosinophilic pneumonia.
(2) **이중 asthma 잘 동반 : Chronic eosinophilic pneumonia, ABPA, Churg-Strauss syndrome**

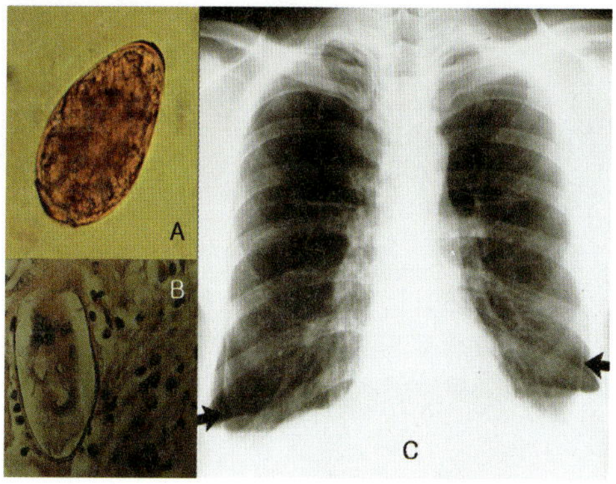

Figure 8-6 Paragonimiasis.
(A) PW ova, (B) PW cysts in lung (biopsy),
(C) Bilateral hydropneumothorax (화살표)

2. 임상양상 (clinical manifestations)

(1) Hydropneumothorax ← pleura를 뚫고 lung을 침범하면서

(2) Productive cough + Hemoptysis *or* brownish sputum ← fluke가 cyst를 형성하려면 lung tissue를 necrosis시키고 hemorrhage가 발생하게 됨

3. 진단 (diagnosis)

(1) Parasite ova(egg) in sputum, stool

(2) ELISA : if egg(-) cases, CNS disease

4. 치료 (treatment)

· **Praziquantel** 25 mg/kg × 3/day × 2 days

B. Drugs-related

(1) **Nitrofurantoin**

(2) Others : sulfonamide, penicillin, chlorpropamide, thiazide, TCA, hydralazine, gold, INH, PAS, indomethacin, mephenesin, mecamylamine, nickel carbonyl vapor 등

C. ABPA → Chapter 11 참조

*** ABPA diagnostic criteria**
① Bronchial asthma
② Skin test to *A. fumigatus* (+)
③ Total serum IgE 〉 1,000ng/mL
④ Serum precipitins to *A. fumigatus* (+)
⑤ Specific anti-*A. fumigatus* IgE, IgG (+)
⑥ Pulmonary infiltrates
⑦ Central bronchiectasis
⑧ Peripheral eosinophilia 〉 1,000/μL

D. Churg-Strauss syndrome (CSS)

(1) 임상양상

: **p-ANCA (+)** vasculitis의 일종으로 10~20대에 asthma, allergic rhinitis가 선행한 뒤에 여러 장기(lung, G-I)에 eosinophil infiltration이 발생하고 20~30대에 이르러서는 necrotizing vasculitis, granulomatosis의 병리소견을 보이는 systemic disease로 진행한다.

(2) 진단

*** Churg-Strauss syndr. diagnostic criteria**
① Bronchial asthma
② Pulmonary infiltrates : migratory or transient
③ Peripheral eosinophilia 〉 10%
④ Neuropathy : mono- or polyneuropathy
⑤ PNS abnormality
⑥ Biopsy : necrotizing vasculitis with eosinophils
→ 4개 이상 만족 시 민감도 85%, 특이도 99.7%

(3) 치료 : glucocorticoid

*** ABPA, CSS는 'steroid-dependent asthma'의 주요 원인**

*** ANCA (anti-neutrophil cytoplasmic antibody)**
Neutrophil 항원인 PR3(proteinase-3)이나 MPO(myeloperoxidase) 등에 반응하는 자가항체 (auto-antibody) → pauci-immune disease (type II antibody-dependent hypersensitivity)를 일으킨다.
① 분류 : Indirect fluorescence에서 보이는 특징에 따라 c-ANCA (cytoplasmic-), p-ANCA (perinuclear)로 분류되며 ELISA로 확인한 항원에 따라 anti-PR3, anti-MPO로도 분류된다. c-ANCA는 대부분 anti-PR3이나 p-ANCA는 다수가 anti-MPO이지만 다른 항원에 대한 항체인 경우도 있다.
② 관련 질환
c-ANCA (+) : Wegener's granulomatosis
p-ANCA (+) : Microscopic polyangiitis, Churg-Strauss syndrome

E. Hypereosinophilic syndrome

(1) Peripheral eosinophils 〉 1,500/μL over 6 months

(2) 다른 eosinophilia를 유발할 수 있는 원인(parasite, drug, allergy 등) 없어야 … 'idiopathic'

(3) Multiorgan dysfunction의 소견

① Heart : cardiac MRI가 진단에 도움 (confirm은 endomyocardial biopsy)

〈1〉 Acute necrotic stage

〈2〉 Thrombus formation & damaged endocardium

〈3〉 Fibrotic stage : endomyocardial fibrosis (restrictive cardiomyopathy), chordae tendineae entrapment (TR, MR)

② Neurologic disease : peripheral neuropathy, cerebral thromboemboli, encephalopathy

③ Other organs : lung, skin, bowel, liver 등

F. Other idiopathic eosinophilic lung diseases (Table 8-3 참조)

Table 8-3 기타 eosinophilic lung diseases.

Stage	Loeffler's syndrome	AEP	CEP
Radiologic features	Focal consolidation (migrating 가능)	Bilat. alveolar opacities	Reverse bat wing sign
Disease course	Spontaneous resolution	Sudden onset (Respiratory failure 가능)	무증상 (m/c), mild dyspnea, cough, fever
Ppl. eosinophilia	+	±	+ (80%)
Asthma history	+	-	+
Response to steroid	치료 불필요	+	+
Relapse		-	+

Loeffler's syndrome : transient eosinophilic consolidation이 발생하는 질환이다. 대개 증상 없이 우연히 발견되며 치료하지 않아도 spontaneous resolution되고 migrating하기도 한다. **Acute eosinophilic pneumonia (AEP)** : 말 그대로 sudden onset의 bilateral airspace consolidation이 나타나는 질환으로 hypoxemia와 함께 respiratory failure로 진행할 수도 있다. Steroid에 드라마틱하게 반응하여 12~48시간 이내 반응하고 재발하지 않는다. 다른 두 질환과 달리 peripheral eosinophilia가 뚜렷하지 않으며 asthma와 연관성이 약하다. **Chronic eosinophilic pneumonia (CEP)** : chronic하게 lung infiltration이 관찰되는 질환으로 증상이 없는 경우로부터 dyspnea, mild fever, cough 소견을 보일 수도 있다. 방사선학적으로 'photonegative pulmonary edema pattern'(pulmonary edema 사진에서 검은 부분을 희게, 흰 부분을 검게 바꾼 것과 같은 소견)의 'reverse bat wing sign'이 보이면 특징적이다. 10% 미만에서만 자연 소실되어 치료가 필요하고 steroid에 잘 반응하여 대개 2주 이내에 호전된다. 그러나 50~80%까지 재발을 잘 하여 최소한 3개월, 6~9개월 장기간 치료가 필요한 경우도 있다. 재발 시도 steroid에 잘 반응한다.

직업성 폐질환 (occupational lung diseases)

A. 서론 (introduction)

1. 원인에 따른 분류

Table 8-4 Occupational lung diseases.

Causes	Examples	Disease
Organic material	Thermoactinomycetes, **Trichosporon spp.**	**Hypersensitivity pneumonitis**
Mineral dust	**Asbestos, Silica, Coal dust**	(Malignant) **pneumoconiosis**
Metal dust	**Iron, Tin, Barium**	Benign pneumoconiosis

폭로물질에 따라 분류할 수 있다. Organic material에 의한 폐질환은 hypersensitivity pneumonitis 로 아래에서 따로 분류해 설명할 것이다. 이른바 진폐증(pneumoconiosis)은 mineral 또는 metal dust에 의해 유발되는데 lung fibrosis를 유발할 수 있는 mineral dust가 중요하며 이를 악성진폐증(malignant pneumoconiosis)이라 한다. Metal dust에 의한 것은 fibrosis를 유발하지 않아 benign pneumoconiosis라 한다. 이 밖에 occupational asthma (Chapter 5 참조), toxic gas inhalation에 의한 acute lung injury, 각종 infection, 그리고 carcinogen에 의한 malignancy 등이 occupational lung disease에 포함될 수 있겠다. infection, carcinogen 등.

2. 환자에 대한 접근

※ **History, Chest x-ray, Spirometry**가 기본

(1) 병력 : 작업의 종류 (part-time, seasonal, temporary job 모두 확인해야), 노출된 material 과 duration, 임상양상이 부합되는가?

(2) Chest imaging

① Chest x-ray (**Table 8-5**) : 모든 의심자에 시행

② HRCT : chest x-ray 정상이지만 PFT 이상 등 직업성 폐질환 의심되는 경우 시행

(3) PFT

① Spirometry : 모든 의심자에 시행

② DLco, Lung volume : Spirometry 이상 소견자에 시행

Table 8-5 국제노동기구(ILO) chest x-ray 판독 기준 (1980년).

Feature	Code			Definition		
Small opacities						
Shape & Size	Rounded/ Irregular					
	p		s	≤ 1.5 mm		
	q		t	1.5 〈 ≤ 3 mm		
	r		u	3 〈 ≤ 10 mm		
Profusion				개수		정상폐음영
	0/-	0/0	0/1	1 : few,		usually visible
	1/0	1/1	1/2	2 : numerous,		partly obscured
	2/1	2/2	2/3	3 : very numerous,		totally obscured
	3/2	3/3	3/+	0 : absent or category 1 미만		
Extent	RU	RM	RL			
	LU	LM	LL			
Large opacities						
Size				최대직경		최대직경의 합
	A			1 〈 ≤ 5 cm	or	≤ 5 cm
	B			〉 5 cm	and	≤ RULZ size
	C			〉 5 cm	and	〉 RULZ

Dust의 종류에 관계없이 판독의 표준화를 위해 마련되었다.

B. 석면폐증 (asbestosis)

1. 서론 (introduction)

(1) 석면의 종류

① 사문석족 (serpentine) : 백석면 (온석면, chrysolite) … 석면의 93% 차지

② 각섬석족 (amphibole) : 청석면 (crocidolite), 갈석면 (amosite), 직섬석석면 (anthophylite)

※ **Mesothelioma와 연관성 : amphibole** 〉〉 chrysolite

※ **가장 위험 : crocidolite***, 무관한 것 : anthophylite

* 우리나라는 1988년부터 사용 금지

(2) 역학 (epidemiology)

a. 연관 직업 : 석면 광산업, 직물, 브레이크, 절연재, 건축

b. Risk ∝ cumulative exposure … 1st exposure부터 15~20년 후 발병

2. 임상양상 (clinical manifestations)

※ IPF와 유사

(1) Pneumoconiosis (asbestosis)

a. Symptoms & Signs : DOE with cough, bibasilar crackle

b. Chest radiograph

① Small rounded, irregular opacity or linear opacity : basilar lung zone에 분포

② Pleural plaque with calcification : 'past exposure to asbestos' 시사

c. PFT : restrictive pattern

* 초기에는 asbestos가 peribronchiolar deposition되어 이른바 small airway disease ('mineral induced small airway disease')를 유발하여 flow-volume curve의 이상이 보이기도 한다.

(2) Asbestos 노출이 위험을 높이는 malignancy

① **Lung cancer** (주로 NSCLC) : **asbestos와 관련된 m/c malignancy**

② Mesothelioma

3. 진단 (diagnosis)

(1) Typical exposure history + DOE with cough + chest x-ray + PFT + R/O other diagnoses

→ 'Asbestosis' 진단

(2) If not typical → pathologic confirm : 'asbestos body'

4. 치료 (treatment)

(1) No effective treatment

(2) Supportive care : vaccination (influenza, pneumococcus), oxygen therapy

(3) Stop smoking ∵ asbestosis는 lung cancer의 위험인자이다.

C. 석탄 진폐증 (coal worker's pneumoconiosis, CWP)

1. 서론 (introduction)

(1) Coal related diseases

a. Simple CWP : all opacities 〈 1 cm

b. **Progressive massive fibrosis** (PMF) : any opacity ≥ 1 cm

c. 'Black lung' : pneumoconiosis와 상관 없이 coal dust에 노출된 후 점차 lung function이 감소하는 'industrial bronchitis'

(2) PMF는 mortality 증가와 연관되나 simple CWP는 adverse effects 적다.

(3) Pathology

a. Coal macule : 'inflammatory lesion with focal coal dust-laden macrophages surrounding respiratory bronchioles' … 특징적 소견.

b. Coal nodule : dust-filled macrophages, collagen, reticulin으로 이루어져 grossly firm한 nodule

2. 임상양상 (clinical manifestations)

(1) Simple CWP

a. 대개 asymptomatic

b. Chest x-ray : small nodules … 주로 upper lung zone에 분포

(2) PMF

a. Progressive dyspnea, pulmonary hypertension, respiratory failure

b. Chest x-ray

① PMF with contraction of affected lung … upper lung zone

② Compensatory hyperinflation … lower lung zone

c. PFT : restrictive pattern

(3) Industrial bronchitis : productive cough, DOE

3. 진단 (diagnosis) : History + chest x-ray

4. 치료 (treatment) : **Supportive care (asbestos와 유사)**

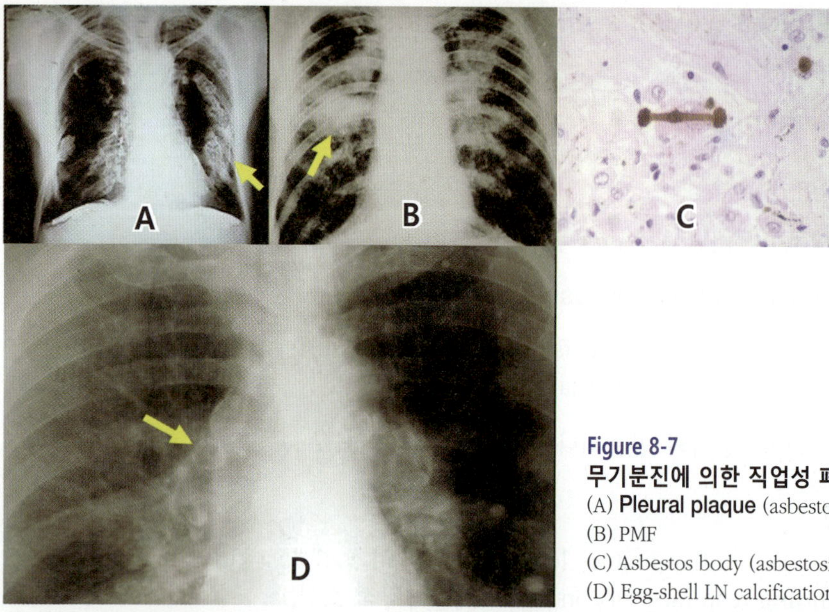

Figure 8-7
무기분진에 의한 직업성 폐질환.
(A) **Pleural plaque** (asbestosis)
(B) PMF
(C) Asbestos body (asbestosis)
(D) Egg-shell LN calcification (silicosis)

D. 규폐증 (silicosis)

1. 서론 (introduction)

(1) 원인 : crystalline silicon dioxide (quartz가 m/c form)

(2) **직업력 : 연마작업, 주물, 유리, 도자기, 채석장, 모래작업** 등

(3) 다른 pneumoconiosis처럼 exposure duration, level에 비례

(4) Pathology … silicotic nodule : acellular collagen core surrounded by a cellular capsule with macrophages, lymphocytes, fibroblasts

2. 임상양상 (clinical manifestations)

* **TB가 호발**하는 것이 특징

(1) Acute silicosis

a. 다량 폭로 후 수년 내 alveolar filling process 진행 (노출이 중단되어도)

b. Rapidly progressive dyspnea

c. Chest x-ray : wide spread consolidation

(2) Accelerated silicosis : 5~10년 내 chronic silicosis 상태로 진행

(3) Chronic silicosis

a. Simple pneumoconiosis *or* PMF … CWP와 유사

b. Chest x-ray

① Small nodules (calcification은 rare) … upper lung zone

② **Eggshell calcification** : enlarged hilar nodes

3. 진단 (diagnosis) : history + chest x-ray

4. 치료 (treatment)

(1) Supportive care

(2) TB 발생 위험 크다.

E. 과민성 폐장염 (hypersensitivity pneumonitis, HP)

1. 서론 (introduction)

(1) Hypersensitivity pneumonitis(=extrinsic allergic alveolitis)란?

: susceptible한 host가 반복적으로 원인 항원을 흡입한 결과 alveolar wall과 terminal airway에 allergic inflammation이 발생하는 질환

(2) 원인 항원 (Table 8-6)

Table 8-6 한국에서 보고된 HP와 원인 항원.

Disease	Antigens	Sources
Mushroom worker's lung	*T. vulgaris*	건초더미
(Japanese) summer house HP	*T. cutaneum*	기와집, 양옥
Wood worker's lung	*Alternaria* spp.	실내벽지
Chemical worker's lung	TDI	우레탄, 페인트

① 미생물

〈1〉**Thermophilic actinomycetes** : Farmer's lung, Bagassosis, Mushroom worker's lung, Potato riddler's lung

〈2〉**Aspergillus** : Compost lung, Malt worker's lung, Tobacco worker's disease

〈3〉***Trichosporon cutaneum*** : Japanese summer house HP

〈4〉***Penicillium* spp.** : Cheese washer's lung, Sausage worker's lung, Suberosis, Woodman's disease

〈5〉*Bacillus* spp. : Detergent worker's disease, Familial HP

〈6〉*Mycobacterium* spp. : Metalworking fluid lung, Tap water lung, Hot tub lung

〈7〉*Aureobasidium* spp. : Humidifier or air-conditioner lung (ventilation pneumonitis), Sauna taker's lung, Sequoiosis

〈8〉기타 : *Pseudomonas* spp. (Metal working fluid lung), *Cladosporium* spp. (Hot tub lung), *Lycoperdon* puffballs (Lycoperdonosis), *Sitophilus granarius* (Miller's lung), *Streptomyces albus* (*Streptomyces albus* HP), *Chrysonilia sitophila* (Suberosis), *Sacchoromonospora viridis* (Thatched roof disease), *Botrytis cinerea* (Winegrower's lung), *Cryptostroma corticale* (Maple bark disease), *Rhizopus* spp./*Mucor* spp. (Wood trimmer's disease), *Alternaria* (Woodworker's lung)

② Animal antigens

〈1〉**Birds** (잉꼬, 비둘기, 닭, 칠면조 등) proteins : Bird fancier's lung, Breeder's lung, handler's lung

〈2〉Fish meal worker's lung

〈3〉Animal fur dust : Furrier's lung

〈4〉Male **rat** urine : Laboratory worker's HP

〈5〉Animal proteins : Pituitary snuff taker's lung

③ Drugs : Amiodarone, Bleomycin, Efavirenz, Gemcitabine, Hydralazine, Hydroxyurea, Isoniazid, Methotrexate, Paclitaxel, Penicillin, Procarbazine, Propranolol, Riluzole, Sirolimus, Sulfasalazine

④ **TDI (isocyanate)** : Chemical worker's lung

⑤ 기타 : Coffee worker's lung (coffee bean dust)

(3) 발병기전 : **Type III, IV hypersensitivity reaction**

2. 임상양상 (clinical manifestations) : 3가지 형태

(1) Acute HP

① 항원에 폭로된 후 6~8시간 후 cough, fever, chills, malaise, dyspnea

② 추가 폭로 없으면 수일내 자연 회복

(2) Subacute HP

① 수주에 걸쳐 cough, dyspnea → 악화되어 입원까지도 필요

② 추가 폭로 없으면 수주~수개월 이내 자연 회복

(3) Chronic HP

① 폭로량에 따라 경과 다양함. Clubbing (+)

② Indolent, gradually progressive form(mild disease)에서부터

③ 진행하여 respiratory failure로 사망할 수도 … pulmonary fibrosis와 구별하기 힘듦.

3. 진단 (diagnosis)

*** Diagnosis of HP :**

① Consistent clinical findings : P/E, PFT, Chest x-ray
② History of exposure to a recognized antigen
③ (ideally) Identification of Ab to Ag : serum precipitins
※ BAL and/or Lung biopsy : may be needed
cf. Provocation test : not essential

(1) Consistent clinical findings

① 병력 : **2.** 참조

② 신체검진 : **2.** 참조

③ Basic laboratory findings

a. CBC : Neutrophilia, Lymphopenia   cf. no Eosinophilia

b. ESR↑, CRP↑, RF(+), Immunoglobulins↑   cf. not ANA

④ PFT, ABGA

a. Restrictive pattern

b. DLco↓, Compliance↓, Hypoxemia

* Acute HP시 bronchospasm 가능 → Obstructive pattern 보일 수도

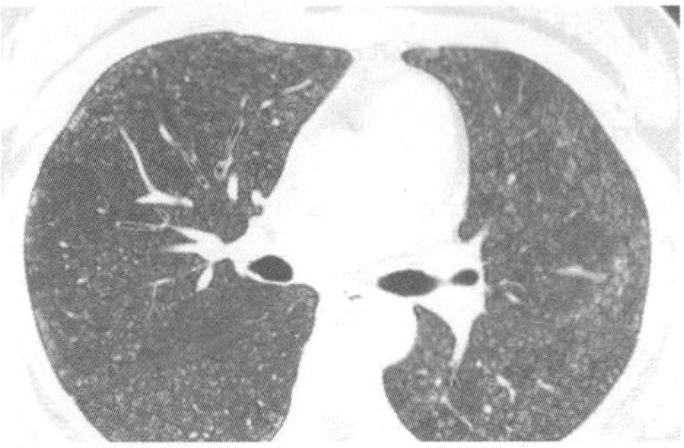

Figure 8-8 Subacute HP.
전형적인 fuzzy centrilobular nodules이 잘 보이고 있다.

⑤ Chest radiograph

a. Acute/Subacute : poorly defined patchy/diffuse infiltrates or nodules

b. Chronic : diffuse reticulonodular infiltrates

* Apical sparing : inhalation에 의한 것이므로

* Pleural effusion, Hilar lymphadenopathy : rare

⑥ HRCT : 점차 'procedure of choice for imaging' (**Figure 8-8**)

a. Acute/Subacute : GGO, centrilobular nodules … predominantly in lower lobes

b. Chronic : mimic IPF … patchy emphysema 자주 보여 차이점.

(2) 원인 항원 확인

① Exposure to a recognized antigen : **병력**으로부터 알 수 있다.

② Finding a antibody to that antigen : **serum precipitins**로 검사

③ Skin test는 큰 도움이 안 된다.

(3) BAL … '감별진단에 도움'

① Lymphocyte ↑ : universal but not pathognomonic

② CD4/CD8 ↓ ← Th cell ↓, Ts cell ↑

③ Neutrophil ↑ : 급성기에, 추가 폭로 없으면 점차 소실

④ Mast cell ↑ : disease activity와 연관

(4) Lung biopsy : TBLB, Thoracoscopy, Open lung biopsy

(5) Inhalation challenge test, skin test : not essential

4. 치료 (treatment)

(1) **Acute HP : no treatment** needed … **avoidance**하면 수일내 회복

(2) **Subacute HP : corticosteroid** indicated

(3) **Chronic HP : corticosteroid** is helpful for lung function

9

Community-acquired Pneumonia

지역사회 폐렴

서론 (introduction)

1. 폐렴(pneumonia)이란?

· 여러가지 원인에 의한 폐 실질(lung parenchyma)의 염증상태를 폐렴이라고 말한다. 이 장에서는 감염성 원인에 의한 폐렴으로 국한해서 설명한다.

> **※ Pneumonia와 Pneumonitis는 어떻게 다른가?**
> 세균이나 바이러스, 진균 등 감염에 의한 폐렴을 pneumonia, 비감염성 원인(예. 구토로 역류한 위산)에 의한 폐렴을 pneumonitis라고 구별하기도 한다. 하지만, 'idiopathic interstitial pneumonia'와 같이 감염에 의한 폐렴이 아니지만 pneumonia란 용어를 쓰고 있는 등 실제로는 혼용되어 쓰이고 있다. 보통 pneumonia를 더 많이 쓴다.

2. 분류 (classification)

(1) **Community-acquired pneumonia** (CAP, 지역사회 폐렴, 원외 폐렴) : 병원 밖 지역사회의 원인균주에 의해 발생한 폐렴. 이 장에서 다룰 내용.

(2) **Health care-associated pneumonia** (HCAP, 의료 관련 폐렴) : 병원 내 또는 시설 등에서 의료와 관련되어 발생하는 폐렴. 하위 카테고리로 다음도 포함한다.

① Hospital-acquired(nosocomial) pneumonia(HAP, 병원 획득 폐렴, 원내 폐렴)

② Ventilator-associated pneumonia (VAP, 기계호흡 관련 폐렴)

→ Chapter 20, 감염학 Chapter 6 참조

※ 항생제의 광범위한 사용, 조기 퇴원이나 시설로 전원, 전체 인구집단의 고령화, 다양한 면역조절치료 등으로 말미암아 과거에는 HAP에서나 볼 수 있었던 MDR(multidrug-resistant) pathogens에 의한 폐렴이 증가추세여서 이와 관련하여 HCAP라는 용어가 새로 만들어졌다.

3. 역학 (epidemiology)

(1) 발생률 : 미국 연간 400만명 폐렴 환자 발생 → 〉60만명 입원 → 45,000명 사망

(2) 사망률 : 한국 2006년 4,623명 사망 (9.4명/10^5) → 한국 사망원인 10위

(3) 치명률 : 폐렴 환자 5~12% 사망 … 중환자실에 입원한 중증폐렴의 ≥40% 사망

4. 병태생리 (pathophysiology)

(1) 원인 미생물의 폐포 내 증식 (proliferation of pathogens)

① 전파 경로 (mode of transmission)

〈1〉Aspiration

-1. **Microaspiration (m/c)** : *S. pneumoniae*, *Mycoplasma* 등

… 주로 수면 중 발생. 노인에서 흔해

-2. Gross aspiration : Chemical pneumonitis, Anaerobes

〈2〉Inhalation of infectious aerosols

-1. Particle size 〉 10 μm → nose, upper airway에 침착

-2. Particle size 〈 5 μm ("airborne droplet nuclei") → alveoli 도달 가능

eg, *M. tuberculosis*, *Legionella pneumophila*, Influenza virus

〈3〉Hematogenous dissemination

: Septic pneumonia, Tricuspid endocarditis eg, *S. aureus*

〈4〉Contiguous extension ← pleura, mediastinum, abdomen

② 단계별 신체 방어기전 (host defense mechanism)

〈1〉Nose : hair, turbinates로 큰 inhaled particles 제거 → ① 〈2〉 참조

〈2〉Tracheobronchial tree

-1. Branching architecture 안에서 포획

-2. Mucociliary clearance

-3. Local antibacterial factors

-4. Cough, gag reflex

-5. Normal flora : mucosal cell에 붙어 더 virulent한 균의 binding을 억제

〈3〉 Alveolar level : alveolar macrophages의 탐식작용

(2) 신체의 원인균에 대한 반응 (host response to pathogens) … **폐렴 증상을 일으키는 주된 요인**

① Alveolar macrophage : 처리 능력을 넘어서면 inflammatory response를 개시

② Inflammatory mediators↑ (IL-1, TNF-α) → fever

③ Neutrophil recruitment : peripheral leukocytosis, purulent secretion

④ Capillary leak↑→ infiltrate on chest x-ray

5. 지역사회 폐렴의 원인균 (pathogens)

(1) ***Streptococcus pneumoniae*** **… G(+) diplococci**

① 가장 흔한 지역사회 폐렴의 원인균주 (**Table 9-1**) : 전체 원인균의 60% 이상

② *S. pneumoniae* 항생제 내성 : **PRSP (penicillin-resistant *S. pneumoniae*)**

· 우리나라는 80%에서 penicillin에 대해 중등도 이상의 내성

· Erythromycin에 대해서도 80% 이상 내성이다.

(2) 각 나라의 흔한 지역사회 폐렴 원인균 (**Table 9-1**)

(3) **환자 상태에 따라 호발하는 원인균** (**Table 9-2**)

(4) 특정 노출과 관련된 원인균 (**Table 9-3**)

(5) 중증도에 따른 (입원 필요 여부 등) 원인균 (**Table 9-4**)

(6) **내성 균주를 의심할 수 있는 상황** (**Table 9-5**)

Table 9-1 나라별 지역사회 폐렴의 흔한 원인균.

원인균	한국	미국	일본	영국
S. pneumoniae	26.8%	20~60%	25.4%	60~75%
H. influenzae	5.9	1~3	5.0	4~5
S. aureus	11.4	3~5	2.7	1~5
K. pneumoniae	18.1	3~10 (GNB)	2.9	rare (GNB)
P. aeruginosa	11.8	3~5 (others)	2.5	
M. catarrhalis			2.0	
E. coli	2.7		1.0	
Viridans Streptococci	5.5	3.6		
M. pneumoniae	9.2	1~6	6.7	5~8
C. pneumoniae	13.2	4~6	6.2	
C. psittaci	2.0			
Legionella spp.	2.3	2~8	0.7	2~5
Virus	10.0	2~15	2.0	8~16

어느 나라나 *S. pneumoniae*가 가장 흔한 원인균주이다. 우리나라 자료는 3차 병원에 입원했던 환자들을 대상으로 한 연구였기 때문에 외국에 비해 *Klebsiella*, *S. aureus*, *Pseudomonas*가 많고 *Haemophilus*는 적었다고 해석할 수 있다.
GNB : gram negative bacteria

Table 9-2 환자의 underlying condition에 따른 지역사회 폐렴 호발 원인균.

기저 상태	흔한 폐렴 원인균
알코올 중독	***S. pneumoniae*, Anaerobes, *Klebsiella pneumoniae***, *Acinetobacter spp.*, *M. TB*
COPD/흡연	***H. influenzae*, *Pseudomonas aeruginosa*, *Legionella spp.*, *S. pneumoniae*, *Moraxella catarrhalis***, *Chlamydia pneumoniae*
구강위생 불량	G(-), Anaerobes
Influenza 유행시기	*S. pneumoniae*, *H. influenzae*, *S. aureus*, Influenza virus
의식 저하 (흡인 의심)	Anaerobes, Gram (-) enteric bacteria, Aspiration pneumonitis
Bronchiectasis	***Pseudomonas aeruginosa***, *Burkholderia cepacia*, *S. aureus*

Table 9-3 특정 상황 노출에 따른 지역사회 폐렴 원인균.

상황	가능한 폐렴 원인균
동남아시아 여행	AI (avian influenza), *Burkholderia pseudomallei* (Melioidosis)
Ohio나 St. Lawrence river valley 여행, 박쥐나 새에 노출	*Histoplasma capsulatum*
미국 남서부 여행	Hantavirus, *Coccidioides spp.*
새에 노출	*Chlamydophila psittaci*
토끼에 노출	*Francisella tularensis*
양, 염소, 만삭 고양이에 노출	*Coxiella burnetii*

Table 9-4 환자 중증도에 따른, 곧 치료받을 장소에 따른 지역사회 폐렴 원인균.

외래에서 치료할 환자	입원이 필요한 환자	중환자실 입원이 필요한 환자
S. pneumoniae *Mycoplasma pneumoniae* *H. influenzae* *Chlamydophila pneumoniae* Respiratory viruses	*S. pneumoniae* *Mycoplasma pneumoniae* *Chlamydophila pneumoniae* *H. influenzae* *Legionella spp.* Respiratory viruses	*S. pneumoniae* *S. aureus* *Legionella spp.* Gram (-) enteric bacilli *H. influenzae*

Table 9-5 지역사회 폐렴이지만 내성 균주를 의심할 수 있는 상황.

상황	MRSA	Pseudomonas	Acinetobacter	MDR G(-) enteric bacteria
3개월 내 48시간 이상 입원	○	○	○	○
시설(nursing home 등) 거주	○	○	○	○
3개월 내 항생제 치료		○		○
장기간 투석	○			
가정 수액 치료, 창상 치료	○			
식구 중 MDR 감염자 있을 때	○			○

임상양상 (clinical manifestations)

* "Typical community-acquired pneumonia" : Acute onset Fever + Productive cough
cf. 만약 pleuritic chest pain이 동반되면 parapneumonic effusion의 가능성까지 고려

1. 위험인자 (risk factors)

(1) CAP 발생 위험인자 : 알코올 중독, 천식, 면역억제 치료, 요양시설 거주, 70세 이상

(2) 지역사회 폐렴 원인균별 위험인자 (Table 9-6)

2. 증상 (symptoms)

(1) **"Typical" pneumonia** syndrome : **sudden-onset high fever, productive cough**

→ *S. pneumoniae* 등 전형적인 세균성 폐렴

(2) **"Atypical" pneumonia** syndrome : **gradual onset, dry cough, prominent extrapulmonary symptoms (chill, headache, myalgia, fatigue, sore throat, vomiting, diarrhea)**

→ Atypical pathogens (*Legionella*, *Mycoplasma*, *Chlamydia*), Viruses

(3) 기타 증상 : 호흡곤란, pleuritic chest pain, nausea/vomiting/diarrhea (~20%)

Table 9-6 지역사회 폐렴의 원인균별 위험인자.

원인균	위험인자
S. pneumoniae	① 치매 ② 간질 ③ 심부전 ④ 뇌혈관질환 ⑤ Chronic alcoholism ⑥ 흡연 ⑦ COPD ⑧ HIV+ ⑨ **Prior influenza**
S. aureus	① **말기 신부전** ② **Injecting drug user** ③ **Prior influenza** ④ **Prior antibiotic therapy (esp, fluoroquinolone)** ⑤ 집없는 청소년 ⑥ 동성연애 ⑦ 감옥 ⑧ 군대 ⑨ Day-care center ⑩ 레슬러
G(-) enteric (*Klebsiella*, *Acinetobacter*)	① **Chronic alcoholism** ② 최근 입원 ③ 최근 항생제 치료 ④ 심부전 ⑤ 신부전
Pseudomonas	① **Structural lung disease** (**bronchiectasis**, cystic fibrosis, diffuse panbronchiolitis) ② **Repeated exacerbation of COPD** ③ **Prior antibiotic therapy**
Legionella spp.	① 당뇨병 ② 혈액 종양 ③ 암 ④ 중증 신질환 ⑤ HIV+ ⑥ 흡연 ⑦ 남자 ⑧ 호텔, 배

3. 징후 (signs)

(1) V/S : BP, RR 잘 살펴야

(2) 신체검진 (physical examination) : 'consolidation'의 소견 cf. pleural effusion 동반될 수도

① 촉진 : Fremitus 증가

② 타진 : dullness

③ 청진 : bronchial breath sound, inspiratory crackle, egophony

4. 검사실 소견

(1) Inflammatory reactions : leukocytosis, ESR↑, CRP↑

(2) 기타 : hyponatremia, BUN↑ 등

진단 (diagnosis)

1. 임상적 진단 (clinical diagnosis) : "폐렴인가?"

- **폐렴의 감별진단 (differential diagnosis)**
  ① Acute bronchitis ② Acute exacerbation of chronic bronchitis
  ③ CHF ④ Pulmonary embolism
  ⑤ Noninfectious diseases : radiation pneumonitis, BAC etc.

(1) 병력 (history) : 증상, underlying disease (심장 질환, 암 등), 특정 상황 노출 (**Table 9-3**)

(2) 신체 검진 (physical examination) : 중요하나 민감도 58%, 특이도 67% 정도

(3) **Simple chest radiograph**

① **P/E보다 sensitive하게 폐침윤을 발견할 수 있고 감별진단에 도움을 준다.**

※ 폐렴과 방사선학적으로 유사하게 보일 수 있는 다른 질환

〈1〉**Airspace consolidation → pulmonary edema, bronchioloalveolar carcinoma (BAC), pulmonary TB**

〈2〉**Cavitary lesion → Wegener's granulomatosis, NSCLC (SqCC 〉** adenocarcinoma)

※ 방사선학적 특징에 따른 여러가지 폐렴의 소견

(1) 대엽성 폐렴 (lobar pneumonia) : Pore of Kohn을 통해 consolidation이 전체 lobe를 homogeneous하게 침범하는 양상의 폐렴 → *S. pneumoniae* (**Figure 9-1**), *K. pneumoniae* (**Figure 9-2**) 등

(2) 기관지 폐렴 (bronchopneumonia, **Figure 9-3**) : 부분적으로 distal airway 주변을 침범하는 폐렴. 대개 multiple하게 나타나며 lower, posterior에 많이 분포 → Atypical pneumonia cf. 최근에는 항균제 과용으로 typical pneumonia도 lobar pattern보다는 bronchopneumonia 형태로 주로 나타난다.

(3) 간질성 폐렴 (interstitial pneumonia) : Interstitium을 주로 침범하는 형태의 폐렴 → *Pneumocystis jirovecii* pneumonia, CMV pneumonia

(4) 혈행성 폐렴 (septic pneumonia, miliary pneumonia) : 혈행성으로 폐를 침범하는 폐렴으로 특징적으로 multiple nodule의 형태로 나타난다. → *S. aureus*(다른 곳에 infection focus가 따로 있음, **Figure 9-4**), *M. tuberculosis* (miliary TB)

② 중증도에 대한 정보를 줄 수 있다. eg, multilobar involvement, cavity

③ 원인균을 짐작하게 해 준다.

〈1〉 Focal/**lobar consolidation** : 국소~엽 하나 전체를 침범하는 airspace consolidation → ***S. pneumoniae* (m/c), *K. pneumoniae***

〈2〉 **Bilateral diffuse infiltration** : 양폐야에 걸친 GGO → **atypical pathogens, *Pneumocystis* pneumonia, CMV**

〈3〉 Hematogenous **(septic) pneumonia** : multiple nodules → ***S. aureus***, *P. aeruginosa*

〈4〉 **Cavitary lesion** → *S. aureus*, *P. aeruginosa*, ***M. tuberculosis***, *Legionella*, *Nocardia*, Gram(-), anaerobes, *S. pneumoniae* serotype III*

* ***S. pneumoniae*는 대개 cavity (-)**

④ 폐렴의 합병증을 확인할 수 있다.

〈1〉 Loculated parapneumonic pleural effusion, empyema

→ loculation되기 이전 parapneumonic effusion은 decubitus view로 확인할 수 있다.

〈2〉 Lung abscess

(4) Chest CT : 잘 쓰이지는 않지만 다른 질환과 감별이나 합병증 의심 시 도움이 될 수 있다.

eg, Postobstructive pneumonia 시 CT로 obstructing tumor 확인

2. 미생물학적 진단 (etiologic diagnosis) : "폐렴을 일으킨 원인균은 무엇인가?"

(1) **Sputum Gram stain**

① **배양검사(culture)에 적절한 검체인지 확인**

※ 검체에는 true pathogen 외에도 구강/기도에 집락화된 균도 섞일 수 있다.

〈1〉**'적절한 검체'** : 하기도 염증 병소로부터 얻은 것으로 볼 수 있는 검체

← 구강 상피세포↓ (epithelial cells 〈 10/HPF) + 염증세포↑ (PMN 〉 25/HPF)

〈2〉 적절한 검체를 얻기 위해

-1. 환자 교육 : '침과 가래는 다르다', '아침에 가래 뱉기'

-2. Dehydration 교정

-3. 3% saline-induced sputum

② **일부 원인균 추정 가능** … 특히 PMN에 engulfed bacteria 시

〈1〉Gram (+) diplococci → *S. pneumoniae* (Figure 9-1)

〈2〉Gram (+) cocci cluster → *S. aureus*

〈3〉Gram (-) rods → Gram (-) enteric bacteria

(2) **Sputum culture** : 원인균 동정(identification) 가능 + Drug susceptibility test

(3) **Blood culture** : infection focus와 부합되는 bacteremia는 원인균으로 봐야

① 모든 CAP 환자에서 routine으로 시행하지는 않는다.

〈1〉검출률 낮다 : 5~14% → *S. pneumoniae* (m/c), *S. aureus*, *E. coli* 순

〈2〉Blood culture(+)라도 예후에 미치는 영향은 미미하다.

② 적응증 (indications) : 고위험군 → 최대한 원인균 확인하자!

〈1〉Neutropenia 〈2〉Asplenia 〈3〉Complement deficiencies

〈4〉Chronic liver disease 〈5〉Severe CAP

(4) 기타 호흡기 검체 채취법

① MV 적용 중인 환자에서 호흡기 검체 채취법 → Chapter 3, 20 참조

② Surgical sampling : open lung biopsy, VATS

(5) **Urinary antigen** : 질환 발생 수 주일 후나 항생제 투여 후에도 검출 가능

① ***Legionella pneumophila* serogroup 1** : 민감도 90%, 특이도 99%

② ***S. pneumoniae*** : 민감도 80%, 특이도 〉90%

(6) PCR → *M. TB*, *Legionella spp.*, *M. pneumoniae*, *C. pneumoniae*

(7) Serologic test : 급성기에 비해 회복기에 specific IgM titer 4배 이상 증가 시 원인 균으로 간주

→ Atypical pathogens, Adenovirus, Parainfluenza virus, Influenza virus A

※ 주요 원인균에 따른 폐렴의 특징

(1) *S. pneumoniae* (**Figure 9-1**)

- 이른바 'typical pneumonia'의 전형 : cough, sputum, fever + lobar consolidation* → 근래에는 항생제 사용 빈도의 증가 등으로 focal consolidation이 대부분
- 우리나라는 80%가 penicillin에 intermediate 이상의 내성 (+) (in vitro) → 그러나 β-lactam 항생제 치료 시 감수성 균과 내성 균의 치료 성적, 사망 위험은 차이 없다.

∴ 여전히 (high dose) β-lactam 항생제가 treatment of choice (단, levofloxacin 등 new FQ (fluoroquinolone)도 PRSP에서 치료 option이다.)

(2) *K. pneumoniae* (**Figure 9-2**)

(3) **Atypical pathogens** : ①②③ ※ 원래 viral pneumonia를 atypical pneumonia라고는 안 한다.

① ***Mycoplasma pneumoniae*** → 감염학 Chapter 10 참조

a. 임상양상 (clinical manifestations)

- Peak age : **청소년**(5~20세) … 학교에서 epidemic 발생하기도 하지만 대개는 sporadic
- Incubation period : 2~3주 (길다)
- **Extrapulmonary manifestations** → 진단을 suggestion하기도
  〈1〉Hemolysis (cold agglutinin+)
  〈2〉Skin (maculopapular rash, vesicle, erythema multiforme, Stevens-Johnson syndrome)
  〈3〉CNS involvement (aseptic meningitis, peripheral neuropathy 등)
  〈4〉기타 (G-I, heart 등)
- **Leukocytosis ↓, Sputum smear : WBC ↑ but gram 염색으로는 균 안 보여**
- Chest x-ray : - Reticulonodular/ interstitial pattern … lower lobe에 predominant
  - 증상에 비해 radiographic abnormality 심해 → "atypical"의 특징

b. 진단 (diagnosis)

- 진단 어려움 : culture는 specific media 필요하고 2주 걸림.
- 임상양상 부합되고 **cold agglutinin** ≥ 1:32 → 진단 지지
- **Serology**, PCR 등도 이용

c. 치료 (treatment) : **erythromycin** 등 macrolide, new FQ 등
* 대개 self-limited로 항생제는 기간 단축의 의미

② ***Chlamydia pneumoniae*** → 감염학 Chapter 10 참조

a. 임상양상 (clinical manifestations)

- Peak age : young adult
- Mycoplasma pneumonia와 유사

b. 진단 (diagnosis) : ① IgG 4배 이상 상승 *or* single IgM ≥ 1:16 ② PCR ③ Culture

c. 치료 (treatment) : macrolide, new FQ 등

③ ***Legionella pneumophila*** **: "냉각용수, 급수시설과 관련"** → Chapter 11 참조

(4) Viruses

① Influenza : m/c viral pneumonia pathogen

a. Primary viral pneumonia → 예후 더 안 좋다.

b. Secondary bacterial pneumonia : *S. pneumoniae*, *H. influenzae*, *S. aureus*

② 기타 'respiratory virus' : Parainfluenzavirus, RSV, Adenovirus, SARS-coronavirus 등

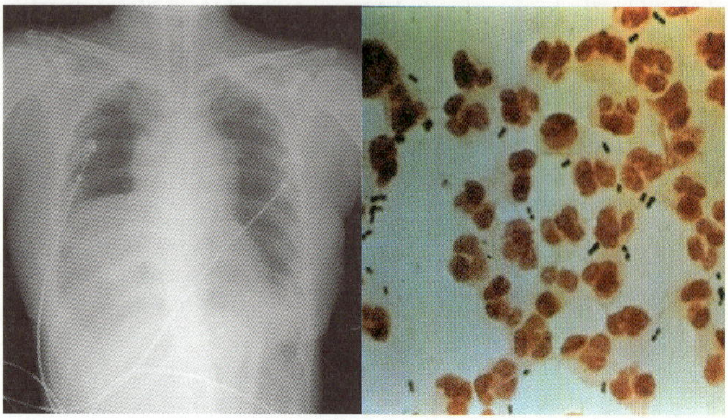

Figure 9-1 *S. pneumoniae* lobar pneumonia.
68세 여자가 4일 전부터 기침, 누런 가래, 발열이 있었고 1일 전부터 호흡곤란이 나타나 응급실을 방문하였다. 활력징후는 140/90-90/min-30/min-38.3℃이었고, 신체검진에서 의식은 명료하였으며 우폐하야에 bronchial breath sound와 inspiratory crackle이 들렸다. Chest x-ray에서는 right minor fissure로 경계가 명확히 그어지는 consolidation이 RLLF에 보인다. 심장의 right border가 소실된 것으로 보아 심장과 이웃한 RML에도 병변이 있음을 알 수 있다. 즉, RML+RLL lobar pneumoniae이다. 환자의 sputum examination에서는 우선 WBC가 많이 보이면서 epithelial cell이 적은 '적절한 검체'임을 알 수 있으며 G(+)의 diplococci가 관찰되고 있어 *S. pneumoniae*에 의한 폐렴임을 알 수 있다.

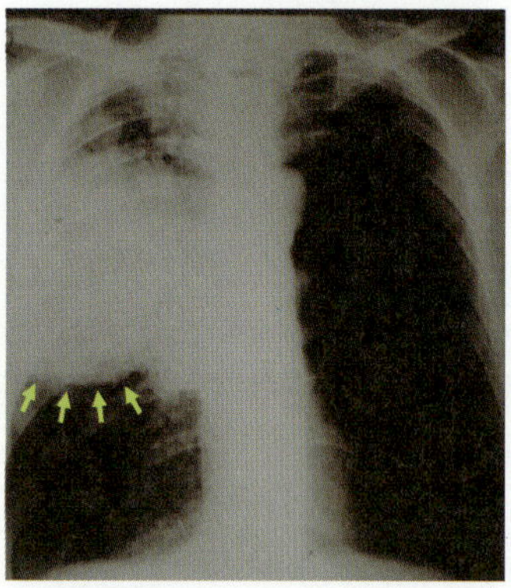

Figure 9-2 *K. pneumoniae* pneumonia. 당뇨병 환자 등에서 호발하며 'currant jelly sputum'이라는 thick, blood-tinged sputum을 흔히 보인다. *K. pneumoniae* 폐렴 중 일부는 이와 같이 'bulging contour'의 lobar pneumonia pattern을 보인다. RUL의 consolidation의 burden으로 인해 원래 위로 볼록한 minor fissure가 오히려 아래로 오목하게 밀리고 있는 것이 보인다. (화살표)

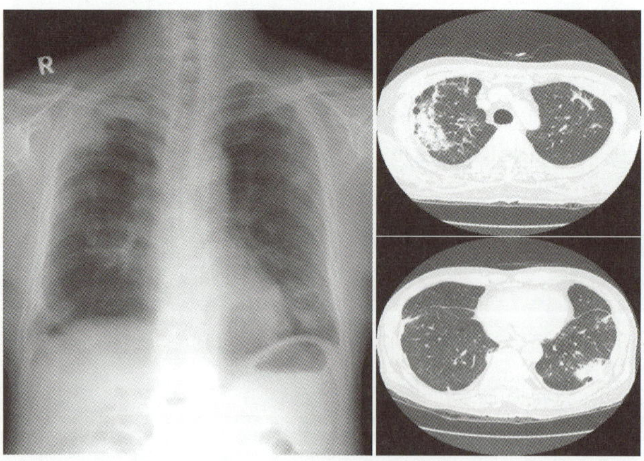

Figure 9-3 Bronchopneumonia.
Bronchopneumonia란 secondary pulmonary lobule 중심으로부터 퍼져나가는 형태의 pneumonia를 말한다. 이 환자의 사진은 일반적인 multiple consolidative pneumonia인데 bronchopneumonia가 진행해도 이런 식으로 보일 수도 있다.

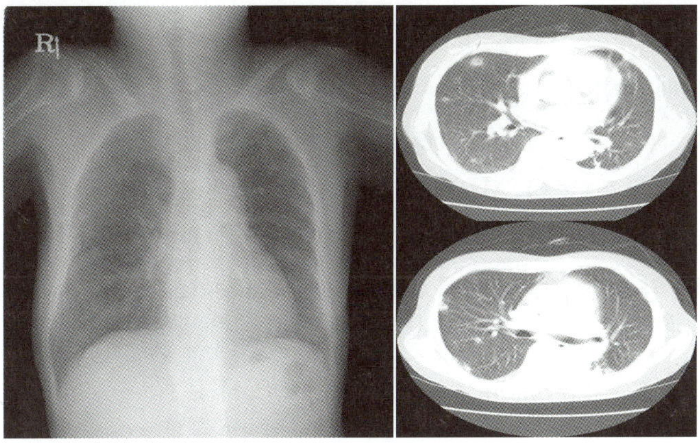

Figure 9-4 Septic pneumonia.
Multiple small nodule이 lung periphery에 분포하고 있다. 이 환자는 mandible에 cellulitis가 있었고 여기서 기인한 *S. aureus*에 의한 septic pneumonia 환자였다.

치료 (treatment)

1. 적절한 항균제의 선택

(1) 미국 흉부학회(ATS)/감염학회(IDSA) 경험적 항생제 선택 지침 (2007)

- 외래 환자
  (1) DRSP (drug-resistant pneumococci) 위험인자* 없는 경우 : macrolide (또는 doxycycline) 단독 치료
  * ① Comorbidities : heart, lung, liver, kidney ② DM, alcoholism, malignancies, asplenia
  ③ Immunosuppression ④ 3개월 이내에 항생제 투여
  (2) DRSP 위험인자가 있거나, 지역사회 MIC 〉 16 μg/mL의 macrolide resistant pneumococci ≥ 25%
  : β-lactam** + macrolide 병합치료 *or* respiratory FQ 단독 치료
  ** amoxicillin 1 g tid, amoxicillin/clavulanate 2 g bid, ceftriaxone, cefpodoxime, cefuroxime
- 입원 환자
  (1) Non-ICU : β-lactam**+ macrolide 병합치료 *or* respiratory FQ 단독 치료
  (2) ICU
  〈1〉Standard : β-lactam*** + (macrolide 또는 FQ) *or* respiratory FQ + aztreonam (for penicillin-allergy)
  *** anti-pseudomonal/anti-pneumococcal : piperacillin/tazobactam, imipenem, cefepime
  〈2〉Pseudomonas suspected : β-lactam + (ciprofloxacin 또는 levofloxacin)
  〈3〉MRSA suspected : standard regimen + (vancomycin 또는 linezolid)

(2) 우리나라 현실에서 선택할 적절한 항균제는 무엇인가?

① 원인균주를 알기 어려울 때 경험적인 치료

a. **Typical pneumonia** → 〈1〉 β-lactam or 〈2〉 New FQ

b. **Atypical pneumonia** → 〈1〉 Macrolide or 〈2〉 New FQ

c. **구별 어려울 때 : 〈1〉 β-lactam 항균제 + Macrolide or 〈2〉 New FQ 단독**

② 원인균주를 확인했을 때 : 약제 감수성 검사를 고려하여 specific treatment

* *S. pneumoniae*

① Penicillin-sensitive → Penicillin, Amoxicillin

② Penicillin-intermediate → High-dose β-lactam *or* New FQ

③ Penicillin-resistant → New FQ *or* Vancomycin

※ **New generation FQ (fluoroquinolone)** : Ciprofloxacin 이후에 개발된 levofloxacin, gatifloxacin, gemifloxacin, moxifloxacin을 말한다. 이들은 ciprofloxacin에 비해 *P. aeruginosa*에 대한 coverage는 약해진 대신 G(+), 특히 penicillin-resistant *S. pneumoniae*와 atypical pathogen에 대한 coverage를 높인 것이 특징이다. 따라서, PRSP와 atypical pathogen이 중요한 원인균이 되는 community-acquired pneumoniae에서 각광받는 항균제가 되었다. 그러나, in vitro에서 PRSP라 해도 실제 β-lactam에 잘 듣는 경우가 많고 FQ은 아껴두자는 견해도 많아 우리나라에서는 β-lactam±macrolide가 보다 권장되는 경험적 치료처방이다.

2. 어떤 환자를 입원시켜야 하는가? (site of care)

※ 지역사회 폐렴 환자를 어디에서 치료할 지 결정할 때 중요한 것은 이 환자의 중증도와 입원 시 발생하는 비용과 불필요한 입원으로 인한 문제를 저울질하는 것이다. 현재 입원이 필요한 환자를 판단하는 기준(criteria)으로는 미국에서 개발된 **PSI(Pneumonia Severity Index)**와 영국에서 개발된 **CURB-65 criteria**가 있는데 **사망 위험에 따른 분류 방법**이다. PSI는 대규모 연구에서 타당성이 확인되었다는 점이 장점이나 너무 복잡하며 CURB-65는 단순해서 이용이 쉽지만 타당성은 조금 떨어진다.

(1) **PSI (Pneumonia Severity Index)**

※ Figure 9-5, Table 9-7, Table 9-8 참조

(2) **CURB-65 criteria :** Table 9-9 참조

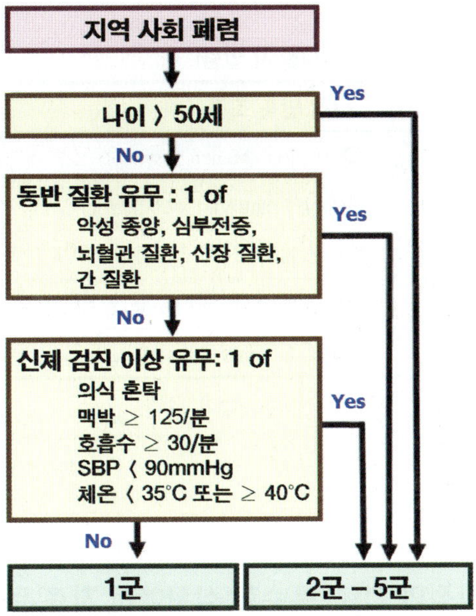

*** PSI 입원 환자 대상자 분류**
① 환자의 중증도를 각 상태에 따른 사망률에 따라 1-5군으로 분류, 위험그룹인 3-5군은 입원. (Figure 9-5, Table 9-7, Table 9-8 참조)
② 50세 이하이면서 동반 질환이 없고, 신체 검진 소견이 크게 나쁘지 않다면 입원 불필요 (1군)
③ 1군이 아닌 환자는 나이, 성별, 보호시설 거주 여부, 신체검진 소견, 검사실 소견의 각 항목마다 점수를 매겨 합산점수에 따라 Table 9-8의 기준대로 2~5군으로 분류.

Figure 9-5 PSI 중증도 분류 (1군 vs 2~5군).

Table 9-7 PSI 2~5군 분류를 위한 점수 계산법.

항목	점수	항목	점수
나이		**신체검진 소견**	
남자	나이(세)	의식혼탁	+20
여자	나이(세)-10	호흡수 ≥30/분	+20
		수축기혈압 〈90 mmHg	+20
		체온 〈35°C 또는 ≥40°C	+15
		맥박 ≥125/분	+10
Nursing home 거주	+10	**검사 소견**	
동반질환		동맥혈 pH 〈 7.35	+30
		BUN 〉 30 mg/dL	+20
악성 종양	+30	Na 〈 130 mmol/L	+20
간질환	+20	Glucose 〉 250 mg/dL	+10
심부전	+10	Hematocrit 〈 30%	+10
뇌혈관질환	+10	PaO_2 〈 60 mmHg	+10
신장질환	+10	Pleural effusion(+)	+10

Table 9-8 PSI 점수에 따른 사망 위험과 site of care.

군	위험도	점수	사망률(%)	추천 치료장소
I	낮음	-	0.1	외래
II	낮음	≤70	0.6	외래
III	낮음	71-90	2.8	**입원 (단기)**
IV	보통	91-130	8.2	**입원**
V	높음	〉130	29.2	**입원**

Table 9-9 CURB-65 (≥2점 시 입원).

지표	+1점 만족 조건
C	Confusion : Mental Test Score ≤ 8 or new disorientation in person, place, or time
U	BUN 〉 7 mmol/L (≒ 20 mg/dL)
R	RR ≥ 30/min
B	BP : SBP ≤ 90 mmHg or ≤ DBP 60 mmHg
65	Age ≥ 65 years old

사망률 : 0점 - 1.5%, 2점 - 9.2%, ≥3점 : 22%

3. 일반적인 치료, 특수한 상황에서 치료 및 합병증

(1) 일반적인 치료 ① 적절한 수액 공급 (adequate hydration)

② 산소 공급 (oxygen therapy) : hypoxemia 있을 때

(2) **Lung abscess**

a. 위험인자 (risk factors) : Cough reflex가 저하되었거나 aspiration과 연관

: Esophageal dysmotility, Seizure, Bulbar dysfxn, Alcoholism, Periodontal disease

b. **원인균 : mixed (anaerobes + aerobes)** … 한 환자에서 평균 6~7가지

· Anaerobe : *Bacteroides*, *Prevotella*, *Peptostreptococcus*, *Streptococcus milleri*

· Aerobe : *S. aureus*, *K. pneumoniae*, *Nocardia spp.*, Gram (-), fungi, parasite

c. 임상 양상 (clinical manifestations)

· Aerobe : acute onset fever, productive cough, pleuritic chest pain

· Anaerobe : mild, indolent course + foul-smelling, foul-tasting sputum

※ Clubbing, hypertrophic osteoarthropathy : chronic case에서

d. 진단 (diagnosis)

① **Chest x-ray(Figure 9-6) : Mass-like consolidation + cavity with air-fluid level**

② 감별진단 : Mycobacterial infection, Pulmonary sequestration, Malignancy, Pulmonary infarction, Infected bulla

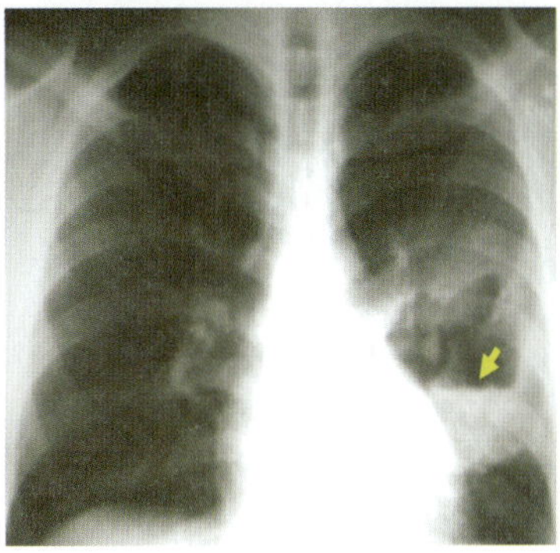

Figure 9-6 폐농양.
Air-fluid level(화살표)이 보이는 cavity의 병변이 관찰된다.

e. 치료 (treatment) : 기본적으로 antibiotics를 장기간 사용하여야 하며 chest tube를 삽입해서는 안된다. (∵ airway와 연결되어 tube 제거 못하게 될 수도)

① Antibiotic therapy

- **Aerobe + anaerobe 모두 cover해야**
- Chest x-ray에서 병변이 resolve될 때까지 ∴ **4~6주** 쓴다.

② Postural drainage (**Figure 9-7**) : 병변 부위에 따라 자세를 취해 가래 배출

③ if failed (~10%) → percutaneous drainage 또는 lobectomy 고려

* 사망 위험↑ : ⟨1⟩ Immunocompromised
⟨2⟩ Severe disease
⟨3⟩ *P. aeruginosa*, *S. aureus*, *K. pneumoniae* infection

(3) Aspiration syndrome

① 2가지 질병 형태

a. Aspiration pneumonitis : sterile gastric content의 aspiration → lung inflammation

* pH ⟨ 2.5의 gastric content ⟩ 0.3 mL/kg (20~25 mL in adults) 필요

b. Aspiration pneumonia : oropharyngeal flora의 aspiration → bacterial pneumonia

- 치명률 : 23.1% cf. pneumococcal pneumonia : 7.6%
- 위험인자

⟨1⟩ 의식 저하
⟨2⟩ incompetent G-E junction
⟨3⟩ intragastric pressure/ volume↑
⟨4⟩ Glottic closure에 장애를 유발하는 neuromuscular diseases

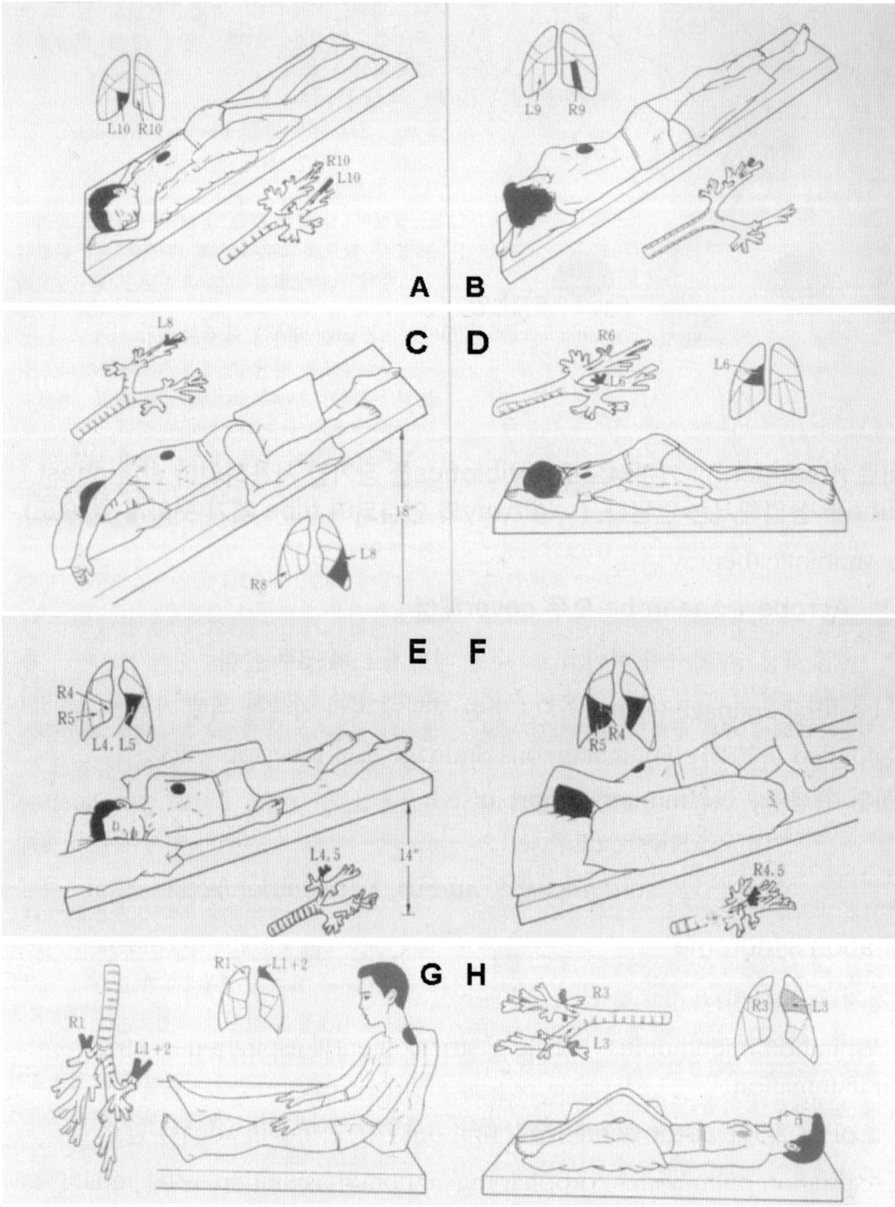

Figure 9-7 Postural drainage.
가래 배출(sputum expectoration)은 폐렴과 폐농양 등 하기도감염질환 치료에서 중요하다. **(A) Both posterobasal segment :** post. basal segments는 아래쪽 뒤쪽에 있으므로 엎드리게 하고 다리쪽을 들어준다. 여러곳으로부터 체위성 배액이 필요한 경우는 가장 아래쪽 부위인 이런 곳부터 시작한다. **(B) Rt. lat. basal segment :** lat. basal segments는 아래쪽 옆쪽에 있으므로 다리쪽을 들어주고 병변 부위 반대쪽으로 돌아눕는다. 이 사진은 rt. lat. basal이므로 왼쪽으로 돌아 눕고 다리를 든다. **(C) Lt. lat. basal segment :** 오른쪽으로 돌아 눕고 다리를 높인다. (D) Both superior segments : sup. segment는 중간 뒤쪽에 있다. Posterobasal segments와 비슷하게 환자를 엎드리게 하되 다리를 너무 들지 않는다. **(E) Lt. lingular segment :** lt. lingular segments와 RML은 중간 앞쪽에 있다. 따라서 환자는 엎드리지 않고 눕되 lt. lingular인 경우는 오른쪽으로 향해 눕는다. **(F) RML :** (E)와 반대로 왼쪽을 향해 눕는다. **(G) Upper lobe apical segment :** 폐꼭대기 부위이므로 환자를 앉힌다. **(H) Upper lobe ant. segment :** 앞쪽이므로 환자를 눕힌다.

· 원인균 (elderly) : Enterobacteriaceae, *S. aureus*, *S. pneumoniae*, *H. influenzae* → **'anaerobe'의 역할이 크지 않다!!!**

② **가장 흔한 aspiration site**

〈1〉**Upper lobe posterior segment**

〈2〉**Lower lobe superior segment**

∵ **Supine position에서 가장 dependent 위치에 있다.**

③ 치료 (treatment)

a. Aspiration pneumonitis : 24h waiting → if sx. 지속되면 b.와 같이 치료

b. Aspiration pneumonia

〈1〉Community-acquired setting이면 → 3세대 cephalosporin, new FQ

〈2〉Anaerobe를 cover할 적응증 → metronidazole 등 추가

· Poor dental hygiene · Putrid(냄새 고약한) sputum · Alcoholism

④ 예방 (prevention)

〈1〉Good oral hygiene

〈2〉Aspiration 여부 확인 ← sitting position에서 물 한 순갈 먹게해 사래걸리는지 확인

(4) **Parapneumonic effusion** → Chapter 15 참조

(5) 패혈증 속 (septic shock)

① Glucocorticoid therapy : adrenal insufficiency 군에서 septic shock에서 빨리 회복 *but* 생존율 향상×

② Activated protein C (drotrecogin alfa): APACHE score ≥ 25점군에서 생존↑

(6) 기타 합병증 : Respiratory failure, ARDS, Multiorgan failure, Metastatic infection (brain abscess, endocarditis), Exacerbation of comorbid disease, Bleeding diathesis

4. 경과 관찰 (follow-up)

(1) 치료에 잘 반응할 경우 정상화 시기

① Fever, leukocytosis : 2~4일 ∴ 치료 3일 뒤 재평가하여 치료 실패 등 판단

② Physical findings : 보다 오래 소요

③ Chest x-ray : 4~12주까지도 소요

(2) 치료 실패 (failure to improve) 원인 파악

① 감염성 폐렴과 유사한 비감염성 상황(noninfectious condition)은 아닌가?

: Pulmonary edema, Pulmonary embolism, Lung cancer, Radiation pneumonitis, Hypersensitivity pneumonitis

② 원인균을 제대로 예측하여 적절한 항생제가 투여되고 있는가?

〈1〉내성 균주?

〈2〉적절한 항생제?

〈3〉적절한 용법?

③ 새로운 병원 감염균이 중복감염(superinfection)된 것은 아닌가?

(3) 치료 기간 (ATS/IDSA, 2007)

① 언제 경구용 제제로 바꿀 수 있는가?

〈1〉혈역학적으로 안정 *and*

〈2〉임상적으로 호전 *and*

〈3〉먹을 수 있을 때 (GI function도 정상이어야)

② 언제까지 항생제를 투여하는가?

〈1〉최소한 5일 *and*

〈2〉48~72h 이상 발열이 없고 *and*

〈3〉'임상적 안정 지표'*를 만족시키지 못하는 상황이 1개 이하일 때

* 체온≤37.8℃, 맥박≤100/min, 호흡수≤24/min, SBP ≥ 90 mmHg, Hypoxemia(-), 경구 섭취 가능, 의식 상태 정상

〈4〉항생제 투여 기간 연장을 고려할 상황

-1. 초기에 원인균을 적절하게 예측하지 못한 경우

-2. Extrapulmonary infection이 합병된 경우 eg, meningitis, endocarditis

cf. Severe Legionnaires' disease, *P. aeruginosa*, G(-) : 21일

10

Pulmonary Tuberculosis

폐결핵

서론 (introduction)

A. 폐결핵(pulmonary TB)이란?

(1) 정의 : *Mycobacterium tuberculosis*에 의해 발병하는 폐의 염증성 질환

(2) 용어

a. TB vs. LTI

① **TB (tuberculosis, 결핵)** : 결핵이 발병한 것. 감염되면 평생 5~10%에서 발병한다.

② **LTI (latent TB infection, 잠복 결핵 감염)** : 감염되어 있으나 발병하지 않은 상태

b. Primary TB vs. Secondary TB

① **Primary TB (초감염 결핵)** : **이전에 감염된 적이 없는 사람이** 결핵균에 감염된 뒤 발병

② **Secondary TB (재감염 결핵)** : **결핵균에 감염되었던 사람이** LTI 상태로 지내다가 발병(**reactivation**)하였거나 새로운 결핵균이 들어와 발병(**reinfection**)한 상태

c. **Multi-drug resistance (MDR, 다제내성)** : 2가지 핵심적인 항결핵제인 isoniazid와 rifampicin에 동시에 내성인 경우

d. **Extensive drug resistance (XDR)**

〈1〉 **MDR** *and*

〈2〉 **Resistant to any FQ** *and*

〈3〉 **Resistant to 1 of amikacin, capreomycin, kanamycin**

B. 역학 (epidemiology)

(1) 발생률 (incidence)

a. 전세계적으로 연간 920만명의 신환자가 발생하는 것으로 추정 (2006).

- 이중 95%가 개발도상국이며 **22개 'high burden country'가 80%를 차지**
- HIV/AIDS 증가에 따라 사하라 사막 이남 아프리카 지역에서 TB ↑↑

b. 한국 신환자 신고 기준 발생률(case notification rate, 2007) : 34,710명 (71.6명/ 10^5)

c. WHO 추정 한국 신환자 발생률 (2006) : 42,359명 (88명/ 10^5)

(2) 유병률 (prevalence)

a. 활동성 폐결핵 환자 : 2008년 현재 131,000명 (과거 유병률 실태조사 결과에 의한 추정)

b. WHO 추정 한국 결핵 환자 유병률 (2006) : 56,219명

c. LTI : 우리나라/전세계적으로 **전 인구의 1/3이 감염**되어 있을 것으로 추정

(3) 사망률 (mortality)

a. 연간 170만명이 결핵으로 사망하는 것으로 추정 (2006)

b. 한국 : 2006년 결핵으로 인한 사망자 2,733명 (5.1명/ 10^5)

(4) **남** : 녀 = 1.6 : 1

C. 전염과 발병 (transmission and development, Figure 10-1)

1. 전염 (transmission; "from exposure to infection")

· **감염위험은 주로 외부요인에 의해 좌우됨.**

(1) "Airborne transmission"

① 환자의 **기침**, **재채기**, **말**, **노래** 등으로 배출된 결핵균 중 크기 〈 10μm의 'airborne droplet nuclei'은 공기 중에 수시간 떠다닐 수 있으며 이것을 다른 사람이 흡입하여 감염이 전파된다.

② 단, **환자가 사용한 물건을 만지거나 하는 단순 접촉으로는 감염이 일어나지 않는다.** 환자와 같이 사는 어린이(대개 4세 이하)가 초감염되고 뒷날 reactivation되는 것이 가장 일반적이다.

(2) **감염 위험↑**

① **균이 많은 환자와 접촉**한 경우

a. **Smear (+) cavitary pul. TB가 가장 전파 위험 높아** (균이 많다는 의미)

b. Smear (+) larynx TB도 전파 우려 높아

c. Smear (-) 이지만 culture (+)인 pulmonary TB도 일부 (1/6 정도) 전파 담당해

d. Culture (-) pulmonary TB, TB pleurisy, extrapul. TB는 전파 위험 (-)

② 증상이 심한 환자와 접촉한 경우 ※ 소아는 증상이 약해 전파 위험도 낮아

③ **환자와 가까이 접촉할 수록, 접촉 기간이 길 수록**, crowding in poorly ventilated room

* 주변에 결핵 환자가 많은 것, 곧 한 나라의 결핵 유병률이 높을 수록 전염의 중요한 위험 요인

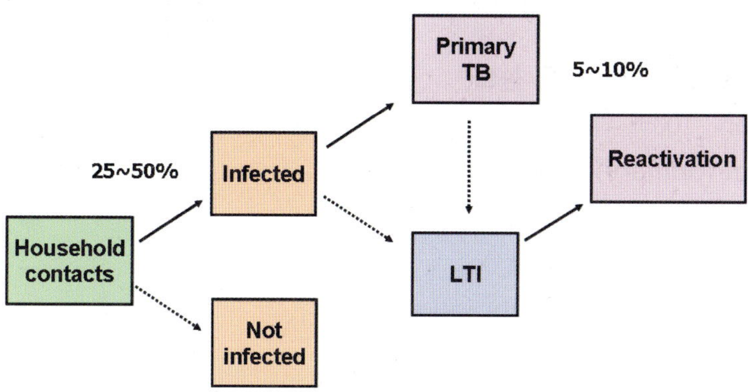

Figure 10-1 결핵의 전염과 발병. 식구 가운데 전염성 폐결핵 환자가 있을 경우 함께 거주한 식구들 가운데 25~50%가 결핵균에 감염된다. 감염된 이들 중 대부분은 LTI 상태로 머물러 죽을 때까지 결핵이 발병하지 않지만 5~10%는 결핵이 발병하는데 발병하는 경우의 1/2은 감염 1~2년 이내에 발병한다.

2. 발병 ("from infection to disease")

· 발병위험은 주로 내부요인에 의해서 좌우됨.

(1) Primary TB : 대개 소아연령에서 발병한다.

a. 소아는 과거 결핵균에 sensitization된 적이 없고 면역체계가 미성숙하여 초감염에 의해 바로 disease로 진행하는 경우가 많으며 질병 양상 또한 severe하고 dissemination되는 경우가 많다. (반대로 면역체계가 갖추어진 이후에 감염된 경우는 발병을 해도 mild하다.)

b. 전염성은 낮다 … 소아는 기침하는 힘이 약해 균을 퍼뜨리기 힘들다.

(2) LTI (latent TB infection)

a. 초감염 결핵은 대개 자연치유가 되지만, 일부는 치유 기간 동안 증식해 bacillemia를 일으켜 lung, lymph node, 기타 장기에 잠복병소를 형성하는데 이를 잠복감염(latent infection)이라 한다.

b. 이 잠복병소에 균이 잠복감염 상태로 머물다가 숙주의 면역력이 약화될 때 발병하는 것을 재활성화(reactivation) 라고 한다.

※ 대표적인 LTI 병변

① Simon lesion : Primary pulmonary TB lesion이 healing되어 apex에 남은 fibronodular scar
→ 이런 병변이 있으면 재활성화 위험 30배 ↑

② Ghon lesion : Bacillemia에 의해 lung parenchyma에 dissemination된 후 치유되어 남은 small calcified nodule

③ Ranke's complex : Ghon lesion + dense calcified hilar nodes

(3) Secondary TB : reactivation 또는 reinfection에 의해 발병.

a. 재감염 (reinfection) : secondary TB의 1/3 정도를 차지

b. **재활성화 (reactivation) 위험 인자** : LTI 5~10%에서 reactivation 발생

① **Age : 남자는 late adolescent~early adult와 elderly 때, 여자는 25~34세 때 peak**

*** 소아(〈6세)도 발병 위험 높다.**

② **HIV** co-infection : 100배 위험 ↑

③ **1년 이내 recent (primary) infection**

④ Spontaneous healed **fibrotic lesion** (Simon lesion)

⑤ **Immunosuppressive treatment**

⑥ **Silicosis** : TB가 병발하면 'silicotuberculosis'라 한다.

⑦ **DM**

⑧ **Chronic kidney disease**, hemodialysis

⑨ 기타 : **malnutrition**, **underweight**, **gastrectomy**, jejunoileal bypass, IV drug use

(4) Natural history in untreated TB

· 50% : 5년 이내에 사망 (1/3은 1년 이내에 사망)

· 30% : 자연 치유

· 20% : 계속해서 균배출 상태가 됨

D. 발병 기전 (pathogenesis)

(1) Pathogen factors

① Macrophage invasion

· Airborne droplet nuclei 중 〈10%가 alveoli에 도달

→ Macrophage cell-surface molecules(complement receptors, mannose receptor, IgG Fc γ receptor, type A scavenger receptors)와 결합해 phagocytosis 됨

→ Bacteria cell wall LAM(lipoarabinomanan)이 Ca^{2+}/calmodulin 경로 저해

→ Phagosome에서 survive & proliferation

② Virulence of bacilli

〈1〉***katG*** gene → catalase/peroxidase … oxidative stress에 저항

〈2〉***rpoV*** gene … 여러 gene의 transcription을 개시하는 main sigma factor

* 〈1〉, 〈2〉 genes의 defect → virulence ↓

〈3〉***crp*** gcnc … multiplication에 필요

(2) Host factors

① Innate resistance to infection

〈1〉**NRAMP1** … TB에 대한 host susceptibility와 관련

〈2〉기타 susceptibility와 관련된 polymorphisms : HLA, IFN-γ, TGF-β, IL-10, mannose-binding protein, IFN- receptor, TLR-2, vitamin D receptor, IL-1

② Infection 초기 단계의 반응 … 이 때는 대개 무증상

· Macrophage는 phagocytosis한 bacilli를 lymph node로 옮겨 가서 antigen presenting하여 T-lymphocytes를 activation, recruitment* → acquired immunity 개시

* 이 과정에서 hematogenous spread가 발생하여 몸 전신으로 갈 수 있다.

③ 2~4주 후 host response … 증상 발현 단계

- **T-cell mediated immunity (delayed type hypersensitivity)가 중요**
- **중요한 세포 2가지**
  - **-1. Macrophage : 직접적으로 bacilli를 phagocytosis, killing**
  - **-2. T-lymphocyte (주로 CD4+ T-cell) : IFN-γ,** cytotoxicity**로 bacilli 억제**

〈1〉Macrophage-activating response

- 다수의 activated macrophages와 T-lymphocytes가 primary lesion에 집결하여 '**granuloma(Figure 10-2)**'를 만들어 bacilli를 가두어 버림
  - → Macrophage는 epithelioid cell과 multinucleated giant cell로 변하고 lesion의 가운데 부분은 caseous necrosis됨
  - → Bacilli는 growth가 억제되고 low pH, low oxygen tension의 척박한 granuloma의 necrotic center나 macrophage 내에서만 생존 (이 상태가 지속되는 것이 'LTI')
  - → Lung destruction이 진행되지 않고 healed fibrotic lesion이 됨
  - → 흔히 calcification 진행함

〈2〉Tissue-damaging response

- Macrophage-activating response가 약할 경우 보다 강력한 DTH에 의해서만 mycobacterial growth를 억제할 수 있으며 이로 인해 주변의 기도, 혈관이 파괴되고 lesion의 necrotic center는 액화되어 **cavity**를 만듦
  - → Bacilli가 cavity에서 대량 증식하고 airway를 따라 주변으로 파급되고 몸 밖으로도 배출될 수 있음

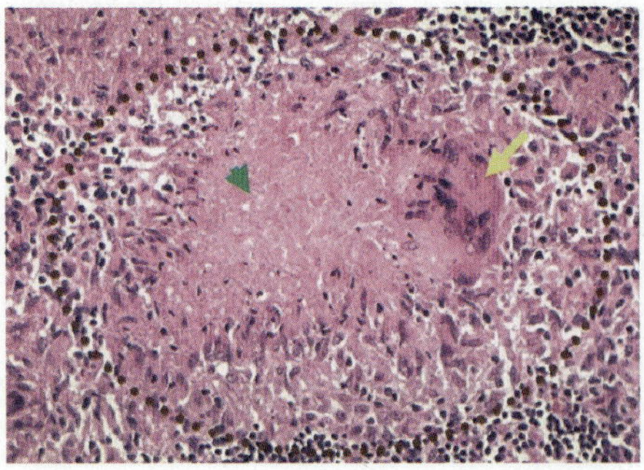

Figure 10-2 TB granuloma.
TB의 특징적인 조직학적 소견은 '**granuloma with caseous necrosis**'이다. 이 사진에서 보면 lymphocytes, epithelioid cells, multinucleated giant cell(노란 화살표)이 둘러싸고 있는 전체적으로 둥그런 형태의 병변이 보이는데 이것이 granuloma이다. (갈색 점선 안쪽 부분에 보인다) 이러한 granuloma는 sarcoidosis 등 여러 질환에서도 보이지만 특히 granuloma가 caseous necrosis라는 세포가 없는 치즈 녹은 듯한 괴사 부위(녹색 화살촉)가 있다면 이는 TB임을 강력하게 시사한다.

임상 양상 (clinical manifestations)

* "Typical pulmonary TB" : **과거 결핵치료력이나 현재 가족중 결핵환자가 있는 사람이 2주 이상 되는 기침과 가래와 함께 체중감소, 식욕부진, 야간 발한을 호소하며 내원**한다. 호흡곤란, 흉통이나 객혈을 동반할 수도 있다.

1. 증상 (symptoms)

(1) Cough : 대부분의 환자에서 발생한다. 초기에는 dry cough → 점차 purulent sputum

(2) Feverishness (열감) : 대부분 열감을 호소하나 실제 체온은 정상인 경우도 있다.

(3) Hemoptysis (blood tinged sputum부터 massive hemoptysis까지 가능) : 원인

① Endobronchial lesion : **기관지내 결핵** 또는 기관과 연결된 cavitary lesion(+)

② Cavity : Erosion of vessel in cavity *or* **Rasmussen's aneurysm**

③ **Bronchiectasis** 동반

cf. 과거 결핵력 있는 사람이 hemoptysis → **fungus ball**, TB-destroyed lung 등

(4) 긴 질병 경과에 의한 전신증상 : weight loss, fatigue, malaise, night sweat

2. 징후 (signs)

(1) Fever : 저녁 때 체온이 올라가는 것이 특징 → 밤에 식은 땀 흘린다.

(2) Localized crackle, rhonchi : nonspecific

(3) Wheezing → R/O endobronchial TB

진단 (diagnosis)

※ **TB 환자의 진단**
① Sputum AFB smear/ Mycobacterial culture : 가장 중요
② Chest x-ray
③ 기타
- Bronchoscopy : specimen 얻는 데 도움
- HRCT : Active TB 확인과 감별 진단에 도움
- PCR
- Tuberculin skin test, IFN-γ assay : LTI 진단법

1. 가래 도말 검사 (sputum AFB smear, Figure 10-3) : 가장 기본적인 검사법

(1) **전염성 환자의 지표** : AFB smear(-)시 전염성 낮고 (+)는 치료 후 2주일 내에 대부분 (-)로 음전 → '전염성 매우 낮아졌다'는 의미

(2) 방법

① 검체 채취 방법

〈1〉밤새 모인 가래를 아침에 뱉는 것이 좋음.

〈2〉'침'이 아닌 '가래'임을 교육해야 함.

〈3〉가래 뱉기 어려우면 saline nebulizer를 이용한 induced sputum을 얻거나 bronchoscopy 이용

* 원칙적으로 negative ventilation system이 있어야

② 검사 방법

* Mycobacteria는 cell wall에 N-acetylmuramic acid 대신 N-glycolylmuramic acid로 되어 있어 지질 함량이 높고 Gram stain으로 보이지 않으며 fuchsin으로 염색하면 강한 산에 의해서도 탈색이 되지 않는 성질('acid-fastness')이 있음.

〈1〉Carbolfuchsin 이용 : **Ziehl-Neelsen**, Kinyoun
→ HPF(×1,000)에서 관찰해야 해서 판독 시간이 오래 걸림

〈2〉Auramine 이용 : Fluorochrome → 판독 시간이 짧으나 비싼 현미경 필요

(3) 제한점

① **Sensitivity가 40~60% 정도로 낮다 : 위음성↑** → 결과가 **(-)이면 3회까지 재검**

② **AFB smear (+)일 수 있는 다른 경우 ('위양성')**

〈1〉**NTM (non-tuberculous mycobacterium)**

〈2〉Nocardia 등

〈3〉**치료로 죽은 균**도 (+)로 관찰될 수 있다.

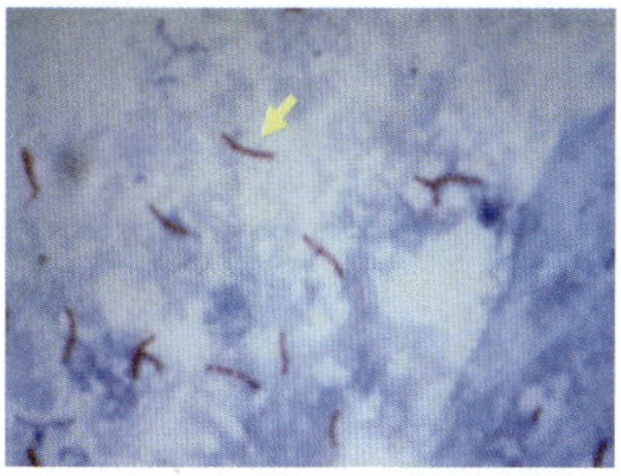

Figure 10-3
AFB smear (+) (화살표).

2. 배양 검사 (mycobacterial culture) : "gold standard of diagnosis"

(1) **균동정(identification) 가능** : most specific test

① Niacin test : (+)면 결핵균

② TB-PCR ('신속 동정 검사') : AccuProbe, RT-PCR

(2) 검사 방법 : sputum culture의 경우 sputum AFB smear와 함께 검사 의뢰 가능

① Solid media 〈1〉Egg-based media : **Ogawa**, Löwenstein-Jensen

〈2〉Agar-based media : Middlebrook 7H10, 7H11

② Liquid media : Middlebrook 7H12, BACTEC 460, BACT/Alert, BACTEC 960

(3) 제한점

① **결과가 나오기까지 3~8주 필요** cf. Liquid media에서는 10일 정도 소요

∵ cell wall 지질 함량이 높아 hydrophobicity가 강해 균들끼리 엉겨붙어서 성장이 느리다

② 초기에 결핵이 의심되나 smear negative인 경우 신속한 임상적 판단에 도움이 되지 못한다.

3. 약제 감수성 검사 (drug susceptibility test, DST)

(1) Indirect method : solid media에서 자란 colony에서 비율법으로 시행 → 8주 이상 소요

(2) Direct method : 검체가 있는 liquid media에서 직접 시행 → 3주 소요

(3) PCR ('신속 내성 검사') : RIF 내성 검사에 주로 이용 (*rpoB* gene mutation)

* 약제 내성과 관련된 gene mutation ① RIF : *rpoB* ② INH : *inhA*, *katG*

4. Chest x-ray (Figure 10-4)

(1) 감별 진단에 도움, 병변 유무와 위치, 심한 정도, 합병증 발생 여부, 치료 효과 확인

(2) 제한점 : "chest x-ray는 확진검사법이 아니다"

① 폐렴 등 다른 질환과 감별하는 데 specific하지 못하다.

② 현재 active한 병변인지 알기 어려워 → **과거 chest x-ray와 비교**해서 변화가 있는지 확인!!

5. 기타 검사법

(1) **HRCT (high resolution CT, Figure 10-4)**

① 다른 질환과 감별진단에 도움

② Active TB 가능성↑ 시사하는 소견들

〈1〉 Branching linear lesion

〈2〉 Tree-in-bud appearance

〈3〉 Multiple centrilobular nodules

〈4〉 Cavities

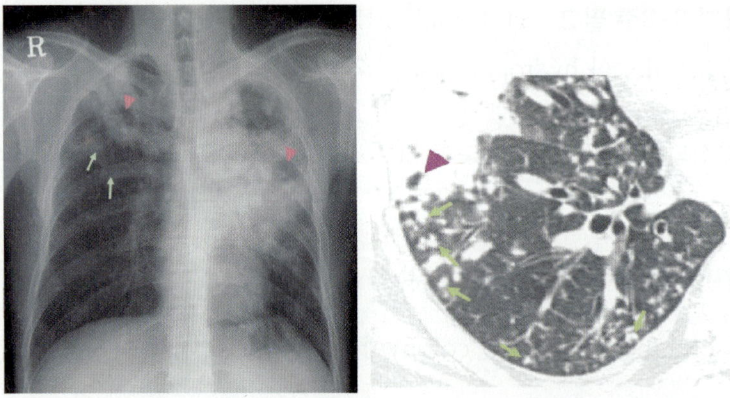

Figure 10-4 Pulmonary TB. Active TB의 chest x-ray 소견은 cavity(화살촉)와 nodules(화살표) 등이다. 이 환자는 right 뿐 아니라 left도 TB 병변이 있으며 LUL은 destruction되어 left main bronchus가 윗방향으로 끌어당겨 올라간 소견도 보이고 있다. 이와 같은 multiple lesion도 TB를 시사하는 소견인데 bacterial pneumonia도 multiple lesion을 보일 수 있지만 nodular lesion과 parenchymal destruction을 동반한다면 우리나라와 같은 TB 유병률이 높은 나라는 TB를 꼭 생각해야 한다. 다른 환자의 HRCT는 multiple centrilobular nodules(화살표)와 cavity(화살촉)를 보여주고 있다. * Centrilobular nodule : secondary pulmonary lobule 가운데 부위에 위치한 nodule. TB, bronchiolitis 등 distal airway에 발생한 질환들에서 보이는 소견이다.

(2) **기관지내시경 검사법 (bronchoscopic exam)**

① Endobronchial TB 의심될 때 → 병변 보이면 (4) 조직검사 (biopsy)

② Sputum이 잘 나오지 않거나, sputum AFB (-)이지만 결핵이 의심될 때 BAL을 하면 yield를 높일 수 있고 다른 질환(bacterial pneumonia, malignancy)과 감별에도 도움.

(3) **PCR (nucleic acid amplification)**

① 신속한 결과 확인 : '신속 동정 검사', '신속 내성 검사'

② AFB smear(-)이지만 임상적으로 TB 가능성이 높을 때 PCR(+) → TB 가능성↑

③ 제한점 : sensitivity 70% 정도, 검사비용이 많이 든다. ∴ 현재 제한적 사용

(4) **조직검사 (biopsy) : "건락성 괴사를 동반한 육아종 (granuloma with caseous necrosis)" (Figure 10-2)**

(5) Serologic test : sensitivity 낮아 임상적 효용성 적다.

6. 결핵과 폐렴 (Table 10-1)

Table 10-1 TB vs. Pneumonia.

	TB	Pneumonia
Onset	Subacute ~ Chronic (2주 이상)	Acute (수 일)
Clinical manifestations	Cough + chronic sx.(fatigue, weight loss)	Cough + sputum
Fever	Usually mild fever (밤에 주로 열나)	High fever
WBC, ESR, CRP	Normal ~ Mild ↑	Frequently ↑↑
Chest x-ray	Upper lobe predominant, nodules, cavity	Consolidation

7. LTI 진단법 (Figure 10-5)

(1) **Tuberculin skin test** (TST) : 기본적인 LTI screening test (LTI 진단은 gold standard가 없다)

① 제공 항원 : RT23 2TU PPD-S … forearm에 주입 48~72시간 뒤 induration 〉 10 mm면 (+)

② 제한점

a. 민감도 (sensitivity) 낮다 (**위음성**↑) : **immunocompromised**, overwhelming TB

b. 특이도 (specificity) 낮다 (**위양성**↑) : **BCG vaccination**, NTM

c. PPD-S 주입 후 48~72h 뒤 병원에 한 번 더 와야 해

(2) **Interferon-γ release assays (IGRAs)**

① **제공 항원 : ESAT-6, CFP-10 … BCG, NTM에는 없고 TB에만 있어**

② 방법

〈1〉 Whole blood ELISA (QuantiFERON-TB Gold®) : TST보다 특이도↑, 민감도 비슷.

〈2〉 ELISpot (T-SPOT.TB®) : 〈1〉보다 민감도, 특이도↑, 미결정(indeterminate) 결과↓

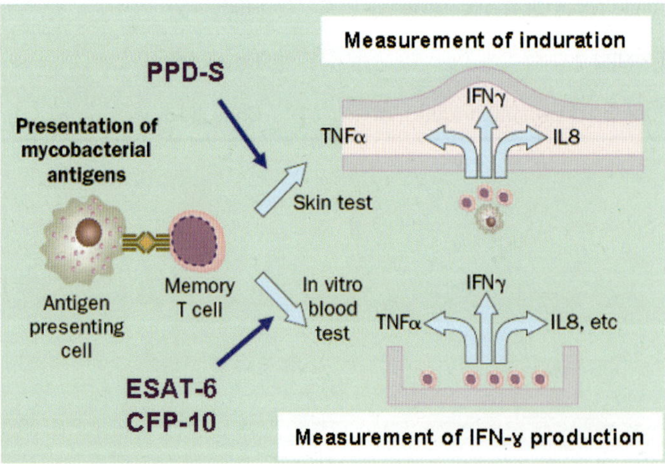

Figure 10-5 LTI 진단법. TB bacilli를 phagocytosis한 macrophage가 T-cell에 antigen presentation을 하면 T-cell mediated immunity (DTH, delayed type hypersensitivity)가 개시되고 IFN-γ 등이 분비된다. LTI를 진단하기 위해서는 memory T-cell에 TB의 항원을 인위적으로 제공하여 DTH가 일어나는 지를 확인한다. 항원으로 PPD-S를 skin에 주고 DTH의 결과물인 skin induration을 측정하는 것이 TST이며 항원으로 ESAT-6, CFP-10 등을 주고 T-cell에 의해 생산되는 IFN-γ의 양을 측정하는 방법이 IGRAs이다.

8. 특수한 상황과 합병증

(1) **기관지 결핵 (EBTB, endobronchial TB, Figure 10-6)**

a. 정의 : 기관(trachea)이나 주요 기관지(bronchus)를 침범한 결핵 → **기관지내시경으로 진단**

b. 임상적 중요성

① **기관지 협착(bronchial stenosis)**이라는 중한 합병증을 일으킬 수 있다.

② 의심하지 않으면(10%는 chest x-ray도 정상) 조기 발견이 어려운 경우가 많다.

c. 발병기전 (pathogenesis)

① 이웃한 폐실질 결핵 병소로부터 직접 전파(direct extension) : 말초에 기도와 연결된 공동성 결핵이 있고 다량의 결핵균을 포함하는 객담이 반복해 근위부 기관지 점막과 접촉

② 후두 결핵(laryngeal TB)이 있고 결핵균을 포함한 분비물이 반복해서 흡인

③ 기타 : 종격동의 림프절 결핵이 기관지벽을 뚫고 기관지 내강으로 침범, 혈행성 전파, 림프 배액을 따라 기도 주변으로 결핵이 확장

d. 진단 : 기관지내시경 (bronchoscopy) ← 내시경에서 병변 확인 (Figure 10-6) + 조직검사/ AFB smear/ culture에서 결핵 확인

e. 치료

- 항결핵약제 : 치료 기간은 폐결핵과 같다.
- Steroid : active caseating type 등에서 기관지 협착을 줄인다고 보고되고 있으나 효과가 확립되어 있지는 않다.
- Bronchoscopic intervention : 기관지 협착의 경우 stent 등 중재적 시술을 시도할 수 있다.

(2) 'TB-destroyed lung' (Figure 10-6)

- 교과서에는 없으나 흔히 임상에서 쓰이는 용어
- 결핵에 의해 폐실질이 파괴된 상태를 말하며 주로 upper lobe이 손상됨.
- 폐실질 감소와 함께 이웃한 엽이 보상성 팽창, 폐기종을 형성 → 폐기능 감소

(3) **속립성 결핵 (miliary TB)** (Figure 10-6)

- 결핵균이 bacillemia를 일으킨 뒤 여러 장기로 혈행성 전파될 수 있는데 폐로 전파되어 속립성 결핵을 만들 수 있다.
- Multiple small nodules이 random하게 분포한다.

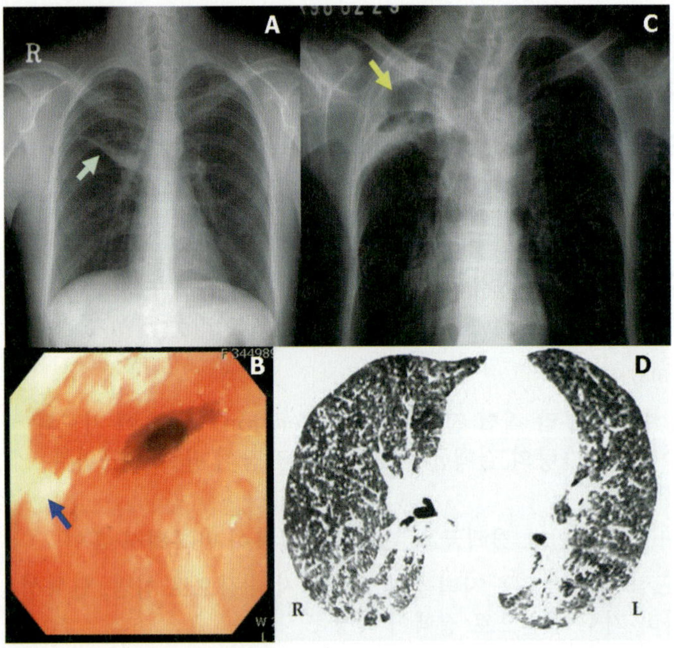

Figure 10-6 특수한 폐결핵 형태.
Endobronchial TB : (A) 폐결핵 환자에서 atelectasis(화살표)가 있으면 bronchoscopy로 EBTB를 확인해야 한다. (B) Bronchoscopy에서 caseating material(화살표)과 좁아진 bronchus가 보인다.
'TB-destroyed lung' : (C) RUL이 TB로 인해 destruction되고 cavity로 남아있다. (화살표) RUL이 망가져 minor fissure가 올라가 있고 trachea도 rt. deviation되어 있다. 나머지 폐는 보상성으로 emphysematous change 하여 까맣고 volume이 증가해 있음이 보인다. (Emphysema와 pathophysiology는 차이가 있다.)
Miliary TB : (D) 많은 수의 nodule이 randomly distribution하고 있다. Hematogenous spread하기 때문에 sputum AFB는 대개 (-)이다.

치료와 예방 (treatment & prevention)

A. 치료 (treatment)

1. 결핵 치료의 원칙

(1) **최소한 3가지 (되도록 4가지) 이상의 약제를 함께 사용한다(combination chemotherapy).**

- INH는 10^{-6}, RIF는 10^{-8}, EMB는 10^{-5}의 내성 발현율을 보이는데 빠르게 증식하는 결핵균은 10^{7}~10^{9} 존재하므로 내성 발현을 막기 위해서는 여러 약을 같이 써서 확률을 낮추어야 한다.

(2) **최소한 6개월 이상의 기간으로 약제를 투약한다.**

① 균 가운데 천천히 자라면서 간헐적으로 대사를 일으키는 군이 있어 장기간 치료가 필요.

② 연구 결과 재발률을 증가시키지 않으면서 효과가 있는 최소한의 치료기간은 6개월이다.

(3) 감수성 있는 (susceptible) 약제를 사용한다.

(4) 하루 1회 투약을 원칙으로 한다. ∵ 1차 항결핵제는 peak concentration이 중요

(5) 정균제(bacteriostatic)보다는 살균제(bactericidal)를 사용한다.

(6) 환자의 순응도(compliance)를 높이도록 노력한다.

① Initial phase와 continuation phase를 나눈다 → 약 수를 줄이는 효과

〈1〉Initial phase (=bactericidal phase) : 살균제를 3,4가지 병용해 강하게 쓴다.

〈2〉Continuation phase (=sterilization phase) : 약제의 수를 줄이되 충분히 오래 사용함으로써 천천히 자라는 균까지 제거하게 한다.

* 우리나라의 표준처방 : 2HREZ/4HRE …처음 2개월의 initial phase에는 INH, RIF, EMB, PZA 4가지를 쓰고 이후 4개월은 PZA를 빼고 3제를 사용한다.

② DOT(directly observed therapy) : 의료진이 환자가 약 먹는 것을 직접 확인

③ 치료 기간 6개월로 단축 ('short-course chemotherapy') … 과거엔 1-2년 치료

(7) 폐외결핵도 기본적으로 폐결핵과 치료 방법이 같다.

*** 치료 기간을 6개월 이상으로 연장하는 경우 : ① CNS (9-12mo.), ② Bone & Joint (6-9mo.)**
cf. 한국 지침은 silicotuberculosis도 연장 치료 권장 (8mo.)
*** 스테로이드 치료가 사망률 감소에 효과가 확인된 경우 : ① Meningitis, ② Pericarditis**

2. 환자 구분

(1) 신환자 (new) : 과거 치료력이 없거나 1개월 미만의 치료력이 있는 환자

(2) 재발자 (relapse) : 과거 완치자가 다시 발병하여 결핵 진단기준에 해당하는 환자

(3) 초치료 실패자 (treatment after failure) : 과거 치료에 실패해 새로운 처방으로 재치료가 필요한 환자

(4) 중단후 재등록자 (treatment after default) : 과거 치료력이 1개월 이상이면서 치료를 2개월 이상 중단한 환자

(5) 전입자 (transfer in) : 과거 치료력이 1개월 이상이며 치료를 2개월 이상 중단하지 않은 상태에서 치료 장소를 옮겨 내원한 환자

(6) 만성배균자 (chronic) : 재치료에 실패하고 계속 균양성인 환자

(7) 기타 (others) : 상기 분류에 해당하지 않는 환자

*** 결핵약 작용의 기본 개념**

- 제1기 (첫 2~3일) : 총 결핵균의 90%가 있는 공동벽에서 활발하게 증식하는 균을 신속하게 살균 ← INH
- 제2기 (초기 2개월) : 제1기에서 살아남은 균을 급성 염증의 산성환경에서 천천히 살균 ← PZA
- 제3기 (후기 4개월) : semi-dormant bacilli를 살균 ← RIF

* 우리나라는 INH 내성이 흔하여 EMB나 SM 중 1가지를 추가로 쓴다. SM은 주사제라 대개 EMB를 쓴다.

* Pyrazinamide는 산성환경에서 효과적으로 작용하여 제2기의 주요한 항균제이나 제3기에서는 급성 염증이 소실되면서 살균작용에 필요한 산성환경은 불충분해진다. ∴ Continuation phase에서 pyrazinamide 제외 가능

* Dormant bacilli는 화학치료로 제거되지 못하는데 치료 종결 이후에 살아남은 균은 면역체계의 힘으로 제거되거나 또는 재발할 수도 있다.

*** 1차 항결핵제의 약어 정리**

Isoniazid (INH, H) Rifampicin (RIF, R) Ethambutol (EMB, E) Pyrazinamide (PZA, Z)
Streptomycin (SM, S) : 1차 약으로는 이제 잘 안 써

3. 결핵의 초치료

(1) 표준 단기 화학치료 처방

① **2HREZ/4HRE** 가 우리 나라 표준처방

② 9HRE : 간질환이나 부작용 등 pyrazinamide를 사용할 수 없는 경우

(2) 치료 경과 모니터링과 치료 결과 판정

① 가래에서 결핵균 (또는 AFB smear) 소실되는 것을 확인

※한국 : 치료시작 후 2, 4개월 말과 6개월 치료 시작 시점에 sputum AFB smear

※전염성은 치료 시작 후 급격히 감소 : smear (+) 환자의 경우 치료 시작 2일 이내에 결핵균이 1/20로 줄고 2주 뒤에는 결핵균은 1/200, 기침횟수는 1/3로 감소

② **치료 결과 판정 : '미생물학적으로 판단하지 방사선학적으로 판단하는 것 아니다'**

〈1〉**완치 (cure) : 균이 음전되어 치료종결시점까지 유지된 경우**

〈2〉완료 (completed) : 표준처방 기간까지 치료를 종결하였으나 균음전 여부에 대한 추적검사가 이루어지지 못한 경우

* 〈1〉, 〈2〉 : '치료 성공 (treatment success)'

〈3〉**치료 실패 (treatment failure)**

· 한국 : **치료 5개월 이후 sputum smear (+)**

〈4〉사망 (died) : 치료기간 중 사망하는 경우

〈5〉치료 중단 (interrupted) : 치료를 2개월 이상 중단한 경우

〈6〉전출 (transfer out) : 치료기간 중 타의료기관으로 옮긴 경우

〈7〉진단 변경 (diagnosis change) : 치료중 다른 진단명으로 바뀐 경우

* Sputum AFB smear (+)인 환자는 치료를 하면 2개월 뒤 >80%, 3개월 뒤 거의 대부분의 환자가 culture (-) conversion된다. 따라서 3개월 이후에 culture (+)인 경우 치료 실패로 본다. 하지만, smear는 5개월 이후 (+)인 경우를 치료 실패의 기준으로 잡는다. 이는 smear는 보다 늦게 (-) conversion될 수 있기 때문이다. 치료로 죽은 균들이 smear에서 보일 수 있기 때문이다.

4. 약제 내성 결핵의 치료 (Table 10-2)

Table 10-2 약제 내성 결핵의 치료.

Resistance	Treatment
INH 단독 내성	2HREZ/4HRE, 6REZ, 2RE(Z)/10RE, 2SRZE/7RE
RIF 단독 내성	(9~12)HEZ, 2HEZ/16HE
EMB 단독 내성	2HRZ/4HR
PZA 단독 내성	9HR(E)
MDR-TB (WHO guideline)	• DST 등에서 효과적으로 확인된 항결핵제를 최소한 4가지 이상 사용 • 교차 내성이 의심되는 항결핵제는 사용하지 않음 • 환자에게 안전하지 않은 항결핵제는 사용하지 않음 • 다음의 group 1~5의 항결핵제를 group 1부터 우선적으로 사용 Group 1 (1st-line oral drugs) : H, R, E, Z, rifabutin Group 2 (injectable drugs, IDs) : kanamycin, amikacin, capreomycin, SM Group 3 (FQs) : moxifloxacin, levofloxacin, ofloxacin Group 4 (bacteriostatic drugs) : ethionamide, prothionamide, cycloserine, terizidione, PAS Group 5 (효과 불분명한 약들) : clofazimine, linezolid, amoxicillin/clavulanate, thioacetazone, imipenem/cilastatin, high-dose INH, clarithromycin • Culture negative conversion 후 최소한 18개월 동안 사용 • 수술적 치료도 고려 - 적응증 : 지속적으로 도말 양성이거나 많은 수의 항결핵제에 내성을 보여 치료 실패 가능성이 많으면서 localized lesion인 환자로 수술에 tolerable한 자 - 수술 시기 : 약물 치료 시작 2개월 정도 뒤 (가급적 늦추라는 뜻이 아님) - 수술 후 12~24개월 항결핵제 투여가 필요

5. 결핵의 재치료

· 재치료 : 이전에 1개월 이상 항결핵치료를 받은 환자가 다시 치료받는 것

(1) **치료 실패의 원인**

① **조기 중단과 불규칙 치료 - 가장 큰 원인**

② **약제 내성**

③ **부적절한 치료 처방**

④ **부작용**

⑤ **병발 질환**

⑥ **진단 오류 : Lung cancer, NTM 등 다른 폐질환**

(2) **재발자(relapse)에 대한 재치료**

① 재발 : 치료 종결시점까지 균 음전 상태가 유지되었으나 치료 종결 이후 다시 균양전 상태가 된 경우 (대부분의 재발은 치료종결 6~12개월 이내에 발생하며 3~6개월 이내가 가장 흔하다)

② 재치료 원칙 : susceptible strain이었지만 치료기간이 충분하지 못했을 가능성이 크므로 **초치료 처방과 동일하게 처방하되 치료기간을 3개월 연장한다.**

(3) **치료 실패자(treatment failure)에 대한 재치료**

① Drug susceptibility test를 한다 … 신속 내성 검사도 도움

② 초치료에 5~6개월 이상 사용한 약제는 과거 감수성으로 보고되었던 약이라 할지라도 모두 제외하고 사용하지 않은 약제를 4가지 이상 사용한다.

* 단, PZA는 initial phase에 2개월만 쓰고 끊었다면 다시 사용할 수 있다.

③ 재치료하는 약제는 한꺼번에 병용해 시작하며 **과거에 사용하던 약제에 1가지 또는 2가지 약을 간격을 두고 추가하는 방식은 절대로 해서는 안된다.** (내성획득으로 재치료 실패에 가장 중요한 원인)

④ 꼭 treatment failure의 정의에 해당되는 시점보다 이른 시기더라도 임상적으로 판단해서 현재 약제에 효과가 없고 환자가 나빠지고 있다면 원인을 찾고 치료변경을 적극 고려한다.

6. 치료 시 부작용과 특수 상황에 대한 정리

(1) Hepatotoxicity

① INH-related hepatotoxicity

- 단독 사용 시 0.5%, 병합 요법 시 2.5%까지 발생하나 대개 큰 문제 없다.
- 위험인자 (risk factors) : old age, RIF과 병합요법 시

② PZA는 만성간질환자에서는 되도록 피한다.

③ AST/ALT 상승 시 대처법 … ~20%에서 AST/ALT 상승, 대부분 가볍고 일시적

a. 투약 중단 적응증 : ① AST〉200 또는 ② AST〉120 + sx.(+) (eg, jaundice)

→ 투약 중단 후 AST 〈 80이 되면 R, H, Z 순으로 조심스럽게 re-trial 가능

b. 투약 중단 적응증이나 치료를 지속해야하는 경우(AFB+ 등)

→ Non-hepatotoxic drugs(EMB, injectable drugs, quinolone, cycloserine) 으로 바꾼다.

(2) Nephrotoxicity : EMB, aminoglycosides (SM, kanamycin 등), cycloserine

① 항결핵제는 peak concentration이 중요하므로 신기능이 떨어진 환자에서 renal dose adjustment는 1회 용량을 줄이지 않고 투여 간격을 늘린다.

② **용량 조절이 필요 없는 약제 (신독성이 문제되지 않는 약제)** : **RIF**, INH, prothionamide

③ Hemodialysis로 제거되지 않는 약물 : RIF, prothionamide

cf. INH, EMB은 소량만 제거

(3) Pregnancy 때 안전하게 쓸 수 있는 약제 : INH, RIF, EMB, (PZA)

- 1차 약제는 breast feeding으로 아기에게 가지만 소량만 전달되므로 안전

(4) Meningitis 때 쓸 수 있는 약제 : INH, RIF, EMB, PZA, SM, ethionamide

∵ BBB 통과

(5) Rash

① 대개 mild, 그러나 심할 경우 약을 모두 끊고 호전후 R, H, E/Z 순으로 re-trial.

② 단, petechiae/purpura + thrombocytopenia가 있으면 RIF을 끊고 다시는 쓰지 않는다.

(6) 약제의 대표적인 부작용

① INH : peripheral neuropathy

∴ Old age, pregnant, chronic liver/ kidney ds. 등에게는 pyridoxine을 예방적으로 투여

② **RIF**

a. G-I trouble (common) : anorexia, nausea, vague discomfort

b. **Red discoloration of body secretion**

c. **Drug interaction : CYP450 활성화 → 아래 drug level ↓**

· Protease inhibitor, azoles (anti-fungal), corticosteroids, warfarin, opiate, oral hypoglycemic agents, macrolide, anti-convulsants, anti-arrhythmics, β-blocker, calcium channel blocker, benzodiazepines, cyclosporine

d. 한번 발생하면 RIF를 다시는 투약하지 않는 S/E : ARF, thrombocytopenia, purpura

③ **EMB** : **optic neuritis** → 치료 전 시력측정을 해 둔다. 시력측정 어려운 소아는 사용에 주의!!

④ **PZA : hyperuricemia, arthralgia**

⑤ Injectable drugs (**aminoglycosides**, capreomycin) : **ototoxicity, nephrotoxicity**

⑥ FQs : GI trouble, neurotoxicity (dizziness, tremor, headache, seizure, psychosis)

⑦ Cycloserine : CNS toxicity (seizure, tremor, psychosis)

… pyridoxine 반드시 예방적으로 투여해야

⑧ Prothionamide : GI trouble, neurotoxicity

⑨ PAS : malabsorption (folic acid deficiency, steatorrhea), hypothyroidism

B. 예방 (prevention)

1. BCG vaccination

(1) 우리나라 : 모든 신생아에 대해 생후 1개월 이내에 BCG 접종 〈결핵예방법〉

(2) 효과

① 50% 정도의 예방효과가 있는 것으로 알려져 있다.

② Infant, young child의 TB meningitis, military TB에 대해서 보다 효능이 크다.

(3) 부작용 ① Ulcerations at vaccination site (1~10%)

② Regional lymphadenitis (1~10%)

③ Osteomyelitis (〈 1%)

2. INH chemopreventive therapy (PT)

(1) 환자와 접촉한 6세 미만의 어린이는 **Figure 10-7**에서 대상이 될 경우 적응증이 된다.

(2) 기타 HIV 감염자나 장기이식환자 등 고위험군에 대하여 시행하고 있다.

(3) 미국에서는 LTI 확인되면 모두 INH preventive therapy를 시행하고 있기도 하다.

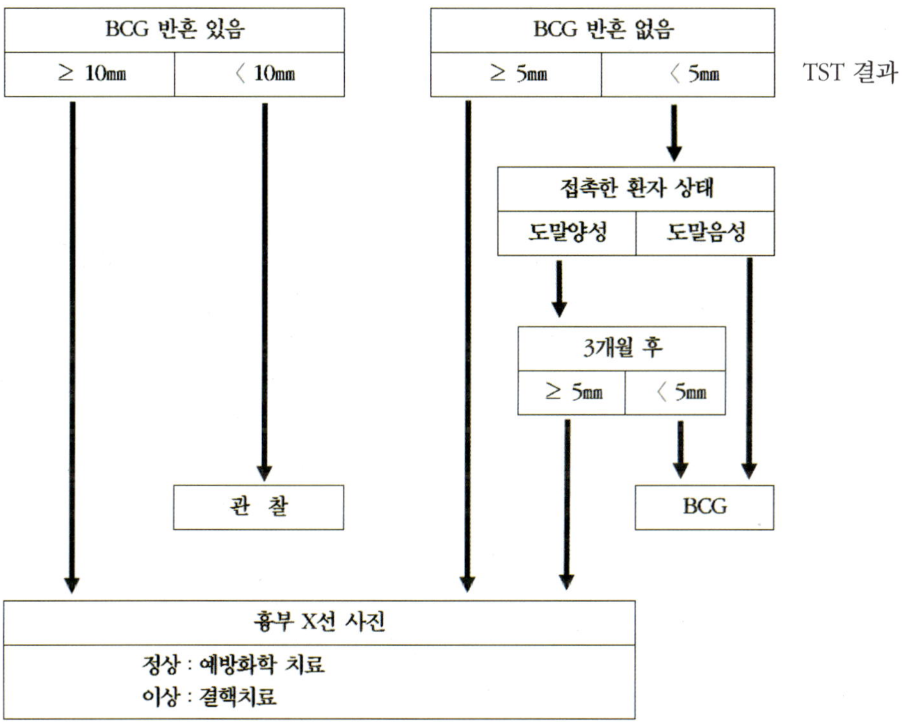

Figure 10-7 결핵 환자와 접촉한 6세 미만 소아 INH chemopreventive therapy의 대상자 선정.
BCG 접종 반흔(scar)이 있는 경우, 즉 BCG 예방접종을 적절하게 수행했다고 판단되는 경우에는 이로 인하여 TST 위양성이 나타날 수 있다. 때문에 BCG 접종 반흔 유무에 따라 TST 양성 기준을 달리해서 반흔이 있는 경우는 10mm, 없는 경우는 5mm 를 양성 (결핵균 감염) 기준으로 잡는다. BCG 접종 반흔이 있고 TST〈10mm 인 경우는 특별한 조치가 필요 없으며 ≥10mm인 경우는 chest x-ray에서 폐결핵이 있으면 결핵 치료를, 없으면 잠복 결핵 치료(예방화학 치료)를 시행한다. BCG 접종 반흔이 없으면서 TST≥5mm인 경우도 마찬가지로 폐결핵이 있으면 결핵 치료를, 없으면 잠복 결핵 치료를 시행한다. TST〈5mm인 경우에는 그래도 BCG 접종 반흔이 없을 경우 감염 우려가 좀 더 있다고 보고 또한 최근 결핵에 감염되었다면 cell-mediated immunity가 아직 나타나지 않았을 수도 있으므로 접촉한 환자가 도말 양성이면 3개월 뒤 TST를 다시 한번 시행하여 판단한다. 접촉한 환자가 도말 음성, 즉 감염력이 높지 않거나 도말 양성 환자더라도 3개월 뒤 TST〈5mm까지 확인된 경우는 BCG 접종 반흔이 없는 군이므로 BCG 접종을 시행한다.

11

Other Pulmonary Infectious Diseases

기타 감염성 호흡기 질환

상기도 감염 (upper respiratory tract infections)

A. 서론 (introduction)

1. 상기도 감염의 흔한 원인 (Table 11-1)

2. 역학 (epidemiology)

(1) 사람에게 가장 흔한 질환이자 결석, 결근의 가장 많은 원인

(2) Upper respiratory infection은 1년에 몇 번이나 발생하나?

: 학령기 이전에는 6~8회/년, 10대는 4.5회/년, 성인 여성은 4.5회/년, 성인 남성은 3.5회/년

(3) 겨울철에 호발 ∵ Respiratory virus는 낮은 온도에서 활발히 증식

Table 11-1 상기도 감염의 흔한 원인미생물.

진단	원인미생물
Acute nasopharyngitis (=common cold, coryza, URI)	Rhinovirus (m/c), 기타 respiratory viruses
Acute pharyngitis	Respiratory viruses, *S. pyogenes*
Acute rhinosinusitis	Respiratory viruses, *S. pneumoniae, H. influenzae, M. catarrhalis*
Acute epiglottitis	*H. influenzae*
Acute bronchitis/tracheitis	Respiratory viruses, atypical bacteria (~10%)
Croup (=laryngotracheobronchitis)	Respiratory viruses

다수의 upper respiratory infections의 원인은 이른바 'respiratory virus'들이다. Respiratory virus는 rhinovirus, influenza virus, parainfluenza virus, respiratory syncytial virus (RSV), adenovirus, coronavirus, metapneumovirus 등이 있으며 이들이 주로 겨울철에 활발하게 증식하므로 upper respiratory infection은 겨울에 호발한다. 다만, acute pharyngitis의 10%는 group A streptococci (*S. pyogenes*)가 원인이고 acute rhinosinusitis도 virus가 흔하지만 (AVRS, acute viral rhinosinusitis) 증상이 심하거나 10일 이상 지속되는 경우 세균성(ABRS, acute bacterial rhinosinusitis)을 생각해야 한다. Acute bronchitis는 ~10%에서 pertussis, chlamydia, mycoplasma가 원인이다.

3. 전파 경로 (mode of transmission)

(1) Air-borne : 〈5 μm particle은 1h 가량 air에서 aerosol 상태로 떠다니며 이를 inhalation한 사람은 감염시킬 수 있다. eg, Measles, Chickenpox, TB

(2) **Aerosol droplets** : 〉10 μm particle은 1m 이내에 있는 conjunctiva, nasal mucosa에 착륙하여 감염시킬 수 있다. eg, **대부분의 respiratory viruses**

(3) Direct contact : hand 등을 통하여 oral, nasal, conjunctival inoculation

* Rhinovirus, RSV는 stratified squamous epithelium이 susceptible하지 않아 oral inoculation으로 감염되지 않는다. 따라서 감기 걸린 연인과 키스만으로는 잘 옮지 않는다.

B. 임상양상 (clinical manifestations)

(1) **급성 비인두염 (acute nasopharyngitis) : clear runny nose, sneezing**

(2) **급성 인두염 (acute pharyngitis) : pharyngodynia (=throat soreness)**

*** 세균성을 시사하는 소견 : lymphadenopathy, fever, exudative tonsil**

(3) **급성 부비동염 (acute rhinosinusitis) : purulent nasal discharge, cough, headache/ toothache**

(4) **급성 기관지염 (acute bronchitis/tracheitis) : cough**

(5) **독감 (influenza) : sudden onset myalgia/ arthralgia/ headache, pharyngodynia, fever**

→ 감염학 Chapter 14 참조

C. 진단 (diagnosis)

· 원인미생물을 동정해야 하지만 대개는 확진 없이 임상적인 진단을 많이 한다.

eg, Influenza도 serology, virus culture로 진단하기 보다는 임상상으로 진단

∴ "flu-like syndrome"이란 표현을 많이 쓴다.

D. 치료 (treatment)

(1) Symptomatic treatment

(2) Antibacterials if indicated

인플루엔자 (influenza)

A. 서론 (introduction)

1. 병원체 및 병인론 (virus)

(1) Orthomyxoviridae RNA virus

: nucleoprotein (NP), matrix (M) protein의 항원 특징에 따라 A, B, C로 분류

① **Influenza A** : **사람, 새, 돼지** 등 동물에서 병을 일으킬 수 있음.

- 표면 항원 **hemagglutinin(H1~15*), neuraminidase(N1~9)**에 따라 subtype 분류
  - * 최근 hemagglutinin은 16개로 보고
- Strain 명명법 : 발견 장소, 분리번호 (isolate number), 분리 연도, subtype에 따라 eg, influenza A/Moscow/10/99 (H3N2)

② **Influenza B** : **사람**에서 병을 일으킬 수 있음 .

③ Influenza C : 임상적 의미 거의 없음

* **근래 사람에서 유행하는 influenza : H3N2, H1N1, B virus**

(2) Influenza virus 구조와 병인론

① Virus의 핵산은 **8개의 분절**로 된 **RNA**로 구성 → **유전자 재조합 잘 일어남**

② 바이러스가 호흡기 상피세포에 감염(hemagglutinin이 세포의 수용체와 결합)되어 세포를 파괴한 후 인접세포로 전파

2. 역학 (epidemiology)

(1) 전파 : 주로 aerosol에 의함 (respiratory transmission)

… hand to hand contact, personal contact, fomite를 통한 transmission도 가능

(2) 유행

① **항원 대변이 (antigenic shift) : H, N의 major variation → 면역성이 없어 범유행 (PI, pandemic influenza) 발생**

∴ **AI (avian influenza) 일으키는 H5N1 등이 사람에 유행하게 되면 PI 가능**

〈1〉 **Influenza A형에만 발생**

〈2〉 Pandemic influenza를 일으켰던 H, N types (Table 11-2)

Table 11-2 PI(pandemic influenza) 일으켰던 influenza virus A의 subtype.

Year	Subtype
1889~1890	H2N8
1900~1903	H3N8
1918~1919 (스페인 독감)	**H1N1**
1933~1935	H1N1
1946~1947	H1N1
1957~1958 (아시아 독감)	**H2N2**
1968~1969 (홍콩 독감)	**H3N2**
1977~1978 (러시아 독감)	**H1N1**
?	**H5N1 ?**

이전까지 별로 유행하지 않아 사람들이 면역성이 없던 subtype이 어느날 등장하면 범유행(PI)가 발생할 수 있다. 대표적인 것이 1918년 스페인 독감(사실은 미국에서 주로 발생)으로 수십~수백만명이 사망하였다. (당시 한국도 7백만명이 감염되고 14만명이 사망했다는 신문보도가 있다.) 1950, 1960년대 PI 때도 전세계적으로 1만명 이상이 사망한 것으로 알려졌고 현재는 최근에 PI를 일으켰던 H1N1, H3N2의 substrains이 소유행을 일으키고 있다. 문제가 되고 있는 것이 조류에서 병을 일으키는 H5N1이 사람도 전파를 시키고 있는 것인데 만약 H5N1이 사람에서 유행하게 된다면 이 역시 면역성없는 subtype이기 때문에 대유행이 나타날 가능성이 있다.

② **항원 소변이 (antigenic drift) : minor variation → 작은 유행**

〈1〉온대 지방에서는 주로 겨울에 매년 유행 → 유행할 strain을 예측해 vaccination

〈2〉Influenza B형에 의한 유행은 덜 광범위하고 A형보다 임상양상도 가벼움

3. 조류독감 (AI, avian influenza)

(1) AI란?

① '새의 influenza' … 대개 '종의 장벽(species barrier)'이 있어 사람에서 병을 일으키지 못함

② 사람 전파 사례

〈1〉**H5N1** (홍콩, 1997년) : 조류와 접촉한 6명 사망 → 대규모 조류 살처분 후 유행 종식

→ 이후 전세계적으로 2008년 9월 현재 387례 보고, 245례 사망 (**치명률 : 63.3%**)

〈2〉**H9N2** (홍콩, 1999년)

〈3〉**H7N7** (네덜란드, 2003년) : 주로 결막염 일으킴

(2) AI가 PI가 되기까지

① 고병원성 vs 저병원성

〈1〉고병원성 AI (HPAI, highly pathogenic AI)

- 주요 판정 기준 : 생후 4~8주 닭 8마리에 AI에 감염된 allantoic fluid 1:10 diluent 0.2mL IV 시 6마리 이상 사망
- 사람도 감염 가능성 있는 것으로 간주
- 닭의 증상 : 기침, 재채기, 다량의 눈물, 청색증, 머리의 부종, 깃털 곤두서기, 설사, 신경계 이상 등의 증상을 보이거나 증상 없이 급사 → 치사율 100%

〈2〉저병원성 AI (LPAI, low pathogenic AI)

- 닭의 증상 : 가벼운 호흡기 증상, 달걀 생산↓

② **Avian-to-human transmission (Figure 11-1)**

〈1〉'**Mixing vessel**'을 통한 전파 : 새에서 유행하는 AI virus와 사람에서 유행하는 influenza virus가 모두 감염될 수 있는 돼지와 같은 동물의 호흡기 상피 세포에서 AI virus가 사람의 virus와 **유전자 재조합(genetic reassortment)**되어 사람을 감염시킬 수 있는 새로운 변종 바이러스로 재탄생할 것이란 설

〈2〉**Direct invasion** : 직접적으로 species barrier를 뚫고 사람에게 전파 … 실제 확인됨

③ Human-to-human transmission

〈1〉사람에서 유행하려면 사람 간 전파가 가능해야 함. 이 때 사람에서 유행하는 influenza virus에 감염된 사람이 AI에도 감염되면 이 사람이 mixing vessel로 작용하여 대유행 변종 virus가 탄생할 수 있음. ∴ 현재의 classical influenza vaccine도 맞아야 함 .

〈2〉일부 사람→사람으로 전파된 사례가 보고되었으나 대부분 식구 간에 발생한 일로서 공통의 조류에 노출되었거나 genetic susceptibility에 기인한 것으로 보고 있으며 아직 사람 간 전파 우려는 확인되지 않고 있음.

(3) 사람 전파 사례의 임상양상 (clinical manifestations)

① 역학

〈1〉젊은 연령군 침범 : 주로 5~24세

〈2〉대부분 닭이나 오리와 접촉

② 증상과 징후

〈1〉접촉 후 증상이 나타나기까지 시간 : 3~5일

〈2〉발열, 기침, 호흡곤란, 빈호흡, 설사, 인후통, 근육통, (결막염, 콧물)

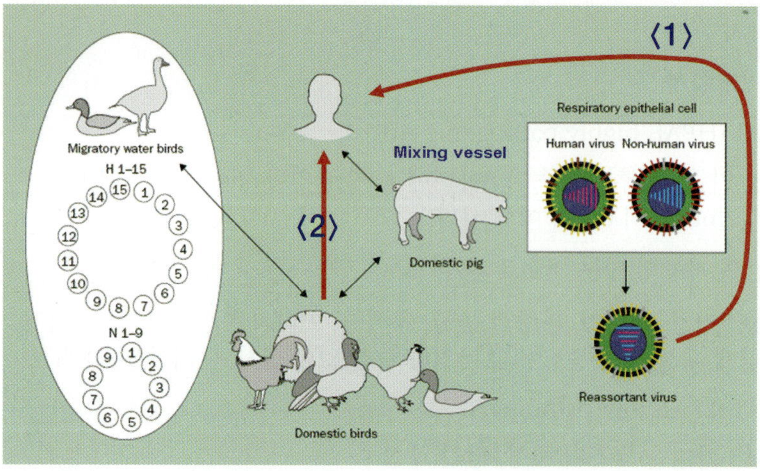

Figure 11-1
Avian-to-human AI transmission.
〈1〉돼지와 같은 mixing vessel에서 genetic reassortment된 virus가 인간에 전파
〈2〉Direct transmission

③ 진단

〈1〉Chest x-ray : pneumonia * pleural effusion은 드묾

〈2〉Nasopharyngeal specimen : rapid antigen detection, culture, RT-PCR

(4) 치료 (treatment) : oseltamivir (Tamiflu®) → 사망률↓

① Regimen : 75mg bid × 5days (up to 150mg bid × 10days)

② Combination therapy

〈1〉 + amantadine : benefit (+) cf. amantadine 단독은 not recommended

〈2〉 + steroid : benefit (-)

③ 부작용

〈1〉GI upset

〈2〉Neuropsychiatric abnormality : 일본에서 suicide와 관련성 보고

(5) 예방 (prevention)

① General precautions

〈1〉Virus는 다음에 의해서 사멸한다.

-1. **Heat** : 56℃ for 3h, 60℃ for 30min, **70℃ for 1min**

-2. Alcohol, bleach, formalin, iodine, soap, detergent, chlorination

〈2〉Virus는 다음과 같은 조건에서 생존한다.

-1. Feces에서 수 개월 동안 생존 가능 … **새의 대변**을 통해 전파 가능

-2. Water : 22℃에서는 4일간, 0℃에서는 1개월 이상 생존 가능

-3. Frozen material : 무한히 생존 가능

※ 1918년 스페인 독감이 H1N1에 의한 것임은 알래스카 지역에 묻힌 당시 사망자의 검체로부터 확인한 것

② Vaccination : 2가지 문제점이 있다.

〈1〉유행하고 나서야 정확한 strain에 대한 vaccine 제작이 가능

→ PI 시 vaccine 생산까지 수개월 소요

∴ 일단 사람 감염 보고된 strain 대상으로 prepandemic vaccine 제작해 두고 있음

〈2〉현재의 생산시설로는 PI 시 필요량 생산 턱없이 부족

∴ 항원성을 높이기 위한 노력 경주 중 eg, adjuvant vaccine

③ Oseltamivir (Tamiflu®)

〈1〉AI에 걸린 조류와 접촉 시 75 mg qd × 10 days

〈2〉국내 비축분 충분하지 않아 : 2008년 현재 124만명분

※시뮬레이션 예측 결과 PI 시 한국 외래 환자 1,100만명, 입원 21만명, 사망 4만명 예상

4. 신종 인플루엔자 (SI, S-OIV, swine-origin influenza virus)

(1) SI의 출현 : Box 참조.

(2) 2009년 PI(pandemic influenza)의 현황

① 전세계 (2009년 8월 6일 현재) : 177,457명 확진, 1,462명(0.8%) 사망

(2009년 12월 8일 현재) : 최소한 9,971명 사망

② 한국 (2009년 8월 15일 현재) : 2,032명 확진, 1명 (0.05%) 사망

(2009년 12월 3일 현재) : 117명

(3) 임상양상 (clinical manifestations)

① 미국에서 2009년 4월 15일~ 5월 5일까지 확진된 642명

〈1〉나이 : 중앙값 20세 (범위, 3개월~81세)

- 0~2세 3%, 2~4세 5%, 5~9세 12%, 10~18세 40%, 19~50세 35%, 51세 이상 5%

〈2〉증상 (symptoms) : 발열 (94%), 기침 (92%), 인후통 (66%), 설사 (25%), 구토 (25%)

〈3〉임상 경과 (clinical course) : 입원 (9%) → 폐렴(50%), 호흡부전으로 기계호흡 실시(18%), 사망 2명 (6%)

※ SI의 출현

① Triple-reassortant SI : 1998년 미국에서 swine, avian, human의 influenza virus의 유전자를 포함(**Figure 11-2**)한 이른바 'triple-reassortant swine influenza virus'가 확인되었고 2005~2009년 사이에 미국에서 12례의 human infection이 확인된 바 있다. 그러나, 이 virus는 infectivity와 virulence가 강하지는 않은 것이었다.

② 신종 influenza virus의 출현 : 2009년 4월 초 멕시코 보건당국은 폐렴 입원 환자 및 이로 인한 사망례가 급격하게 증가하고 있음을 보고받으며 이들 중 상당수가 influenza virus A임을 확인한다. 이러한 influenza에 의한 폐렴은 이전의 seasonal influenza와 다른 양상이었는데 우선 seasonal influenza의 멕시코 내 유행시기가 10월부터 이듬해 3월이며 이로 인한 사망자의 대부분이 고령층인 점과 달리 2009년 유행은 3월 이후 유행이 발생하였고 폐렴 발생자와 사망자가 20~40대에 집중되고 있었던 것이다. 이어 미국에서도 유사한 사례가 발견되었고 캘리포니아 10세 소년으로부터 이 바이러스가 새로운 S-OIV임이 확인된다. 이 바이러스는 classic SI virus에 유라시안 돼지(Eurasian swine)의 유전자 재조합이 더해진 것(**Figure 11-2**)으로 확인되었다.

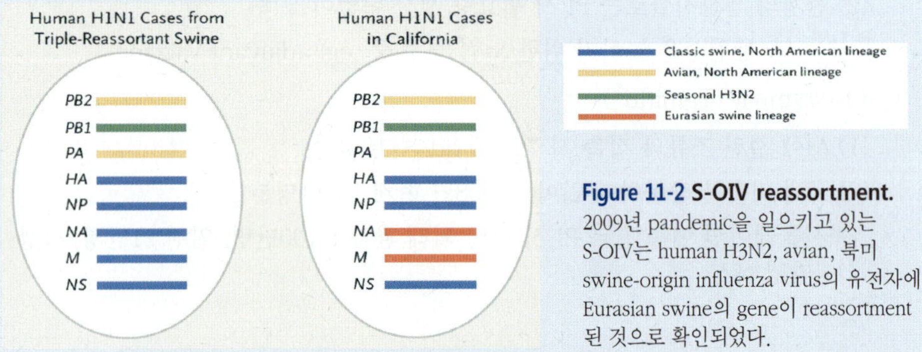

Figure 11-2 S-OIV reassortment. 2009년 pandemic을 일으키고 있는 S-OIV는 human H3N2, avian, 북미 swine-origin influenza virus의 유전자에 Eurasian swine의 gene이 reassortment 된 것으로 확인되었다.

② 멕시코에서 2009년 3월 24일~4월 24일 확진된 18명의 S-OIV 폐렴 환자

〈1〉나이 : 중앙값 34세 (범위, 8개월-61세) … 5세 이하 17%, 15~50세 61%

〈2〉증상 (symptoms) : 호흡곤란, 기침, 발열 (이상 100%), 근육통과 관절통(44%), 혈담(33%), 콧물(28%), 두통(22%), 천명음(11%)

〈3〉검사값

-1. Lymphopenia : 61%에서 〈 1,000/μL

-2. CK : 62%에서 〉240U/L

-3. LDH : 100%에서 〉 350U/L

〈4〉임상경과

-1. 수액 치료에 효과 없는 저혈압 : 50%

-2. 기계 환기 실시 : 56%

-3. 사망 : 7/18 (39%)

〈5〉Time-to-event

-1. 증상 발현~응급실 도착 : 중앙값 6일

-2. 증상 발현~사망 : 중앙값 14일

(4) 진단 (diagnosis)

① 의심 사례

〈1〉급성 열성 호흡기 질환(acute febrile respiratory illness)이 있으면서 *AND*

: 7일 이내 37.8℃ 이상의 발열 + 콧물이나 코막힘, 인후통, 기침 중 1가지

〈2〉다음의 역학적 연관성이 있는 경우

-1. 증상 발현 7일 이내에 추정 또는 확진 환자와 접촉한 경우 *OR*

-2. 증상 발현 7일 이내에 확진 환자 발생 국가에 체류 또는 방문 후 귀국한 경우

② 추정 환자 : 의심 사례 *AND* influenza A (+) but 기존의 H1, H3 음성

③ 확진 환자 : virus 확인자*

* Real-time **RT-PCR**, conventional RT-PCR, virus culture

(5) 예방과 치료

① 항바이러스제의 예방적 투여 권고 대상 (고위험군)

-1. 추정 및 확진 환자의 감염기간(증상 발현 1일 전~증상 발현 7일 후)에 환자와 밀접하게 접촉한 사람 중 59개월 이하 소아, **임신부**, 65세 이상 노인, 만성 질환자

-2. 개인보호장비 없이 전염력 있는 추정 및 확진 환자를 진료한 의료인

B. 임상 양상과 진단 (clinical manifestations & diagnosis)

1. 증상 (symptoms)

(1) 잠복기 : 18~72시간

(2) 다양한 임상 증상

① "갑작스럽게"* 발병 (전신증상 → 호흡기증상)

〈1〉전신증상 : 두통, 발열, 오한, 근육통 * 환자가 두통 생긴 시각을 기억할 정도

〈2〉호흡기증상 : 기침, 인후통

② 2~5일내에 임상양상 호전되지만 노인의 경우에는 쇠약감이 수 주이상 지속되는 경우 (postinfluenzal asthenia) 있음

2. 합병증 (complications)

(1) 주로 노인이나 만성질환자에서 발생 (호흡기 질환, 당뇨, 혈색소이상, 신장기능이상, 면역저하)

(2) 폐렴 : 가장 심각한 합병증

① Primary viral pneumonia : 지속적 발열, 호흡곤란 (객담은 거의 없음)

② Secondary bacterial pneumonia * 사망 위험 : primary 〉 secondary

· 발병 후 2~3일 간 호전되다가 악화

· 기침, 화농성 객담, 방사선사진에서 경화 (consolidation)

· ***S. pneumoniae, S. aureus, H. influenzae***

③ Mixed viral & bacterial pneumonia (가장 흔함)

(3) Reye's syndrome

(4) Myositis, rhabdomyolysis

(5) Heart : myocarditis, pericarditis

(6) CNS : encephalitis, transverse myelitis, Guillain-Barre syndrome

3. 진단 (diagnosis)

(1) 검체 채취 : throat swab, nasopharyngeal washes, sputum

(2) 바이러스 확인

① Isolation (tissue culture, chick embryo)

② RT-PCR

③ Rapid viral test (viral nucleoprotein, neuraminidase에 대한 검사)

(3) 바이러스 type 확인 : Immunofluoresence, HI technique

C. 치료 (treatment)

1. 증상에 따른 치료

(1) Acetaminophen

※ Aspirin은 Reye's syndrome과 관련성 있어 18세 미만은 금기

(2) Rest + hydration

2. 약물치료

※ 발병 48시간 이내에 투여하면 효과

① Amantadine, rimantadine : A형에만 효과

② **Neuraminidase inhibitor : A, B형 모두에서 효과**

· **Oseltamivir (PO), zanamivir (inhaler)**, peramivir (IV, 승인 아직 안됨)

③ Ribavirin : A, B형 모두에서 효과 (in vitro), 치료효과는 아직 증명되지 않음

3. 합병증의 치료

4. 예방

(1) **예방접종**

① WHO에서 추천한 유행이 예측되는 바이러스주(strain)를 계란에 접종하여 매년 제조 → 50~80%의 예방효과

② 적응증 (indications)

a. 합병증 발생 고위험군

〈1〉6~23개월 소아

〈2〉소아 (6개월~18세) 중 장기간 aspirin 치료해야 하는 경우

∵ Reye 증후군 예방

〈3〉인플루엔자 유행시기에 임신상태일 여성

〈4〉성인 또는 소아 (≥ 6개월) 중 만성질환 (천식 및 심폐질환- 단, 고혈압은 포함 안됨), 만성대사성 질환 (당뇨 등), 신부전, 혈색소병증, 면역억제상태인 사람

〈5〉노인 ≥ 65세

b. 고위험군에 인플루엔자를 전파할 가능성이 있는 사람

〈1〉의사, 간호사 등 의료 일선 담당자

〈2〉Nursing home이나 다른 장기요양시설에서 근무하는 사람

〈3〉고위험군과 식구 등 같이 거주하는 사람

〈4〉고위험군을 돌보는 사람

③ 금기 (contraindications) : egg-allergy, febrile illness

(2) 화학적 예방요법

① Amantadine, rimantadine : 70~100%

② Oseltamivir, zanamivir : 84~89%

③ 대유행시, 고위험군에서 예방접종을 하지 않았거나 예방접종 바이러스주가 유행하는 것과 다를 때 사용

NTM (non-tuberculous mycobacterium)

A. 서론 (introduction)

1. Mycobacteria의 분류

(1) M. TB complex : *M. tuberculosis*, *M. bovis*, *M. africanum*, *M. microti*, *M. canettii*

(2) *M. leprae* : leprosy(Hansen's disease)의 원인균

(3) NTM : MTB complex 또는 *M. leprae*에 속하지 않는 mycobacteria

① Rapid grower

- *M. abscessus*, *M. chelonae*, *M. fortuitum*
- 일반 세균 media에서도 7일 이내에 배양되는 균주

② Slow grower

- *M. avium* complex (MAC : *M. avium*, *M. intracellulare*), *M. kansasii*, *M. marinum*, *M. ulcerans*
- 일반 세균 media에서 2~3주 이상 걸려서 자라며 Löwenstein-Jensen 또는 middlebrook 등 결핵균용 media 필요

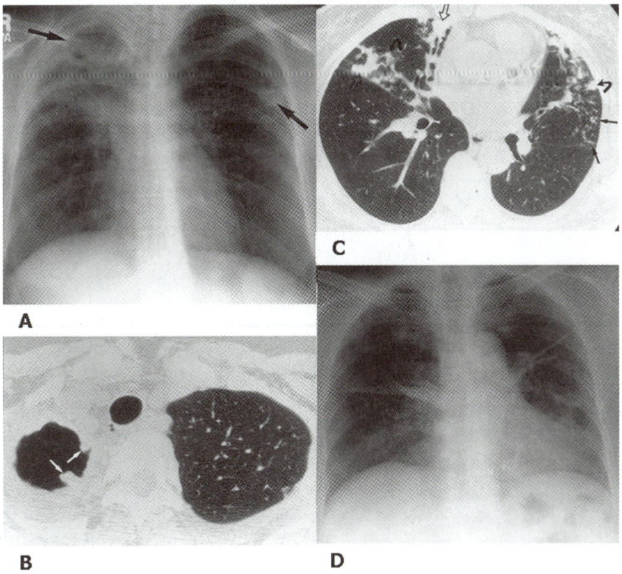

Figure 11-3
NTM pulmonary disease.
전형적인 방사선 소견은 이른바
(1) Upper lobe cavitary type과
(2) Middle lobe bronchiectatic type.

(1)은 old age 남자, smoker와 관련되며 (2)는 중년여성과 관련 있다. (1)은 underlying lung disease가 있는 가운데 일종의 complication으로 NTM disease가 발생하는 secondary type이고 (2)는 underlying lung disease 없는 primary type이다. NTM의 중요한 방사선학적 소견은 nodules와 cavity, bronchiectasis 등이다. Disease라 말하려면 이런 것들이 진행하는 양상을 보여야 한다. A, B는 (1), C, D는 (2)에 해당하는 사진의 예.

※ NTM을 colony 특성과 pigment product에 따라 group I (photochromogen), group II (scotochromogen), group III (other slow grower), group IV(other rapid grower)로 분류(Runyon classification)하기도 하나 임상적 의미가 크지 않다. 이 분류에서 group I~III가 slow grower, group IV가 rapid grower에 해당한다.

2. NTM vs. TB (Table 11-3)

Table 11-3 NTM과 TB의 비교.

Characteristics	NTM	TB
AFB stain	+	+
Distribution	Ubiquitous (environment 도처에 존재)	사람 몸 밖에서는 수 시간만 생존 가능
Colonization	Possible	No ("모두 true pathogen")
Latent infection	No (모두 recent infection)	Possible

둘 다 AFB smear 양성으로 보인다. 따라서, culture로 균동정하는 것이 필수적이다. NTM은 ubiquitous해서 환경 도처에 존재하기 때문에 'PPEM(potentially pathogenic environmental mycobacteria)'라고도 불린다. TB는 사람 몸 밖에서는 계속 생존할 수가 없다. TB가 사람에게서 확인되면 모두 true pathogen으로 취급하고 치료를 시작해야 하지만 NTM은 그냥 colonization일 수도 있으므로 NTM이 확인되었다고 모두 치료를 하는 것이 아니며 어떤 경우에 치료를 시작할 지 고민이 된다. 또한 TB와 달리 NTM은 latent infection이 없어서 동정된 모든 균은 recent exposure에 의한 것으로 본다.

B. 임상양상 (Table 11-4)

Table 11-4 NTM diseases와 이를 일으키는 주된 원인균.

Clinical disease	MAC	Rapid growers	Others
Pulmonary	+++	++	*M. kansasii*
Lymphadenitis	++	+	*M. scrofulaceum*
Disseminated	++	+	*M. kansasii*
Cutaneous	+	++	*M. marinum, M. ulcerans*

NTM은 pulmonary disease 외에도 lymphadenitis, disseminated disease, cutaneous disease를 일으킨다. Pulmonary disease는 MAC, rapid grower와 *M. kansasii*가 주원인균이다. Lymphadenitis는 MAC과 *M. scrofulaceum*이 주로 일으킨다. Disseminated disease는 MAC과 rapid grower와 관련이 깊다. Cutaneous disease는 rapid grower, *M. marinum, M. ulcerans* 등이 일으킨다.

C. 진단 (NTM pulmonary disease)

· NTM은 단순한 colonization이 많아 disease로 진단하기 위해서는 비교적 엄격한 criteria를 적용한다. Table 11-5의 criteria를 모두 만족시켜야 disease로 진단한다.

Table 11-5 Pulmonary NTM disease의 진단기준.

Criteria	진단 조건
Clinical	Chronic cough 등 pulmonary symptoms + 적절한 다른 질환 배제
Radiologic (1 of)	Chest x-ray : nodular or cavitary opacities HRCT : multifocal bronchiectasis with multiple small nodules
Bacteriologic (1 of)	Sputum : ≥ 2 culture (+) Bronchial washing or BAL : ≥ 1 culture (+) Lung biopsy : granulomatous inflammation or AFB (+) + ≥ 1 culture (+)* * from biopsy, sputum, or bronchial washing sample

Clinical criteria를 다 만족하고 radiologic criteria 1개, bacteriologic criteria 1개를 만족해야

D. 치료 (NTM pulmonary disease)

(1) **MAC**

· **Clarithromycin (or azithromycin) + EMB** (+ RIF ± SM)

· 치료기간 : 18개월 또는 sputum culture 음전 후 12개월

(2) *M. kansasii** → INH + RIF + EMB (culture 음전 후 12개월) *대개 항결핵제에 susceptible

(3) *M. abscessus* → Amikacin + cefoxitin (or imipenem) + clarithromycin

Legionellosis

A. 서론 (introduction)

1. *Legionella* sp. : G (-) aerobe with a flagella

(1) ***Legionella pneumophila*** (80~90%) : **serogroup 1**이 m/c (80~90%)

(2) 기타 : *L. micdadei* 등 기타 17종이 인체감염 확인.

(3) 성장과 번식에 관련된 요소

① 온도 (25~42℃)

② 수중환경

③ 영양 : L-lysine이 필수적, iron은 성장을 촉진시킴

∴ BCYE 배지에서 배양(일반적인 배지에서는 잘 자라지 않음)

2. 발병기전 (pathogenesis)

(1) 자연계에서 호수나 개울의 원충에서 영양분을 얻으며 생장

← 'Aquatic reservoir(냉각탑 등)'에서 proliferation

: 1976년 7월 미국 필라델피아 호텔 재향군인회 연차총회에서 냉각수 오염에 의한 Legionella pneumonia 182명 outbreak 발생하여 32명 사망. 이를 계기로 원인균이 밝혀짐.

* 우리나라도 매년 대형건물 급수시설에 대한 sampling 시행중.

(2) 전파경로

① Aspiration (m/c) : oropharyngeal colonization? vs. direct infected water drinking?

② Direct respiratory tract manipulation with infected water : bronchoscopy, L-tube

③ Aerosolization : nebulizer, humidifier

* 사람간 전파는 없다.

(3) Host defense mechanism : cell-mediated immunity이 중요 ... Alveolar macrophage에 의해 포식되지만 lysis되지 않고 intracellular organism으로 증식

3. 역학 (epidemiology)

(1) Community-acquired pneumonia의 흔한 원인 (**atypical pneumonia**)

(2) **위험인자 (risk factors)** … 한 전향적 연구에서는 의미 없게 나오기도

① **Cigarette smoking**

② **Chronic lung disease**

③ **Advanced age ('elderly male')**

④ **Immunosuppression : steroid 등**

B. 임상양상 (clinical manifestations)

1. Pontiac fever : Acute febrile (flu-like) illness → self-limited

2. Legionnaires' disease : Atypical pneumonia 외

(1) Pulmonary legionellosis의 chest x-ray 소견 (**Figure 11-4**)

① Focal consolidation ~ Multilobar involvement ~ Bilateral : typical pneumonia 에 비해 rapid progression

② Abscess, Cavity … in immunocompromised

③ Pleural effusion (~2/3) … 대개 소량

(2) Extrapulmonary legionellosis : hematogenous dissemination → heart (m/c), LN, liver, spleen, kidney

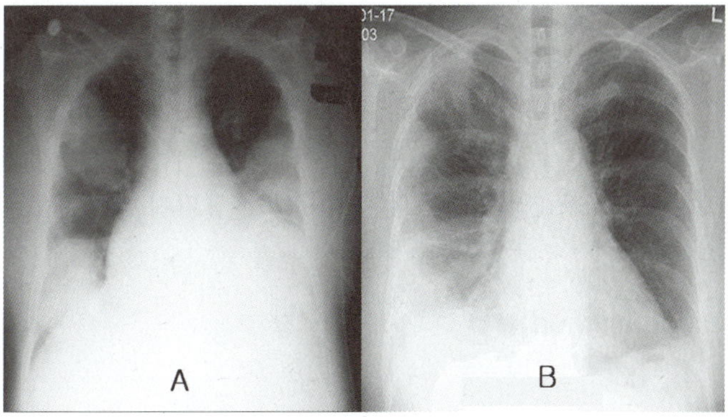

Figure 11-4
Legionnaires' disease.
초기 소견은 peripheral predominant한 focal consolidation(B)이다. Consolidation은 round pneumonia의 형태를 취하기도 하는데(A) 가장 중요한 특징은 'rapid progression한다'는 점이다. Pneumonic consolidation은 lobar pattern, 그리고 bilateral로 수일내에 빠르게 진행할 수 있다. 많게는 2/3에서 pleural effusion 소견이 보이는데 대개 소량이지만 massive할 수도 있다. Abscess나 cavity는 흔하지는 않으나 immunocompromised host에서는 보이기도 한다.

C. 진단 (diagnosis)

Table 11-6 Legionnaires' disease의 진단방법.

Test	Sensitivity	Specificity
Sputum DFA staining	50~70%	96~99%
Sputum BCYE culture	80%	100%
Urinary Ag test	70%	100%
Serology	40~60%	96~99%

DFA (direct fluorescent antibody) stain은 specificity가 높으나 많은 수의 균을 관찰해야 하므로 sensitivity는 떨어진다. Legionella는 전술하였듯이 일반배지에서 잘 자라지 않아 **BCYE 배지**를 사용해서 균을 동정한다. **Urinary antigen test**는 *L. pneumophila* serotype 1만 검출할 수 있으며 임상에서 많이 사용되고 있는 검사법이다. Serology는 single IgG/IgM titer ≥ 1:256이면 presumptive, 급성기에 비해 회복기에 titer가 4배 이상 증가하면 definite로 진단할 수 있다.

D. 치료 (treatment)

1. Antibiotics

(1) **Macrolides** : Azithromycin, clarithromycin

(2) **Fluoroquinolone** : Levofloxacin, ciprofloxacin

(3) 치료 기간 : 10~14일 (immunocompetent), 3주 (immunosuppressed)

2. 예후 (prognosis)

(1) 치료하지 않으면 → mortality 31% (immunocompetent), 80% (immunosuppressed)

(2) 치료하면 → 0~11% (immunocompetent)

3. 예방

(1) '급수 시설 disinfection' … chlorination(염소 소독)은 더 이상 권장되지 않는다.

① Superheat-and-flush method

② Copper and silver ionization method

* 폐렴 가운데 Legionnaires' disease를 시사하는 소견들
① Diarrhea
② High fever 〉 40°C
③ Gram stain : many neutrophils without organisms
④ Culture : 일반적인 배지에서 원인균 확인 안 됨
⑤ HypoNa : 〈 131 mEq/L
⑥ β-lactam, aminoglycoside에 듣지 않음
⑦ 급수시설이 Legionella에 오염되어 있는 것이 확인된 환경에서 발병한 경우
⑧ 병원 퇴원 후 10일 이내에 증상이 나타난 경우

Actinomycosis

A. 서론 (introduction)

1. Actinomycosis란?

· Mouth, colon, vagina에 정상적으로 colonization되어 있는 G(+) anaerobe (또는 microaerophilic)인 Actinomyces에 의한 chronic infectious disease.

2. 원인과 역학

(1) ***Actinomyces israelii* 가 m/c**

(2) **Middle-aged male에 호발 (poor oral hygiene 등 때문)**

3. 병인론

※ Immunosuppression과는 무관 ※ 'Mucosal barrier의 disruption'과 관련

a. Oral/ Cervicofacial disease ← Dental procedure, Trauma, Surgery

b. Pulmonary disease ← Oral cavity나 GI flora의 aspiration, Trauma

* Trauma와 연관되어 형성된 sinus tract를 볼 수도 있다.

c. GI disease← Surgery, Appendicitis, Diverticulitis, Trauma, Foreign body

d. Female genital organ disease← IUDs

B. 임상양상 (clinical manifestations)

1. Pulmonary actinomycosis

· 이 진단을 처음부터 생각하기는 쉽지 않다. 즉, 다른 질환을 생각하다가 확진을 통해 actinomycosis인줄 알게 되는 경우가 많다. 대표적인 경우는 다음과 같다.

(1) **Chronic pneumonia** … community-acquired pneumonia에 antibiotics 치료를 해도 잘 듣지 않는다. 왜냐하면 actinomycosis는 6~12개월이라는 긴 치료기간이 필요하기 때문이다. TB도 배제할 수 없어 항결핵 치료를 하는데도 별 효과가 없어 pathologic confirm까지 하게 된다.

(2) **Lung mass** … actinomycosis의 특징은 mass 형태로 잘 나타난다는 것이다. 이 때문에 lung cancer와 감별이 필요하고 pathologic confirm (surgery, biopsy) 을 하게 된다.

(3) Chest radiograph

① Pneumonic consolidation, mass : central low attenuation with ring enhancement (CT, **Figure 11-5**)

② Empyema, pleural effusion (〉50%)

(4) 인접 장기로 침범 가능 : fissure, pleura, mediastinum, chest wall

C. 진단과 치료 (diagnosis & treatment)

(1) 진단 : pathologic specimen의 microscopy상에서 '**sulfur granule**'* 확인

* Bacteria, calcium phosphate, host material의 in vivo matrix'로, 특징적 소견이지만 pathognomonic finding은 아니다.

(2) 치료 : IV **penicillin** 1,800~2,400만 IU/d×2~6주 → PO penicillin(or amoxicillin) ×6~12개월

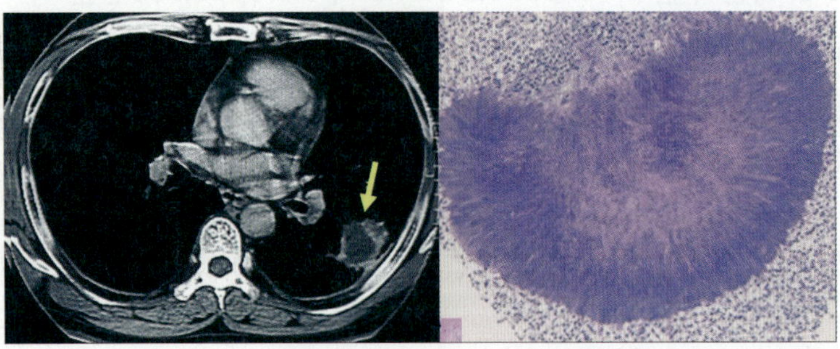

Figure 11-5
Actinomycosis.
Actinomycosis의 전형적인 CT 소견은 nodule 또는 mass형태로 나타나면서 'central low attenuation'을 보이는 것이다. 오른쪽 그림이 'sulfur granule'

호흡기학

Nocardiosis

A. 원인과 역학 (etiology & epidemiology)

(1) Nocardia : 전세계 토양에 분포하며 saprophytic aerobe로서 유기물질의 분해에 중요한 역할을 하는 G(+)의 긴 filament 모양의 aerobe이다. Cell-mediated immunity가 떨어져 있는 숙주에서 pneumonia와 disseminated disease를 일으킨다.

(2) 원인균 : ***Nocardia asteroides***가 m/c

(3) 역학 (epidemiology) : Adult male에 호발

(4) 위험인자 : **cell-mediated immunity 감소 환자**

… immunocompetent에서 chest x-ray에 이상 없이 sputum에서 *Nocardia*가 나오면 colonization으로 보고 치료 없이 놔둔다.

① Steroid therapy ② Transplantation ③ Lymphoma

④ AIDS : CD4 + 〈 250/μL

* Pulmonary alveolar proteinosis(PAP)와 연관성 알려져 있다.

B. 임상양상 (clinical manifestations)

* **"Typical nocardiosis"** : Steroid therapy를 받고 있던 남성이 수 일 또는 수 주 전부터 cough, fever가 발생해서 내원하고 chest radiograph에서 multiple nodule with cavity가 관찰됨.

(1) Subacute onset(수 일~수 주)의 cough (sputum은 소량), fever, malaise, weight loss

(2) Chest radiograph

① Single or multiple nodules

② Cavity, abscess 를 잘 형성함.

③ Empyema (1/3)

(3) 인접 장기로 spread → pericarditis, mediastinitis, SVC syndrome etc.

(4) Disseminated diseases : **Brain abscess (m/c)**, skin, kidney, bone, muscle

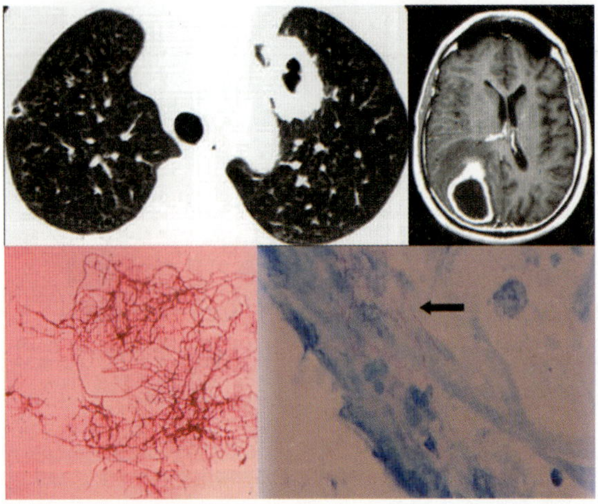

Figure 11-6 Nocardiosis.
Nocardia는 G(+) filamentous aerobe이다. 아래 두 사진에서처럼 modified AFB(+)소견을 보인다. Radiograph에서는 single 또는 multiple nodule의 형태로 잘 나타나며 cavity와 abscess를 잘 만든다. Disseminated disease로서 brain abscess가 가장 흔하기 때문에 pulmonary nocardiosis가 있을 때는 brain imaging을 확인한다.

C. 진단과 치료 (diagnosis & treatment)

(1) 진단 : microbiologic confirm in sputum, pus * modified AFB(+)이기도

(2) 치료 : sulfonamide (or Bactrim) × 12개월 (in immunocompromised)

Aspergillosis

A. 원인과 발병기전 (etiology & pathogenesis)

(1) Aspergillus spp.에 의한 disease. Host immune state에 따라 다양한 spectrum의 disease를 일으킨다. Aspergillus는 예각의 septated hyphae가 특징적 → **가장 중요한 invasive fungal disease의 원인**

(2) 원인균 : ***Aspergillus fumigatus***가 m/c

(3) 발병기전 : Aspergillus는 ubiquitous saprophyte로 자연계에서 2가지 형태로 존재한다. Aerosol 형태로 감염을 일으키며 host immunity에 따라 여러가지 disease를 유발한다.

① Conidia : Asexual state. Aerosol을 잘 이루는 infective form.

② Hyphae : · Sexual state · Disease form

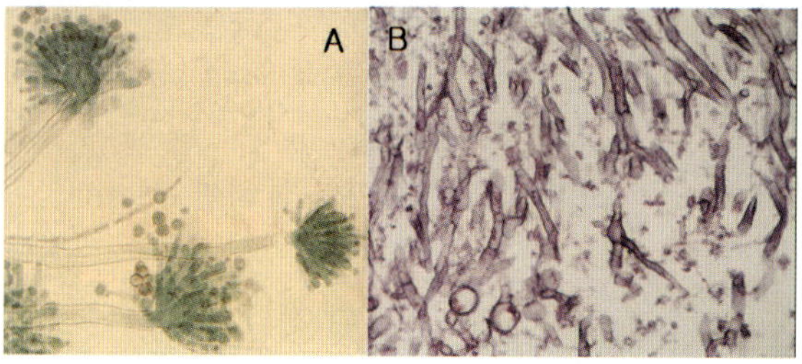

Figure 11-7 Conidia (A)와 hyphae (B).
Conidia는 spores를 날려보낼 수 있다. Hyphae는 예각을 이루고 septated된 것이 특징.

B. 임상양상과 진단 (clinical manifestations & diagnosis)

※ Host immunity에 따라 달라진다.

* Host immunity와 aspergillosis의 spectrum	
Invasive aspergillosis	← Severe immunosuppressed
Chronic necrotizing aspergillosis (CNA)	← Mild immunosuppressed
Fungus ball	← Usually immunocompetent
ABPA	← Hypersensitivity reaction (type III, IV)

1. Invasive aspergillosis

(1) 다음의 3가지 경우에 invasive disease를 일으킨다.

① ANC 〈 500/uL

② Steroid therapy (supraphysiologic doses)

③ Other immunosuppressive therapy : cyclosporine etc.

(2) Immunocompromised host에서 지속되는 다음 같은 상황의 가장 중요한 fungal 원인균.

① Fever

· Neutropenic fever가 empirical antibacterial therapy에도 불구하고 5일 이상 지속되면 amphotericin-B 사용을 적극 고려해야 함.

② Pneumonia

· Neutropenia인데 chest x-ray에서 infiltration이 관찰되면 aspergillosis도 생각해야 함.

∵ WBC가 모자라 염증에 의한 침윤보다는 invasive organism 가능성 큼.

· Neutropenic patient의 hemoptysis 원인 중 m/c

· Candida pneumonia : rare

(3) Chest CT (**Figure 11-8**)

① Pulmonary nodule(s)

② Halo sign : nodule이 커지면서 infarcted central core와 이를 둘러싼 edema, hemorrhage에 의한 hazy rim을 가리킴

③ Crescent sign : rim이 소실되고 central core가 cavitation 된 것

(4) 진단 : culture 또는 biopsy에서 Aspergillus (hyphae) 확인

* Neutropenia, organ TPL 환자에서 단 한번 aspergillus가 동정되었더라도 disease로 생각하고 치료해야 한다. ∵ "life-threatening"

2. Chronic necrotizing aspergillosis (CNA) … 학생은 몰라도 됨

(1) Semi-invasive aspergillosis와 동의어

(2) Mild immunocompromised host에서 발생. Angioinvasion이 없는 것이 invasive와 차이점

3. Aspergilloma (fungus ball)

: pulmonary aspergillosis의 가장 흔한 형태

(1) Fungus ball의 구성 : Aspergillus myces, Inflammatory cells, Fibrin, Mucus, Tissue debris

(2) **Underlying cavitary lung disease에 발생** (Immunity와 무관) → 'Chronic cavity'에서 형성된다. Cavitary lung cancer도 가능하지만 흔하지 않다.

① TB (m/c)

② Bulla

③ Bronchiectasis

④ 기타 : Sarcoidosis, Pneumatocele in *Pneumocystis* pneumonia, Pulmonary sequestration, Pulmonary infarct, Bronchial cysts 등

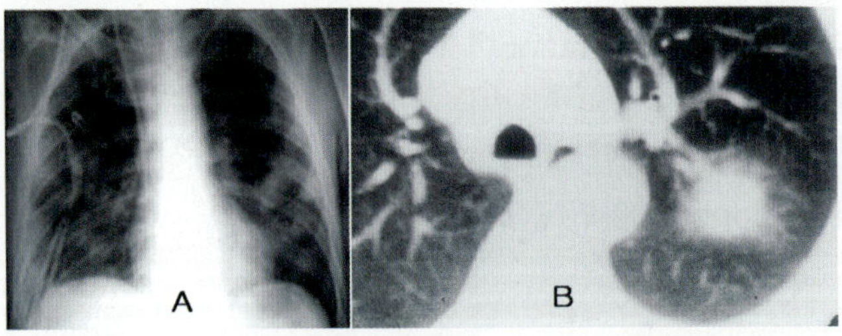

Figure 11-8
Invasive aspergillosis.
(A) Hickmann catheter가 보인다. Neutropenic fever로 lung infiltration을 보이면 invasive aspergillosis를 의심해야 한다.
(B) 전형적인 halo sign. Nodule 주위로 edema, hemorrhage에 의한 ground glass opacity(GGO)가 보인다.

(3) 임상양상 (clinical manifestations)

a. 대개 asymptomatic. ∴ 치료 불필요.

b. Complications : hemoptysis (massive 가능) → 치료 (surgical resection, BAE)

(4) 진단 (diagnosis) : chest x-ray (**Figure 11-9**)

a. Air-crescent (meniscus) sign

b. Position 변경에 따라 fungus ball이 움직이는 것을 관찰.

4. Allergic bronchopulmonary aspergillosis (ABPA)

(1) Aspergillus에 대한 hypersensitivity reaction으로 발생 : **type I, III**, (IV)

(2) Underlying disease : steroid dependent asthma

(3) 진단 (diagnosis) → 호흡기학 Chapter 8 참조

C. 치료 (treatment)

Table 11-7 Aspergillosis의 치료.

Disease	Treatment of choice
Invasive aspergillosis	Voriconazole *or* Amphotericin-B
Aspergilloma	Surgical resection *or* BAE (bronchial a. embolization) if hemoptysis (+)
ABPA	Steroid therapy (+itraconazole)

재미있는 것은 같은 aspergillosis인데도 invasive aspergillosis는 steroid therapy가 원인이 되어 발생할 수 있는데 ABPA는 steroid로 치료해야 한다는 점이다. 이는 host immunity에 따라 disease spectrum이 다양하게 나타나기 때문이다.

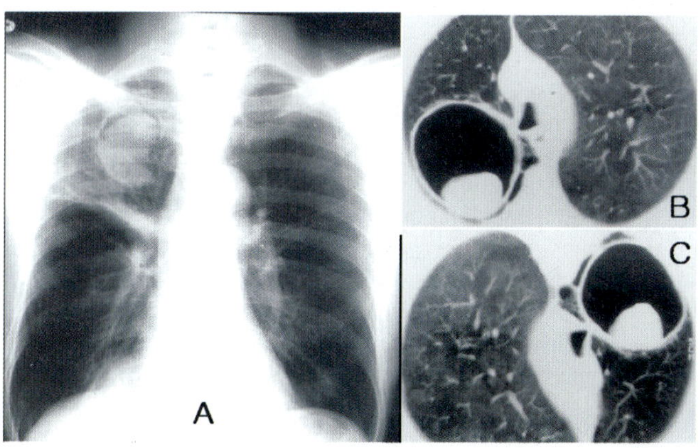

Figure 11-9 Aspergilloma.
(A) RULF에 air-meniscus sign을 동반한 fungus ball이 잘 보인다. (B), (C)는 자세변화에 따른 fungus ball의 이동을 보여주는 그림. (B)가 supine, (C)가 prone position이다.

12

Pulmonary Embolism & Deep Vein Thrombosis

폐 색전증 • 심부 정맥 혈전증

서론 (introduction)

A. 정의와 원인 (definition & etiology)

1. 폐 색전증(pulmonary embolism)이란?

- 여러가지 원인에 의해 endogenous 또는 exogenous material(이를 'embolus'라 함)이 이동해 폐혈관에 걸려 발생하는 질환

폐 색전증(PE, pulmonary embolism)은 여러 가지 원인에 의해 발생할 수 있는데 **심부정맥 혈전증(DVT, deep vein thrombosis)**의 thrombus로부터 embolus가 기원한 **폐 혈전-색전증(PTE, pulmonary thromboembolism)**이 가장 흔하다. PTE와 DVT를 합쳐 **정맥 혈전-색전증(VTE, venous thromboembolism)**이라는 용어를 쓴다. 정맥의 혈전에 의해서는 폐 색전증이 발생하며 좌심방 이후 동맥 순환(arterial circulation)에서 발생한 색전증은 전신 색전증(systemic embolism)이라고도 한다. Pelvic v.이나 proximal leg v.에 DVT가 있는 환자는 50%에서 PTE가 발생하며 전체 PTE의 95%가 이들 proximal v.에서 발생하는 것에 비해 calf v.의 DVT가 있는 환자는 PTE 위험성이 낮다. 하지만, calf v.의 thrombi는 크기가 작아 PFO(patent foramen ovale)나 ASD(atrial septal defect)를 통해 전신 색전증을 유발할 수가 있다. 이를 paradoxical embolism 이라 한다. 점차 chronic indwelling central venous catheter, permanent pacemaker, ICD(implantable cardioverter-defibrillator)를 가지고 있는 환자가 늘어나면서 upper extremity v.도 보다 흔한 emboli의 source가 되어가고 있다. 이 장에서는 주로 VTE에 대해 다룬다.

2. Emboli는 어디서 오는가? 또, 어떤 경우에 잘 생기는가?

(1) **Deep vein thrombosis (DVT) (m/c)**

a. Acquired predispositions

① **Long-haul air travel (장시간 비행, 'economic class syndrome')**

② **Oral contraceptives, Hormone replace therapy, Pregnancy**

③ **Trauma** ④ **Surgery** ⑤ **Bed-ridden**

⑥ Obesity ⑦ Smoking ⑧ **Antiphospholipid syndrome**

⑨ **Cancer** ⑩ Hypertension ⑪ COPD

b. Genetic predispositions (rare) : Factor V Leiden, Prothrombin gene mutation

(2) Other substances

① **Tumor emboli** ② **Fat emboli** ③ **Amniotic fluid emboli**

④ Air **emboli** ⑤ **Septic emboli** ⑥ CO_2, intravascular catheter 등

B. 역학 (epidemiology) : 미국

(1) VTE-related deaths : 연간 300,000명으로 추정 → 이중 7%만이 VTE로 진단하여 치료받았고 34%는 sudden death, 59%는 undetected PE

(2) Symptomatic VTE event이 2/3는 병원에서 발생 → 연간 1,340만명이 입원 환자가 'at risk for VTE' (외과계 580만, 내과계 760만)

C. 병태생리 (pathophysiology)

(1) Gas exchange abnormality → hypoxemia (PaO_2↓) with $AaDO_2$↑

(2) Dead space ventilation↑

(3) Other pulmonary pathophysiological abnormalities

① **Pulmonary vascular resistance↑** ←

〈1〉Vascular obstruction by emboli

〈2〉Hypoxemia-induced pulmonary vasoconstriction

② **Alveolar hyperventilation** (tachypnea) ← irritant receptors의 reflex stimulation 때문 (hypoxemia가 생겼으니 열심히 숨쉬어야)

③ **Airway resistance↑** ← distal airway의 constriction 발생 (obstructed vessel 주변에서 bronchospasm 발생)

④ **Pulmonary compliance↓** ← pulmonary edema, hemorrhage, loss of surfactant

(4) RV dysfunction : Pulm. resistance↑ → RV wall tension↑ → ①, ② → Circulatory collapse

① RV wall dilatation↑ & dysfunction↑ → RV로부터 pumping-out 지연 → Diastole 때도 RV contraction 계속 → LV쪽으로 interventricular septum bulging → LV diastolic dysfunction (filling↓)→ LV cardiac output↓

② Right coronary artery compression → RV ischemia

· SBP 〉90 mmHg PE 환자 중 baseline RV dysfunction(+)시 3개월 사망위험 2배↑

임상양상 (clinical manifestations)

"Typical pulmonary thromboembolism" : bed-ridden state, surgery, cancer 등 **predisposing factor가 있는 환자가 sudden dyspnea를 호소**하며 tachypnea가 생겨 내원한다. 검사소견에서 PaO_2↓, D-dimer(+)이다. Chest x-ray는 dyspnea에 비해 뚜렷한 이상소견이 보이지 않는다.
* 하지만, 많은 경우 증상과 징후가 non-specific해서 의심하기가 쉽지 않다. 때문에 PE를 'The Great Masquerader" 라고 부르기도 한다.

1. 증상 (symptoms)

(1) **가장 흔한 증상**

① **PE : '원인을 설명하기 어려운 호흡곤란'**

② DVT : cramp in lower calf → 수 일간 지속되다 점차 progression

(2) Massive PE 시 흔한 증상 : dyspnea, syncope, hypotension, cyanosis

(3) Small distal PE 시 흔한 증상 : pleuritic pain, cough, hemoptysis(esp. in pulmonary infarction)

2. 징후 (signs)

(1) 가장 흔한 징후 : tachypnea

(2) 고전적인 징후들 : tachycardia, fever (low grade), neck v. distension, P2 sound↑

※ 젊거나 이전에 건강했던 환자는 이런 고전적인 징후들 없이 단순히 anxiety만 보이기도

3. 임상 스펙트럼 (Table 12-1)

Table 12-1 PTE의 clinical spectrum.

	Systemic hypotension	RV dysfunction
Massive PTE	Yes	Yes
Moderate ~ Large PTE	No	Yes
Small ~ Moderate PTE	No	No

RV dysfunction과 systemic hypotension의 유무로써 PTE severity 정도를 가늠할 수 있다.

4. 검사소견 (laboratory findings)

(1) **ABGA : Hypoxemia, Hypocapnia (←hyperventilation)**

(2) **Simple chest x-ray**

① **Underlying lung ds. 없으면 대개는 정상 ∴ Lung ventilation scan을 대체** 할 수 있다.

② Pulmonary infarction, hemorrhage, edema에 의한 음영 보일 수도

(3) ECG

① **Sinus tachycardia : m/c finding**

② Acute cor pulmonale pattern : Massive/ submassive PTE 환자의 1/3에서만 관찰되며 non-specific

- **$S_1Q_3T_3$** pattern : Lead I S wave(+), Lead III Q wave(+), Lead III T inversion
- RBBB, P-pulmonale(peak p), Right axis deviation

(4) Cardiac biomarkers : **상승 시 major complications, mortality 예측 인자**

① **Troponin**

② **BNP(brain natriuretic peptide)/NT-pro-BNP**

진단 (diagnosis)

A. 진단적 접근법 (diagnostic approach)

1. 임상적 가능성(clinical likelihood) 평가 (Table 12-2, Table 12-3)

Table 12-2 DVT clinical likelihood : 합이 0점 이하면 'low' likelihood, 1점 이상이면 'not low'

Variable	Score
Active cancer	+1
마비(paralysis, paresis)가 있거나 최근 cast 시행	+1
>3일 bed-ridden 또는 12주 이내 major surgery 병력	+1
Deep veins 따라 tenderness	+1
전체 leg swelling	+1
한쪽 calf swelling > 3cm	+1
Pitting edema	+1
Collateral superficial nonvaricose veins	+1
DVT 만큼의 alternative diagnosis 가능성 있을 때	-2

Table 12-3 PE clinical likelihood : 합이 4점 초과면 'high' likelihood, 4점 이하면 'not high'

Variable	Score
DVT symptom, sign	+3.0
PE 만큼의 alternative diagnosis 가능성 적을 때	+3.0
HR > 100/min	+1.5
>3일 immobilization 또는 4주 이내 surgery 병력	+1.5
과거 DVT나 PTE 병력	+1.5
Hemoptysis	+1.0
Cancer	+1.0

B. 검사법 (diagnostic tests)

1. D-dimer ELISA (정상 : < 500 ng/mL)

(1) Highly sensitive

① 민감도 : PE는 〉 95%, DVT는 〉 80% (DVT thrombus size 작아 PE보다 덜 민감)

② 'Rule out test'로 유용

〈1〉 PE 없는 경우 〉95%에서 정상

〈2〉 DVT 없는 경우 〉 90%에서 정상

(2) Not specific … 다음의 경우에도 상승 가능 : MI, pneumonia, sepsis, cancer, post-Op, pregnancy (2nd, 3rd trimester)

2. Chest CT with contrast enhancement (Figure 12-3)

*** Multidetector-row CT (MDCT)**

① ≤1 mm 해상도 가능 → 6th pulmonary a. branch의 작은 emboli까지 확인 가능

② RV enlargement on CT → 30일 사망 위험 5배↑

③ DVT도 진단 가능

④ Lung parenchymal alternative diagnosis 및 동반 질환 진단 가능

3. Lung scan (Figure 12-4)

※ 복잡한 말들이 많다. 아래에 강조된 부분만 알아두면 무난하다.

(1) **Ventilation은 되지만 perfusion이 되지 않는, 즉 V/Q mismatch 병변을 찾는 검사법이다.**

(2) **High probability (segment ≥2개 크기 mismatched lesion 있을 때) → PE 가능성 90%**

(3) Normal/near-normal인 경우 PTE일 가능성 낮음

(4) Pulmonary arteriography에서 확진된 환자 중 50% 이하에서만 lung scan 상 high probability

(5) **Low probability이지만 high clinical suspicion일 경우 40%에서 PTE**

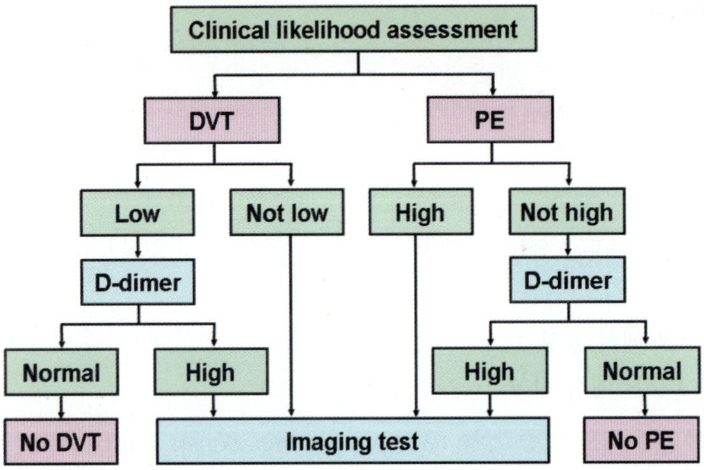

Figure 12-1
Pulmonary embolism, DVT의 진단 접근법.
DVT와 PE가 의심되는 환자는 임상적 가능성(clinical likelihood)부터 평가하여 DVT 가능성이 낮지 않거나(not low), PE 가능성이 높을 경우 진단을 위한 imaging test를 시행한다. DVT 가능성이 낮거나 PE 가능성이 높지 않을 (not high) 경우는 d-dimer test를 시행하여 높을 경우에 imaging test를 시행한다.

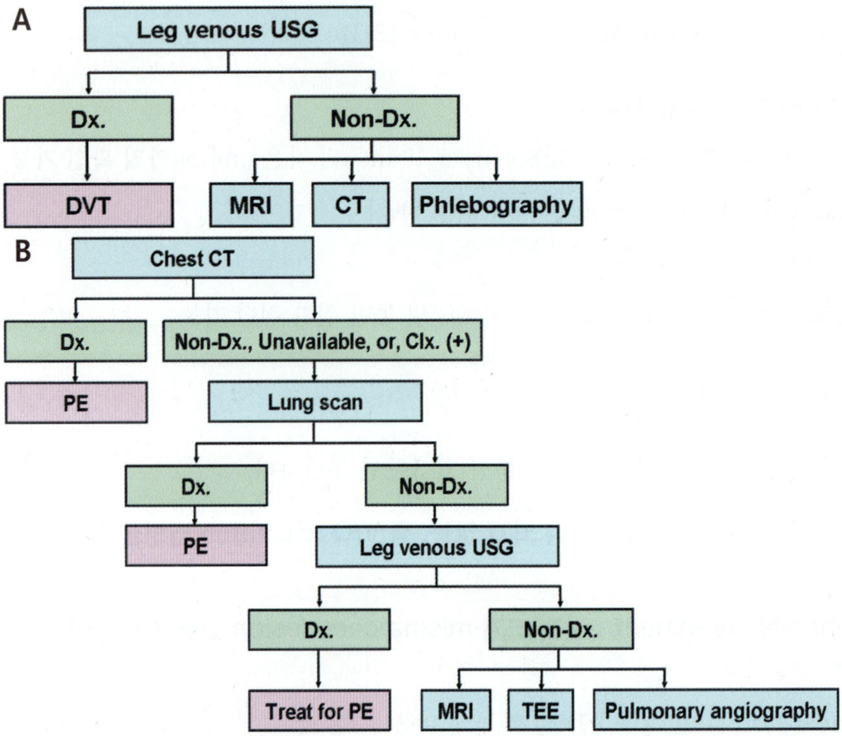

Figure 12-2 DVT, PE imaging test.
Figure 12-1에서 imaging test의 대상이 되는 환자들은 적절한 검사를 시행한다. (A) DVT 의심 환자는 leg ultrasonography가 우선 추천된다. 진단에 이르지 못할 경우 MRI 등을 시도할 수 있다. MRI는 USG에 비해 calf thrombi 발견율이 높다. Contrast phlebography도 사용 가능하다. (B) PE 의심 환자에서 1st choice는 MDCT이다. 하지만 contrast-allergy가 있거나 신장 기능에 이상이 있는 경우, 또한 CT 검사가 available하지 못할 경우는 2nd choice로서 lung scan을 시행한다. 그 다음 단계로는 noninvasive한 leg USG가 우선 고려되며 여기서도 진단에 이르지 못한 경우는 (A)와 같이 MRI를 시행해 DVT 가능성을 더 확인해 보거나 TEE로써 massive, proximal PE를 찾아볼 수 있다. 최종적으로 invasive pulmonary arteriography까지도 고려할 수 있다.

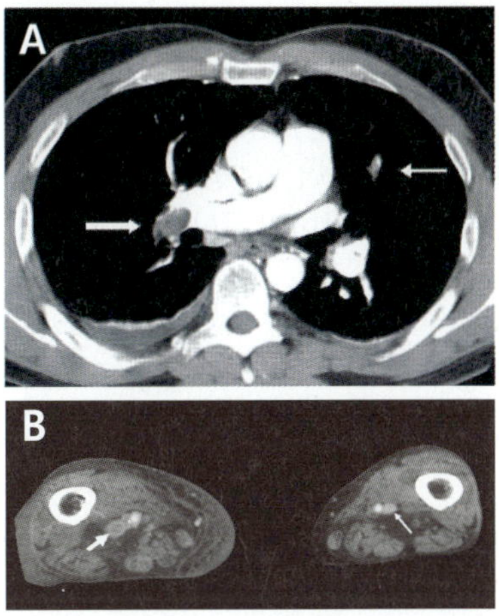

Figure 12-3 PTE, DVT의 CT 소견.
(A) PTE. Contrast-enhanced CT에서 rt. main pulmonary a.에 low attenuation을 보이는 emboli가 확인된다.(큰 화살표) Lt. pulmonary a. branch에도 low attenuation이 보인다. (가는 화살표) MDCT의 발달로 6번째 pulmonary artery에 있는 small emboli도 detect 가능해 졌다.
(B) DVT. 왼쪽 femoral vein(가는 화살표)에 비해 오른쪽 femoral vein(굵은 화살표)은 직경이 늘어나 있으면서 내부에 low attenuation의 thrombus가 관찰된다. 최근에는 pulmonary embolism이 의심될 경우 chest CT를 찍으며 L/E CT angiography를 함께 촬영하여 동반된 DVT를 진단할 수 있다.

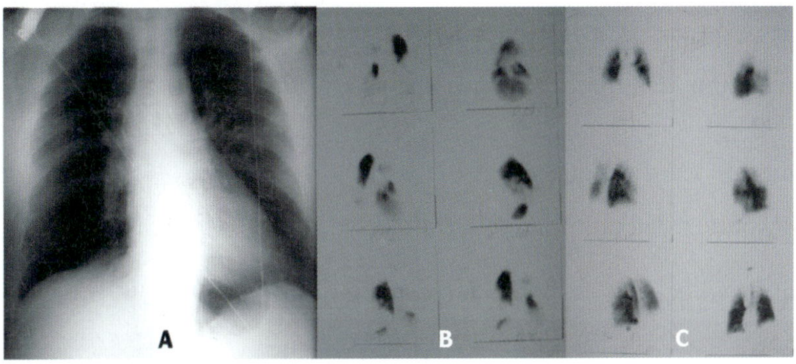

Figure 12-4 PTE의 lung scan 소견.
(A) Chest x-ray에서는 특별한 병변이 없는, 곧 ventilation에는 문제가 없는 환자가 (B) lung perfusion scan에서는 multiple large perfusion defect를 보이고 있다. (C) Ventilation scan은 정상적으로 lung이 보인다. (underlying lung disease 없는 경우는 chest x-ray가 ventilation scan을 대체할 수 있다.)

4. Leg ultrasonography

(1) DVT 진단 기준

① Vein compressibility ↓ : US transducer로 gentle manual pressure를 주면 vein 단면이 쉽게 collapse되어야 하나(이를 'wink'한다고 표현하기도) vein lumen 안을 thrombi가 채우고 있으면 collapse되지 않는다.

② Direct visualization : thrombus는 homogenous, low echogenicity → 보다 무난한 진단

③ Abnormal Doppler flow dynamics : 정상적으로는 calf compression 시 Doppler flow가 augmentation되어야 하지만 thrombi로 obstruction이 있는 경우 flow blunting 발생

(2) PE 진단적 가치

① 임상적으로 PTE가 의심되는데 DVT가 확인되면 PTE 가능성이 높다.

② PTE 환자의 대부분은 DVT에서 기원하지만, PTE 환자를 leg USG로 검사하면 1/2에서는 DVT를 찾을 수 없다. 상당수는 이미 emboli로 날아갔거나 pelvic v. 등에 위치하기 때문이다.

(3) DVT 감별진단에도 이용 : Baker's cyst, hematoma 등

5. EchoCG

(1) TTE (transthoracic echocardiography)

① PE 진단

〈1〉 직접적으로 emboli를 볼 수 있는 경우는 매우 드물다.

〈2〉 McConnell's sign : RV free wall hypokinesis + normal RV apex … "indirect sign"

② Risk stratification : RV dysfunction

③ 감별진단 : MI, pericardial tamponade, aortic dissection

(2) TEE (transesophageal echoCG) : large, proximal emboli는 직접 확인 가능

6. Pulmonary arteriography (PAgraphy)

※ Invasive diagnostic modality → 가장 specific

(1) PE 진단

① Definite diagnosis : intraluminal filling defect

② Secondary signs :

〈1〉 Abrupt occlusion ("cut-off")

〈2〉 Segmental oligemia (avascularity)

〈3〉 Prolonged arterial phase with slow filling, tortuous, tapering peripheral vessels

(2) Chest CT가 PA graphy를 대체하고 있다. 언제 PAgraphy를 하는가?

① 기술적으로 CT scan이 곤란한 경우

② 폐동맥의 4, 5번째 분지 이하를 scan하지 못하는 낙후된 CT 밖에 없을 때

③ Catheter embolectomy나 catheter-directed thrombolysis를 하려고 할 때

C. 혈전 (thrombus) 이외의 원인에 의한 색전증

1. Fat embolism

(1) 서론

① Trauma나 surgical procedure에 의해 long bone 또는 fat-rich soft tissue(eg, liver)로부터 온 fat이 pulmonary a.를 막는 것

② 왜 생기는지 잘 모르지만 patent foramen ovale 있으면 더 susceptible

(2) 임상양상 : 골절 후 24~48 시간 후에 dyspnea, petechiae, mental confusion 발생

(3) 진단 : BAL에서 fat droplets 확인 (oil red O stain) … not sensitive or specific

(4) 치료 : supportive management (O_2, mechanical ventilation 등) → 예후 양호

2. Amniotic fluid embolism

(1) 서론

- 흔하지는 않지만 산모 사망의 주요 원인 ('uncommon but one of the leading cause of maternal death')
- Delivery, C/S 동안 또는 후에 amniotic fluid가 uterine venous channel로 들어기 발생
- Amniotic fluid의 thromboplastic activity → Pulmonary vessel에 extensive fibrin deposition + marked hypofibrinogenemia

(2) 임상양상

- **출산 후 sudden onset respiratory distress + hypotension → 심하면 사망**
- Pulmonary edema : cardiogenic(LV dysfunction d/t amniotic fluid의 depressant effect) or noncardiogenic

(3) 진단 : 대개 임상적인 진단

- Pulmonary a.에서 amorphous fragments of vernix caseosa, squamous cells, mucin

(4) 치료

- Supportive management(O_2, mechanical ventilation, hemodynamic support)
- Heparin, antifibrinolytic agent(α-aminocaproic acid), cryoprecipitate

3. Air embolism

(1) 서론

- Iatrogenic하게 venous system으로 들어간 air bubble에 의한 embolism
- 대부분은 lung이 air를 filtration하지만 다음의 경우는 문제될 수도
  ① Large single air 또는 continuous episode → Pulmonary embolism 가능
  ② Patent foramen ovale(+)인 경우 → coronary/cerebral a. 막을 수 있어 : 가장 문제

(2) 임상양상

- Dyspnea, wheezing, chest pain, cough, agitation, confusion, tachycardia, hypotension
- Mill wheel murmur (air in RV)
- Hypoxemia, Hypercapnia in severe cases
- Chest x-ray : pulmonary edema, air fluid level

(3) 진단 : 임상적 진단

(4) 치료

- **즉시 환자 자세를 Trendelenburg/ lt. decubitus으로 취하고 + 100% O_2**
- **RA 가까이 Central catheter 있으면 air aspiration 시도해야**
- if indicated, hyperbaric oxygen

4. Septic embolism

- Microorganism에 의한 embolism
- 원인 : Indwelling IV catheter iv drug abuse/ infection(m/c cause), Septic abortion, postpartum uterine infection, septic pelvic thrombophlebitis

5. Tumor embolism : Tumor cell에 의한 embolism

치료 (treatment)

A. Acute PTE 치료 (Figure 12-5)

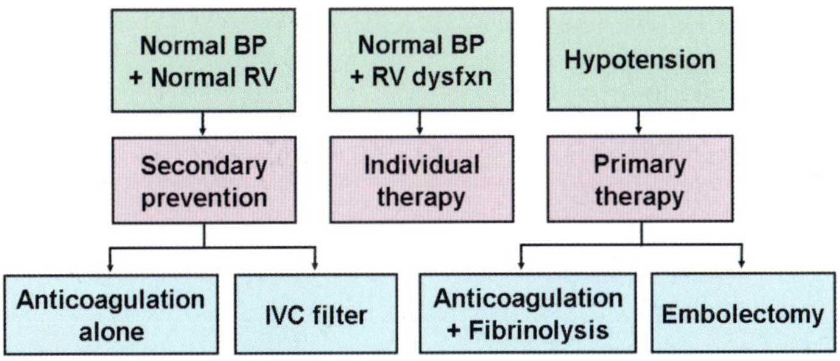

Figure 12-5 PE treatment.

Hypotension (+) → Thrombolysis + Anticoagulation or Embolectomy (if contraindication to thrombolysis)
… 추가적으로 saline infusion, dopamine/dobutamine 사용

Hypotension (-) → Anticoagulation or IVC filter (if contraindicated/intractable to anticoagulation)
* 젊고 comorbidity 없는 환자는 thrombolysis도 고려해볼 수도

1. Anticoagulation

(1) Anticoagulation 방법

① **Unfractionated heparin (UFH)**

a. 기진 : Factor IIa, Xa ↓, antithrombin III ↑

b. 용법 : 5,000~10,000 IU(or 80 U/kg) IV bolus
→ 1,000~1,500 IU/h(or 18 U/kg/h) continuous infusion
→ aPTT upper normal limit 2~3배(60~80 s)로

c. 장점 : half life ↓ → invasive procedure 수행 시 유용

d. 단점 : 〈1〉Target aPTT 맞추기 어렵다 … 4~6 h마다 자주 sampling 해야
〈2〉Heparin-induced thrombocytopenia

② **Low-molecular-weight heparin (LMWH)**

a. 기전 : Factor Xa ↓

b. 용법 : Enoxaparin 1 mg/kg bid, Tinzaparin 175 U/kg qd
* Renal dose adjustment 필요

c. 장점 : UFH의 fragments … plasma protein, endothelium binding 적어

→ 〈1〉 Bioavailability ↑

〈2〉 More predictable dose response (**모니터링 불필요**)

〈3〉 **Half-life** ↑

〈4〉 **Bleeding** ↓

③ **Fondaparinux**

a. 기전 : Anti-Xa pentasaccharide

b. 용법 : 5 mg SC qd (Bwt 〈 50kg), 7.5 mg SC qd (50~100kg), 10 mg SC qd (〉 100 kg)

* Renal dose adjustment 필요

c. 장점 : 모니터링 불필요

④ **Warfarin (WFR)**

a. 기전 : **Vitamin K antagonist → factor II, VII, XI, X ↓**

b. 용법

〈1〉 Initial dose : 5 mg qd (7.5~10 mg in obese pts, 2.5 mg in malnourished pts)

〈2〉 Target PT (INR) : 2.0~3.0 (대개 2.5)

(2) Anticoagulation의 합병증과 치료

① Bleeding eg, ICH

〈1〉 Antidote : UFH, LMWH → **protamine sulfate**

cf. fondaparinux는 없어

〈2〉 Cryoprecipitate, FFP, recombinant human factor VIIa (rhFVIIa)

② Heparin-induced thrombocytopenia (HIT), osteopenia … LMWH은 적다

〈1〉 Direct thrombin inhibitor

a. Argatroban : renal failure 시

b. Lepirudin : hepatic failure 시

c. Bivalirudin : PCI (percutaneous coronary intervention) 시

③ Alopecia : warfarin의 m/c nonbleeding complication

④ Warfarin-induced skin necrosis

⑤ Warfarin embryopathy : 임신 6~12주는 금기 cf. 임신 2기, breast feeding은 안전

- Initial parenteral drugs : UFH, LMWH, Fondaparinux ··· 'bridge to WFR'
- Long-term anticoagulation drug : Warfarin
- **왜 처음부터 warfarin 단독으로 쓰지 않는가?**

Warfarin은 protein C, S를 inhibition 시켜 단독으로 쓰게 되면 오히려 초기에 paradoxical thrombosis를 유발할 수 있다. 이러한 thrombosis의 위험은 Factor II(thrombin)가 완전히 고갈되는 5일이 지나면 사라진다. Initial parenteral drugs으로 LMWH이나 fondaparinux를 쓴 경우는 수 시간 뒤부터, UFH을 쓴 경우는 aPTT가 therapeutic level에 도달한 뒤부터 가능한 빨리 warfarin을 시작하며 5~7일 정도 overlap해서 쓴다.

(3) Anticoagulation의 기간

① Provoked DVT, PTE

〈1〉Surgery, trauma-associated U/E, calf DVT : 3개월

〈2〉Surgery, trauma-associated PE, proximal leg DVT : 6개월

② Idiopathic, unprovoked PTE

〈1〉ACCP guideline : 평생 INR 2.0~3.0으로 유지

〈2〉Bleeding risk 높은 경우 : 처음 6개월간은 INR 2.0~3.0, 이후는 INR 1.5~2.0으로 평생

2. IVC filter (Figure 12-6)

(1) 적응증

① **Anticoagulation therapy를 해야하는데 contraindication 있을 때**

eg, active bleeding

② Intensive anticoagulation에도 불구하고 recurrent thrombosis가 발생할 때

(2) 제한점

① 작은 emboli는 빠져나간다.

② Collateral vein이 만들어질 수 있고 여기를 통해 emboli가 폐로 갈 수 있다.

(3) 합병증

① Thrombosis in IVC filter →

〈1〉가급적 anti-coagulation을 함께 한다.

〈2〉Retrievable filter : bleeding risk가 일시적일 것으로 예측되는 환자에서 사용 후 수 개월 이내에 제거 가능

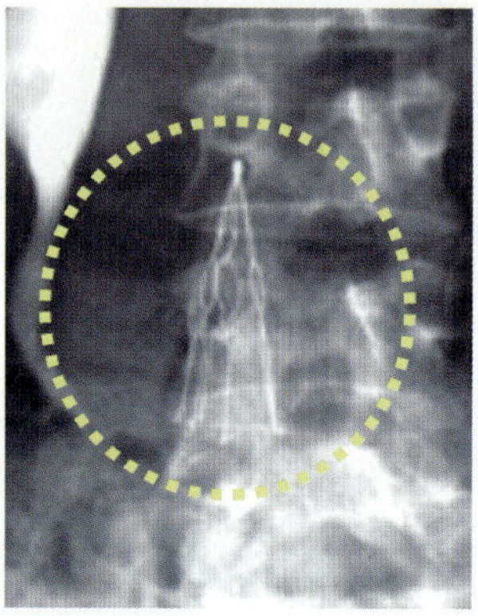

Figure 12-6 IVC filter. 우산 모양

3. 혈전용해술 (fibrinolysis)

· 성공적인 thrombolysis는 RV failure를 빠르게 호전시켜 사망률과 재발률을 낮춘다.

(1) 작용 기전

① Pulmonary artery를 막고 있는 thrombus를 녹인다.

② Pulmonary hypertension을 악화시킬 수 있는 serotonin 등 neurohormonal factor의 지속적인 release를 예방한다.

③ PE의 source가 되는 DVT를 녹여 PE 재발 위험을 줄인다.

(2) Drug : **tPA (100 mg over 2h)**, urokinase, streptokinase

(3) 합병증 (complications): major bleeding (10%; ICH 1~3%)

(4) 적응증 (indications)

① **Massive PTE ("혈압 떨어진 PTE 환자")**

② Submassive PTE의 경우는 benefit, risk를 저울질하여
eg, 다른 동반질환 없는 젊은 환자는 대개 좋은 적응증, 노인은 위험

(5) **금기 (contraindications)**

① Intracranial disease

② Recent surgery

③ Recent trauma

4. Pulmonary embolectomy

· Thrombolysis를 해야하는데 contraindication이 있을 때

5. 합병증 치료

(1) Chronic thromboembolic pulmonary hypertension

① Acute PTE의 합병증 (0.2~4%)

· 반복적인 thromboembolic event로 chronic하게 진행하고 capillary level의 obstruction으로 인한 pulmonary hypertension이 발생

② 치료 (treatment) : **pulmonary thromboendarterectomy**

· 수술 후 막혀 있던 혈관으로 혈류가 재개되면서 합병증 발생 가능

〈1〉"Pulmonary steal" 〈2〉Reperfusion pulmonary edema

(2) **Postphlebitic syndrome**

① DVT의 후기 합병증 (〉50%)

· 다리 정맥 판막의 영구적인 손상으로 인해 비정상적인 interstitial fluid exudation이 발생

· DVT 수 년 후에 발생할 수도

· 증상 (symptoms)

〈1〉Chronic ankle/calf swelling, aching (특히 오래 서 있으면)

〈2〉Skin ulceration : 특히 medial malleolus

② 예방 (prevention) : 30~40 mmHg compression stockings

B. 예방 (prevention)

(1) 적응증 (indications)

① Surgical procedure 예정 환자들 : major general/thoracic/gynecologic/urologic/orthopedic surgery

② Trauma 환자 : acute spinal cord injury 등

③ Medically ill patients : AMI, ischemic stroke

(2) 방법

① Mini-dose UFH (5,000 U tid or bid)

② LMWH (enoxaparin 40 mg qd)

③ Fondaparinux (2.5mg qd)

④ Graduated compression stockings (GCS)

⑤ Intermittent pneumatic compression devices (IPC)

13

Other Pulmonary Vascular Disorders

기타 폐혈관 질환

폐고혈압 (pulmonary hypertension)

A. 서론 (introduction)

1. Pulmonary hypertension이란?

(1) **Pulmonary hypertension** : left heart failure, pulmonary parenchyma/vascular disease, thromboembolism 등에 기인한 pulmonary artery pressure의 abnormal elevation

(2) **Cor pulmonale : cardiac/pulmonary disease에 의한 secondary** RV enlargement

cf. Advanced cor pulmonale : associated with **RV failure**

(3) Pulmonary vascular pressure의 정상값은? (**Table 13-1**)

Table 13-1 Normal value for pulmonary hemodynamics.

Parameters	Normal range, mmHg
Pulmonary artery	
Peak systolic/End-diastolic	15~30/ 4~12
Mean	9~18
LA (*or* pulmonary capillary wedge), mean	2~10

2. 역학 (epidemiology)

(1) Pulmonary hypertension의 m/c cause : lung disease esp. COPD

(2) Primary pulmonary hypertension incidence : 2 cases/ 1,000,000 persons/ yr.

3. 분류 (classification)

※ 개념을 잡기 위해 보시면 되고 어떻게 분류하는지 잘 알 필요는 없다. 어떤 원인질환이 있는지 강조한 것은 볼 것.

(1) **Pulmonary arterial hypertension**

① **IPAH (idiopathic pulmonary arterial hypertension)**

② FPAH (familial PAH)

③ APAH (associated with PAH)

〈1〉Collagen vascular disease eg, **scleroderma**

〈2〉Congenital systemic-to-pulmonary shunts

〈3〉**Portal hypertension**

〈4〉**HIV infection**

〈5〉Drugs and toxins eg, anorexigens (aminorex, fenfluramine)

〈6〉Others : thyroid disorders, glycogen storage disease, Gaucher disease, hereditary hemorrhagic telangiectasia, hemoglobinopathies, myeloproliferative disorders, splenectomy

④ Associated with significant venous or capillary involvement

〈1〉PVOD (pulmonary veno-occlusive disease)

〈2〉PCH (pulmonary capillary hemangiomatosis)

⑤ Persistent pulmonary hypertension of the newborn

(2) **Pulmonary hypertension with left heart disease : pulmonary venous hypertension**

① LV diastolic dysfunction

② Mitral valve disease

(3) **Pulmonary hypertension associated with lung diseases and/or hypoxemia**

① **COPD**

② **DILD**

③ **SDB (sleep-disordered breathing)**

④ **Alveolar hypoventilation disorders**

⑤ Chronic exposure to high altitude

⑥ Developmental abnormalities

(4) **Pulmonary hypertension due to chronic thrombotic and/or embolic disease**

: 보통 **acute vs chronic thromboembolism**으로 분류 (acute 는 RV failure, shock도 오지만 chronic은 mild DOE 정도만 오는 경우 흔하다.)

① Thromboembolic obstruction of proximal pulmonary arteries

② Thromboembolic obstruction of distal pulmonary arteries

③ Nonthrombotic pulmonary embolism : tumor, parasites (**schistosomiasis**), foreign body

(5) Miscellaneous : **sarcoidosis**, PLCH (pulmonary Langerhans' cell histiocytosis), lymphangiomatosis, compression of pulmonary vessels (adenopathy, tumor, **fibrosing mediastinitis**)

B. 임상양상 (clinical manifestations)

1. 증상 (symptoms)

(1) **DOE (m/c)**

(2) Angina pectoris ← RV ischemia

(3) Others : fatigue (흔한 초기 증상), syncope/near syncope, peripheral edema

2. 징후 (signs)

(1) JVP ↑, carotid pulse ↓, palpable RV impulse

(2) **P2** ↑, right-sided S4, TR (tricuspid regurgitation) murmur

(3) Peripheral cyanosis, edema … 후기에 나타나는 징후

C. 진단 (diagnosis)

1. 폐동맥고혈압 확인 (detecting pulmonary hypertension)

(1) ECG : RAD, RVH

(2) Chest x-ray : Enlarged central pulmonary a., RV enlargement

(3) EchoCG : RV/RA enlargement, LV cavity size ↓, RV systolic pressure 측정

(4) **Cardiac catheterization**

① Pulmonary a. pressure (end expiration 때 측정해야), CO (cardiac output), LV filling pressure 정확한 측정 위해

② Acute drug testing (**Figure 13-1**) 위해

2. 원인질환 찾기 (searching for secondary causes)

※ **중요한 secondary causes :** collagen vascular disease (eg, scleroderma), cardiovascular disease, COPD, DILD, sleep disorder, hypoventilation syndrome, chronic PTE

(1) History, P/E, Chest x-ray, PFT, ABGA, serologic test 등

(2) EchoCG → cardiovascular disease

(3) PFT → COPD, DILD 등

(4) CT/Lung scan → lung parenchymal diseases, pulmonary thromboembolism

(5) 기타 : polysomnography, open lung biopsy

D. 치료 (treatment)

1. 일반적인 치료

(1) Avoiding aggravating factors : **physical stress (exercise),** high altitude (hypoxia-induced pulmonary vasoconstriction 유발), pregnancy, drugs (oral contraceptives, appetite suppressants)

(2) **O_2 supplementation**

(3) Diuretic therapy → peripheral edema ↓, RV volume overload ↓ (TR 있을 때)

(4) Anticoagulation : 모든 PAH 환자에서 도움 돼 (retrospective study)

(5) Phlebotomy : polycythemia 심하거나(Hct〉65~70%) 이로 인한 증상 있을 때 고려

2. 혈관확장 치료 (vasodilator therapy) : IPAH에서 주로 사용

* **Acute drug testing** : 적절한 vasodilator therapy 선택 (**Figure 13-1**)

(1) **CCB (calcium channel blocker)**

① Responder에서 효과 : Sx. ↓, RV hypertrophy ↓, survival ↑

… 대개 high dose 필요 : Nifedipine 240mg/d, Amlodipine 20mg/d

② 제한점 … Non-responder는 투약하지 말아야

〈1〉20% 미만의 환자만 responder, FDA 승인 (-)

〈2〉부작용 : hypotension, hypoxemia, tachycardia, RHF aggravation

(2) **Endothelin-1 receptor antagonists : Bosentan**, Ambrisentan

① NYHA Fc Ⅲ, Ⅳ PAH 환자에서 FDA 승인 (+) : PO 제제

② 효과 : sx. ↓, exercise tolerance ↑

③ 부작용 : **liver dysfunction** (Bosentan) → 매달 LFT 모니터링해야

④ 금기 : cyclosporine, glyburide 투약 환자

(3) **Phosphodiesterase-5 inhibitors : Sildenafil**

① NYHA Fc Ⅱ, Ⅲ PAH 환자에서 FDA 승인 (+) : PO 제제

② 효과 : sx. ↓, exercise tolerance ↑

③ 부작용 : headache

④ 금기 : nitrate compound 투약 환자

* 원래 sildenafil은 발기부전 치료제로 더 유명하다. 발기부전 치료제의 상품명은 Viagra, 폐혈관고혈압 치료제의 상품명은 Revatio로 판매되고 있다.

(4) **Prostacyclins : Iloprost, Epoprostenol**, Treprostinil

① Iloprost

〈1〉NYHA Fc Ⅲ, Ⅳ PAH 환자에서 FDA 승인 (+) : inhalation 제제

〈2〉효과 : sx. ↓, exercise tolerance ↑

〈3〉부작용 : flushing, jaw pain, cough

〈4〉반감기가 〈30min으로 매우 짧아 2h마다 투여해야

② Epoprostenol

〈1〉NYHA Fc Ⅲ, Ⅳ PAH 환자에서 FDA 승인 (+) : IV 제제 (infusion pump 필요)

〈2〉효과 : sx.↓, exercise tolerance↑, survival↑*

*심지어 acute drug response 없는 경우에도

〈3〉부작용 : flushing, jaw pain, diarrhea

③ Treprostinil : epoprostenol analogue

〈1〉NYHA Fc Ⅱ~Ⅳ PAH 환자에서 FDA 승인 (+) : IV, SC 가능

〈2〉효과 : sx.↓, exercise tolerance↑

〈3〉부작용 : local pain at infusion site, flushing, diarrhea

3. Lung transplantation

: IV prostacyclin을 사용해도 Rt. heart failure 지속될 때 고려

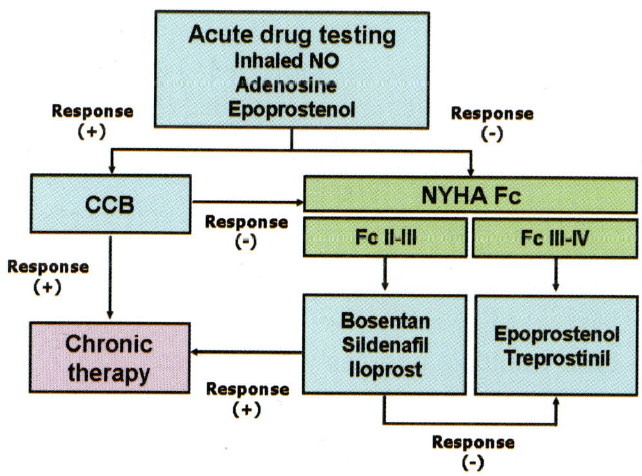

Figure 13-1 Algorithm for selection of optimal vasodilator treatment.
우선 pulmonary vasoreactivity를 평가하기 위해 'acute vasodilator testing'을 실시한다. 이 acute drug testing에는 inhaled NO, IV adenosine, IV prostacyclin(epoprostenol)을 사용할 수 있다. 이 때 pulmonary a. pressure가 현저히 감소(mean pulmonary a. pressure ≥ 10 mmHg & final mean pressure 〈 40mmHg)하는 responder는 oral calcium channel blocker (CCB) 복용을 trial해서 역시 반응을 보이면 CCB를 장기 투여한다. Acute drug testing에서 뚜렷한 효과가 없으면 NYHA Fc를 평가해서 II-III은 bosentan, sildenafil, iloprost를 trial해볼 수 있다. 반응이 있으면 해당 약제를 장기간 사용한다. NYHA Fc III-IV이거나 drug trial에 반응이 없는 경우는 prostacyclin(epoprostenol, treprostinil)을 사용하고 치료에도 불구하고 rt. heart failure가 지속된다면 lung transplantation을 고려한다.

폐와 신장을 함께 침범하는 혈관염

※ Multisystemic vasculitis로서 lung과 kidney를 동시에 침범하는 질환
- Primary
  - ANCA-associated : **Wegener's granulomatosis, Microscopic polyangiitis**
  - ANCA-negative pauci-immune : **Goodpasture's syndrome**
- Secondary
  - Immune complex-associated : **Lupus**

A. Wegener's granulomatosis (WG) → 류마티스학 Chapter 8 참조

1. 임상양상 (clinical manifestations)

(1) Upper airway (90~95%) : **sinusitis**, otitis media, oral/ nasal ulcer 등

(2) Lower airway (90~95%) : bilateral, multiple **lung nodules (cavity 형성 잘 해)**

(3) Kidney (75%) : **U/A abnormality**, renal insufficiency, **glomerulonephritis** 등

(4) Musculoskeletal (70~90%) : arthralgia, myalgia, arthritis, myositis

(5) Eye (50~65%) : conjunctivitis, scleritis, uveitis 등

(6) Others : skin (50%), neurologic(20~25%), cardiac (20%), GI (15~30%)

2. 진단 (diagnosis)

(1) Lab. : **c-ANCA (+) 90%** esp. GN 존재할 때

(2) **PNS : sinusitis**

(3) Chest radiograph (Figure 13-2) : **multiple nodules with cavities**

(4) Lung biopsy : Necrotizing vasculitis of small a./v. with granuloma formation.

(5) Diagnostic criteria : Table 13-2의 진단 기준 4개 중 2개 이상

3. 치료 (treatment)

(1) **Cyclophosphamide + Glucocorticoid** : CR 75% but relapse 50%

(2) Trimethoprim : upper airway ds.에서만 relapse ↓

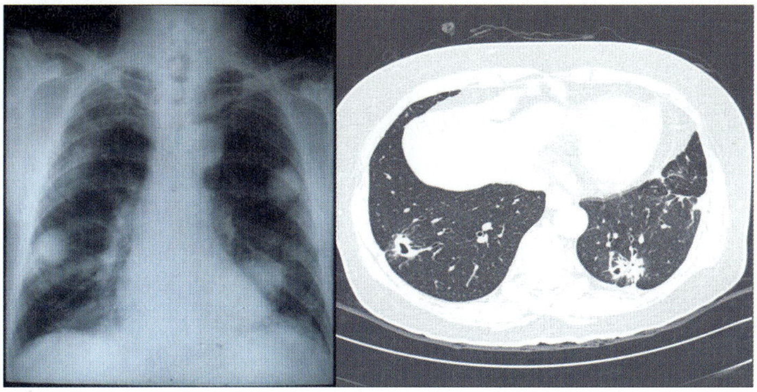

Figure 13-2
Wegener's granulomatosis.
전형적인 'multiple lung nodules with cavities'

Table 13-2 Diagnostic criteria of Wegener's granulomatosis (ACR, 1990).

Criteria	Description
1. Nasal or oral inflammation	Painful/ painless oral ulcer or purulent/ bloody nasal discharge
2. Abnormal chest radiograph	Nodules, fixed infiltrates, or cavities
3. Urinary sediment	Microscopic hematuria or RBC casts
4. Granulomatous inflammation on biopsy	Granulomatous inflammation within a. wall/ perivascular/ extravascular area

B. Others

1. Microscopic polyangiitis (MPA)

- GN + 폐모세혈관 침범 cf. Classical PAN은 GN, lung 침범 드물다.
- Anti-GBM (-), p-ANCA(+), C3 normal
- 치료 : Cyclophosphamide + Glucocorticoid

2. Goodpasture's syndrome (GPS)

- Pulmonary alveolar hemorrhage※ + RPGN
- Anti-GBM (+), ANCA(-), C3 normal
- 치료 : **Plasmapheresis** + Cyclophosphamide + Glucocorticoid

※ Diffuse alveolar hemorrhage (DAH) 원인
: **GPS**, **Idiopathic pulmonary hemosiderosis**, Pulmonary capillaritis (**WG**, **MPA**, **Lupus**, HSP), Drugs, Infection (**Leptospirosis**, **Hemorrhagic fever with renal syndrome**), anticoagulation 등

14

Lung Cancer

폐암

서론 (introduction)

A. 역학 (epidemiology)

(1) 발생률 (incidence)

① 미국 (2007년) : 남자 114,760명, 여 98,620명

② 한국 (암등록사업, 2002년) : 남자 8,876명 (2위), 여자 2,865명 (6위) … **전체 암 중 2위**

(2) 사망률 (mortality rate)

① 미국 : 진단 5년 내 86% 사망 … 암 사망 1위 (전체 암 사망의 29%)

- **지난 30년간 금연 노력으로 남자는 사망 감소했으나 여자는 증가 추세**
- 5년 생존율 : 15% … 그래도 지난 30년간 2배 향상된 것

② 한국 (통계청, 2005년) : 남자 41.6명/10^5, 여자 15.0명/10^5, 전체 28.4명/10^5

… **암 사망자중 장기별 1위 (남자 1위, 여자 2위)** (2위 : 위암, 3위 : 간암, 4위 : 대장암)

B. 분류 (classification)

1. WHO 조직학적 분류 ... 학생은 Table 14-1 정도만 알면 된다.

(1) Squamous cell carcinoma (2) Small cell carcinoma

(3) Adenocarcinoma (4) Large cell carcinoma

(5) Adenosquamous carcinoma (6) Sarcomatoid carcinoma

(7) Carcinoid tumor (8) Salivary gland tumors

(9) Precancerous lesions* (10) Mesenchymal tumors

* Squamous carcinoma in situ, Atypical adenomatous hyperplasia (AAH), Diffuse idiopathic pulmonary neuroendocrine cell hyperplasia

Table 14-1 폐암의 조직학적 분류, 발생빈도, 5년 생존율.

분류	발생빈도	5년 생존율
Non-small cell lung cancer (NSCLC) (3/4)		
Adenocarcinoma[1]	32%	17%
Bronchioloalveolar carcinoma (BAC)[2]	3%	42%
Squamous cell carcinoma (SqCC)[3]	29%	15%
Large cell carcinoma	9%	11%
Small cell carcinoma (SCLC) (1/4)	18%	5%

[1] Adenocarcinoma : 미국에서 m/c type → early LN, distant metastasis 흔하다. Non-smoker, 여성, 45세 이하에서 m/c
[2] BAC : adenocarcinoma의 일종이나 예후가 좋다. Consolidation으로 나타날 수 있어 pneumonia와 감별해야
[3] SqCC : 우리나라에서 m/c type. 2위는 adenoca → cavitation을 잘 한다(10~20%)

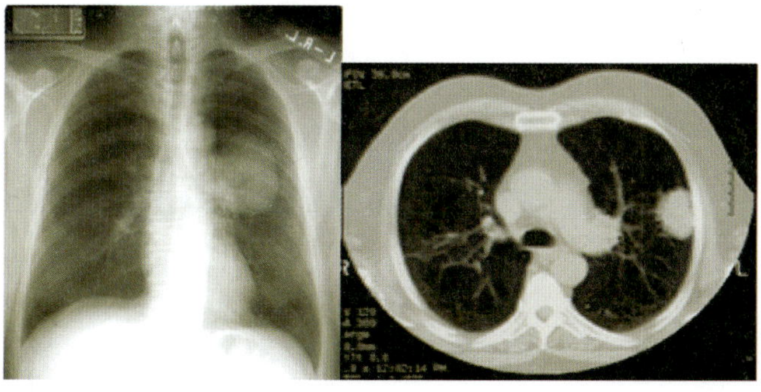

Figure 14-1
Central vs Peripheral tumor.
Table 14-3 참조

2. Small cell lung cancer (SCLC) vs. Non-small cell lung cancer (NSCLC)

: SCLC를 제외한 다른 lung cancer를 NSCLC라고 하며 치료방법이 크게 다르다. (Table 14-2)

Table 14-2 SCLC vs. NSCLC.

	SCLC	NSCLC
특징	· 증식속도↑ → 국소 치료(수술) 어려워 · RT에 대한 반응 〉90% · Combined CTx 반응 〉 70% (CR 30%) · Neuroendocrine properties↑	· 증식속도 상대적으로 ↓→ 상대적 국소 치료 가능 · RT에 대한 반응 : 30~50% · Combined CTx 반응 20~35% (CR 5%)
치료법	· Combined CTx + RT (if localized disease)	· If respectable → Op ± adjuvant treatment · If unresectable → Combined CTx, RT(if localized)

과거 NSCLC의 조직학적 감별은 예후 결정에 별 도움이 안 된다고 생각했으나 점차 구별이 필요해지고 있다.
① Adenocarcinoma : EGFR에 response를 보일 수 있는 subgroup이 있고 또한 BAC는 예후에 차이가 있다.
② Squamous cell carcinoma : anti-angiogenetic therapy에 적절한 candidate 아니다. (bleeding 때문)

3. Central tumor vs. Peripheral tumor (Table 14-3)

Table 14-3 Central tumor vs. Peripheral tumor.

	Central tumor	Peripheral tumor
종류	Squamous cell carcinoma, SCLC	Adenocarcinoma 〉〉 Large cell carcinoma
흡연과 관련성	++	±
진단적 접근법	Central airway를 중심으로 bronchial wall을 따라 spread ∴ Bronchoscopy 진단적 가치↑	폐의 periphery에 위치 ∴ Bronchoscopy로 biopsy 어렵고 percutaneous biopsy, open resection 등

C. 원인 (etiology)

1. 흡연 (smoking)

(1) 현재까지 확인된 가장 확실한 carcinogen 및 tumor promoter

① 폐암 환자의 85% 흡연력 (+) … 폐암 환자의 50%는 former smoker

② 직접 흡연시 13배, 장기간 간접 흡연시 1.5배 위험 ↑

③ 여성이 보다 susceptible해서 흡연시 남성에 비해 1.5배 더 위험.

④ 누적 흡연량(pack-year, PY)이 중요

a. 20년을 매일 2갑씩 피운 흡연가는 비흡연가에 비해 폐암 발생 위험 60~70배 ↑

b. 금연시 위험 감소 … but 정상인 수준으로 위험성 줄지는 않아

(2) 담배 성분인 nicotine은 tumor apoptosis의 signal pathway를 차단하는 것으로 알려져 있음.

2. Genetic mutations (Table 14-4)

Table 14-4 Tumor suppressor genes and oncogenes.

	SCLC	NSCLC
Tumor suppressor genes		
3p allele loss	100%	〉90%
rb mutations	**90%**	20%
p16/CDKN2 mutations	10%	**50%**
p53 mutations	〉90%	〉50%
***Telomerase expression**	**〉90%**	**〉90%**
Oncogenes		
k-ras	-	**30%**
EGFR	-	**~10% (50% in nonsmoker Asian)**
myc	〉50%	10~35%
bcl-2	〉75%	〉50%
Her-2/neu	〈10%	~30%
***Promoter methylation**	**〉90%**	**〉90%**

(1) Dominant oncogene의 activation (Table 14-4)

① ***RAS*** point mutation : *KRAS* (adenocarcinoma)

② **EGFR (ERBB1) tyrosine kinase (TK) mutation/activation**

… nonsmoker adenocarcinoma (미국 ~10%, 동아시아 50%)

③ *BRAF*, *PIK3CA* mutations; PIK3CA/AKT/mTor pathway activation

④ ***myc*** gene amplification, rearrangement, loss of transcriptional control
: *c-myc* (NSCLC), *N-myc* (SCLC), *L-myc* (SCLC)

⑤ Anti-apoptotic proteins overexpression : *bcl-2*

⑥ 기타 EGFR family overexpression : *Her-2/neu*(ERBB2), HER3(ERBB3), HER4(ERBB4)

⑦ **Telomerase gene overexpression 〉 90% (NSCLC, SCLC 모두)**

※ *ras* in NSCLC, *c-myc* in SCLC → "poor prognosis"

(2) Recessive oncogene(tumor suppressor gene)의 inactivation (**Table 14-4**)

a. Genome-wide approach로 lung cancer pathogenesis 관련 확인된 genes
: *p53*, *RB*, *RASSF1A*, *SEMA3B*, *SEMA3F*, *FUS1*, *p16*, *LKB1*, *RARβ*, *FHIT*

b. 2가지 기전

① **One allele inactivating mutation : *p53*, *RB***

② **Promoter DNA methylation (〉80% in NSCLC, SCLC) : *p16*, *RASSF1A***

+ 다른 allele loss 동반 ("loss of heterozygosity") → tumor suppressor function loss

(3) Autocrine growth factors

a. 유전적 인자는 다음과 같은 multistep process 역할을 통해 lung cancer pathogenesis에 관여한다.

① Carcinogen(=mutagen)에 의한 mutation ("initiation")

② Tumor promoters

b. 또한 폐암 세포는 많은 peptide hormones와 hormone receptors를 생성하여 스스로 성장을 촉진시킨다. ('autocrine growth')

→ eg, **Nicotine** derivatives는 highly carcinogenic할 뿐만 아니라 lung cancer cell이 발현하는 nicotinic acetylcholine receptors에 결합하여 cell apoptosis를 억제함으로써 mutagen이자 동시에 tumor promoter로 작용한다.

(4) Inherited predisposition (familial association) : 흔하지는 않음

a. 몇몇 inherited mutation과 관련된 질환에서 lung cancer 발생
: *rb* (retinoblastoma), *p53* (Li-Fraumeni syndrome)

b. Lung cancer 환자의 first-degree relatives는 2~3배 lung cancer 및 다른 cancer risk ↑

* 유전학/분자생물학적 지식을 폐암 임상에서 어떻게 이용하는가?
(1) Therapeutic target
① EGFR TK oncogenic mutation
: tyrosine kinase inhibitor(erlotinib, gefitinib)에 dramatic response 보이기도
esp. in 〈1〉women 〈2〉East Asians 〈3〉never smoker
〈4〉adenocarcinoma with BAC histology
② VEGF overexpression → tumor angiogenesis ↑ : VEGF inhibitor (bevacizumab)
(2) Survival, response의 예측인자로 활용
① EGFR TK domain mutation, amplification : EGFR TKIs response의 excellent predictor
② DNA repair pathway alteration : resistance to chemotherapy 예측 가능 eg, ERCC1

3. 직업적 노출 (occupational exposure)

(1) **Asbestos** * Asbestos와 가장 관련성 높은 암 : 폐암

(2) Ionizing radiation

(3) 기타 : arsenic, chromium, chlormethyl ether, mustard gas, nickel, polycyclic hydrocarbons, vinyl chloride, silica 등

4. 대기 오염 (air pollution)

: 도시에서 시골보다 lung cancer 발생 더 많아

5. COPD, IPF

: smoking과 무관하게 lung cancer 위험 증가

임상양상 (clinical manifestations)

A. Intrathoracic manifestations (primary lung cancer)

1. Central growth에 의한 증상, 징후

(1) Cough, hemoptysis

(2) **Wheezing (localized, fixed), stridor**, dyspnea

(3) Postobstructive pneumonia : tumor에 의해 airway가 막혀 가래 배출이 안 되어 pneumonia가 악화된다.

2. Peripheral growth에 의한 증상, 징후

: central tumor에 비해 적다 → 'early detection' 어려움

(1) Pleuritic chest pain : cough, deep inspiration에 의한 악화

(2) Cough, dyspnea

3. Tumor/lymph node의 thoracic cavity 내 regional spread에 의한 증상/ 징후

(central tumor의 contagious growth 또는 regional LN metastasis에 의해)

(1) **Tracheal** obstruction → asphyxia

(2) **Esophageal** compression → dysphagia (주로 SCLC 등 rapid growth 때)

(3) **Recurrent laryngeal n.** paralysis (aortic arch 주위 LN에 의해) → hoarseness

(4) **Phrenic n.** paralysis (hemidiaphragm elevation) → dyspnea

(5) Horner's syndrome : **sympathetic n.** palsy → enophthalmos, ptosis, miosis, ipsilateral loss of sweating

4. Malignant pleural effusion : Dyspnea → Chapter 15 참조

5. Pancoast's syndrome (Figure 14-2)

(1) 정의 : Pancoast's tumor(lung apex에 위치한 tumor가 local extension한 것)에 의한 임상양상

← Tumor의 C8, T1-2 spinal nerve involvement

* Pancoast tumor = Superior sulcus tumor

(2) 증상 : shoulder pain → radiating to ulnar n. distribution

(3) X-ray : 1st & 2nd rib의 destruction 보일 수도

(4) 치료 : pre-op. RT → en bloc resection ± post-op. RT *or* intra-op. brachytherapy

6. SVC (superior vena cava) syndrome

(1) 정의 : Tumor growth에 의한 SVC flow 장애로 증상이 발생하는 것

← central type lung cancer(SqCC, SCLC)가 m/c, lymphoma 등도 가능

(2) 임상양상

· Dyspnea, facial edema/flushing, collateral vessels on chest

· Pericardial extension → cardiac tamponade

· Cardiac extension → arrhythmia, cardiac failure

(3) 치료

① Pathologic confirm 후 emergent RT … SCLC, lymphoma는 chemotherapy도 고려

② 상체를 위로 하고 upper extremity에는 IV를 잡지 않는다.

③ Diuretics

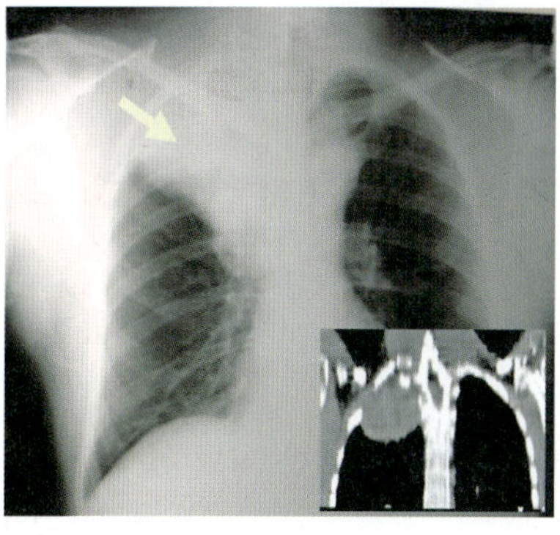

Figure 14-2 Pancoast tumor.
Lung apex(주로 rt.)의 tumor (화살표) 오른쪽 아래는 CT 사진. (chest x-ray와 CT의 환자는 서로 다른 사람임을 밝힘)

* 폐암이 증상/징후를 일으키는 5가지 기전
① Local tumor growth
② Adjacent structure를 invasion/obstruction
③ Regional LN growth ← lymphatic spread
④ Distant metastatic growth ← hematogenous dissemination
⑤ Remote effects ("paraneoplastic syndrome")

* 폐암 환자의 5~15%는 무증상일 때 발견 : chest x-ray, screening CT

B. Extrathoracic manifestation (metastasis)

(1) Lung cancer에서 metastasis

① 빈도 : **SCLC** (〉95%), **Adenoca.**/large cell ca. (80%), SqCC (〉50%)

② 흔한 부위 : Brain, Bone, Bone marrow, Liver, Lymph node, Adrenal gl.

(2) Metastasis에 따른 흔한 증상, 징후

① Brain : Headache, Neurologic deficit (including altered mentality)

② Bone : Pain, Pathologic fracture

③ Bone marrow : Cytopenia, Leukoerythroblastosis

④ Liver : Liver dysfunction, Biliary obstruction, Pain

⑤ Lymph node : Swelling in supraclavicular, axial, groin region

⑥ Spinal cord compression syndrome ← Epidural/ bone metastasis

⑦ Adrenal gland : Adrenal insufficiency는 드물다.

C. Paraneoplastic syndrome

(1) 정의 : 암세포가 분비하는 hormone 등의 물질에 의해 나타나는 내분비계 또는 전신 증상

(2) 임상적 중요성

① Lung cancer(특히 SCLC)에서 흔하며 종종 진단 시 또는 재발시 첫 증상으로 나타나기도

② Metastasis에 의한 증상으로 오인 가능 → 잘못된 palliative therapy로 치료방침 정하기도

③ Primary tumor의 치료가 paraneoplastic syndrome의 가장 좋은 치료

(3) 임상양상

① 전신 증상 : anorexia, cachexia, weight loss, fever, immunity 약화

② Endocrine symptoms (12%) ← tumor에 의한 hormone 또는 hormone-like substances

〈1〉**Hypercalcemia** / hypophosphatemia ← PTH *or* PTH-related peptide **(PTHrP)**

〈2〉**SIADH (hyponatremia)** ← ADH, ANF (atrial natriuretic factor)

〈3〉**Ectopic ACTH syndrome** (hypokalemia 등) ← ACTH

③ Skeletal-connective tissue syndrome

〈1〉Clubbing (30%): NSCLC에서 주로

〈2〉**Hypertrophic pulmonary osteoarthropathy** (1~10%) : adenocarcinoma에서

④ Neurologic-myopathic syndrome (1%)

〈1〉SCLC : **Eaton-Lambert syndrome**, retinal blindness

〈2〉Other lung cancers : peripheral neuropathy, subacute cerebellar degeneration, cortical degeneration, polymyositis

⑤ Coagulation, thrombotic, 기타 hematologic manifestations (1~8%)

〈1〉Trousseau's syndrome : migratory venous thrombophlebitis

〈2〉Marantic endocarditis (non-bacterial thrombotic endocarditis)

〈3〉DIC, anemia, granulocytosis, leukoerythroblastosis 등

⑥ Cutaneous manifestation : dermatomyositis, acanthosis nigricans

⑦ Renal manifestation : nephritic syndrome, glomerulonephritis

* Paraneoplastic syndrome
- SCLC : SIADH, Ectopic ACTH syndrome, Eaton-Lambert syndrome
- NSCLC : Hypercalcemia, Hypertrophic pulmonary osteoarthropathy

진단 (diagnosis)

*** 기본적으로 lung cancer W/U은 3가지 측면에서 이루어진다.**
① **Tissue diagnosis** : cancer임을 확진하고 NSCLC/ SCLC을 구별
② **Anatomic staging** : 병기를 결정하여 local treatment 가능성 확인
· NSCLC : resectability 판정 · SCLC : RT 가능한가? (limited disease)
③ **Physiologic staging** : 치료에 견딜 수 있는지 평가 … cardiopulmonary function, performance status
· NSCLC에서 operability 평가 · Chemotherapy에 견딜 수 있는가?

*** Resectability vs. Operability**
· Resectability : tumor가 lobectomy 또는 pneumonectomy 등으로 절제될 수 있는지의 여부
· Operability : 환자가 이러한 수술을 견뎌낼 수 있겠는지를 고려하는 것으로, anatomical staging(resectability)과 physiologic staging을 모두 감안한 것
eg, 환자의 병기가 T2N1M0로 IIB에 해당한다면 resectable하지만, 수술 후 남은 FEV_1이 0.6L에 불과하다면 수술을 할 수 없으므로 operable하지는 못하다고 말할 수 있다.

A. 조직학적 진단 (tissue diagnosis, Figure 14-3)

*** 조직학적 진단의 목적 : ① Lung cancer가 맞는가? ② NSCLC인가, SCLC인가?**
*** 조직학적 진단 방법의 원칙**
① 덜 침습적인 (less invasive) 방법부터
② 종양의 위치에 따른 접근방법 고려
· **Central tumor : Sputum cytology, Bronchoscopy**
· **Peripheral tumor : Percutaneous biopsy, (Open lung biopsy)**

1. Cytology

(1) **Sputum cytology** : **Non-invasive** but sensitivity 낮다 → 최근에는 DNA 검사도 시도

(2) Other : pleural effusion, PCNA 등

2. Bronchoscopy : tissue diagnosis + T staging

(1) **Endobronchial biopsy** : central tumor가 endobronchial lesion이 보이면 biopsy 시행.

(2) Transbronchial lung biopsy (TBB) : endobronchial lesion은 보이지 않지만 bronchus에 가까운 mass에 대해서 시도해 볼 수 있다.

… peripheral tumor도 이론적으로는 시도 가능하나 정확도 떨어져

3. Percutaneous needle biopsy/ aspiration (PCNB/ PCNA)

: peripheral lesion을 겨냥하여 fluoroscopy 또는 CT-guided로 시행한다.

4. Mediastinoscopy

: mediastinal LN 등을 biopsy + N staging

5. Open lung resection

: Peripheral nodule의 경우 진단 겸 치료로 시행.

6. Other biopsy

: 흉막을 침범했거나 bone, adrenal gl. 등 metastatic lesion에서 시행할 수 있다.

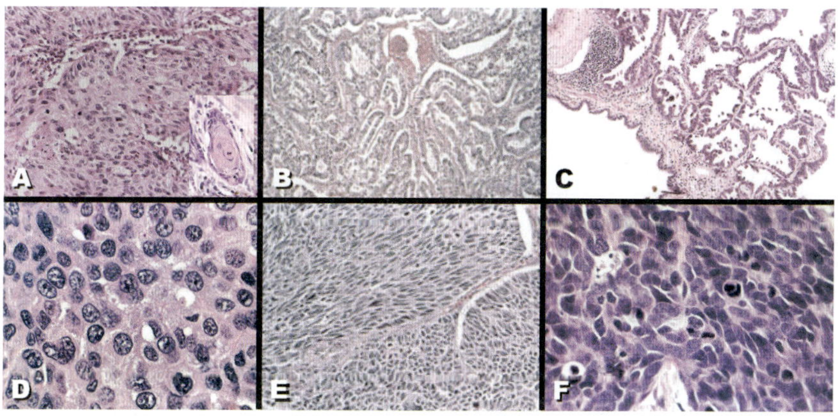

Figure 14-3 Histology of lung cancer.
(A) Squamous cell carcinoma : 오른쪽 아래쪽 box 안이 'keratin pearl'. (B) Adenocarcinoma : glandular appearance를 잘 보여주고 있다. (C) Bronchioloalveolar carcinoma (BAC) : epithelial lining을 따라 cancer cell이 development 되어 있다. (D) Large cell carcinoma : squamous formation이나 glandular formation 없는 큰 세포. (E), (F) Small cell lung cancer : small round cell이 빼곡히 들어차 있는 것이 특징.
* SCLC : scant cytoplasm, small hyperchromatic nuclei with fine chromatin, indistinct nucleoli
NSCLC : abundant cytoplasm, pleomorphic nuclei with coarse chromatin, prominent nucleoli

B. 병기 결정 (anatomic staging) : Resectability (NSCLC), RT 필요성 평가

1. NSCLC의 병기 (stage)

(1) 현재 staging : Table 14-5, Figure 14-4, Figure 14-5, Table 14-6 참조

Table 14-5 NSCLC TNM staging.

Tumor (T) Status Descriptor	
TX	Primary tumor에 대해 평가할 수 없는 경우 or Sputum이나 기관지 내시경 세척검사(bronchial washings)에서 malignant cells이 증명되었지만 imaging이나 기관지 내시경 검사에서는 tumor가 보이지 않는 경우
T0	Primary tumor의 증거가 없는 경우
TIS	Carcinoma in situ
T1	Tumor 장경(in greatest dimension) ≤ 3 cm이면서 lung parenchyma이나 visceral pleura로 둘러싸여 있고 기관지 내시경 검사에서 lobar bronchus보다 proximal(eg, main bronchus)로는 침범한 증거가 없는 경우
T2	Tumor가 다음 중 한 가지를 만족하는 경우: ① Tumor 장경 〉 3 cm, ② Main bronchus를 침범하였으나 carina로부터 ≥ 2 cm 이상 떨어져 있는 경우, ③ Visceral pleura를 침범한 경우, ④ Hilum까지 extension되었으나 전체 폐를 침범하지는 않은 atelectasis나 obstructive pneumonitis를 동반한 경우
T3	Tumor가 size와 무관하게 다음 중 한 가지를 만족하는 경우: ① Tumor가 chest wall(superior sulcus tumor 포함), diaphragm, mediastinal pleura, parietal pericardium 중 한 가지 이상을 직접 침범한 경우, ② Carina 〈 2 cm 이내로 main bronchus를 침범하였으나 carina는 침범하지 않은 경우, ③ 전체 폐를 침범한 atelectasis나 obstructive pneumonitis를 동반한 경우
T4	Tumor가 size와 무관하게 다음 중 한 가지를 만족하는 경우: ① Tumor가 mediastinum, heart, great vessels, trachea, esophagus, vertebral body, carina 가운데 한 가지 이상을 직접 침범한 경우, ② Malignant pleural effusion[1]이나 pericardial effusion을 동반한 경우, ③ Primary tumor와 같은 lobe 안에 또다른 tumor nodule(s)이 있는 경우
Lymph Node (N) Involvement Descriptor (Figure 14-4)	
NX	Regional lymph nodes를 평가할 수 없는 경우
N0	Regional lymph node metastasis가 없는 경우
N1	Primary tumor와 같은 쪽(ipsilateral) peribronchial, hilar lymph node(s), intrapulmonary lymph node(s)로 metastasis 또는 직접 침범한 경우
N2	Primary tumor와 같은 쪽(ipsilateral) mediastinal lymph node(s), 또는 subcarinal lymph node(s)에 metastasis
N3	Primary tumor와 반대 쪽 (contralateral) mediastinal, hilar lymph node(s), 또는 같은 쪽이거나 반대 쪽 scalene, supraclavicular lymph node(s)에 metastasis
Distant Metastasis (M) Descriptor	
MX	Distant metastasis를 평가할 수 없는 경우
M0	Distant metastasis가 없는 경우
M1	Distant metastasis가 있는 경우[2]

[1]폐암과 동반된 pleural effusion의 대부분은 tumor에 의한 것이다. 그러나 여러차례 검사를 했음에도 불구하고 bloody하지 않고 exudate가 아니며 세포병리검사에서 음성이 나온 경우는 tumor 무관한 것으로 병기 결정에서 제외해야 한다.
[2]Primary tumor와 다른 lobe에 위치한 또다른 tumor nodule(s)은 M1으로 분류한다.

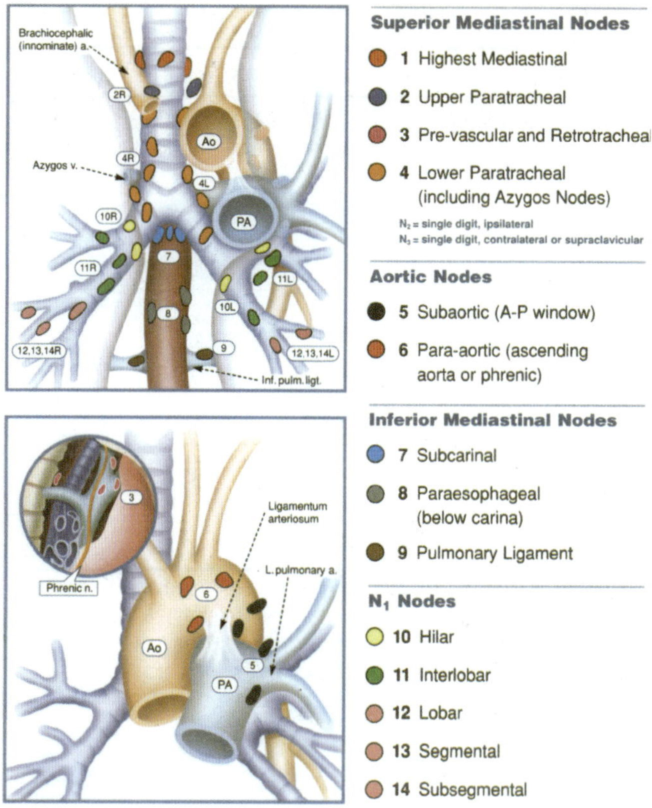

Figure 14-4 N staging.
Regional lymph nodes는 크게 mediastinal lymph nodes(N2)와 N1 lymph nodes로 분류한다. Primary tumor와 contralateral에 위치한 lymph nodes는 모두 N3이다.
1~9 : mediastinal LNs
10~14 : N1 nodes

Figure 14-5 NSCLC staging.

	T1	T2	T3	T4
N0	IA	IB	IIB	IIIB
N1	IIA	IIB	IIIA	IIIB
N2	IIIA	IIIA	IIIA	IIIB
N3	IIIB	IIIB	IIIB	IIIB
M1	IV	IV	IV	IV

※ 진단 당시 staging 상황
- 1/3 → surgery, radiotherapy로 치료가 가능한 localized disease (I, II, IIIA)
- 1/3 → locally advanced disease (local 또는 regional disease이지만 curative하게 치료는 불가능한 상태) (IIIA중 일부, IIIB중 일부)
- 1/3 → distant metastasis (IV)

Table 14-6 NSCLC staging에 따른 예후.

Stage	TNM Descriptors	5-Year survival rates, %	
		Clinical Stage	Surgical-Pathologic Stage
IA	T1 N0 M0	61	67
IB	T2 N0 M0	38	57
IIA	T1 N1 M0	34	55
IIB	T2 N1 M0 T3 N0 M0	24 22	39 38
IIIA	T3 N1 M0 T1~3 N2 M0	9 13	25 23
IIIB	T4 N0~2 M0 T1~4 N3 M0	7 3	<5 <3
IV	Any T any N M1	1	<1

이와 같이 NSCLC의 예후는 좋지 못하다. Resectability가 없는 IIIB는 10% 미만, IV는 1% 이하의 5년 생존율을 보일 뿐더러 이른바 resectable한 IIIA도 20% 안팎에 불과하다. Clinical staging으로 IA가 아닌 경우는 50%도 안된다. Clinical stage는 pathologic confirm 이전의 임상적인 병기결정에 의한 병기이며 surgical-pathologic stage는 pathologic confirm을 바탕으로 한 확진 병기이다. 대개 clinical staging에 비하여 surgical-pathological stage는 down-staging이 된다.

(2) 개정될 staging : **Table 14-7**, **Figure 14-6** 참조

※ Lung cancer TNM staging이 개정 예정이다. 몇가지 변경된 점을 정리하면 다음과 같다.

① Tumor size에 따라 T stage를 세분화하였다. 3 cm 이하 T1병기를 2 cm 이하 T1a와 2~3 cm T1b로 나누었고 3 cm 초과 T2 병기도 3~5 cm을 T2a, 5~7 cm을 T2b로 세분화하였다. 또한 7 cm를 초과하는 경우는 T3로 새로 분류하였다.

② 또다른 nodules가 같은 lobe에 있으면 이전에는 T4로 판정하던 것을 T3로, 다른 lobe이지만 같은 쪽 폐에 있으면 M1으로 판정하던 것을 T4로, 반대쪽 폐에 있으면 M1a로 판정하였다.

③ Malignant pleural effusion, pericardial effusion을 M1a로 판정하였다.

④ Phrenic n. 침범은 T3, recurrent laryngeal n. 침범은 T4로 판정하였다.

⑤ T2를 분화하여 T2aN0는 IB, T2aN1은 IIA, T2bN0은 IIA, T2bN1은 IIB로 판정하였다.

⑥ T4N0, T4N1을 IIIB에서 IIIA로 변경하였다.

Table 14-7 NSCLC TNM staging. (개정 예정)

Tumor (T) Status Descriptor	
TX	Primary tumor에 대해 평가할 수 없는 경우 or Sputum이나 기관지 내시경 세척검사(bronchial washings)에서 malignant cells이 증명되었지만 imaging이나 기관지 내시경 검사에서는 tumor가 보이지 않는 경우
T0	Primary tumor의 증거가 없는 경우
TIS	Carcinoma in situ
T1	Tumor 장경(in greatest dimension) ≤ 3 cm이면서 lung parenchyma이나 visceral pleura로 둘러싸여 있고 기관지 내시경 검사에서 lobar bronchus보다 proximal(eg, main bronchus)로는 침범한 증거가 없는 경우
T1a	Tumor 장경 ≤ 2 cm
T1b	2 cm 〈 Tumor 장경 ≤ 3 cm
T2	Tumor가 다음 중 한 가지를 만족하는 경우: ① 3cm 〈 Tumor 장경 ≤ 7 cm, ② Main bronchus를 침범하였으나 carina로부터 ≥ 2 cm 이상 떨어져 있는 경우, ③ Visceral pleura를 침범한 경우, ④ Hilum까지 extension 되었으나 전체 폐를 침범하지는 않은 atelectasis나 obstructive pneumonitis를 동반한 경우
T2a	3 cm 〈 Tumor 장경 ≤ 5 cm
T2b	5 cm 〈 Tumor 장경 ≤ 7 cm
T3	Tumor가 size와 무관하게 다음 중 한 가지를 만족하는 경우: ① Tumor 장경 〉 7 cm, ② Tumor가 chest wall(superior sulcus tumor 포함), diaphragm, phrenic nerve, mediastinal pleura, parietal pericardium 중 한 가지 이상을 직접 침범한 경우, ③ Carina 〈 2 cm 이내로 main bronchus를 침범하였으나 carina는 침범하지 않은 경우[1], ④ 전체 폐를 침범한 atelectasis나 obstructive pneumonitis를 동반한 경우, ⑤ Primary tumor와 같은 lobe에 또다른 tumor nodules이 있는 경우
T4	Tumor가 size와 무관하게 다음 중 한 가지를 만족하는 경우: ① Tumor가 mediastinum, heart, great vessels, recurrent laryngeal nerve, esophagus, vertebral body, trachea, carina 가운데 한 가지 이상을 직접 침범한 경우, ② Primary tumor와 같은 쪽(ipsilateral) 폐 다른 lobe에 또다른 tumor nodule(s)이 있는 경우
Lymph Node (N) Involvement Descriptor (Figure 14-4)	
NX	Regional lymph nodes를 평가할 수 없는 경우
N0	Regional lymph node metastasis가 없는 경우
N1	Primary tumor와 같은 쪽(ipsilateral) peribronchial, hilar lymph node(s), intrapulmonary lymph node(s)로 metastasis 또는 직접 침범한 경우
N2	Primary tumor와 같은 쪽 mediastinal lymph node(s), 또는 subcarinal lymph node(s)에 metastasis
N3	Primary tumor와 반대 쪽 (contralateral) mediastinal, hilar lymph node(s), 또는 같은 쪽이거나 반대 쪽 scalene, supraclavicular lymph node(s)에 metastasis
Distant Metastasis (M) Descriptor	
MX	Distant metastasis를 평가할 수 없는 경우
M0	Distant metastasis가 없는 경우
M1	Distant metastasis가 있는 경우
M1a	Primary tumor와 반대 쪽에 또다른 tumor nodule(s)이 있거나 malignant pleural effusion[2]이나 pericardial effusion을 동반한 경우
M1b	Distant metastasis

[1]흔하지 않지만 기관지벽에 국한되어 파급되는 종양(superficial spreading tumor)은 주기관지까지 침범했을 수도 있으나 T1으로 분류한다.
[2]폐암과 동반된 pleural effusion의 대부분은 tumor에 의한 것이다. 그러나 여러차례 검사를 했음에도 불구하고 bloody하지 않고 exudate가 아니며 세포병리검사에서 음성이 나온 경우는 tumor 무관한 것으로 병기 결정에서 제외해야 한다.

	T1	T2a	T2b	T3	T4
N0	IA	IB	IIA	IIB	IIIA
N1	IIA	IIA	IIB	IIIA	IIIA
N2	IIIA	IIIA	IIIA	IIIA	IIIB
N3	IIIB	IIIB	IIIB	IIIB	IIIB
M1	IV	IV	IV	IV	IV

Figure 14-6 NSCLC staging. (개정 예정)

*** 다소 복잡한 NSCLC의 new staging을 단순화해 보면 다음과 같다.**

- T1 : 〈 3 cm (not in main bronchus)
- T2 : 3~7 cm, carina에서 2 cm 이상, lobar atelectasis
- T3 : 〉 7 cm, carina에서 2 cm 이내, chest wall, diaphragm, parietal pericardium, total atelectasis, satellite nodule in the same lobe
- T4 : carina 침범, major organ 침범 (visceral pericardium, esophagus, great vessel), satellite nodule in the different lobe of the same lung
  * great vessel : Aorta, SVC, IVC, main/ intrapericardial pulmonary a./v.
- N1 : 같은 쪽 hilar/ peribronchial/ intrapulmonary (10~14) LN 침범
- N2 : 같은 쪽 mediastinal (1~9) LN 침범
- N3 : 반대쪽 hilar/ mediastinal, 어느쪽이든 scalene / supraclavicular LN 침범

*** 흔히 헷갈리기 쉬운 것들**

- 폐 전체가 아닌 일부분의 atelectasis 또는 obstructive pneumonitis : T2
- 폐 전체의 atelectasis or obstructive pneumonitis : T3
- Pancoast tumor (superior sulcus tumor) : T3
- Chest wall 침범 : T3
- Phrenic nerve 침범 : T3
- SVC syndrome : T4
- Recurrent laryngeal nerve 침범 : T4
- Primary tumor 이외의 tumor가 같은 lobe 안에 있으면 T3, 같은쪽 lung의 다른 lobe에 있으면 T4, 반대쪽 lung에 있으면 M1
- Subcarinal (7) LN : N2
- Ipsilateral scalene LN : N3
- Malignant pleural/pericardial effusion : M1

2. SCLC

※ LD와 ED의 의미
SCLC는 RT에 대한 반응이 양호하다. 따라서, local disease, 즉 같은 RT field 안에 모든 병변을 포함시킬 수 있는 경우(LD)와 local disease가 아닌 경우(ED)로 분류하여 치료수단으로서 chemotherapy 이외에 RT를 포함하느냐 마느냐를 결정하게 된다.

: 2-stage system (LD vs. ED)

(1) **LD (limited disease)** : 약 30%

- **한쪽 hemithorax에 국한 and**
- **LN 침범 : ipsilateral/contralateral mediastinal LN, ipsilateral, contralateral hilar LN, ipsilateral supraclavicular LN**

* **RT field에 포함되는 contralateral supraclavicular LN, recurrent laryngeal n. 침범, SVC obstruction도 모두 LD로 볼 수 있다.**

(2) **ED (extensive disease)** : 약 70%

- LD의 boundary를 넘어가는 상태
- **Cardiac tamponade, malignant pleural effusion, contralateral lung parenchyma 침범,** cervical (scalene LN 포함)/ axillary LN, 기타 metastasis는 ED.

3. 병기 결정을 위한 과정 (staging procedures) : Table 14-8 참조.

(1) **NSCLC의 병기 결정**

① **Bronchoscopy**

〈1〉Tissue confirm : 주로 central tumor에서

〈2〉T staging : endobronchial lesion의 위치 (carina와 거리 등)

∴즉, peripheral tumor라도 T staging을 위해 bronchoscopy는 시행해야

② **Chest CT, Abdomen CT**

〈1〉T staging : tumor size, satellite nodule, organ involvement 등

〈2〉N staging : LN involvement

〈3〉M staging : lung to lung (다른 lobe의 nodule), liver, adrenal gland metastasis 확인.

Table 14-8 Lung cancer 환자의 staging procedures.

All patients		NSCLC (근치적 수술 또는 RT에 contraindication[2] 없을 때)
· Hx, P/E : performance status, weight loss · CBC, e', glucose, calcium, LFT, renal panel · ECG · Skin test for TB · Chest x-ray · Chest/abdomen CT[1] · Brain CT or MRI (metastasis 의심될 때) · Bone scan (metastasis 의심될 때) · Bone x-ray (증상 있거나 bone scan에서 의심병변 발견 시) · Fiberoptic bronchoscopy with washing, brushing, biopsy (contraindication이 있거나 치료 방향 결정에 변화를 주지 못할 정도로 진행된 경우에는 제외) · Barium-swallowed radiographic exam (dysphagia 등 esophageal sx. 있을 때) · PFT, ABGA (호흡기 이상이 있을 때) · Biopsy of accessible lesions (조직학적 진단이 아직 이뤄지지 않았거나 의심스러운 병변의 전이 여부에 따라 치료방침이 달라질 때)	+	· PET : mediastinum, distant metastasis 확인 · PFT, ABGA, Coagulation test · Brain CT or MRI (의심되는 증상이 있을 때) · Cardiopulmonary exercise test (performance, pulmonary function test 등이 borderline일 때) · Surgical resection 계획 시 → mediastinoscopy로, 또는 thoracotomy할 때 mediastinal evaluation · Poor surgical candidate이거나, curative RT 계획 시 → transthoracic fine-needle aspiration biopsy(PCNBx)를 하거나 TBLB등으로 확인.
		SCLC
	+	· Brain CT or MRI · Bone marrow aspiration & biopsy (CBC 이상 시)
		Advanced NSCLC
	+	· Fiberoptic bronchoscopy (hemoptysis, obstruction, pneumonia가 있거나 조직학적 진단을 위해) · Biopsy of accessible lesions (조직학적 진단이 아직 이뤄지지 않았거나 의심스러운 병변에 따라 치료방침이 달라질 때) · Thoracentesis (pleural effusion 있을 때 진단 및 치료 위해)

[1] Chest CT로 liver, adrenal gland까지 포함하여 찍는 것으로도 대체 가능하다.
[2] NSCLC with extrathoracic metastasis, malignant pleural effusion, intrathoracic disease beyond a tolerable RT boundary
+ "All patients"에 해당하는 항목 이외에 추가로 다음의 것을 시행하라는 의미

* **Liver, adrenal metastasis를 판정하기 위해서는 따로 abdomen CT를 찍어야 하나 대개는 chest CT를 찍으면서 이들 장기를 cover하는 것이 보통**이다. (abdomen CT가 문제 보기에 있으면 '답'이라고 해야 한다)

③ Surgical procedures

· **Mediastinal LN (N2, N3) 침범 유무에 따라 치료 방침 달라지므로 조직학적 확진 필요**

* **CT에서 normal size이고 PET negative인 LN는 확인 불필요**

〈1〉**Mediastinoscopy**

〈2〉**Thoracotomy**

〈3〉Ant. mediastinotomy (Chamberlain procedure)

④ PET

a. Mediastinum, SPN, metastatic disease의 평가에 유용

b. SUV (standardized uptake value) 〉2.5 hot uptake → '악성'으로 의심

c. False negative if 〈1〉당뇨 환자
〈2〉BAC 등의 slow growing tumor
〈3〉Concurrent infection eg, TB
〈4〉〈 8 mm의 작은 병변

d. False positive if 〈1〉Infections
〈2〉Granulomatous disease

⑤ **Brain CT or MRI : metastasis 의심될 때**

⑥ **Bone evaluation**

〈1〉Bone scan : bone metastasis가 의심되는 경우에 시행

- 위양성 : old fracture … esp. rib fracture
- 위음성 : bone marrow 병변은 잡아내지 못한다.

〈2〉Bone x-ray : 증상 있거나 bone scan에서 의심되는 병변 있을 때

⑦ Esophageal evaluation : 증상 있을 때

(2) **SCLC의 병기 결정**

① **Chest CT, Abdomen CT, Brian CT (or brain MRI)** !!

: SCLC는 liver, adrenal gland metastasis가 보다 흔하고 진단 당시 10%에서 brain metastasis가 발견된다.

② **Bone marrow aspiration & biopsy** : 증상이 없어도 시행, unilateral (진단당시 20~30%에서 metastasis 존재)

③ **Bone scan : metastasis 의심될 때 시행**

C. Physiologic staging : Operability (NSCLC), Performance status 평가

1. 수술의 금기 (contraindications) : post-op. complication risk 높은 경우

(1) 심장 문제로 인한 금기 (cardiac contraindications to operation)

① Non-ambulatory performance status

② 3개월 이내 myocardial infarction이 있었던 경우 : 수술 시 20%에서 re-infarct으로 사망

cf. 6개월 이내 MI는 relative contraindication

③ Uncontrolled major arrhythmia

(2) 폐 문제로 인한 금기 (pulmonary contraindications to operation)

① FEV_1 〈 1L

cf. FEV_1 〉 2.5 L (or 〉80% predicted) → pneumonectomy 가능

FEV_1 1.1~2L → 주의 깊은 결정 필요

* 일반적으로 lung resection 후 남아 있는 lung의 예상 FEV_1 〉0.8~1L → "operable" : lung perfusion scan으로 각 lobe별 perfusion %을 알아낸 다음 전체 FEV_1을 통해 resection 후 남은 lung의 FEV_1을 계산할수 있다.

eg, RUL lung cancer로 right upper lobectomy를 시행하려는 환자가FEV_1이 1.4L일 때 perfusion scan에서 RUL이 전체 lung perfusion의 10%를 차지한다면, RUL lobectomy 후 남은 lung의 예상 FEV_1 = 1.4 - 1.4 × 0.1 = 1.26L 〉 1L → "operable"

② $PaCO_2$ 〉 45 mmHg

③ DL_{CO} 〈 40%

④ Severe pulmonary hypertension

cf. Hypoxemia는 금기 아니다 : 안 좋은 lung resection 후 V/Q mismatch 개선되어 오히려 좋아지는 경우 많다.

* 폐암의 사망률을 줄이는 방법은 조기에 진단하여 완전히 절제하는 것이다. (Clinical stage IA만이 5YSR 〉 50%)
* 그러나, **아직까지 확립된 조기 진단의 방법은 없다.**

※ Early lung cancer의 2가지 형태
SqCC (central tumor) ← carcinoma in situ ← dysplasia ← hyperplasia
Adenocarcinoma (peripheral tumor) ← AAH (atypical adenomatous hyperplasia)

2. Cardiopulmonary exercise testing (exercise PFT)

(1) Borderline lung function을 보이는 resectable환자에서 도움

(2) $VO_{2\,max}$ 〈 15 mL/kg/min. → "high risk for post-Op. complications"

3. Preoperative condition을 개선시킬 수 있는 방법

(1) Anemia, electrolyte, fluid disorder의 교정

(2) Infection의 해결

(3) Arrhythmia의 해결

(4) Stop smoking

(5) 적절한 chest physiologic therapy

D. 진단과 관련된 다른 문제들

1. 폐암 조기 발견 (early detection)

(1) **Simple chest x-ray ± Sputum cytology**

〈1〉5개 RCT : 무증상의 high risk group (45세 이상, 일일 40개피 이상의 흡연자) 대상 ... Nonscreened group과 비교하여 조기 폐암 발견율 높았으나 **사망률 감소 효과 없음**

(2) **Low-dose spiral CT (screening CT)**

〈1〉ELCAP study (non-RCT) : stage I NSCLC 10년 생존율 92%

〈2〉다른 non-RCT 대규모 연구에서도 high risk group에서 조기 폐암 발견율 높게 나옴. 그러나 non-RCT이므로 bias※ 고려해야 함 ··· 2009년 5만명 RCT 결과 나올 예정

· 장점 : simple chest x-ray보다 sensitive, 특히 peripheral lesion의 발견에 유리

· 단점 〈1〉false positive ↑, PPV(positive predictive value) ↓ (10%에 불과)

... ~50%에서 small lung nodule 발견 → 이중 극히 일부만 cancer로 확인되며 screening CT를 시행한 사람의 0.1~1.5%는 불필요한 수술을 받게 된다.

〈2〉방사선 피폭 문제 : LDCT(low dose CT)이긴 하지만

(3) Autofluorescence bronchoscopy : central tumor 발견에 이용

※ 여러 연구들이 사망률 감소 또는 생존율 향상을 보고하였지만 다음의 bias를 고려해야 한다.

① **Lead-time bias** : 실제 사망하는 시점은 차이가 없는데 early detection을 함으로써 사망에 이르는 시간이 길어져 생존율이 높아진 것처럼 이해될 수 있다.

② **Length-time bias** : tumor growth 속도가 빠른 aggressive disease보다 growth 속도가 느린 indolent disease가 보다 screening test에 걸릴 확률이 높기 때문에 오래 사는 indolent disease가 많이 포함되어 생존율이 향상된 것처럼 보일 수 있다.

③ **Overdiagnosis bias** : 발견되지 않아도 natural death에는 영향을 미치지 않을 종양을 screening test로써 발견하여 치료함으로써 사망률을 낮춘 것처럼 여겨질 수 있다.

④ Healthy volunteer bias : 검사에 참여한 사람은 그렇지 않은 이들에 비해 대개 더 건강에 관심이 많고 더 건강한 사람들이다. 환자-대조군 연구시 주로 문제가 되는 bias

2. Solitary pulmonary nodule (SPN) W/U (Figure 14-7)

(1) SPN이란? **chest x-ray에서 normal lung parenchyma에 둘러 쌓이고 atelectasis나 obstructive pneumonitis를 동반하지 않은 3 cm 미만의 폐결절**

cf. Harrison은 "normal aerated lung에 둘러 쌓이고 뚜렷한 margin을 지닌 장경 1~6 cm의 x-ray 음영"이라고 정의하고 있기도 하다. 그러나, 대개는 3 cm을 기준으로 그 이상은 mass, 미만은 nodule이라고 말한다.

→ **3 cm보다 큰 mass인 경우는 상당수가 cancer**이다. 그러나, **〈3 cm은 90% 이상 benign.**

(2) SPN W/U (**Figure 14-7**)

※ Doubling time : 부피가 2배 되는 데 필요한 시간

Doubling time 〈 30일 → Infectious diseases (pneumonia etc.)

〉 180일 → Benign nodule (granuloma etc.)

30~180일 → Malignancy 가능성 (+)

- 하지만 doubling time을 CXR으로 정확히 판정하는 것은 매우 어렵다. 예컨대 부피가 2배가 되려면 직경은 1.3배 증가하는 것에 해당 ($1.3^3=2$)하는데 1 cm nodule과 1.3 cm nodule의 크기 차이는 비교하기 쉽지 않다. 이는 CT도 한계가 있다. 최근에는 CT에서 3차원 이미지를 계산하여 volume을 측정하는 방법도 시도되고 있다.

B. Disseminated NSCLC ... 전체 NSCLC의 70%. 예후↓↓

· "Palliative care" ← ① Standard medical management ② Pain control ③ appropriate RT ④ Chemotherapy (outpatient)

1. Performance status

Table 14-9 ECOG performance status.

Score	Status	Median survival (week)
0	Asymptomatic	34
1	Symptomatic, fully ambulatory	25
2	in bed 〈 50% of the time	17
3	in bed 〉 50% of the time	8
4	Bed-ridden	4

2. Treatment for specific situations

(1) Palliative RT 적응증

① Bronchial obstruction : hemoptysis, obstructive pneumonia, upper airway obstruction

· RT가 불가능하거나 재발한 경우 bronchoscopic intervention :

〈1〉Laser photoresection 〈2〉Electrocauterization

〈3〉Argon plasma coagulation (APC) 〈4〉Stent

〈5〉Cryotherapy 〈6〉Photodynamic therapy

〈7〉Brachytherapy

* 효과가 빨라 응급 상황에 시행 가능한 것 : 〈1〉~〈4〉

* Extrinsic obstruction에 적용하기 좋은 것 : 〈4〉

* Rigid bronchoscopy : tumor에 의한 obstruction과 bleeding에 있어 확실히 효과적

② SVC syndrome → RT, diuretics cf. SCLC는 chemotherapy 가능

③ Painful bone metastasis

④ 척수압박, 뇌 전이 → dexamethasone (25~100 mg/d) + RT

치료 (treatment)

* Lung cancer treatment 요약

(1) NSCLC
- Stage IA → Op.
- Stage IB → Op. ± adjuvant chemotherapy (routine하게는 잘 안 함)
- Stage IIA, IIB → Op. + adjuvant chemotherapy
- Stage IIIA (nonbulky)
  → Op. + adjuvant chemotherapy or CCRT* or induction chemotherapy**
  Chest wall invasion → en bloc resection (tumor+chest wall) ± postOp RT
  Pancoast's tumor → preOp CCRT + en bloc resection + postOp RT
  *concurrent chemoradiation therapy **=neoadjuvant chemotherapy
- Stage IIIA (bulky), IIIB → CCRT
- Stage IIIB (pleural effusion), IV → chemotherapy + 적응되면 RT, Op

(2) SCLC
- Limited disease → CCRT
- Extensive disease → chemotherapy

A. Localized NSCLC

1. Stage IA → Op. only … 연간 2~3% 재발하므로 5년까지 CT F/U 후 chemoprevention!

2. Stage IB → Op. ± adjuvant chemotherapy … routine으로 쓰지는 않음

3. Stage IIA, IIB → Op. + adjuvant chemotherapy

(1) Op. (surgical resection)

a. Technical aspects

- Lobectomy가 wedge resection에 비해 local recur가 적어 선호된다.
- Wedge resection, segmentectomy : 남은 폐기능이 불량한 경우 peripheral lesion에 대해서만 선택적으로 시도

b. Pancoast's tumor : IIB or IIIA

- Superior sulcus 침범 : T3 tumor
- **PreOp CCRT + Op**

c. Chest wall invasion : IIB or IIIA

- en bloc resection : tumor, chest wall(ribs)
- Adjuvant chemotherapy ± PostOp RT

(2) Adjuvant chemotherapy : modest benefit

(3) Adjuvant RT : no benefit

4. Stage IIIA (T3N1, T3N2, T2N2, T1N2) ... NSCLC 치료에서 논란이 많은 부분

(1) T3 lesion

a. Pancoast tumor → **3.** 참조

b. Chest wall invasion → **3.** 참조

c. Carina 〈 2 cm 이내 (T3) 이면서 N0 or N1 → sleeve pneumonectomy (**Figure 14-8**)

(2) N2 lesion

a. Bulky (advanced, clinical) N2 lesion (cN2)

- Bulky N2란? CT/chest x-ray에서 enlarged N2가 보이거나 multilevel N2가 있는 경우
- Treatment : **CCRT (concurrent chemoradiation therapy)**
  Neoadjuvant chemotherapy 후 N2 clearing된 경우는 Op도 가능

b. Nonbulky (minimal) N2 lesion

- Nonbulky N2란? CT 등 임상적으로는 N2 LN 침범이 있다고 알지 못하였으나 (즉, N1 또는 N0로 판단) surgical resection으로 microscopic N2 involvement가 확인된 것
- Treatment : adjuvant chemotherapy

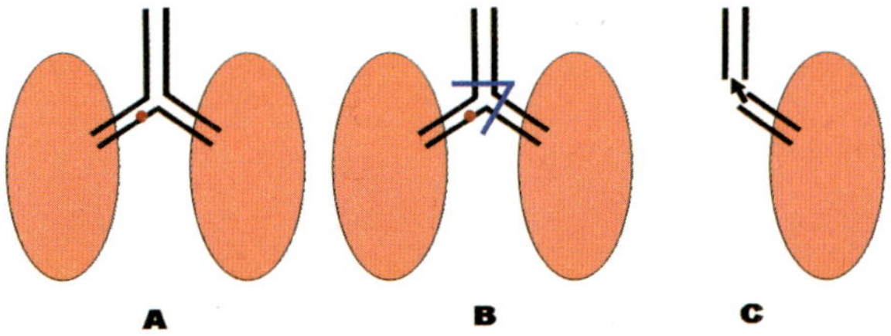

Figure 14-8 Sleeve pneumonectomy & bronchoplasty.
(A)의 경우 충분한 resection margin을 남기기 위해서는 carina까지 제거해야 하므로 수술적인 치료가 불가능하였다. 그러나 최근에는 새로운 수술법으로 이를 극복하고 있는데 (B) carina를 포함하여 rt. pneumonectomy를 시행하고 (C) 남은 distal trachea와 proximal left main bronchus를 다시 end-to-end anastomosis해주는 것이 sleeve pneumonectomy이다. 이는 종양이 carina를 침범한 T4 lesion에서도 시행할 수 있다. 또한 마찬가지로 sleeve lobectomy도 가능하다.

5. Stage IIIB

(1) T4N0-1 → ① Op (선호되는 방법)

② CCRT

③ Induction chemotherapy

(2) N2 or N3 → **CCRT** ± 2~3 cycles chemotherapy

6. Stage IV, advanced IIIB

(1) M1 lesion 중 isolated brain or adrenal metastasis가 있고 primary tumor가 절제 가능한 경우

→ primary tumor resection + metastasectomy

(2) Palliative therapy

a. Palliative RT

b. Palliative chemotherapy

(3) Supportive care

7. Stage 0 (TIS)

(1) Stage 0이란? Chest radiograph상 병변은 없으나 sputum 이나bronchoscopic washing specimen상 악성세포가 발견되는 경우

(2) W/U : 전신마취 하에서 bronchoscopy를 이용하여 각각의 bronchus 분지별로 selective brushing, biopsy를 시행 → "localization"

(3) 치료

a. 최대한 보존적인 surgical resection → resection margin이 (+)이더라도

b. Close F/U !!! … 연간 5%의 secondary primary lung cancer 발생

B. Disseminated NSCLC ... 전체 NSCLC의 70%. 예후↓↓

· "Palliative care" ← ① Standard medical management ② Pain control ③ appropriate RT ④ Chemotherapy (outpatient)

1. Performance status

Table 14-9 ECOG performance status.

Score	Status	Median survival (week)
0	Asymptomatic	34
1	Symptomatic, fully ambulatory	25
2	in bed 〈 50% of the time	17
3	in bed 〉 50% of the time	8
4	Bed-ridden	4

2. Treatment for specific situations

(1) Palliative RT 적응증

① Bronchial obstruction : hemoptysis, obstructive pneumonia, upper airway obstruction

· RT가 불가능하거나 재발한 경우 bronchoscopic intervention :

〈1〉Laser photoresection
〈2〉Electrocauterization
〈3〉Argon plasma coagulation (APC)
〈4〉Stent
〈5〉Cryotherapy
〈6〉Photodynamic therapy
〈7〉Brachytherapy

* 효과가 빨라 응급 상황에 시행 가능한 것 : 〈1〉~〈4〉

* Extrinsic obstruction에 적용하기 좋은 것 : 〈4〉

* Rigid bronchoscopy : tumor에 의한 obstruction과 bleeding에 있어 확실히 효과적

② SVC syndrome → RT, diuretics cf. SCLC는 chemotherapy 가능

③ Painful bone metastasis

④ 척수압박, 뇌 전이 → dexamethasone (25~100 mg/d) + RT

※ Adenocarcinoma 는 brain metastasis가 흔하지만 SCLC과 달리 prophylactic cranial irradiation(PCI)의 효과는 증명되어 있지 않다.

⑤ Brachial plexus involvement

(2) Malignant pleural effusion

a. Thoracentesis : usual treatment

b. Tube drainage + pleurodesis : 재발성이면서 증상있는 경우 → Chapter 15 참조

3. Chemotherapy

(1) 치료에 따르는 risk/benefit을 저울질하여 시행여부 결정

a. Benefit : Supportive care만 하는 것보다 이에 chemotherapy를 추가하면 20~30%의 tumor response와 1년 정도 생존율 향상 보임

b. Risk : treatment-related complication, death

(2) Indications

① 환자 본인이 chemotherapy를 원하며

② Chemotherapy의 risk/benefit를 이해하고 받아들이며

③ Ambulation이 가능한 performance status

(3) Regimen

· 1st line : doublets combination chemotherapy 추천

〈1〉Cisplatin *or* Carboplatin +

〈2〉Taxane (Paclitaxel *or* Docetaxel) *or* Gemcitabine *or* Vinca alkaloid (Vinblastine)

· 2nd line : 1st 4~6 cycles 후 tumor progression → performance 괜찮으면

〈1〉Docetaxel *or* 〈2〉Pemetrexed (Alimta™) *or* 〈3〉tyrosine kinase inhibitor

4. EGFR targeted therapy

(1) Erlotinib (Tarceva™) : 2nd or 3rd-line chemotherapy regimen으로 인정

a. EGFR tyrosine kinase inhibitor (PO)

b. Good prognostic factors : ① Female ② Asian ③ Non-smoker ④ EGFR mutation

c. 부작용 : ① Skin rash ② Diarrhea

(2) Gefitinib (Iressa™)

a. 먼저 개발된 약이나 RCT에서 생존율 향상 확인 못 돼

b. East Asian에서는 효과 높을 것으로 생각은 되고 있음.

(3) Cetuximab (Erbitux™)

a. EGFR targeted chimeric monoclonal antibody → EGFR에 작용하여 receptor의 activation을 경쟁적으로 억제

b. Chemotherapy와 병용요법 시 생존율 향상

5. VEGF targeted therapy

(1) **Bevacizumab**

a. VEGF monoclonal antibody

b. Paclitaxel/carboplatin과 병용치료 시 response rate↑, progression-free survival↑, overall **survival↑**

c. 부작용 : ① **Bleeding** ② Hypertension ③ Proteinuria

d. Contraindications : 주로 bleeding 때문

① SqCC ② Brain metastasis ③ Hemoptysis
④ Bleeding disorders ⑤ Anticoagulation

C. SCLC

*** SCLC의 치료**
(1) Initial treatment
① Limited disease → chemotherapy + concurrent chest RT
② Extensive disease → chemotherapy
(2) CR 후에 PCI(prophylactic cranial irradiation)

1. Initial treatment

(1) 치료받지 않은 경우 median survival은 6~17주에 불과하나 combination chemotherapy를 받은 경우 40~70주로 향상된다.

(2) Initial treatment 후 CR이 온 경우에야 3년 이상 long-term survival 기대 가능

(3) Protocol

① Limited disease → chemotherapy + concurrent RT

② Extensive disease → chemotherapy

(4) 치료의 적응증 ← treatment-related mortality 1~5%나 되므로 환자를 잘 선별해야

① Ambulatory patients (performance status 0, 1)

② No prior chemotherapy or RT

③ No other major medical problems

④ Adequate heart, liver, renal, BM function

⑤ PaO_2 〉 50 mmHg, no CO_2 retention

2. Re-evaluation for initial response

(1) 치료 6~12주 후 initial response를 full re-evaluation하여 (initial staging procedure를 다시 시행) response를 평가

(2) Re-evaluation 결과로써 다음을 예측 가능

① Median/ long-term survival : CR이 오지 않은 경우 불량

② Second-line chemotherapy에 대한 반응 여부 : initial response가 불량하면 second-line에도 잘 듣지 않는다.

③ Cure의 가능성 : initial response가 CR이 오지 않은 경우 cure의 가능성은 거의 없다.

3. Prophylactic cranial irradiation (PCI)

(1) CR이 온 SCLC 환자에게 적용

(2) Brain metastasis 발생↓ … PCI 안 할 경우 2년 이상 생존 SCLC 환자의 60~80%에서 brain metastasis 발생.

(3) Survival benefit은 그리 크지 않다. (5%)

예방 (prevention)

(1) **금연** : "the most effective lung cancer prevention"

(2) Chemoprevention

- NSAIDs, Red wine, Statin.. : 입증된 것은 없음.
- 오히려 vitamin E와 β-carotene은 heavy smoker에서 lung cancer ↑

기타 종양질환

A. 양성 폐종양 (benign lung tumor)

- 전체 primary lung tumor의 〈5%
- 이중 90% 이상이 bronchial adenoma 또는 hamartoma
- 우리나라에서는 lung cancer와 감별이 필요한 benign small nodule의 80%는 TB granuloma

1. Bronchial adenoma

(1) 역학

- 평균 발생 나이 : 45세
- Benign lung neoplasm의 50%
- 80%가 central location : "endobronchial lesion"
- 분류 ① Carcinoid (80~90%)
  ② Adenocystic tumor (= cylindroma, 10~15%)
  ③ Mucoepidermoid tumor (2~3%)

(2) 임상양상 (clinical manifestations)

- Symptoms : chronic cough, recurrent hemoptysis etc.
- Endobronchial obstruction → atelectasis, postobstructive pneumonitis, abscess
- Paraneoplastic syndrome ⋯ ACTH, AVP 분비
- Carcinoid syndrome
  a. Uncommon ⋯ metastatic carcinoid disease에서 유발 가능 (liver etc.)
  b. Cutaneous flushing, Bronchoconstriction, Diarrhea, Valvular heart disease
  ⋯ SCLC는 'no carcinoid syndrome'

(3) 진단 (diagnosis)

- Bronchoscopic biopsy ⋯ hypervascular tumor로서 bleeding 주의
- DDx. : SCLC ("small round cell" on histology)

(4) 치료 (treatment)

· Surgical excision !!! ∵ malignant potential (+)

· 5년 생존율 : 95% (LN 침범 있으면 70%)

2. Hamartoma

(1) Peak incidence : 60세

(2) Diagnosis : "popcorn calcification"이 없으면 상당수 surgical resection 후 진단

(3) Treatment : 증상을 일으키거나 malignancy와 감별할 경우가 아니면 observation

B. Metastatic pulmonary tumors

1. 특징 (Figure 14-9)

(1) Lung은 다양한 extrathoracic primary cancer의 metastatic sites

(2) 대개 incurable

2. 고려해야 할 상황

(1) Solitary lung nodule → "second primary disease"일 가능성도 있다.

(2) Multiple lung lesion을 resection 시도해볼 수 있는 경우

① 환자 상태가 operable하고

② Primary disease가 성공적으로 치료되었고 (1년 이상 disease-free)

③ Resection으로써 모든 lesion을 제거할 수 있을 때

→ Osteosarcoma, colorectal, uterine, cervix, head & neck, breast, testis, salivary gland, melanoma, bladder, kidney tumors

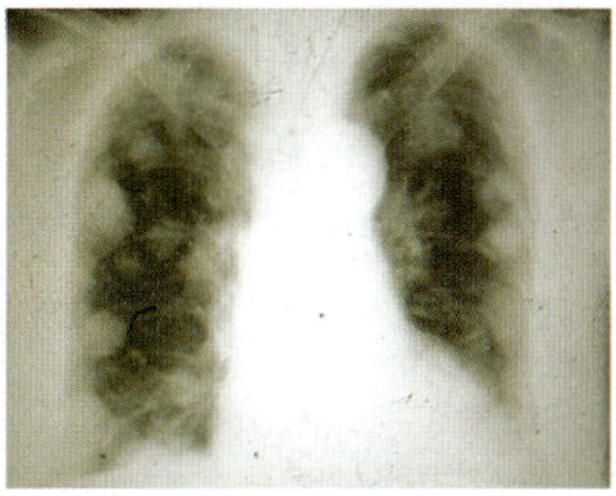

Figure 14-9 Lung metastases.
다양한 크기의 round nodule, mass가 다수 관찰된다.

15

Pleural Effusion

흉막 삼출

서론 (introduction)

A. 해부학 (anatomy)

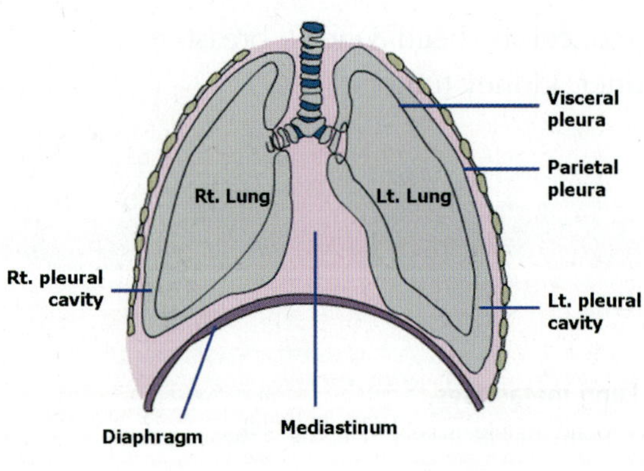

Figure 15-1 Pleura.
Lung은 2겹의 흉막(pleura)으로 쌓여 있는데 안쪽을 visceral pleura, 바깥쪽을 parietal pleura라 한다. 좌우의 폐는 종격동(mediastinum)으로 차단되어 있고 횡격막(diaphragm)에 의해 복강과 분리되어 있는데 parietal pleura는 mediastinum과 diaphragm과 공간 없이 붙어 있다. 반면에 visceral pleura와 parietal pleura 사이에는 공간이 있어서 이를 흉막강(pleural cavity)라 한다. 정상적으로 이 pleural cavity 내에는 5~10mL의 흉수가 존재한다. 흉수는 정상적으로는 parietal pleura의 capillaries로부터 pleural cavity로 나왔다 parietal pleura의 lymphatics로 흡수된다.

B. 용어 (terminology)

(1) **Pleural effusion** : 정상적으로도 pleural cavity 안에는 5~10 mL의 fluid가 존재한다. 일반적으로 pleural effusion은 fluid accumulation이 신체검진이나 방사선학적으로 확인되는 경우를 말한다.

(2) **Parapneumonic effusion : bacterial pneumonia, lung abscess, bronchiectasis와 동반되어 존재하는 pleural effusion** (Harrison)

(3) **Complicated parapneumonic effusion : 치료를 위해서는 'thoracentesis 이상의 effusion drain procedure(repeated thoracentesis, tube thoracostomy 등)'가 필요한 상황의 parapneumonic effusion**

(4) **Empyema : grossly purulent effusion** (Harrison)

C. Pleural effusion의 원인 (Figure 15-2)

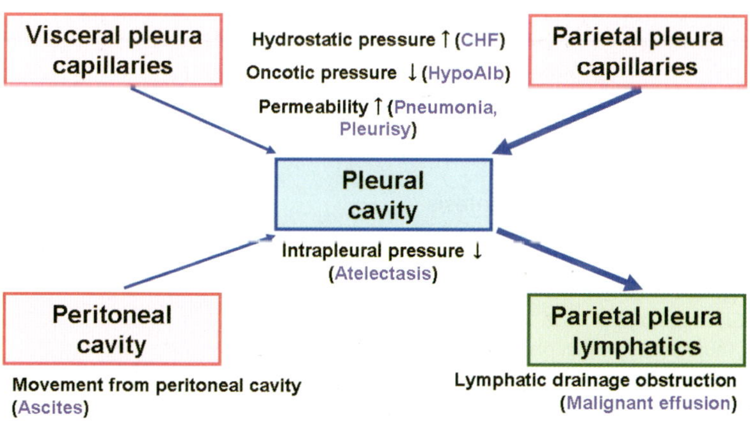

Figure 15-2 Mechanisms of pleural effusion.
Pleural fluid는 parietal pleura의 capillary로부터 pleural cavity로 들어와서 parietal pleura의 lymphatics로 제거된다. 이 밖에 visceral pleura capillary와 peritoneal cavity로부터도 fluid가 올 수 있다. 이런 과정에 장애가 생기면 fluid accumulation이 발생한다.
(1) **Capillary circulation에 변화가 있는 경우.** 우선 capillary의 hydrostatic pressure가 증가하거나(eg, Heart failure), oncotic pressure가 감소(eg, Severe hypoalbuminemia)하면 pleural effusion이 발생할 수 있다. Inflammation에 의해 capillary permeability가 증가하는 경우(pneumonia,pleurisy)에도 pleural effusion이 발생한다.
(2) **Pleural cavity 내 압력이 감소하는 경우.** (eg, Atelectasis)
(3) **Lymphatic drain이 감소하는 경우.** (eg, Malignant pleural effusion)
(4) **Peritoneal cavity로부터 fluid가 이동해온 경우.** (eg, Ascites)

임상양상 (clinical manifestations)

1. 증상 (symptoms)

(1) Pleuritic chest pain : 호흡으로 악화되는 sharp pain

(2) Dyspnea : pleural effusion의 양이 많으면 ipsilateral lung이 passive atelectasis

2. 징후 (signs)

(1) Ipsilateral breath sound ↓

(2) Dullness

(3) Vocal/tactile fremitus ↓

진단 (diagnosis)

*** Pleural effusion의 diagnostic approach**

① **Chest x-ray with both decubitus → Thoracentesis**
② **Gross findings** : Empyema, Chylothorax, Hemothorax 감별
③ **Transudate vs. Exudate**
④ Transudate → Heart, Liver, Kidney 중 문제 (further W/U 불필요)
⑤ Exudate → 추가 W/U : Glucose, Amylase, ADA, Culture, AFB, Cytology
⑥ Biopsy : Pleural biopsy, Thoracoscopy/Open pleural biopsy

*** Pleural effusion의 원인질환**

(1) **m/c pleural effusion : Left ventricular failure (CHF)**
(2) **m/c exudate pleural effusion**
① **Parapneumonic effusion**
② **Malignant pleural effusion**
③ **TB pleurisy**
(3) **m/c malignant pleural effusion (75%를 다음 3질환이 차지)**
① **Lung cancer**
② **Lymphoma**
③ **Breast cancer**

A. 환자에 대한 접근법 (approach to patients with pleural effusion)

1. Chest radiograph (Figure 15-3)

(1) 'Costophrenic angle (CPA) blunting'

- CPA에 lateral meniscus sign이 나타난다. 단, 〉 300~500 mL이어야 → lateral view가 더욱 sensitive하다.

(2) **Both decubitus view**

① Ipsilateral decubitus view : fluid shifting(+) → pleural effusion confirm 가능

* **1 cm 이상의 shifted fluid 있으면 bedside에서 thoracentesis가 가능**하다.

② Contralateral decubitus view : effusion에 가려 있던 parenchymal lesion을 발견 가능.

2. Pleural tapping (diagnostic thoracentesis)

(1) Gross findings

- Serous (clear, yellowish)
- Serosanguineous (clear, reddish)
- Bloody : Hemothorax
- Purulent or pus : Empyema
- Milky : Chylothorax

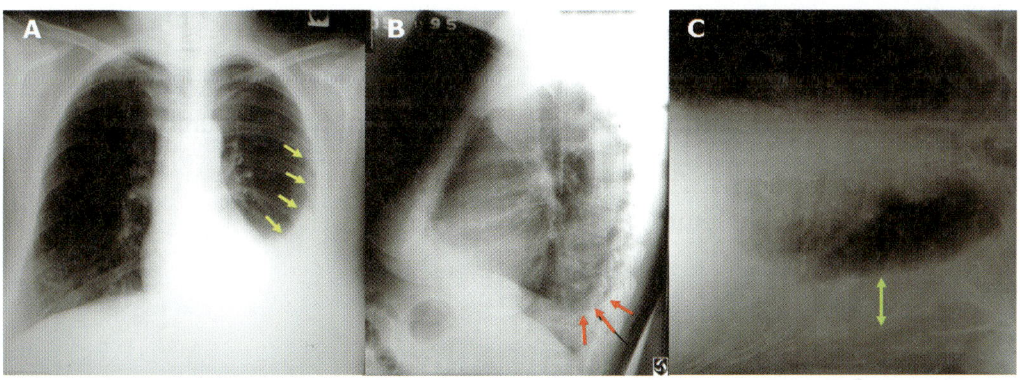

Figure 15-3 Pleural effusion on chest radiograph.
(A) Erect (PA) view : blunt CPA 또는 꼬리가 pleura wall을 따라 올라가는 형태의 'meniscus sign'이 관찰된다.
(B) Lateral view : 소량이라 PA view에서는 확인이 안되는 CPA blunting 소견도 보다 민감하게 관찰할 수 있다.
(C) Decubitus view : Erect view에서는 음영이 없는 지점에서 decubitus view에서 shifted fluid가 보이면 pleural effusion이 있다는 의미이고 이것이 1cm 이상의 두께로 확인될 경우 bedside thoracentesis가 가능하다. 3cm일 때 pleural effusion의 양은 약 1L

(2) Exudate vs. Transudate ?

a. 왜 exudate인지 transudate인지를 구별하는가? : 진단에 가장 도움이 되기 때문

b. Exudate 진단기준 (Light criteria) : 1 of

① pleural protein/ serum protein 〉 0.5

② pleural LDH/ serum LDH 〉 0.6

③ pleural LDH 〉 serum LDH upper normal limit의 2/3 (대개 200 IU/mL)

(3) Transudate인 경우

a. 대개 다음 중에 원인이 있다.

① CHF

② LC

③ Nephrotic syndrome

④ Systemic hypoalbuminemia

b. 대개 추가적인 검사가 불필요하다.

(4) Exudate인 경우 → 추가 검사로써 진단에 접근한다.

*** Exudate 시 추가 검사 항목**
: C/C, D/C, Amylase, Glucose, ADA, albumin, CEA, AFB smear/culture, bacterial smear/culture, cytology
cf. 실제 임상에서는 대개 환자를 두번 찌르기보다는 첫 천자 때 이런 검사를 함께 낸다.

a. Cell count, differential count (C/C, D/C)

① PMN (poly) predominant : Parapneumonic effusion

② Lymphocyte predominant : TB pleurisy, Malignant effusion

③ Eosinophil predominant : Paragonimiasis, Hydropneumothorax

b. Amylase ↑ 인 경우 고려할 질환

① Esophageal rupture

② Pancreatitis

③ Malignancy

c. Glucose 〈 60 mg/dL인 경우 고려할 질환

① Malignancy

② Bacterial infections

③ Rheumatoid pleuritis

d. ADA (adenosine deaminase) ↑ : TB pleurisy

e. **CEA (carcinoembryonic antigen) ↑ : malignant pleural effusion**

f. Cytology (+) : malignant pleural effusion

g. Bacterial smear/culture in parapneumonic effusion

① m/c G(+) : *S. aureus* cf) *S. pneumoniae*는 드물다

② m/c G(-) : *E. Coli*

③ **Mixed infection with anaerobe : 1/3**

3. Biopsy

(1) Bedside pleural biopsy

(2) Thoracoscopic biopsy

(3) Open pleural biopsy

B. 원인질환이 확인되었을 때

1. 악성 흉막삼출 (malignant pleural effusion, MPE)

(1) 기전

① Dissemination from lung parenchymal tumor

② Blockade of pleural drainage by tumor

③ Blockade by mediastinal tumor involvement

(2) **진단**

① **Pleural cytology : 1st choice**

② **Thoracoscopic biopsy** : next choice

* **Bedside pleural biopsy는 yield ↓**

∵malignant cell은 biopsy하기 어려운 diaphragmatic pleura나 mediastinal pleura에 주로 분포한다.

2. 결핵성 흉막염 (TB pleurisy)

(1) 원인

① Hypersensitivity reaction to TB protein in pleural space

… 2/3가 5년 이내에 pulmonary TB 발병

② Subpleural TB focus → rupture into pleural space

… 1/3이 pulmonary TB 동반

(2) 진단

① TB marker ↑

〈1〉ADA 〉 40iU/L

〈2〉Interferon-γ 〉 140 pg/mL

〈3〉TB PCR (+)

② Culture (30~70% positive) cf. AFB smear (+) : rare

③ Biopsy (50~80% positive)

④ ②+③ : 95% positive

3. 유미흉 (chylothorax)

(1) 원인 : 흉관손상에 의한 TG-rich pleural effusion

① Mediastinal tumor (lymphoma 등) : m/c cause

② Trauma (surgery 등) ... Harrison이 말하는 m/c cause

* yellow-nail syndrome : hypoplastic *or* dilated lymphatics

→ triad : slow growing yellow nails + lymphedema + effusion

(2) 진단

① **Pleural fluid**

〈1〉Gross : milky

〈2〉TG 〉 110mg/dL : 진단 기준

〈3〉Chylomicron(+)

② Lymphangiography : thoracic duct의 leakage 확인과 localization

③ CT : for mediastinal lesion (tumor, lymph nodes)

cf. **Pseudochylothorax** : 흉관손상과 무관한 cholesterol-rich pleural effusion

원인 : **chronic pleurisy (TB 등)**

Pleural fluid 소견 : **cholesterol crystal (+), Chylomicron (-)**

4. 혈흉 (hemothorax)

(1) 진단 : Grossly bloody, **Pleural hematocrit 〉 50% of peripheral blood hematocrit**

(2) 원인

① **Trauma (m/c)**

② **Pulmonary infarction**

③ Pleural malignancy : Lung cancer, Malignant mesothelioma

④ Aortic rupture : lt. side, with mediastinal widening ... aortic valve 위쪽이 m/c

5. 폐색전증(pulmonary embolism)에 의한 pleural effusion

(1) 원인이 불분명한 **exudate**의 '흔하게 간과되는 원인'

(2) Anticoagulation 후에도 pleural effusion이 증가하는 경우

① Recurrent emboli

② Complications : hemothorax, pleural infection

6. 기타 질환에 의한 pleural effusion

(1) Viral infection : 원인이 불분명한 exudate의 ~20%가 저절로 좋아지며 상당수가 viral infection일 것으로 생각된다.

(2) AIDS 환자

① Kaposi's sarcoma (m/c)

② Parapneumonic effusion

③ Others : TB, cryptococcosis, lymphoma

* Pneumocystis pneumonia는 effusion 드물다.

(3) Intraabdominal abscess : 다음의 경우에 의심해야

① Fever (+)

② PMN predominant exudate

③ No pulmonary parenchymal infection

(4) Asbestos pleural effusion

(5) Meigs' syndrome : ① Benign ovarian tumors ② Ascites ③ Pleural effusion

(6) Ovarian hyperstimulation syndrome

(7) Drugs : 대개 eosinophilic

(8) CABG

① 수술 수 주 이내 : 대개 lt. side, bloody with eosinophilic, thoracentesis 1~2번에 잘 반응

② 수술 수 주 이후 : 대개 lt. side, clear yellow, small lymphocytes, recur 잘 함

(9) 기타 : abdominal surgery, radiation therapy, heart/lung/liver transplantation, central line insertion

치료 (treatment)

A. 원인 질환별 치료

1. 부폐렴 삼출 (parapneumonic effusion)

(1) Uncomplicated parapneumonic effusion

① **Antibiotics** : 폐렴의 원인균에 맞게 사용 + **anaerobe도 cover**해야

→ β-lactam + anti-anaerobe

② Diagnostic thoracentesis : if shifting 〉 1cm

(2) **Complicated parapneumonic effusion**

a. 개념 : 치료를 위해 'a thoracentesis 이상의 drain procedure'가 필요한 상황 → 그냥 놔두면 sequelae가 남아 lung volume이 감소할 수 있다.

b. 임상적 지표 (중요한 순서대로)

① **Gross pus : "empyema"**

② **Gram stain(+) 또는 culture(+)**

③ **Pleural glucose 〈 60mg/dL**

④ **Pleural pH 〈 7.20**

⑤ **Loculated effusion**

c. 치료 : Antibiotics +

① Repeated thoracentesis

② **Tube thoracostomy**

③ **Intrapleural fibrinolysis** : streptokinase, urokinase

(if response ↓ *or* septated effusion)

④ Thoracoscopy : adhesion 제거

⑤ Decortication

> ** Pleural effusion에서 가장 흔한 문제 :
> Q : Complicated parapneumonic effusion 지문 → 치료는?
> A : Antibiotics + Chest tube thoracostomy

d. 합병증

① **Lung volume 감소**

② **Bronchopleural fistula (BPF)**

2. Malignant pleural effusion

(1) **치료 적응증 : dyspnea로 인해 lifestyle이 compromised될 때**

(2) **치료 방법**

① Small indwelling catheter insertion *or*

② **Chest tube thoracostomy with pleurodesis**

a. **Pleurodesis의 금기**

〈1〉Obstruction of the main bronchus

〈2〉Extensive trapped lung

*〈1〉,〈2〉 : chest tube insertion 후에도 lung 안 펴져 tube 제거 어려울 수 있다.

〈3〉Relative contraindications

-1.**Terminal patient**

-2. Poor performance state

-3. Low pleural pH, glucose 등

b. Chemical pleurodesis

〈1〉Talc

a. 종류 : slurry (chest tube 용), poudrage (thoracoscopy 용)

b. 장점 : 효과 가장 우수, 값이 싸다

c. 합병증 : **ARDS**, pain, fever, empyema, arrhythmia

〈2〉Tetracycline, doxycycline

〈3〉Bleomycin

〈4〉*Corynebacterium parvum*

3. TB pleurisy

* commonly unilateral

(1) **항결핵치료 : 폐결핵과 동일** (effusion은 첫 진단때 완전히 배액하는 것이 좋다.)

(2) Corticosteroid : very ill patient에서 사용 가능

4. Transudative pleural effusion

(1) Heart failure … 대부분 bilateral (rt. 〉 lt.)

① Heart failure에 준해서 치료하되 다음의 경우에는 **diagnostic thoracentesis 필요**

〈1〉**Unilateral**

〈2〉**Febrile**

〈3〉**Pleuritic chest pain**

〈4〉**Unexplained hypoxemia**

〈5〉**Persistent effusion despite diuretic therapy**

② Pleural fluid NT-proBNP 〉 1,500 pg/mL 시 진단적 가치 높음

(2) Liver cirrhosis ("hepatic hydrothorax") … rt. side 70%

① LC with ascites 환자의 ~5%에서 발생

② 대개 diaphragm의 small pores를 통해 ascites가 direct movement한 것

∴ ascites와 동일하게 치료

(3) Nephrotic syndrome : 20%까지 pleural effusion 동반 가능

5. Chylothorax

(1) **Pleural space drainage if sx.(+)**

* Complications : malnutrition, immunologic compromise

(2) **Parenteral hyperalimentation + oral fat ↓ + Medium-chain TG**

: Chyle 생성을 줄인다. (MCT는 직접 portal circulation으로 들어가)

(3) 원인 질환의 치료

① Thoracic duct ligation … lymphangiography로 확인 후

② Mediastinal tumor 있으면 treatment

6. Hemothorax

(1) **대개는 tube thoracostomy 필요**

- Small일 경우 observation하기도
  ∵ pleural blood는 clot되지 않아 lymphatics로 잘 흡수

(2) Thoracotomy

① Acute bleeding : if pleural bleeding 〉 200mL/h시 반드시 고려

② Clotted hemothorax : decortication하지 않으면 fibrothorax로 진행할 수 있다.

B. 치료 후 합병증

1. Reexpansion pulmonary edema (Figure 15-4)

- 과량(〉1,500 mL)의 pleural drainage 후 발생 (pleural effusion, pneumothorax와 같은 쪽)
- 대개 self-limited : 사망률 20%까지 보고되기도
- 치료 : supportive care (ventilator care 필요하기도)

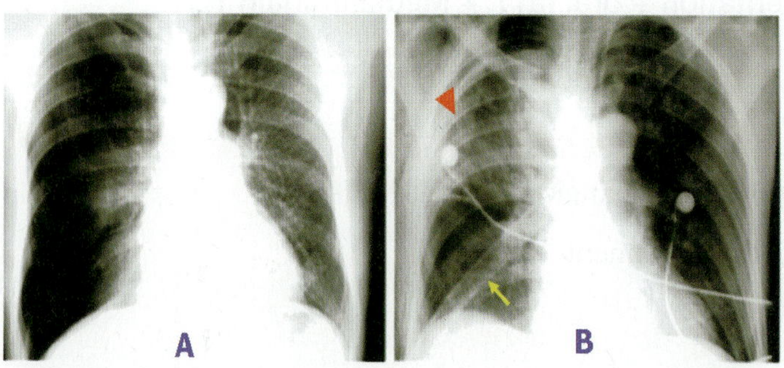

Figure 15-4 Reexpansion pulmonary edema.
(A) Pneumothorax, rt.
(B) Chest tube (노란 화살표) 삽입 후 rt. lung에 pulmonary edema(붉은 화살촉) 발생

16

Pneumothorax

기흉

서론 (introduction)

1. 정의 (definition)

· Pleural cavity 안에 air가 존재하는 것

2. 분류 (classification)

(1) Primary vs. Secondary

① **Primary pneumothorax : underlying lung ds. 없이 발생한 기흉**

② **Secondary pneumothorax : underlying lung ds.가 있으면서 발생한 기흉**

(2) Spontaneous vs. Traumatic

① **Spontaneous pneumothorax : trauma 없이 발생한 기흉**

② Traumatic pneumothorax : trauma로 발생한 기흉

(3) Iatrogenic pneumothorax : medical procedure의 합병증으로 발생한 기흉

(4) **Tension pneumothorax : 기흉이 발생하여 호흡주기 동안 계속해서 pleural space에 양압이 걸리는 경우 → hemodynamic instability 유발**

(5) Catamenial pneumothorax : menstruation cycle에 따라 발생하는 기흉

3. 역학 (epidemiology)

(1) 발생률 : 남자 7.4명/10^5, 여자 1.2명/10^5

(2) **위험인자** (Right, Pleural disease 3rd ed.)

- **Primary spontaneous pneumothorax**
  - **① 남자 (20~40대)**
  - **② 흡연**
  - **③ Thin & Tall ('세장형')**
  - **④ 가족력 (+)**
  - **⑤ Bronchial abnormality**
- **Secondary spontaneous pneumothorax : COPD (m/c)**

4. 발병기전 (pathogenesis)

(1) **Visceral pleura의 perforation**

- Spontaneous primary pneumothorax ← apical subpleural bleb의 spontaneous rupture
- Secondary pneumothorax ← COPD 등 기존 폐질환의 bleb, bullae의 rupture
- Iatrogenic pneumothorax
  - ① Percutaneous needle aspiration/ biopsy
  - ② Subclavian central catheter insertion
  - ③ Positive pressure mechanical ventilation

(2) **Parietal pleura의 손상** ← penetration of chest wall, diaphragm, mediastinum, esophagus

(3) **Pleural cavity 내에서 air 발생** ← gas generation in empyema

임상양상 (clinical manifestations)

"Typical primary spontaneous pneumothorax" : 키가 크고 마른 젊은 남자가 갑자기 흉통과 호흡곤란으로 내원한다. 흉통은 호흡으로 악화된다. 신체검진에서 한쪽 폐야의 호흡음이 감소해 있고 타진상 과공명음이 들린다.

1. 증상 (symptoms)

(1) Sudden onset dyspnea

(2) Pleuritic chest pain

2. 징후 (signs)

(1) V/S : BP 확인해야!! (if BP ↓ → tension pneumothorax 의심)

(2) P/E

① 시진 : 흉부 과팽창, subcutaneous emphysema 보일 수도

② Vocal/ tactile fremitus 감소

③ 타진 : Hyperresonance

④ 청진 : 한쪽 폐 breath sound 감소 (양쪽이 차이가 나는 것으로 확인!)

진단 (diagnosis)

1. Chest x-ray

(1) 진단 (diagnosis, **Figure 16-1**)

① **Visceral pleural line**이 관찰된다.

② **Pleural line 바깥쪽은 pulmonary vascular marking이 없어** 새까맣다.

③ 25%에서 pleural effusion 동반 : hydropneumothorax

④ Expiration view : small pneumothorax 진단에 도움.

⑤ Tension pneumothorax (**Figure 16-2**) → Mediastinal shifting

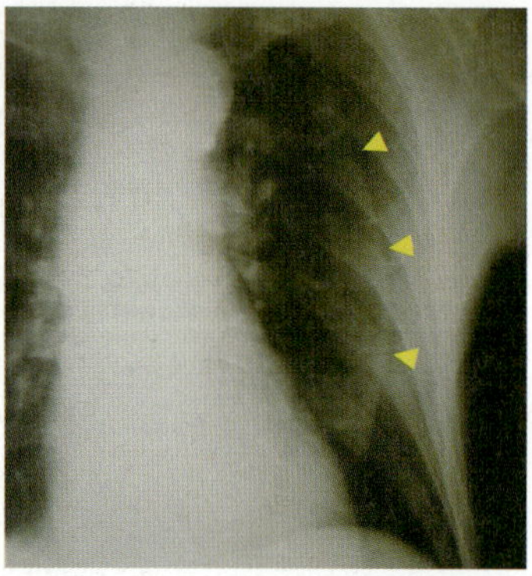

Figure 16-1 Pneumothorax, left.
Visceral pleura가 관찰된다(화살표). Visceral pleura 바깥쪽은 pulmonary vascular shadow가 보이지 않는다.

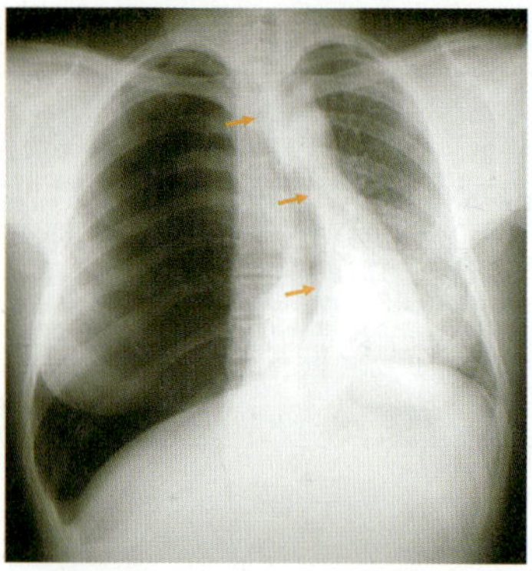

Figure 16-2
Tension pneumothorax, right.
Mediastinal shifting 소견이 관찰된다. 환자는 hemodynamic instability를 보인다.

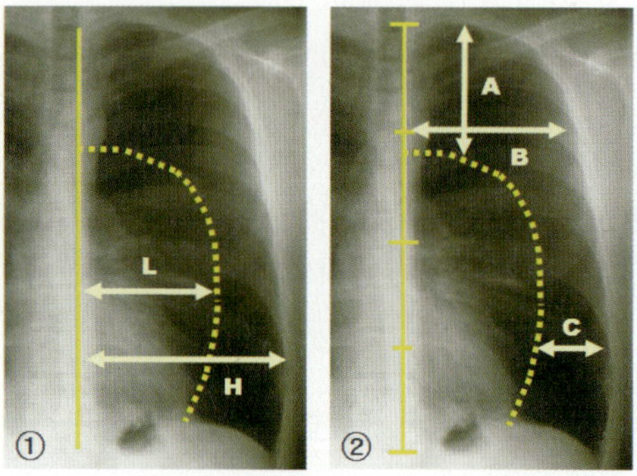

Figure 16-3
Pneumothorax 크기 판정법.

(2) Pneumothorax의 크기 판정 (**Figure 16-3**)

① **% pneumothorax = $(1 - L^3/H^3) \times 100$**

* L : diameter of lung

H : diameter of hemothorax → 평균값 또는 최대값으로 잡는다 (rough estimation)

② % pneumothorax = 4.2 + 4.7 × (A + B + C)

- A : midclavicular line 상에서 lung과 chest wall 사이의 거리
- B : 세로 1/4 지점에서 lung과 chest wall 사이의 거리
- C : 세로 3/4 지점에서 lung과 chest wall 사이의 거리

치료 (treatment)

※ Pneumothorax의 치료는 뜻밖에도 정립되지 못한 부분이 많다. 이와 관련해 중요한 참고문헌으로는 Harrison, Cecil과 Light의 pleural disease, BTS guideline (2003), ACCP consensus guideline(2001)이 있는데 각각 조금씩 차이가 있다. 여기서는 참고문헌을 각각 H, C, L, B, A로 표시한다. H가 제일 중요한 참고문헌임은 틀림 없으나 너무 간략하다. Box로 정리한 부분을 주로 보기를 바란다.

*** Pneumothorax 치료의 목표**

① Lung reexpansion

② Prevention of recurrence : 재발 위험 있을 경우 대부분 시행

1. Primary spontaneous pneumothorax (Figure 16-4)

(1) Lung re-expansion

① Observation with O_2 supplementation

a. 자연적으로 1.25%/일 씩 흡수 ∴15% 기흉은 12일 걸려 흡수

b. 100% O_2를 공급하면 흡수 속도 6배 빨라

∵ Pneumothorax air는 대기처럼 80%가 N_2인데 alveolar space에 O_2가 공급되면 N_2 농도는 낮아져서 pleural space로부터 N_2 농도경사가 급해져 diffusion에 의한 air 제거가 빨라진다.

② Simple aspiration

a. 16G needle

b. Mid-clavicular line, 2nd-3rd intercostal space

③ Closed tube thoracostomy

a. Insertion

〈1〉Postaxillary line, 5th~6th intercostal space

〈2〉Uppermost part of lung까지 위치시켜야

b. Removal : Lung이 full expansion되고 air leak 없어진 후 24h 후 tube 제거

c. Suction : 48 h 이상 air leakage 지속되거나 lung expansion 실패시

* Chest tube bottle system (Figure 16-5)

d. Pleurodesis

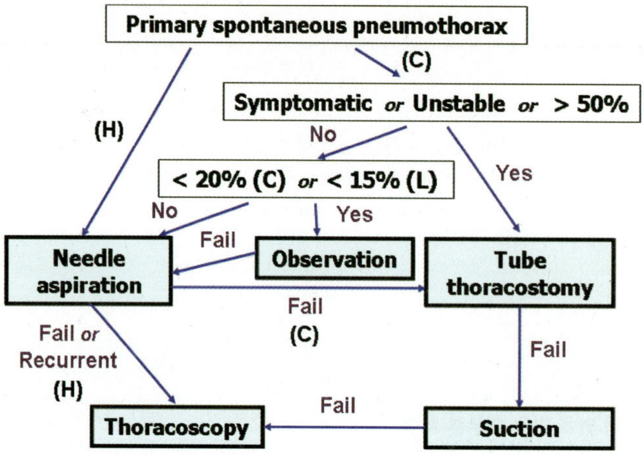

Figure 16-4
Management of primary spontaneous pneumothorax.
Harrison은 아주 간략하게 simple aspiration를 시도한 뒤 실패하거나 재발하면 thoracoscopy를 시행하도록 하고 있다. Cecil을 비롯해 일반적으로는 small (〈20% 또는 〈15%) pneumothorax는 O_2 supplementation하면서 observation하고 medium size(~50%)는 simple aspiration, large(〉50%) 또는 symptomatic, unstable (eg, tension pneumothorax)한 경우에는 tube thoracostomy를 하고 있다.

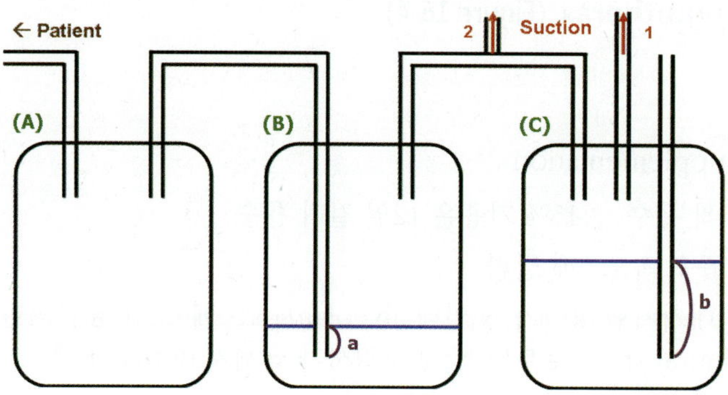

Figure 16-5 Three bottle system.
Chest tube는 이와 같은 bottle system으로 연결한다. (A)는 air 이외의 fluid, pus 등을 collecting할 수 있는 bottle이다. Air는 환자가 기침을 하거나 중력의 힘이 a만큼의 물기둥을 밀어낼 수 있는 상황이 되면 (B) bottle로 이동된다. (C) bottle이 하나 더 있으면 suction을 할 수 있는데 suction의 효율성은 오로지 b-a의 높이 차이에 의해서만 결정된다. Suction은 1 또는 2에서 이루어진다. 대개 병실은 1에서 suction을 하며 (C) bottle이 병실 벽에 붙어있다. 대개 collecting (A) bottle이 (B) bottle보다 크다.

④ Thoracoscopic procedure
  a. Endoscopic blebs stapling
  b. Pleurodesis
⑤ Open thoracotomy : if thoracoscopy failed

(2) Prevention of recurrence ∵ 재발률 50%
① Chemical pleurodesis : instillation of sclerosing agents
  a. Agents : Talc, Tetracycline, Bleomycin, *Corynebacterium parvum*
  b. 방법 : chest tube, thoracoscopy
② Pleural abrasion (mechanical pleurodesis) : thoracoscopy 또는 open

2. Secondary spontaneous pneumothorax

(1) Lung re-expansion ← Tube thoracoscopy

(2) Prevention of recurrence … primary보다 재발률 더 높다.

3. Tension pneumothorax

: Rapid aspiration → Tube thoracostomy

4. Iatrogenic pneumothorax

(1) Pneumothorax on mechanical ventilation

→ Tube thoracostomy ∵ positive pressure에 의한 pneumothorax

(2) Other iatrogenic pneumothorax … size에 따라 대처

* Percutaneous aspiration/biopsy 후에 발생한 경우 simple aspiration으로도 효과적

5. Traumatic pneumothorax

→ Tube thoracostomy

6. Catamenial pneumothorax

· 원인 : pleural endometriosis, diaphragmatic defect

· 치료

① Suppression of ovulation

② Thoracoscopy : pleural foci 제거, diaphragmatic defect repair

*** Pneumothorax 치료 정리**

(1) **Re-expansion of lung**

· Tube thoracostomy를 우선적으로 고려하는 경우

① Traumatic
② Spontaneous 중
〈1〉Secondary
〈2〉Primary 중 large (〉50%)
③ Iatrogenic 중
〈1〉Mechanical ventilation 중 발생
〈2〉Percutaneous procedure 후 발생한 large pneumothorax

· 기타 상황중 중요한 것들

① Spontaneous primary
〈 15% → Observation with O_2, 15~50% → Needle aspiration
② Tension pneumothorax : 우선 급하니 needle aspiration 후 tube thoracostomy 시행

· Tube thoracostomy가 실패한 경우

→ Suction → Thoracoscopy → Open thoracotomy 차례로 시도

· '수술적 치료'를 고려하는 경우 (thoracostomy로 한계가 있을 때 아래 상황시 고려하기도)

① Bilateral ② Recurrent ③ 저압환경에서 근무 또는 거주
④ Air leak 〉 72h ⑤ Hemothorax(+)

(2) **Prevention of recurrence** : 재발 가능성이 있으면 대개 시행 → Chemical pleurodesis, pleural abrasion

17

Mediastinal, Diaphragmatic, and Chest Wall Diseases

종격동, 횡격막, 흉벽 질환

종격동 (mediastinum)

A. 해부학 (anatomy, Figure 17-1, Figure 17-2)

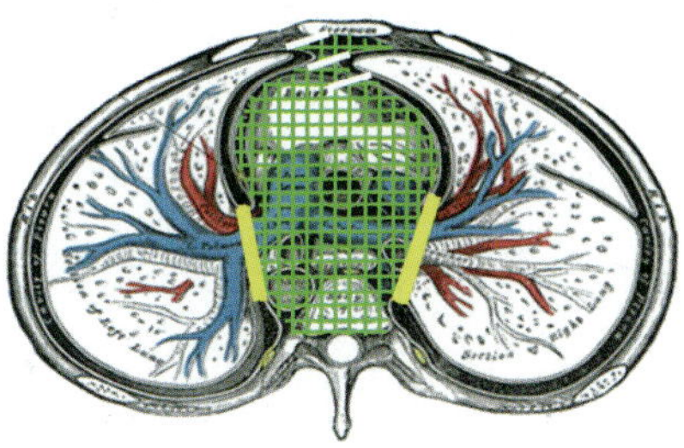

Figure 17-1 Mediastinum. 양쪽 mediastinal parietal pleura 사이의 공간 (체크무늬). 노란색 선으로 표시한 부분이 hilum으로 mediastinum에서 양 lung을 이어지는 구조물이다. Mediastinum은 여러 기관으로 꽉 차 있고 정상적으로 air가 없다.

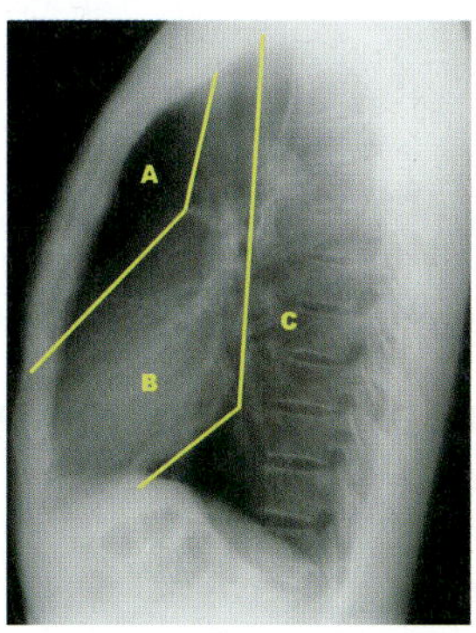

Figure 17-2
Mediastinum의 구역.
(A) Anterior mediastinum
(B) Middle mediastinum
(C) Posterior mediastinum
Middle mediastinum은 heart와 great vessel을 포함하는 구역이며 posterior mediastinum은 trachea 뒤 구역이다. 이와 다른 구분 방법도 있다.

(1) 전종격동 (anterior mediastinum) : **thymus**, Internal mammary a./v., Intrathoracic thyroid/ parathyroid

(2) 중종격동 (middle mediastinum) : **Heart**, **Great vessels** (ascending aorta, transverse arch of aorta, vena cava, brachiocephalic a./v., pulmonary a./ v.), **Trachea, Main bronchi**, Phrenic n., Vagus n.

(3) 후종격동 (posterior mediastinum) : **Descending thoracic aorta, Esophagus**, Thoracic duct, **Vertebra**, Sympathetic chain, Azygos/ hemiazygos v.

B. 종격동 종양 (mediastinal tumor)

1. 원인 (etiology)

* Older patients : secondary metastatic carcinoma (from lung) ↑

Younger patients : primary mediastinal tumor ↑

(1) **Ant. mediastinum (Figure 17-3)**

① **Thymoma (m/c) (Figure 17-4)**

a. 40%에서 myasthenia gravis 동반

b. Paraneoplastic syndrome ↑

〈1〉Cushing's syndrome

〈2〉Pure red cell anemia

〈3〉Hypogammaglobulinemia

c. Malignant 가능성 (+) → ∴ Op. + RTx.

* Thymoma는 병리소견만으로는 benign thymoma와 (invasive) thymic carcinoma를 구별할 수 없고 악성 여부는 주위 조직 침범이나 전이 소견 등 임상적으로 판단해야 한다.

② **Lymphoma**

③ **Teratoma (Figure 17-4)**

④ **Intrathoracic goiter (thyroid)**

⑤ **Mediastinal germ-cell tumors** : young age의 'mid-line tumor'

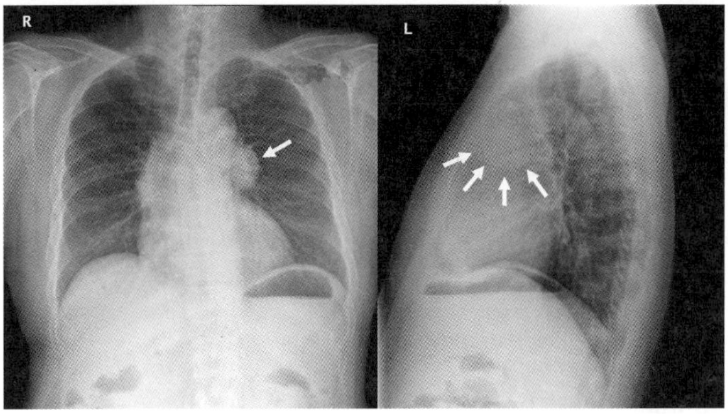

Figure 17-3
Ant. mediastinal tumors on chest x-ray
Mass의 base가 넓어 mediastinal origin임을 짐작하게 한다. Lateral view에서 ant. mediastinum에 위치한 round mass가 잘 보인다.

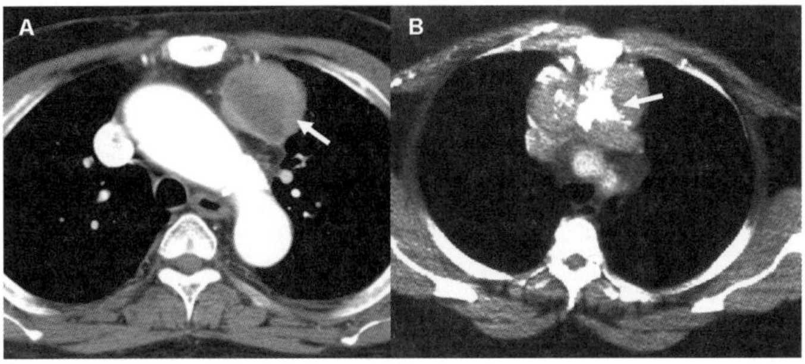

Figure 17-4
Ant. mediastinal tumors on CT
(A) Thymoma : ant. mediastinal mass 중 가장 흔하다.
(B) Teratoma : mass 중간에 coarse calcification (non-enhanced CT에서 very high attenuation)이 보인다.

(2) **Middle mediastinum**

① Vascular mass : aneurysm

② Lymphoma

③ Lymph node enlargement

④ **(Pleuro)pericardial cyst, Bronchogenic cyst**

⑤ Morgagni hernia

(3) **Post. mediastinum**

① **Neurogenic tumor (m/c)** : **neurilemmoma (schwannoma)**, ganglioneuroma, neuroblastoma, neurofibroma (von Recklinghausen's disease)

② Meningocele/ meningomyelocele

③ Gastroenteric cyst

④ Esophageal diverticula

⑤ Bochdalek hernia

2. 증상 (symptoms)

(1) **Asymptomatic : most patients**

(2) Common sx. : chest pain, cough, hoarseness, dyspnea

(3) Associated sx. eg, Thymoma : MG, paraneoplastic syndrome의 증상들

3. 진단 (diagnosis)

(1) **CT** : 'the most valuable imaging technique'

(2) Tissue confirm

① Mediastinoscopy

② Anterior mediastinotomy

③ Others : PCNB, endoscopic sono-guided biopsy, thoracoscopy

C. Pneumomediastinum

1. 서론 (introduction)

(1) 정의 (definition) : 'gas in the interstices of the mediastinum'

(2) 발병기전 (pathogenesis)

① Alveolar rupture → interstitial emphysema → into mediastinum

* Interstitium은 mediastinum으로 연결된다(Figure 17-1).

② Mediastinum 내 구조물인 esophagus나 large airway의 rupture

③ From neck or abdomen

→ Subcutaneous emphysema 또는 pneumothorax도 만들 수 있다.

(3) 원인

① Trauma

② Positive pressure on mechanical ventilation

③ Spontaneously

2. 임상양상 (clinical manifestations)

(1) Severe substernal pain … neck, arm으로 radiating하기도

(2) Hamman's sign : heart beat에 맞추어 들리는 'crunching or clicking' noise … left lateral decubitus position에서 잘 들린다.

(3) Subcutaneous emphysema 보일 수도

3. 진단 (diagnosis)

· **Simple chest radiograph** (**Figure 17-5**)

4. 치료 (treatment)

· Observation with O_2 supplementation → 대부분 호전

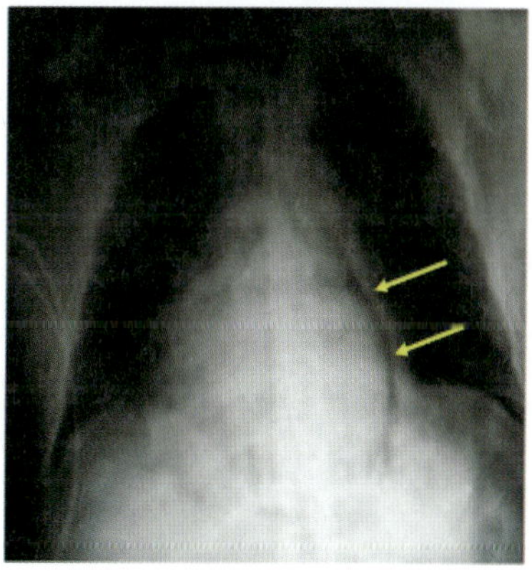

Figure 17-5 Pneumomediastinum.
심장외 변연을 따라 종격동 내 공기가 확인된다(화살표).

D. 급성 종격동염 (acute mediastinitis)

1. 원인 (etiology)

(1) **Esophageal perforation** : spontaneously, esophagoscopy, SB tube

(2) Cardiac surgery : median sternotomy 후 0.4~5.0%에서 발생

2. 임상양상 (clinical manifestations)

(1) Wound drainage (m/c) : esp. after cardiac surgery

(2) Sepsis

(3) Mediastinal widening

3. 진단 (diagnosis) : Mediastinal aspiration

4. 치료 (treatment)

(1) Immediate drainage

(2) Debridement

(3) IV antibiotics * Fatality : 20%

E. 만성 종격동염 (chronic mediastinitis)

*** 원인 : TB (m/c)**, histoplasmosis, (sarcoidosis, silicosis, other fungal disease)

1. Granulomatous mediastinitis

(1) Clinical manifestations : usually asymptomatic

(2) 치료 (treatment) : TB인 경우 anti-TB 치료

2. Fibrosing mediastinitis

(1) 임상양상 (clinical manifestations)

a. SVC, large airway compression

b. Phrenic, or recurrent laryngeal n. paralysis

c. Pulmonary vessels obstruction

(2) 치료 (treatment) : 'mediastinal fibrosis에 효과적인 치료는 없다.'

횡격막 (diaphragm)

A. Diaphragmatic paralysis (motion abnormality)

1. Bilateral diaphragmatic paralysis

(1) 원인 (etiology) : High spinal cord injury, Thoracic trauma, Multiple sclerosis, Anterior horn disease, muscular dystrophy

(2) 임상양상 (clinical manifestations) : Hypercapnic respiratory failure, cor pulmonale, RV failure, Atelectasis, Pneumonia

(3) 진단 (diagnosis) : Transdiaphragmatic pressure 측정

(4) 치료 (treatment) : Assisted ventilation (eg, Nasal intermittent positive airway pressure), Diaphragmatic pacing (if nerve is intact)

2. Unilateral diaphragmatic paralysis

(1) 원인 (etiology) : n. invasion from malignancy (lung cancer가 m/c)

(2) 임상양상 (clinical manifestations) : 대개 asymptomatic (VC, TLC 25% 가량 감소)

(3) 진단 (diagnosis)

a. Chest x-ray : expiration & inspiration view가 도움이 된다.

b. Sniff test : Fluoroscopy로 sniffing으로 병측 diaphragm이 inspiration 시 negative pressure에 의해 paradoxical하게 upward로 이동.

(4) 치료 (treatment) : 원인질환 치료 (증상 없고 chest x-ray 정상이면 observation)

B. Diaphragmatic fatigue (dysfunction)

(1) 원인 (etiology)

① Lung hyperinflation (m/c) : Asthma, COPD → Diaphragm flattening → 정상 expanding action 어려워짐.

② Mechanical load ↑ : Ventilatory demand ↑, Airway resistance ↑

③ Muscle contractility/ endurance ↓ : Hypoxia, electrolyte abnormalities, Drugs (steroid, aminoglycoside, m. relaxant, sedatives etc.)

(2) 진단 (diagnosis) : Transdiaphragmatic pressure, EEG, MIP

(3) 치료 (treatment)

① Mechanical load ↓

a. Hyperinflation ↓ : Asthma/ COPD control

b. Airway resistance ↓ : bronchodilator, infection/ inflammation control

c. Ventilatory demand ↓ : O_2 supplement, Fever control, Avoid caloric load

② Respiratory m. contractility/endurance ↑

a. O_2 supplement

b. Nutrition ↑

c. Cardiovascular performance ↑

d. Electrolyte correction : Na, K, Ca, P

e. Drug therapy : β_2 agonist, caffeine

f. Check for hypothyroidism, drugs(steroid, aminoglycoside, m. relaxant, sedatives etc.)

g. Ventilatory m. training

③ Respiratory m. coordination/energy conservation ↑

④ Rehabilitation

⑤ Resting

C. 딸꾹질 (hiccup, singultus)

(1) Hiccup이란? Inspiration effort 동안 glottis가 닫히고 나서 발생하는 diaphragmatic spasm.

(2) 원인 (etiology)

① 대개 특별한 원인을 찾을 수 없으며 self-limited

② CNS disorder : encephalitis, stroke, tumor

③ Uremia

④ Herpes zoster

⑤ Diaphragm을 자극할 수 있는 pleural, abdominal processes

⑥ Psychogenic

(3) 치료 (treatment) : when hiccups are chronic or debilitating

① Local anesthesia

② Phrenic n. crushing

③ 약물 치료 : chlorpromazine 등

흉벽 (chest wall)

A. Kyphoscoliosis

(1) 역학 (epidemiology)

① 전인구의 3%에서 spinal curvature 이상(+), 이중 3%에서만 lung, heart에 영향 주어 증상(+)

② 대개 idiopathic, 우리나라는 결핵 후유증도 많아

③ Childhood 때 시작 → Ventilatory failure로 30~50세경 사망 가능

(2) 진행과정 (pathogenesis)

① Extrapulmonary restrictive ventilatory disease (**Figure 17-6** 참조)

→ ② V/Q mismatch

→ ③ Chronic alveolar hypoventilation

→ ④ Hypoxic pulmonary vasoconstriction

→ ⑤ Pulmonary hypertension

→ ⑥ Cor pulmonale

→ ⑦ Dyspnea without cough, sputum

(3) 임상양상 (clinical manifestations) : dyspnea without cough, sputum

(4) 진단 (diagnosis) : simple x-ray (**Figure 17-6**, **Figure 17-7**)

* Cobb's angle : scoliosis severity index

(5) 치료 (treatment)

① Surgical correction : 일찍 시행할수록 더 효과적이긴 하지만, cosmetic effect 외에 pulmonary function과 증상에 대한 효과는 미미한 경우가 많다. 일단 cardiopulmonary failure가 발생한 후에는 op.는 high mortality의 위험성이 있다.

② Nighttime mechanical ventilation, Nasal CPAP

③ Weight reduction in obese patients, Stop smoking

B. 섬유흉 (fibrothorax, Figure 17-8)

(1) 원인 (etiology) : hemothorax, empyema, asbestosis

(2) 치료 (treatment) : kyphoscoliosis와 유사

C. Flail chest

(1) 원인 (etiology) : **trauma, CPR**

(2) 발병기전 (pathogenesis)

① **3개 이상의 인접한 rib의 fracture 또는 sternum과 rib의 combined fracture에 의해 inspiration 시에 paradoxical하게 inward movement를 보이는 flail segment가 발생**

② Insufficient ventilation → work of breathing ↑

③ Hypoxemia ← V/Q mismatch, lung contusion

(3) 치료 (treatment)

① Mechanical ventilation : reserved for ventilatory failure

② Supportive care : O_2 supplement, airway clearing, infection prevention

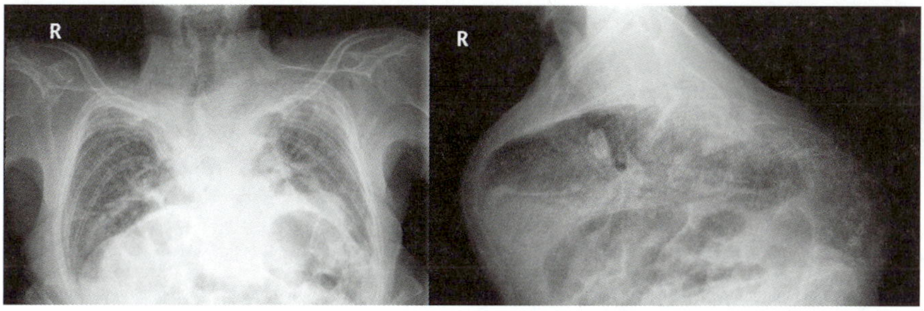

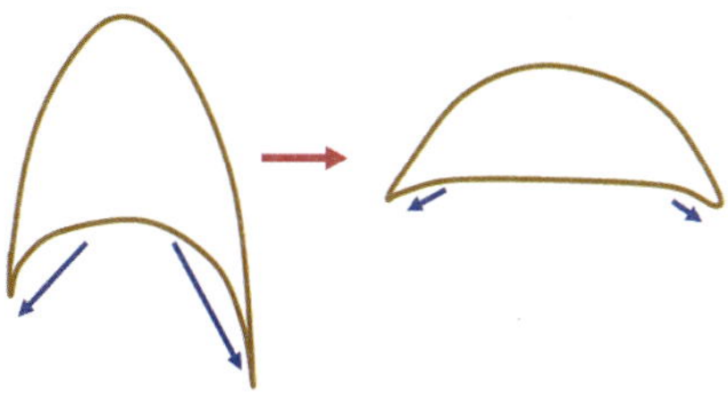

Figure 17-6 Kyphosis.
Chest PA와 lateral view를 보면 thoracic vertebra의 후만증(kyphosis)이 관찰된다. 이 경우 아래 모식도와 같이 diaphragm의 sharpness가 거의 소실되어 ventilation에 필요한 pressure generation 능력이 현저히 감소하게 된다. 이런 환자는 결국 ventilatory failure에 빠진다. Scoliosis도 비슷한 기전이다.

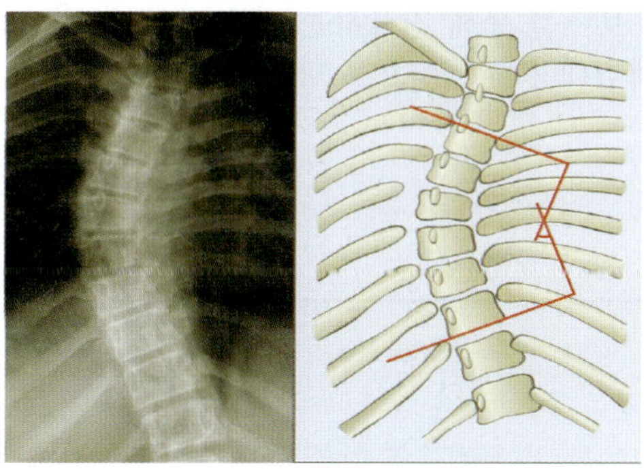

Figure 17-7 Cobb's angle.
Scoliosis에 의한 spinal curve에서 가장 많이 기울어진 제일 위쪽 vertebra의 윗면과 제일 아래쪽 vertebra의 아랫면이 이루는 각도.

- 〈 60° → ventilatory abnormality 'rare'
- 〉 90° → ventilatory abnormality 'common'

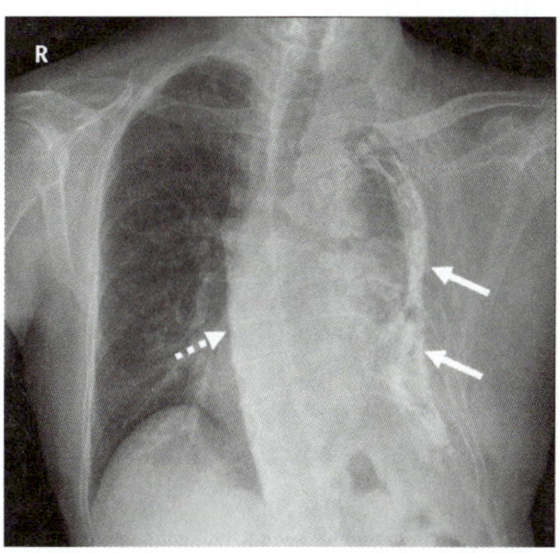

Figure 17-8 Fibrothorax.
Left pleura에 dense calcification이 보인다. 이 환자는 scoliosis도 있다. (점선 화살표)

18

Principles of Critical Care Medicine

중환자 관리 의학

※ Critical care medicine(중환자 의학)이란 말 그대로 중증도가 높은 환자들을 외래나 병실, 응급실에서 일반적으로 이루어지고 있는 수준보다 더욱 집중적인 감시와 관리, 그리고 기계환기법 등 다양한 기구의 보조를 통해 진료하는 것을 말한다. 이번 장에서는 전반적인 중환자관리를 몇가지 핵심내용을 중심으로 다루고자 한다.

서론 (introduction)

1. 환자의 중증도 평가 방법

(1) 예후 (사망) 예측 scoring systems

① APACHE (acute physiology and chronic health evaluation)

- **APACHE II**는 현재 가장 널리 쓰이고 있는 예후 예측 scoring system → 사망률 잘 예측 (**Table 18-1, Table 18-2**)

② MPM (mortality probability model)

③ SAPS (simplified acute physiology score)

(2) 장기 부전 (organ dysfunction) scoring systems

① SOFA (sequential organ failure assessment score)

② MODS (multi-organ dysfunction score)

Table 18-1 APACHE (acute physiology and chronic health evaluation) II score.

다음으로 구성

A. Acute physiology score : V/S, ABGA, e', Scr, CBC, Glasgow coma score : 3~59점

B. Age : 0~6점

C. Chronic health conditions : 0, 2, 5점

A. Acute physiology score	High abnormal range								Low abnormal range
	+4	+3	+2	+1	0	+1	+2	+3	+4
Rectal BT(℃)	≥41	39-40.9		38.5-38.9	36-38.4	34-35.9	32-33.9	30-31.9	≤29.9
Mean arterial pr.(mmHg)	≥160	130-159	110-129		70-109		50-69		≤49
Heart rate(/min.)	≥180	140-179	110-139		70-109		55-69	40-54	≤39
Resp. rate(/min.)	≥50	35-49		25-34	12-24	10-11	6-9		≤5
AaDO2 (if FiO_2>0.5)	≥500	350-499	200-349		<200				
PaO2 (if FiO_2<0.5)					>70	61-70		55-60	<55
Arterial pH	≥7.7	7.6-7.69		7.5-7.59	7.33-7.49		7.25-7.32	7.15-7.24	>7.15
HCO_3^- (if no ABGA)	≥52	41-51.9		32-40.9	22-31.9		18-21.9	15-17.9	<15
[Na+]	≥180	160-179	155-159	150-154	130-149		120-129	111-119	≤110
[K+]	≥7	6-6.9		5.5-5.9	3.5-5.4	3-3.4	2.5-2.9		<2.5
Scr (if ARF(+) → ×2)	≥3.5	2-3.4	1.5-1.9		0.6-1.4		<0.6		
Hct(%)	≥60		50-59.9	46-49.9	30-45.9		20-29.9		<20
WBC (×1,000/mm3)	≥40		20-39.9	15-19.9	3-14.9		1-2.9		<1
Glasgow coma score	15 - GCS								
B. Age points (yr.)	≤44 = 0　45-54 = 2　55-64 =3　65-74 = 5　≥75 = 6								
C. Chronic health points	If severe organ insuff. Hx.(+) or immunocompromised : non-op. or emergency post-op = 5 elective postop. = 2								
APACHE II score = A + B + C									

Table 18-2 APACHE score에 따른 사망률.

APACHE II score	mortality
0~4	< 4%
5~9	< 8%
10~14	< 15%
15~19	< 25%
20~24	< 40%
25~29	< 55%
30~34	< 75%
>34	< 85%

2. ICU(intensive care units, critical care units)의 특징

(1) Nurse to patient ratio ↑

(2) 의사에 대한 접근성 용이

(3) Invasive cardiovascular/ respiratory monitoring이 가능

(4) Mechanical ventilation 등 respiratory support techniques 가능

(5) 약제의 continuous infusion 감시 용이

(6) Ability to provide human end-of-life care

3. Critically ill patient 관리의 원칙

(1) 신속한 initial assessment와 intervention

(2) 진단과 치료 계획 수립에 있어서 폭넓고 깊이 있는 판단이 필요

(3) Physiology와 pathophysiology에 대한 이해를 바탕으로 한 관리

(4) Organ-system interdependence의 이해

(5) Directed and dynamic management approach

쇽 (shock)

→ 순환기학 Chapter 8 참조

심폐소생술 (CPR, cardiopulmonary resuscitation)

* Cardiac arrest에 대한 대응 : 5단계
1. Initial response + BLS (Basic Life Support)
2. Public access defibrillation (가능할 경우)
3. ALS (Advanced Life Support)
4. Post-resuscitation care
5. Long-term management

1. Initial response

(1) **초기 대응 (initial response)**

① **Cardiac arrest인지 확인 : 의식 없고, 움직이지 않고, 호흡이 없으면 CPR 시작해야**

〈1〉 의식 (consciousness state)

〈2〉 호흡 움직임 (respiratory movements)

* Agonal gasps(cardiac arrest 시 가끔 헐떡거리는 흉곽 움직임) → '호흡' 아니다.

〈3〉 맥박 (carotid a., femoral a.) ... 일반인은 확인이 어려워 pulse check는 not recommended

→ Cardiac arrest 또는 impending arrest 확인 또는 의심되면 응급구조팀 (119) 즉시 연락

2. Basic life support (BLS)

· Vital organ perfusion 유지가 목적

· **BLS가 cardiac arrest의 생존율 향상에 가장 중요하다.**

(1) **Airway 확보**

① Head tilt-chin lift maneuver

② Oropharyngeal exploration

③ Foreign-body airway obstruction (FBAO)

← Severe stridor + persistent pulse 보일 경우도 의심해야

〈1〉 Finger sweep : solid material이 airway에 보일 때만 시행

〈2〉 **Heimlich maneuver** (abdominal thrust) : 환자 등 뒤에 서서 양손으로

환자의 횡격막 바닥을 눌러 압력을 가하여 intrathoracic pressure를 높여 foreign body를 배출시키게 함

a. 합병증 (complications) : injuries - fracture (ribs, xiphoid process)

b. 금기 (contraindications) : 〈1세 영아

〈3〉Precordial thump (chest thrusts)

… Vf/VT 유발 가능 → "모니터링 가능한 ACLS에서나 시도" (Harrison)

〈4〉Back blows/slaps

(2) **환기 (ventilation)**

① 공급 방법 : **mouth-to-mouth**, mouth-to-nose, automatic transport ventilator

② Inspiration time/ventilation = 1 sec (chest rise 확인)

③ 속도

〈1〉초기 initial response 단계에서 호흡이 없을 때 2~5회 시행

〈2〉BLS → Compression : Ventilation = **30 : 2 ('1 cycle')**

〈3〉ALS → Compression과 무관하게 8~10/min 속도로 → hyperventilation은 생존율↓

(3) **흉부 압박법 (cardiac compression)**

① 환자의 자세 : 딱딱한 바닥 위에 supine position

② Dominant hand(오른손잡이는 오른손) 손바닥을 sternum 아래 1/3에 위치

* Sternum은 xiphoid process로 확인

③ Compression하는 팔이 표면과 수직이 되도록

④ 속도 ≥ **100/min**

⑤ 깊이 : **4~5 cm** 들어가도록 compression하고 release 시 손이 가슴에서 떨어지지 않아야

⑥ Compression : Release = 1 : 1 → diastolic filling을 위해 **완전히 chest recoil 시켜야**

⑦ **Compression의 interruption 최소화** 〈 10sec → 생존율↑

⑧ Compression을 시행하는 사람은 자주 교체 (지치는 것 방지)

3. Automated external defibrillation (AED)

(1) 시행

① Cardiac arrest 발생 5 min 이내→ defibrillation 시행

② Cardiac arrest 발생 5 min 이상 → 우선 BLS 5 cycle (1.5~3 min) 정도 시행 후 defibrillation

(2) 방법 : AED (automated external defibrillator) → 생존율↑

… 환자에 부착 시 자동으로 rhythm 확인하여 VT/Vf 발생 시 defibrillation 시행

4. Advanced life support (ALS)

: ER에 도착하면 ALS (**Figure 18-1**) 바로 시작

· Monitoring : ECG (continuous), HR, SpO_2, BP

· Intubation : Chapter 20 참조

· 100% O_2 공급

(1) **Vf/ VT** : intubation, IV access보다도 **defibrillation부터 우선 고려**

① Initial 1 shock : Monophasic 360 J cf. Biphasic : 대개 120~200 J

a. Cardiac arrest 발생한 지 ≥ 5 min 경과 시는 BLS 5 cycle 정도 우선 시행 고려

b. Defibrillation/cardioversion에 따른 burn을 최소화하는 방법

〈1〉Jelly를 충분히 바른다.

〈2〉Cardioverter의 접촉면이 최대한 전부 신체에 닿게 한다.

② CPR 즉시 시작 + intubation, IV access

③ CPR 2 min (5 cycles) 뒤 rhythm 확인

〈1〉ROSC (return of spontaneous circulation) → **5.**

〈2〉Shockable rhythm (Vf/VT) → ④

〈3〉Asystole, PEA(pulseless electrical activity) → (2)

④ 1 shock

⑤ CPR 즉시 재개 + Vasopressors

〈1〉Epinephrine 1 mg IV → repeat q 3~5 min

〈2〉Vasopressin 40 U : epinephrine 1st 또는 2nd dose 대체 가능

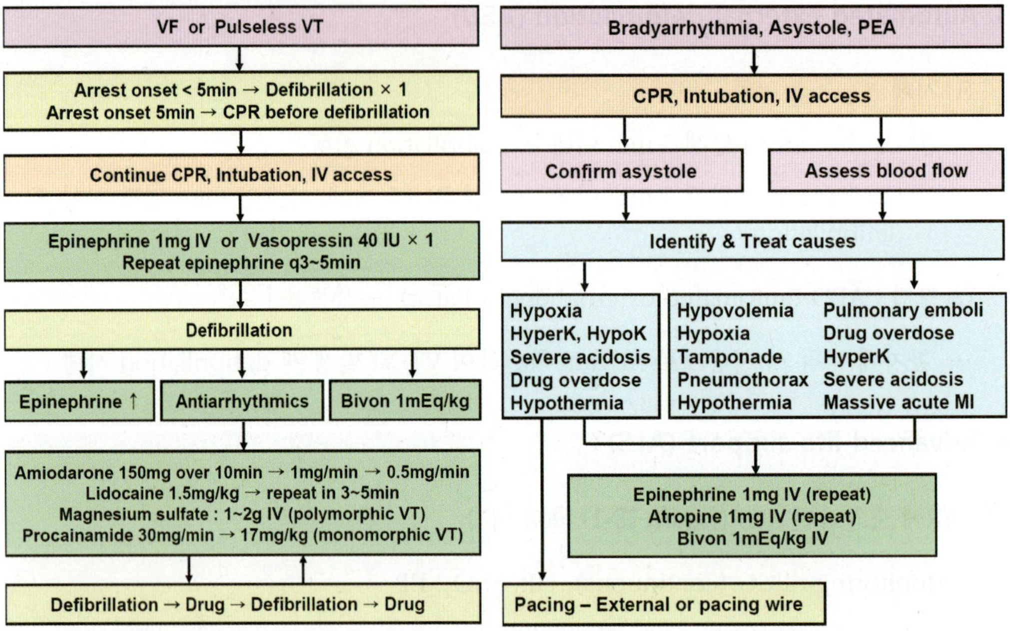

Figure 18-1 Flowchart of advanced life support (ALS).
PEA : pulseless electrical activity

⑥ CPR 2 min (5 cycles) 마다 rhythm 확인

〈1〉ROSC (return of spontaneous circulation) → **5.**

〈2〉Shockable rhythm (Vf/VT) → ⑦

〈3〉Asystole, PEA(pulseless electrical activity) → (2)

⑦ 1 shock

⑧ CPR 즉시 재개 + Antiarrhythmic

〈1〉**Amiodarone*** : 150 mg over 10 min → 1 mg/min up to 6h → 0.5 mg/min
*D_5W mix

〈2〉Lidocaine : 1~1.5 mg/kg → 0.5~0.75 mg/kg (max. 3 mg/kg)

〈3〉$MgSO_4$ (if torsade de pointes) : 1~2 g

⑨ → ③

(2) **Asystole, pulseless electrical activity(PEA)** : 즉시 intubation + cardiac compression + IV access ...defibrillation 효과×

① Hypoxemia, Acidosis 조절 : Epinephrine + Atropine + Bicarbonate

② 교정가능한 원인을 찾는다. eg, Foreign body에 의한 airway obstruction

③ 대개 소생가능성 매우 낮다.

∴initial response 때 cardiac arrest 의심되면 그래도 소생 가능성 높은 Vf/VT를 target으로 defibrillation부터 시행

5. Post-resuscitation care

(1) Ventilation : **Hyperventilation 피해야** → normal $PaCO_2$ 목표

(2) Temperature control

① **Induced hypothermia : ROSC but 의식(-) (esp. initial Vf) → active cooling (32~34℃)**

… Hypoxic encephalopathy 완화에 도움

② Hyperthermia → external cooling 〉 antipyretics

: stroke 환자 등에서 postarrest hyperthermia 첫 48h 이내 흔해 → outcome↓

(3) Seizure control & Sedation

① Seizures → brain O_2 requirements↑, life-threatening arrhythmia↑

∴ Seizure 발생 시 즉시 치료하고 maintenance therapy도 시행

② Sedation 〉 48 h → pneumonia risk↑

(4) Other supportive therapies

① Blood glucose control

〈1〉 Intensive glucose control (target 80~110 mg/dL)

: SICU에서는 survival↑, MICU에서는 survival gain(-)

→ Post-CPR state에서 평가 없어 … hypoglycemia는 위험

〈2〉 Hyperglycemia → ROSC↓, neurologic outcome↓

② Prophylactic antiarrhythmic therapy : CPR 때 rhythm restore에 기여한 약물 지속 투여

· 예후 (prognosis)

① 좋은 예후 인자 (good predictors)

〈1〉Reversible cause correction후 즉시 resuscitated된 경우

〈2〉Primary Vf, transient airway obstruction, e'/ metabolic abnormalities, drugs

② 나쁜 예후 인자 (poor predictors)

〈1〉Underlying diseases (+) : cancer, renal failure, acute CNS diseases, uncontrolled infections → survival rate 〈 10%

〈2〉Secondary Vf, Bradyarrhythmia, Asystole, PEA

③ ROSC 후에도 재발 흔하다.

6. Long-term management

(1) 생존자의 25~35%가 2년 이내에 사망 ∴ 적극적인 원인 진단과 치료가 중요

(2) ICD(internal cardiac defibrillator) 적응증

① Cardiac arrest d/t AMI with EF 〈 40%

② Hypertrophic cardiomyopathy, dilated cardiomyopathy, RV dysplasia, long QT syndrome, Brugada syndrome

호흡부전 (respiratory failure)

1. 서론 (introduction)

(1) Respiratory failure의 정의 : 하나 이상의 respiratory system의 주요 구성요소의 기능저하로 인해 발생한 gas exchange failure

(2) Respiratory failure의 분류

① **Type I failure ← acute hypoxemia** ← shunt ← alveolar flooding (pulmonary edema)

〈1〉Intravascular pressure eg, CHF

〈2〉Intravascular volume overload

〈3〉ALI(acute lung injury)/ARDS (acute respiratory distress syndrome)

② **Type II failure ← alveolar hypoventilation**

〈1〉Controller (CNS) disorders → drive to breathe ↓

〈2〉Pump (neuromuscular) disorders → respiratory strength ↓

〈3〉Work of breathing ↑ ← resistance ↑, compliance ↓, ventilation requirements ↑

③ Type III failure (perioperative respiratory failure) ← postOp atelectasis

④ Type IV failure ← respiratory m. hypoperfusion ← shock

(3) Respiratory system의 주요 구성요소

① Nervous system (controller) : respiratory effort, respiratory rate

a. Medullary respiratory control group

b. Associated afferent/ efferent neural pathways

② Musculature (pump)

a. Diaphragm

b. Accessory muscles (intercostals, suprasternal, SCM), chest wall : inspiration 돕는다. 정상적인 expiration은 elastic recoil 만으로 가능하나 asthma/ COPD 급성 악화나 respiratory failure 등에서는 accessory m.의 도움이 필요하다.

③ Airway : upper airway ~ terminal bronchiole

④ Alveolar units : respiratory bronchiole, alveolar duct, alveoli

⑤ Vasculature

2. Respiratory system dysfunction 평가 (assessment, Table 18-3)

Table 18-3 Dysfunction의 type에 따른 소견.

Type of dysfunction	Test
(1) Controller	RR 〈 12/min. + hypoxia or hypercarbia/acidemia
(2) Pump	Paradoxical respiratory movement, VC 〈 10 mL/kg, MIP 〉 -20 cmH_2O, RSBI 〉 105
(3) Airway	Wheezing, Raw 〉 10 cmH_2O/L/sec
(4) Alveoli	Consolidation, PaO_2/FiO_2 ↓, $PaCO_2$ ↑, Cs 〈 30mL/cmH_2O
(5) Vasculature	JVP ↑, right heart strain/ RBBB on ECG

RR : respiratory rate; VC : vital capacity; MIP : maximal inspiratory pressure (Harrison은 IF, inspiratory force로 표기); RSBI : rapid-shallow-breathing index, Raw : resistance of airway; Cs : static compliance (Harrison은 Crs, compliance of respiratory system으로 표기) * (1), (2) → **주로 hypercarbia;** (3), (4), (5) → **주로 hypoxemia**

(1) Controller dysfunction ··· 가장 rare - "숨 쉬어야 하는 상황에서 숨을 쉬려 하지 않는다"

a. 원인 (etiology)

① Brain stem lesion

② Drugs : sedatives, opioid overdose

③ 기타 : Chronic pulmonary diseases, Hypothermia

b. 병태생리 (pathophysiology)

: Respiratory effort ↓ → RR ↓ → hypoventilation → hypercarbia + hypoxia

c. 진단 (diagnosis)

① Hypoxia, hypercarbia가 있는데도 불구하고 RR〈12/min. 이거나 accessory m.을 사용하지 않는 것으로 확인 가능하다.

② CO_2 challenge test : 5% CO_2 + 15% O_2 공기를 호흡시켜도 RR〉25/min.이상으로 증가하지 않는다.

(2) Pump dysfunction ··· ICU setting에서 가장 흔하게 관찰 - "숨 들이마시는 힘이 약하다"

a. 원인 (etiology)

① Drugs : muscle relaxant, steroid, aminoglycoside, botulism

② Metabolic abnormalities : hypothyroidism, hypophosphatemia

③ Critical illness polyneuropathy/myopathy (CIPM)

④ 기타 : Myasthenia gravis, Guillain-Barre syndrome, Paraneoplastic syndrome, Postoperative pain/splitting

b. 병태생리 (pathophysiology)

: pump dysfunction → pleura-alveolar pressure gradient ↓ → inspiratory power ↓ (MIP ↓) → VC ↓ → hypoventilation → hypercarbia (+hypoxia)

c. 진단 (diagnosis)

① Abdominal paradoxus : 감소한 inspiratory power를 보완코자 발생한 과도한 abdominal inspiratory effort

② VC 〈 10mL/kg, MIP 〉 -20cmH_2O, RSBI (rapid shallow breath index) 〉 105

(3) Airway dysfunction … 'airway ds.' - "Airway resistance 증가했다"

a. 원인과 병태생리 (etiology & pathophysiology)

① Large airway obstruction 〈1〉Post-intubation subglottic stenosis 〈2〉Tumor 〈3〉Endobronchial TB etc.

② Small airway obstruction 〈1〉Bronchospasm ← asthma, COPD, bronchiolitis

b. 진단 (diagnosis)

① Physical examination

〈1〉Large airway obstruction : stridor, inspiratory coarse breath sound/rhonchi

〈2〉Small airway obstruction : expiratory wheezing

② Dynamic obstruction/hyperinflation

③ Intrinsic PEEP (auto-PEEP)

④ Airway resistance = (PIP* - Pplat**)/EIFR*** (정상 : 3~8 $cmH_2O/L/sec$)

* PIP : peak inspiratory pressure ** Pplat : plateau pressure

*** EIFR : end inspiratory flow rate

(②~④ → mechanical ventilation을 사용 중인 환자에서 주로)

(4) Alveolar compartment dysfunction … 'airspace ds.' - "lung compliance 감소, shunt 증가"

a. 원인 (etiology)

① Pneumonia

② Pulmonary edema

③ Pulmonary hemorrhage

④ ARDS

⑤ Pulmonary contusion

b. 진단 (diagnosis)

① Physical examination

* 'airspace consolidation'을 시사하는 소견 : bronchial breath sound, dullness on percussion, egophony

② Chest radiograph : 'airspace disease' 확인

③ Cs (static compliance) 〈 30 mL/cmH_2O

* Cs = tidal volume / (Pplat-PEEP) (정상값 : 35~50 mL/cmH_2O)

(5) Pulmonary vascular dysfunction

a. 원인 (etiology)

① Pulmonary embolism

② Pulmonary hypertension

③ Shunt : AVM, intracardiac shunt

b. 진단 (diagnosis)

① 다른 구성요소가 이상이 없는데 gas exchange 이상이 있는 경우

② P/E : JVP↑, S2↑, S3↑, right sided heave, TR murmur

③ ECG : right heart strain, RBBB

④ More definite tests : echocardiography, CT, lung scan, right heart catheterization

3. 치료 (treatment)

(1) O_2 supplementation : "1st priority"

(2) Mechanical ventilation

① Hypercarbia with significant academia

② Hypoxemia inadequately corrected by O_2 supply

(3) Specific managements

Monitoring in ICU

1. ABGA (arterial blood gas analysis) → Chapter 3 참조

(1) 측정값 : ①~③이 실제 측정값

① pH : ABGA만 구할 수 있다.

② PaO_2

③ $PaCO_2$

④ 기타 : SaO_2, HCO_3^-, base excess, base deficit 등 … 계산값

(2) 제한점

① Invasive technique : 대개 안전하지만 pain(+)

② No continuous information

2. Pulse oximetry → Chapter 3 참조

(1) 측정값 : SpO_2 ← 660 nm 파장에서 oxyHb, 940 nm 파장에서는 deoxyHb detect 해 비율 구해

(2) 장점

① Non-invasive technique

② Continuous monitoring

(3) 제한점

① PaO_2에 대한 정보가 제한적이다.

② $PaCO_2$에 대한 정보는 없다.

③ CarboxyHb, MethHb을 감별하지 못한다.

3. Respiratory system mechanics ... mechanical ventilation 치료중인 환자에서

(1) 측정값 → Chapter 20 참조

① Volume : Tidal volume 등

② Pressure : PIP, PEEP, Pplt 등

③ Flow : minute ventilation 등

④ Compliance : Cd (dynamic), Cs (static) 등

⑤ Resistance : Raw (airway resistance) 등

4. Pulmonary artery catheter (Swan-Ganz catheter)

(1) 측정값 ① PCWP (pulmonary capillary wedge pressure) = LA pressure

② CO (cardiac output) ← thermodilution technique

③ SvO_2 (mixed venous O_2 saturation)

(2) 제한점 : complications 많다.

① 심정맥 카테터 관련 합병증 (central venous catheter-related complications)

〈1〉Infection

〈2〉Pneumothorax

〈3〉Arterial puncture

〈4〉Bleeding

〈5〉Air embolism

〈6〉Venous thrombosis

〈7〉Catheter embolism

② 카테터 삽입 중 발생하는 합병증 (complications during insertion)

〈1〉Arrhythmia

〈2〉Cardiac perforation

〈3〉Balloon fragmentation

③ 카테터 삽입 이후 발생하는 합병증 (complications after catheter is placed)

〈1〉Infection

〈2〉Pulmonary artery rupture

〈3〉Pulmonic valve insufficiency

※ Data를 잘못 해석하는 것 (misinterpretation of data) : "가장 흔한 합병증"

ICU에서 합병증 예방

1. Infection

: "non-coronary ICU 환자의 가장 흔한 사망원인"

(1) **Handwashing : 가장 중요**

(2) Isolation (격리) : drug resistant organism에 colonization/ infection 된 환자

(3) The longer in place, the more prone to infection

① Endotracheal tube : 삽관된 기간이 길어질수록 ventilator-associated pneumonia 위험↑

② Venous catheter

(4) 기타 : antibiotic-coated catheter 등

2. Deep vein thrombosis

: "모든 ICU 환자는 DVT high risk group이다"

(1) Subcutaneous low-dose heparin

→ Complications : heparin-induced thrombocytopenia, bleeding

(2) Subcutaneous LMWH (enoxaparin) : complications 적다

(3) Selective Xa inhibitor (fondaparinux) : OS 환자에서 enoxaparin보다 효과적

(4) Sequential compression devices for L/E

3. Stress ulcers

* 적응증 (indications) : ① Coagulopathy ② Shock ③ Respiratory failure requiring mechanical ventilation

(1) **H_2 blocker**

(2) **PPIs**

4. Anemia

(1) ICU에서 anemia의 원인

① Frequent sampling

② EPO production ↓

③ Anemia of chronic disease

④ Bleeding from stress ulcer

(2) 치료

① Exogenous EPO → transfusion need ↓

② Transfusion? : Hb 〉7 g/dL로만 유지 … "**적극적으로 수혈하지 않는다**"

5. Acute renal failure

(1) 현재로서는 효과적인 예방 약제는 없다.

(2) Promising drugs : fenoldopam, vasopressin

6. Malnutrition

(1) **Early enteral feeding** 〉 Parenteral feeding

a. Parenteral nutrition의 complications

① Hyperglycemia ② Fatty liver ③ Cholestasis ④ Sepsis

b. Enteral feeding은 gut mucosa를 통한 bacterial translocation도 차단

(2) Intensive glucose control: SICU에서는 survival↑, MICU에서는 survival gain(-)

… Hyperglycemia는 조절해야 하지만 hypoglycemia도 주의해야

신경학적 이상

1. Delirium : "ICU 환자의 80%이상에서 발생"

(1) 정의 ① Acute onset의 mental status 변화
② Inattention
③ Disorganized thinking
④ 의식 수준의 변화

(2) 진단 (diagnosis) : CAM (Confusion Assessment Method)
… bedside에서 nurse가 2 min 이내에 평가 가능

(3) 감별진단 (differential diagnosis) : 의식 변화의 다른 원인을 꼭 생각!
… infection, sedatives, analgesics, drug withdrawal, metabolic/electrolyte derangements, intracranial pathology, seizure, hypoxia, hypertensive crisis, shock, vitamin deficiency

2. Anoxic cerebral injury

(1) Cardiac arrest 후에 발생

(2) Active cooling이 도움 : CPR 후 32~34℃로 → mortality 줄인다.

3. Ischemic stroke

(1) Stroke시 hypertension을 갑자기 조절하면 ischemia를 더욱 조장할 수 있다.

(2) tPA
- 3시간 이내에 사용하면 neurologic outcome을 개선시킨다.
- 그러나, hemorrhagic risk를 높여 survival gain은 없다.
- 3시간 이후에 사용하면 효과가 없다.

(3) Heparin : no benefit

4. Subarachnoid hemorrhage (SAH)

(1) 원인 : aneurysm rupture ∴ 치료 : aneurysm을 찾아 clipping

(2) 합병증 (complications)

① Vasospasm

a. 진단 : transcranial Doppler, cerebral angiography

b. 치료 : Nimodipine, aggressive IV fluid, Vasoactive drug (Phenylephrine)

② Rebleeding

② Hydrocephalus → 치료 : ventriculostomy

5. Status epilepticus → 치료하지 않으면 irreversible neurologic injury

- Lorazepam : most effective benzodiazepine 'treatment of choice'
- Phenytoin을 함께 써야 (∵lorazepam : short acting)
- Phenytoin 못 쓸 때 (allergy, pregnancy) → Gabapentin, Carbamazepine, Phenobarbital

6. Muscle dysfunction in ICU

(1) 원인 (etiology)

① Sepsis with multi-organ failure (MOF) → Critical illness polyneuropathy

② Neuromuscular blocking agents → N-M transmission disorder

③ Corticosteroids → Myopathy

④ Hyperglycemia

⑤ ICU stay

⑥ 기타 : Antibiotics, Nutrition and catabolism, Disuse atrophy, Fatigue

(2) **Critical illness polyneuropathy (CIP)**

a. 원인 (etiology) : sepsis with MOF, hyperglycemia, hypoalbuminemia, aminoglycoside

b. 임상양상과 진단 (clinical manifestations & diagnosis)

① Distal m. weakness, DTR normal, Sensory deficit

② MOF + SIRS + difficulty of weaning

③ EMG 이상 소견 : compound motor/sensory AP amplitudes ↓

④ 병리 : Axonal degeneration with fiber loss, Neurogenic m. atrophy

c. 치료 (treatment) : conservative management

d. 예후 (prognosis)

- Mortality 높지만 50%에서 complete recovery … 수 주~수 개월 걸리기도
- Sepsis에서 회복되면 CIP도 회복
- Intensive glycemic control이 예방효과 있다는 보고 있어

7. Brain death

※ 아래의 3가지가 모두 만족되어야 한다.

(1) **대뇌기능 없어야 (absence of cerebral functions)** : 모든 외부자극에 반응하지 않아야

(2) **뇌간 기능 없어야 (absence of brainstem functions)**

① 동공 반사 (-)

② 안구 운동 (-) → head turning, ice water irrigation of ear canals

③ Positive apnea test : no drive to breathe

(3) **회복 가능성 없어야 (without possibility of recovery)**

① Reversible factor 없어야 : sedative effect, hypothermia, hypoxemia, neuromuscular paralysis, severe hypotension

② Coma 원인으로 설명되지 않는 부분이 있으면 반드시 → cerebral blood flow study, EEG!

19

Acute Respiratory Distress Syndrome

급성 호흡곤란 증후군

서론 (introduction)

1. 급성 호흡곤란 증후군(ARDS, acute respiratory distress syndrome)이란?

(1) Lung injury의 결과로 rapid onset의 **severe dyspnea, hypoxemia, non-cardiogenic bilateral pulmonary edema**가 발현되어 respiratory failure로 진행하는 임상 증후군

→ 일종의 organ failure

(2) ALI vs. ARDS : 'clinical spectrum'

① ALI (acute lung injury) : PaO_2/FiO_2 200~300 mmHg … 'less severe disorder'

② ARDS (acute respiratory distress syndrome) : PaO_2/FiO_2 〈 200 mmHg

2. 역학 (epidemiology)

(1) 연간 발생률 (미국) … ALI : 80/100,000명 ARDS : 60/100,000명

(2) ICU의 respiratory failure 환자의 ~20%가 ALI/ARDS, 10%가 ALI (미국)

(3) 치명률 : ARDS 환자의 41~65% 사망

* 주요 사인 : sepsis, nonpulmonary organ failure : 전체 사망의 〉 80%

3. 원인 (etiology) Table 19-1 참조

- 이전에 cardiopulmonary disease 없던 사람에서 새로 생긴 predisposing factor에 의해 발생
- m/c 2 causes (40~50%) : bacterial pneumonia, severe sepsis syndrome

4. 병태생리 (pathophysiology) : Table 19-2 참조

Table 19-1 Predisposing conditions for ALI/ ARDS.

Direct lung injury	Indirect lung injury

Pneumonia
Gastric contents aspiration
Lung contusion
Near-drowning
Toxic inhalation injury
	Sepsis
	Severe trauma
	  Multiple bone fractures
	  Flail chest
	  Head trauma
	  Burns
	Multiple transfusions
	Drug overdose
	Pancreatitis
	Post-cardiopulmonary bypass

Table 19-2 Pathophysiology of ARDS.

Phase	Pathophysiology
Exudative phase (1~7 days)	**Diffuse alveolar damage 발생하는 시기** (1) Alveolar epithelial & endothelial cell damage · Type I epithelial cell & capillary endothelial cell damage → **permeability** ↑ → edema with protein aggregate in alveolar space ↑ → **lung compliance** ↓ · Type II pneumocyte damage → surfactant ↓ → protein aggregate와 surfactant 감소로 hyaline membrane formation (2) Proinflammatory cytokines - IL-1, IL-8, TNF-α, LTB4 ↑ (3) Neutrophil infiltration * 주로 dependent lung에 pulmonary edema with alveolar collapse → **shunt** ↑ → dependent portion으로 perfusion이 원래 많아 lung 전체적으로 V/Q mismatch 발생 → **hypoxemia**
Proliferative phase (7~21days)	**병변이 resolution되는 시기** (상당수 환자가 이 시기에 MV 이탈 가능) (1) Alveolar exudates → organization (2) Type II pneumocyte proliferation · Differentiation to type I cell ('reepithelialization') · Surfactant ↑ * 일부 환자는 fibrotic phase로 진행 · Alveolar **type III procollagen peptide** : fibrosis의 marker → mortality ↑
Fibrotic phase (21days~)	**Progressive lung fibrosis 시기** (일부 환자) (1) Extensive ductal & interstitial fibrosis (2) Acinar architecture disruption → emphysematous change with large bullae (3) Pulmonary microvascular fibroproliferation → pulmonary hypertension

임상양상 (clinical manifestations)

"Typical ARDS" : 이전에 cardiopulmonary disease가 없던 사람이 pneumonia, sepsis, trauma 등 **새로운 질환**이 발생한 뒤 **rapidly progressive dyspnea**가 나타난다. Chest x-ray에서는 **bilateral pulmonary edema** 소견을 보이며 PCWP≤18 mmHg로 **noncardiogenic pulmonary edema(permeability↑에 의한)**를 시사한다. ABGA에서 hypoxemia와 $AaDO_2$가 증가하며 O_2 공급으로 교정이 잘 되지 않아 mechanical ventilation이 필요한 **shunt 소견**을 보인다.

1. 증상 (symptoms)

(1) Rapidly progressive dyspnea

(2) Onset : underlying cause 발생한지 72 h 이내 (평균 12~24시간)

2. 징후 (signs)

· P/E : bilateral inspiratory crackle, expiratory wheezing etc.

3. ABGA

(1) "Shunt"의 소견을 보임.

① Hypoxemia : PaO_2/FiO_2 〈 200 mmHg

② $AaDO_2$ ↑

③ O_2 supplement만으로 교정 어려움 ∴ 대개 mechanical ventilation 필요

4. Chest radiograph

(1) Bilateral pulmonary edema 소견 (**Figure 19-1**)

(2) Cardiomegaly (-) : 'non-cardiogenic'

(3) Chest CT : airspace consolidation/GGO mainly in dependent area (exudative phase)

5. MICU monitoring

(1) **Static compliance (Cs)** ↓↓

(2) **PCWP ≤ 18 mmHg** : "non-cardiogenic"

진단 (diagnosis)

1. 진단 기준 (diagnostic criteria, Table 19-3)

Table 19-3 ARDS의 diagnostic criteria.

PaO_2/FiO_2	Onset	Chest radiograph	LA hypertension(-) "non-cardiogenic"
ALI ≤ 300 mmHg ARDS ≤ 200 mmHg	Acute	Bilateral alveolar *or* interstitial infiltrates	PCWP ≤ 18 mmHg *or* no clinical evidence of increased LA pressure

2. 감별 진단 (differential diagnosis)

(1) Cardiogenic edema (Table 19-4)

(2) Diffuse pneumonia

(3) Alveolar hemorrhage

(4) AIP (acute interstitial pneumonia) : predisposing factors가 없는 점이 ARDS와 차이점

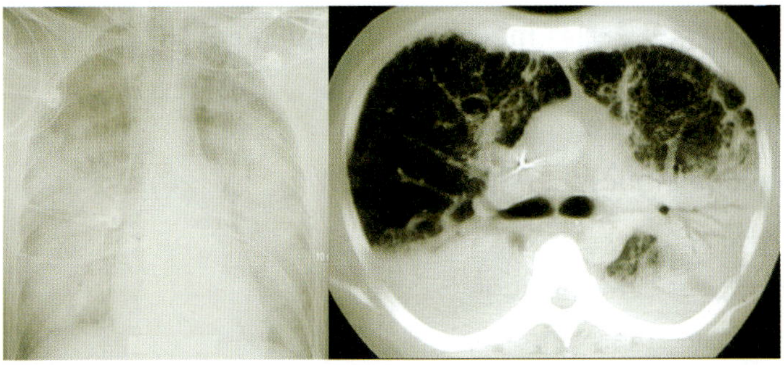

Figure 19-1 ARDS.
Simple chest x-ray는 bilateral pulmonary edema가 전체 lung의 3/4 이상을 차지한다. Air-bronchogram을 볼 수 있다. Heart size는 정상이다. CT에서 병변은 dependent position에 주로 분포하는 것을 확인할 수 있다. Exudative phase에 전형적으로 보인다. Fibrotic phase로 진행하면 전체 lung에 고루 분포한다.

Table 19-4 ARDS vs. Cardiogenic pulmonary edema.

	ARDS	Cardiogenic/ Volume overload
History	Younger Heart ds Hx.(-)	Older **Heart ds.Hx.(+);** HTN, Chest pain, Palpitation
P/E	Fluid balance : ok Neck v. : flat Hyperdynamic pulses Physiologic gallop Edema(-)	Positive fluid balance **Neck v. : elevated** LA enlargement, heave, dyskinesia **S3, S4, murmurs(+)** **Edema** : flank, presacral, legs
ECG	Nonspecific ST-T change Sinus tachycardia	Evidence of ischemia Supraventricular tachycardia, LVH
Chest x-ray	Normal heart size Peripheral distribution Air-bronchogram : 80%	**Cardiomegaly** Central/basilar infiltrates; peribronchial and vascular congestion Air-bronchogram : 25% Kerley's B line, pleural effusion
Hemodynamics	PCWP 〈 18 mmHg C.I. 〉 3.5 L/min/m²	**PCWP 〉 18 mmHg** C.I. 〈3.5 L/min/m² : ischemia C.I. 〉 3.5 : vol. overload

치료 (treatment)

1. 일반적인 치료 원칙

(1) Underlying disease 치료

(2) Complication 최소화 : "do no harm"

(3) ICU comorbidity 예방

(4) Nosocomial infection 즉시 확인

(5) 적절한 nutrition 제공

2. Mechanical ventilation : 대부분의 환자는 mechanical ventilation이 필요하다.

*** Mechanical ventilation의 2대 주안점**

① Prevention of ventilator-induced lung injury (VILI)

〈1〉Repeated overdistension

-1. Volutrauma → low tidal ventilation

- 2. Barotrauma → plateau pressure (Ppl) 제한

〈2〉Repeated alveolar collapse (shearing injury)

-1. Atelectrauma → open lung strategies (PEEP, recruitment maneuver)

※VILI를 예방하기 위한 이상의 ventilator 전략을 'lung protective strategy'라고도 한다. 무작위 연구에서 low tidal ventilation과 high PEEP을 적용한 군이 high tidal ventilation과 low PEEP을 적용한 군에 비해 사망률 감소 효과가 있었다. 이러한 사망률 감소 효과가 low tidal에 의한 것인지 high PEEP에 의한 것인지 확인하기 위해 PEEP의 차이 없이 low tidal ventilation군과 high tidal ventilation군을 비교한 무작위 연구에서 low tidal ventilation의 사망률 감소효과가 입증되었다. 하지만, low tidal ventilation을 기본으로 하여 high PEEP을 적용한 군과 low PEEP을 적용한 무작위 연구에서는 유의한 사망률의 차이를 보이지 않았다.

※또한 그 밖의 lung protective strategies 중 low tidal ventilation에 추가하여 사망률을 더 감소시키는 것으로 확인된 방법은 없다. 즉, **현재까지 ARDS에서 사망률을 감소시키는 효과가 확인된 것은 low tidal ventilation 뿐**이다.

② **Oxygenation** ↑ ← mean airway pressure ↑ , V/Q mismatch ↓

* Initial management의 목표

① Mechanical ventilation 시작

〈1〉Tidal volume ≤ 6mL/kg PBW(predicted body weight)*

〈2〉Ppl ≤ 30 cmH_2O

* PBW (male) = 50 + 0.91 × (height(cm) - 152.4)

(female) = 45.5 + 0.91 × (height(cm) - 152.4)

〈3〉RR ≤ 35/min

② **Oxygenation**

〈1〉FiO_2 ≤ 0.6

〈2〉PEEP ≤ 10 cm H_2O

〈3〉SpO_2 88~95%

③ Acidosis 최소화

〈1〉pH ≥ 7.30

〈2〉RR ≤ 35/min

④ Diuresis

〈1〉MAP ≥ 65 mmHg

〈2〉Avoid hypoperfusion

(1) **Low tidal ventilation (V_T 6 mL/kg) → VILI↓, mortality↓**

a. "Permissive hypercapnia"

- 과거 mechanical ventilation을 수행중인 환자는 ABGA를 정상화하는 쪽에 target을 두고 high tidal volume, high pressure를 지향하였다. 그러나 과도한 volume이 오히려 VILI를 증가시켜 mortality를 높이는 것을 알게 되어 pH가 어느 정도 유지되는 한 hypercapnia를 무리해서 교정하지 않으려는 전략을 permissive hypercapnia라 한다.

b. Permissive hypercapnia 적용이 곤란한 경우 (contraindications) ∵ acidosis 문제

① **IICP**

② **Severe cardiovascular dysfunction**

③ **Severe pulmonary hypertension**

④ **Severe metabolic acidosis**

(2) **적절한* PEEP (positive end-expiratory pressure)**

a. MV로 인해 alveoli는 반복적으로(cyclic) expiration시 close되었다가 inspiratory phase 때 open되며 distension됨으로써 shearing stress↑ + 이 과정에서 cytokines↑

∴ Alveolar collapse 막고 계속 open시켜둘 목적으로 PEEP 적용

* Static pressure-volume curve에서 lower inflexion point(LIP)가 alveolar opening (recruitment) 지점이므로 이보다 2 mmHg 정도 더 높게 PEEP을 걸어 alveolar collapse를 방지하는 것이 이른바 '적절한(optimal) PEEP' … 대략 12~15 mmHg

b. PEEP의 adverse effects : barotrauma eg, pneumothorax

c. 그러나 **High PEEP이 low PEEP에 비해 mortality↓(×)**

(3) **기타 oxygenation 개선 방법** … 모두 mortality↓(×)

① Mean airway pressure를 높이는 방법

a. PIP↑ … *but* VILI↑ ∴ Low tidal ventilation + Peak pressure 〈 35 mmHg

b. **PEEP**

c. **IRV (inverse ratio ventilation)** - I:E ratio 〉 1 (보통 1:2)

② FiO_2↑

a. ARDS는 FiO_2를 높여도 효과가 적어 ∵ shunt가 기본 pathology

b. **가급적 $FiO_2 \leq 0.6$** ∵ oxygen toxicity 예방

③ **Prone position**

- Dependent area에 pulmonary edema shunt lesion이 있는데 perfusion이 dependent area로 많이 감으로써 V/Q mismatch가 심화된다. Prone positioning으로 shunt lesion을 superior에 위치시켜 이를 보완하려는 시도이다.

④ **Inhaled NO**

⑤ 기타

〈1〉HFV (high-frequency ventilation)

〈2〉ECMO (extracorporeal membrane oxygenation)

〈3〉PLV (partial liquid ventilation)

3. Glucocorticoid therapy

(1) Late steroid rescue therapy … 최근 대규모 무작위 연구 결과에서 mortality↓ (×)

(2) Early steroid therapy : 효과 없음

4. Fluid management

(1) "maintaining a normal/low LA filling pressure"

(2) 최근 대규모 무작위 연구 결과 fluid restriction → MV 기간↓ *but* mortality↓ (×)

5. 예후 (prognosis)

(1) 치명률 : 41~65%

(2) 사망 위험인자 (risk factors)

① Non-pulmonary cause에 의한 경우 사망률 더 높다 : 〉 80%

② Pulmonary cause 중에서는 direct lung injury (pneumonia, contusion 등) 〉 indirect lung injury

③ Age 〉 75세 : ~60%   cf. Age 〈 45 : ~20%

④ Medical illness : chronic liver disease, cirrhosis, chronic alcohol abuse, chronic immunosuppression, sepsis, chronic renal disease, nonpulmonary organ failure, high APACHE II score

* Hypoxemia, chest x-ray 상 lung infiltration, lung compliance의 정도와는 무관

→ but 'recovery'와는 연관됨.

(3) 생존자의 경과 (ARDS survivors)

① 대부분 거의 정상 lung function으로 회복

a. 대개 6개월 이내

b. Extubation 1년 후 1/3 이상에서 정상 spirometry value

② ① 외의 나머지 사람들도 대부분 minimal abnormality만 보임.

③ Depression, posttraumatic stress disorder 증가

20

Mechanical Ventilation

기계 환기 호흡법

서론 (introduction)

1. 기계 환기 호흡법(mechanical ventilation, MV)이란?

(1) 기계(mechanical ventilator)를 이용하여 숨쉬는 것을 대신해 주거나 도와주는 것. 흔히 '기계 호흡'.

(2) 분류

a. Invasive vs. Non-invasive

① Invasive : endotracheal tube intubation 또는 tracheostomy를 통해 MV를 시행하는 것

② Non-invasive : invasive한 procedure 없이 MV를 적용하는 것. 이 때는 nasal/facial mask를 주로 이용한다.

b. Positive pressure vs. Negative pressure

① Positive pressure : MV로부터 airway로 positive pressure를 밀어넣음으로써 airflow를 전달하는 방법. MV는 모두 positive pressure ventilation (PPV)이라고 보면 된다.

② Negative pressure : Intrapleural negative pressure를 augmentation시킴으로써 airflow를 만들어내는 방법. 거의 안 쓴다.

※ NPPV (non-invasive positive pressure ventilation) : intubation이나 tracheostomy 없이 nasal 또는 facial mask를 이용하에 positive pressure를 airway로 전달함으로써 ventilation을 수행하는 기계호흡

2. 기도 삽관 (intubation, Figure 20-1)

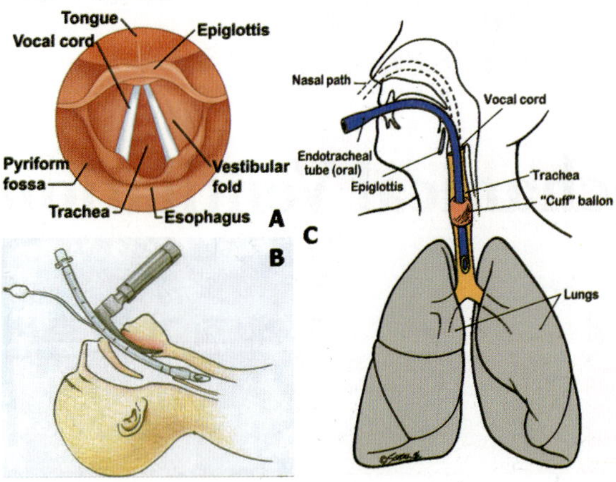

Figure 20-1 Intubation.
Invasive MV는 laryngeal intubation 또는 tracheostomy가 필요하다. 환자의 머리맡에서 (A) laryngoscope을 통해 vocal cord를 확인하여 intubation을 시행한다. (B) Endotracheal tube의 끝부분은 carina보다 3~4 cm 위에 위치해야 하므로 앞니를 기준으로 남자는 23 cm, 여자는 21 cm 정도에서 고정한다. Cuff balloon은 너무 high pressure로 inflation되면 주변 tissue를 손상시킬 수 있으니 반드시 만져서 압력을 확인한다. 너무 깊숙이 들어갔거나 esophagus로 intubation되었는지를 확인하기 위해 반드시 청진(①stomach에서 air소리가 들리지는 않는지, ②양쪽 lung에서 소리가 다 잘 들리는지)과 portable chest x-ray를 확인한다.

3. 기계호흡의 적응증 (indications)

(1) Hypoxemic respiratory failure (Oxygenation failure)

- Hypoxemic respiratory failure : FiO_2 〉 0.6에서도 SaO_2 〈 90%
- MV의 역할은? Positive pressure를 airway로 전달함으로써 mean alveolar pressure를 상승시켜 PaO_2 (SaO_2) 를 향상시킨다.

※ ER과 일반병실에서는 주로 FiO_2를 높이는 방법으로 oxygenation을 시도할 수 있다. 실제로 facial mask with reservoir bag을 통해 10L/min의 O_2를 공급할 경우 FiO_2는 0.90 이상이다. 즉, 일반 병실에서도 FiO_2는 maximum까지 높일 수가 있다. 그럼에도 불구하고 PaO_2 (SaO_2)를 교정할 수 없다는 말은 FiO_2를 높이는 것만으로는 oxygenation을 더 이상 좋게 할 수 없다는 뜻이며 이 경우는 mean alveolar pressure를 높여 주는 방법을 써야 한다. 이는 MV를 통해 PIP↑, Pplt↑, Ti↑, PEEP 등으로써 가능하다. (PIP : peak inspiratory pressure, Pplt : plateau pressure)

* PaO_2 (SaO_2)↑ 방법
① FiO_2↑
② Mean airway(alveolar) pressure↑
←〈1〉Peak pressure (PIP, Pplt)↑ 〈2〉Ti (inspiratory time)↑ 〈3〉PEEP

(2) **Hypercarbic respiratory failure (Ventilation failure)**

- Acute hypercarbic respiratory failure : $PaCO_2$ 〉 50 mmHg + pH 〈 7.30
- MV의 역할은? Tidal volume을 늘리거나 frequency를 증가시킴으로써 minute ventilation을 증가시켜 $PaCO_2$↓, pH↑ 되도록 한다.

※ **"Permissive hypercapnia"** → Chapter 19 참조

*** $PaCO_2$↓ 방법**
① CO_2 production↓
② CO_2 excretion↑ ← Minute ventilation↑
(Minute ventilation = Frequency × Tidal volume)

(3) **기타 치료목적으로 MV를 이용하는 경우**

① **IICP↓** eg, meningitis

∵ Hyperventilation → $PaCO_2$↓ → cerebral vasoconstriction

② 수술 후 발생한 pulmonary HTN에서 pulmonary hemodynamics 개선

③ **WOB (work of breathing) 감소** eg, CHF in MI

④ Intubation시행 환자에서 upper GI procedure(gastric lavage, endoscopy) 시 aspiration 예방

기계호흡의 방법 (mode of MV)

1. VCV (volume controlled ventilation, ACMV)

(1) Phase variables

① Trigger : time/patient → patient의 흡기 노력이 있으면 그 때부터 inspiration을 시작하고 흡기 노력이 없으면 setting된 time(frequency)이 되면 inspiration을 기계 스스로 시작한다.

② Limit : Flow → inspiration되는 flow(=minute ventilation)의 최대값을 미리 setting하여 이 이상 inspiration되지 않게 한다.

③ Cycle : Volume → 계획된 tidal volume이 주입되면 inspiration을 끝낸다.

(2) 임상적 이용

① MV를 시작할 때 주로 이용

② PCV와 큰 차이는 없으나 일정한 tidal volume이 필요한 경우에 유용
eg, MV 환자에서 bronchoscopy할 때, obstructive airway disease

③ 과도한 volume, flow가 공급될 수 있다.

a. Tachypnea, Respiratory alkalemia 환자에게는 좋지 않다.

b. Barotrauma 유발 가능하다.

2. PCV (pressure controlled ventilation)

(1) Phase variables

① Trigger : time/ patient → VCV와 동일

② Limit : pressure → PIP(peak inspiratory pressure)를 미리 setting하여 PIP 이상으로 pressure가 올라가지 않도록 한다.

→ **Figure 20-2** (B)를 보면 PCV는 VCV와 달리 pressure-time curve의 윗부분이 limit된 것을 확인할 수 있다.

③ Cycle : Ti (inspiratory time)를 미리 setting하여 이 시간이 되면 inspiration을 끝내고 expiration으로 넘어간다. Ti(또는 I:E ratio)를 설정할 수 있는 것은 VCV에 없는 PCV의 장점이다.

(2) 임상적 이용

① VCV처럼 MV를 시작할 때 적합하다.

Table 20-1 각 MV mode에 따른 phase variables.

Mode	Trigger[1]	Limit	Cycle
VCV	Time/ Patient	Flow[2]	Volume
PCV	Time/ Patient	Pressure	Time
SIMV	Time/ Patient	Flow/ Pressure[3]	Volume/ Time
PSV	Patient	Pressure	Time
CPAP[4]	-	-	-

예를 들어 PCV는 patient의 흡기노력이 있거나 또는 setting된 time에 의해 inspiration이 시작 (triggering) 되며 inspiration 동안 정해진 최대 pressure를 넘지 않도록 기계가 limit를 지으며 setting된 time (Ti, inspiratory time)이 되면 inspiration을 종료하고 expiration으로 넘어간다. 자세한 내용은 본문 참조.

[1]과거에는 CMV(controlled mandatory ventilation)라고 해서 patient의 호흡과는 무관하게 오로지 기계의 setting에 따라 triggering이 일어나는 mode가 있었으나 최근에는 대부분 A/C mode, 곧 patient가 triggering을 하면 'synchrony'를 맞추어 assist를 해주고 patient의 triggering이 없으면 setting된 time에 맞추어 기계가 triggering하는 쪽으로 MV가 발달하였다.

[2]Harrison은 ACMV(VCV)가 pressure limit라고 하나 volume mode라면 flow(minute ventilation)를 setting하므로 flow limit 라 할 수 있다.

[3]MV의 assist는 VCV 또는 PCV 방식 모두 가능하다. VCV로 SIMV를 한 경우 flow-limit, PCV인 경우는 pressure-limit가 된다.

[4]CPAP은 자발 호흡에 positive pressure만 계속 공급하는 형태로 trigger, limit, cycle이 있는 MV mode라고는 할 수 없다.

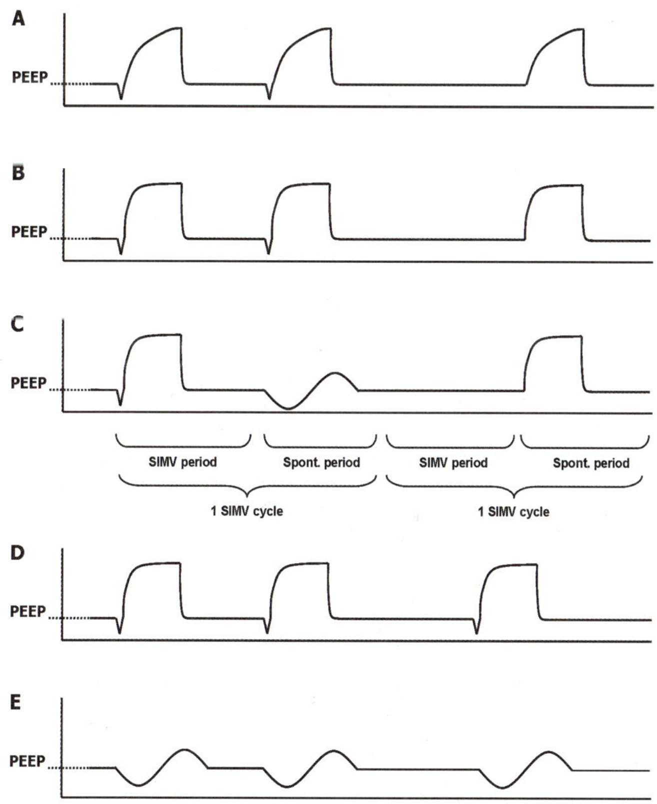

Figure 20-2
각 ventilation mode에 따른 pressure-time curve.
(A) VCV (ACMV) + PEEP
(B) PCV + PEEP
(C) SIMV (pressure) + PEEP
(D) PSV + PEEP
(E) CPAP
설명은 본문 참조.

② Pressure limit이기 때문에 bronchoscopy를 하거나 obstructive lung disease에서는 충분한 tidal volume이 공급되지 못할 수 있다.

③ IRV(inverse ratio ventilation)를 시행할 수 있는 mode이다.

※ IRV란? 보통 I:E ratio는 정상적인 호흡에서는 5:6, MV에서는 1:2~3정도로 setting한다. 그런데 hypoxemia가 심한 경우 Ti를 T_E(expiratory time)보다 더 길게 잡음으로써 PIP의 증가 없이 mean airway pressure를 높일 수가 있다.

3. SIMV (synchronized intermittent mandatory ventilation)

(1) Phase variable … 복잡한데 간단하게 설명한다.

① time setting에 의해 하나의 'SIMV cycle'은 'SIMV period'와 'spontaneous period'를 가진다.

② SIMV period 동안 patient의 흡기 노력이 있으면 기계는 환자의 호흡을 assist 해주며 spontaneous period 동안 patient의 흡기 노력이 있으면 자발 호흡을 하도록 놔둔다. → spontaneous period가 있어 이 때는 기계의 assist 없이 'spontaneous breathing만 허용'하는 것이 VCV, PCV와 차이점

③ 만약 SIMV period 동안 흡기 노력이 없으면 다음 spontaneous period에 기계 스스로 triggering을 하여 호흡을 하게 된다.

(2) 임상적 이용

① Weaning mode로 이용 가능 … spont. period 늘인다.

4. PSV (pressure support ventilation)

(1) Phase variable

① Trigger : patient → 환자의 흡기노력이 없으면 MV는 작동하지 않는다.

② Limit : pressure

③ Cycle : time → 정해진 Ti 동안.

(2) 임상적 이용

① Weaning mode로 이용한다.

② Spontaneous breathing이 없는 환자에게는 적용할 수 없다.

5. CPAP (continuous positive airway pressure)

(1) CPAP은 자발 호흡에 positive pressure만 계속 공급하는 형태로 trigger, limit, cycle이 있는 MV mode라고는 할 수 없다.

(2) 임상적 이용

① Weaning에 이용할 수 있다.

② CHF에서 효과가 알려져 있다.

6. NPPV (non-invasive positive pressure ventilation)

(1) Non-invasive하다는 것을 빼면 PSV와 비슷하다.

PSV : PEEP 5 cmH_2O, Pressure above PEEP 15 cmH_2O 는

NPPV : IPAP 20 cmH_2O, EPAP 5 cmH_2O 와 거의 같다.

(IPAP : inspiratory positive airway pr., EPAP : expiratory positive airway pr.)

(2) 임상적 이용

① COPD acute exacerbation에서 효과적 → Chapter 4 참조

② Weaning에 이용 … 아직 controversial

임상 적용 (clinical applications)

1. MV setting

(1) VCV … flow(volume)를 setting하고 pressure를 monitoring

① Input (setting하는 것) : **flow**, frequency, tidal volume, PEEP, FiO_2

② Output (monitoring하는 것) : PIP, Pplt

(2) PCV … pressure(PIP)를 setting하고 volume을 monitoring

① Input : PIP (pressure above PEEP), PEEP, **Ti** (또는 I:E ratio), FiO_2

② Output : flow (minute ventilation), tidal volume

2. 합병증 (complications)

* MV complications

(1) VILI	(2) VAP	(3) Subglottic stenosis
(4) Oxygen toxicity	(5) Respiratory m. deconditioning	
(6) Cardiovascular disturbance	(7) G-I complications	

(1) **VILI (ventilator-induced lung injury)**

← volutrauma (가장 중요, high tidal volume), barotrauma (high alveolar pressure-plateau pressure), atelectrauma (lung collapse/opening의 반복 → sharing injury)

a. 발생양상 : pneumothorax, interstitial emphysema, pneumomediastinum, subcutaneous emphysema

b. 치료 (treatment) : iatrogenic pneumothorax에 준해서 tube drainage 필요

c. 예방 (prevention) : high pressure, high tidal ventilation 피한다 + permissive hypercapnia

* VILI는 환자의 예후에 영향을 많이 미치므로 앞서 언급한 lung protective strategies가 나오게 되었으며 ARDS에서는 low tidal ventilation이 기본 MV setting이다. (Chapter 19 참조)

(2) **VAP (ventilator-associated pneumonia)**

〈1〉서론 (introduction)

a. 정의 (definition) : **MV 적용 48시간 이후에 발생한 nosocomial pneumonia**

b. 역학 (epidemiology)

- 유병률 : MV 적용 환자의 6~52% (평균 10%)
- 30일 이상 MV 적용 환자의 70%에서 발생

c. 발생기전 (mechanism)

① Pathogenic microorganism의 oropharyngeal colonization

- Antibiotic selection pressure : normal flora 제거, pathogens으로 대체
- Cross-infection : 다른 환자, 장비로부터
- Malnutrition

② **Aspiration** into lower respiratory tract ← E-tube cuff 주변의 작은 leaks를 통해

③ Compromised normal host defense mechanism

… colonization 환자의 1/3에서만 pneumonia 발생 → host factor 문제 작용할 것

eg, hyperglycemia → neutrophil 기능↓

d. 위험인자 (risk factors)

① **E-tube … 가장 분명한(obvious) 위험인자 * re-intubation도 위험인자**

- E-tube cuff위로 고인 secretion의 aspiration이 VAP 발생에 가장 크게 기여
- E-tube/frequent suctioning → tracheal damage↑ → tracheal colonization↑
- E-tube surface에서 biofilm 만들어져 세균이 host defense와 antibiotics 피해

② **MV 장기간 사용 (〉72h)** : 처음 1개월은 매일 1% 증가 → 이후로는 ↓

③ Nosocomial sinusitis

④ Previous antibiotics use

⑤ Clinically shock

⑥ Immunocompromised : steroid, neutropenia, immunosuppressive agents

e. 원인균 : *P. aeruginosa*, enteric G(-), MRSA, *Acinetobacter baumannii*

〈2〉 진단 (diagnosis) : 원인균 진단 어려워 대개 임상적인 진단… 감별진단 어려워

a. **임상적 진단**

① **CPIS (clinical pulmonary infection score)** 〉 6점 → VAP 시사 (Table 20-2)

② CDC criteria : chest x-ray에서 pneumonic infiltrate + 1 of (fever, leukocytosis, purulent secretion)

b. 원인균 진단 (microbiologic diagnosis)

① Bronchoscopy 이용 여부에 따라

· Non-bronchoscopic : endotracheal aspiration (ETA), mini-BAL 등

· Bronchoscopic : BAL, PSB (protected sheath brush)

② Quantitative culture : colonizer와 true infection 감별 위해

→ Antibiotic use ↓ , mortality ↓

· ETA : 〉10^6 cfu/mL 시 true infection ↑

· BAL : 〉10^4 cfu/mL 시

· PSB : 〉10^3 cfu/mL 시

c. 과잉진단(overdiagnosis) : 흔하다

① Infection 아닌 colonization 흔해

② MV 적용 중인 환자는 chest x-ray에서 폐렴과 유사한 다른 진단 흔해

③ 중환자는 fever 발생할 수 있는 다른 원인 흔해

〈3〉 치료 (treatment) : MRSA, G(-) bacteria 등 해당 병원 ICU의 **흔한 pathogen을 target으로 적절한 empirical treatment를 조기에 시행해야** 한다.

〈4〉 예방 (prevention)

① **손씻기**

② **Subglottic secretion drainage**

③ **Intubation 최소화** → intubation은 colonizer를 lung으로 밀어넣는다.

④ **MV circuit은 자주 교환하지 않는다. (1주일에 1회 정도)**

⑤ **Semirecumbent position** ∵ aspiration 방지

⑥ 기타 : G-I decontamination, **Sucralfate** 등

(3) **Subglottic (tracheal) stenosis (Figure 20-3)**

a. 장기간 intubation으로 인한 complication

b. 예방 (prevention) : 장기간 (대개 ≥2주) intubation 필요한 경우 tracheostomy

Table 20-2 Clinical pulmonary infection score (CPIS).

Criterion	Score
Fever (℃)	
38.5 ~ 38.9	1
< 36 or > 39	2
Leukocytosis	
< 4,000 or > 11,000/μL	1
Bands > 50%	1 (additional)
Oxygenation	
PaO_2/FiO_2 < 250mmHg and ARDS(-)	2
Chest radiograph	
Localized infiltrate	2
Patchy or diffuse infiltrate	1
Progression of infiltrate[1] without ARDS, CHF	2
Tracheal aspirate[1]	
Moderate or heavy growth	1
Same morphology on Gram's stain	1 (additional)
Maximal score[1]	**12**

[1]처음 진단 당시는 chest x-ray 상 infiltrate의 progression이나 tracheal aspirate culture 결과를 알 수 없으므로 initial maximal score는 8~10점

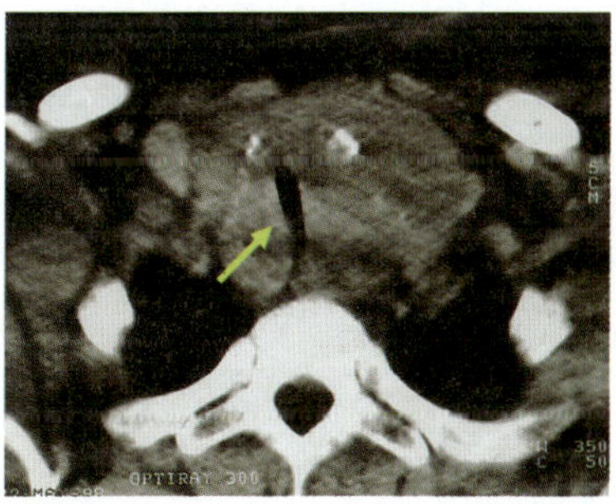

Figure 20-3
Post-intubation tracheal stenosis.
Tracheal narrowing(화살표)이 관찰된다. 여성, 굵은 endotracheal tube를 사용한 경우에 위험이 증가한다는 보고가 있으며 최근 한 무작위 연구에서는 steroid를 전처치 한 뒤 planned extubation을 할 경우 예방효과가 있다는 보고를 한 바도 있다.

(4) Oxygen toxicity

· FiO_2 〉 0.6으로 72 h 지속 시 oxygen toxicity 위험 증가

① Absorptive atelectasis : 고농도의 O_2가 N_2를 washout 시켜놓고 bloodstream으로 diffusion되어 버릴 때 발생

② Hyperoxic hypercarbia

③ Airway injury : tracheobronchitis … FiO_2 0.9로 6 h 이상 경과한 환자를 bronchoscopy로 살펴보면 대부분 large airways에 edema, erythema 관찰

④ Lung parenchymal injury : diffuse alveolar damage 등

(5) Respiratory m.의 deconditioning

(6) Cardiovascular disturbance : MV는 정상 physiology와 반대로 inspiration 때 더 높은 positive pressure가 걸려 venous return 감소한다.

(7) G-I complications

① Stress ulcer : sucralfate가 예방효과 있다.

② Cholestasis : venous return의 장애에 따른 portal pressure 증가가 원인

3. 기계호흡에서 이탈하기 (weaning & discontinuation)

(1) 적응증 (indications)

① Intact upper airway function : extubation 시 중요

〈1〉Proper co-operation : mentality 양호해야

〈2〉Appropriate Airway protection : cough로 sputum expectoration 가능해야

〈3〉Abnormal swallowing 없어야 (eg, recurrent aspiration 없어야)

② Good respiratory drive & chest wall function

〈1〉RR 〈 30/min. * **RR/TV 〈 105 : rapid shallow breathing index**

〈2〉Maximal inspiratory pressure (MIP) 〈 -30cmH_2O

〈3〉Vital capacity 〉 10 mL/kg

〈4〉Adequate $PaCO_2$ … V_E 〈 10 L/min V_E : minute ventilation

〈5〉pH 7.35~7.40

〈6〉SaO_2 〉 90% ← FiO_2〈 0.5 & PEEP ≤ 5 cmH_2O 상태에서

(2) Weaning methods

※ In Harrison,

* 단기간만 MV를 적용했고 respiratory m. reconditioning에 단시간이 필요한 환자에게 tolerable한 weaning 법 : T-piece, CPAP weaning (SBT)
* 장기간 MV를 적용했고 점진적인 respiratory m. reconditioning이 필요한 환자에게 가장 좋은(best) weaning 법 : SIMV, PSV

→ 최근의 대세는 SBT이다.

① **SBT (spontaneous breathing trial)**

· O_2 supply만 하면서 CPAP이나 T-piece만 이용하고 다른 MV support를 제거하여 스스로 호흡하도록 하는 weaning 법

· 5 min SBT → 55 min rest → 점차 SBT 시간을 5~10 min/h씩 늘려가

② SIMV weaning

- Mandatory backup rate 2~4/min씩 점차 줄여 → ≤ 4/min 시 discontinuation 가능
- ABGA, RR monitoring … RR 〉 25/min은 respiratory m. fatigue의 지표

③ PSV weaning ('주로 쓰이는 weaning 법')

- PIP(peak inspiratory pressure) 3~5 cmH_2O씩 줄여 → RR 〈 25/min 유지되고 E-tube resistance를 극복할 수 있는 5~10 cmH_2O까지 도달하면 discontinuation 가능

21

Disorders of Ventilation

환기 장애

Chronic hypoventilation syndrome

A. 서론 (introduction)

1. Hypoventilation이란?

(1) $PaCO_2$ ↑ (= respiratory acidosis) +

(2) Minute ventilation(V_E) ↓ (frequency ↓ *or* tidal volume ↓)

∴ 한마디로 '숨을 조금 밖에 못 쉬는 상황'

2. 분류 (classification) : 발병 기전에 따라 (Table 21-1)

(1) Respiratory control system의 기능 부전

(2) Respiratory neuromuscular system의 기능 부전

(3) Ventilatory apparatus의 기능 부전

Table 21-1 Chronic hypoventilation syndrome.

Impaired function	Site of Defect	Disorders
Control system	Chemoreceptor	Carotid body dysfunction, Trauma, Prolonged hypoxia, Met. Alkalosis
	Brainstem	Primary alveolar hypoventilation synd. Chronic drug use, Brain stem lesions
N-M system	Spinal cord, n.	High cervical trauma, Poliomyelitis, Motor neuron ds., Peripheral neuropathy
	Respiratory m.	Myasthenia gravis, Muscular dystrophy, Chronic myopathy
Ventilatory apparatus	Chest wall	Kyphoscoliosis, Fibrothorax, Thoracoplasty, Ankylosing spondylitis, Obesity hypoventilation syndrome
	Airways, Lung	Laryngeal/ tracheal stenosis, Cystic fibrosis, Obstructive sleep apnea, COPD

B. 임상양상과 진단 (clinical manifestations & diagnosis)

1. 병태생리와 임상양상 (pathophysiology & clinical features)

· Figure 21-1 참조.

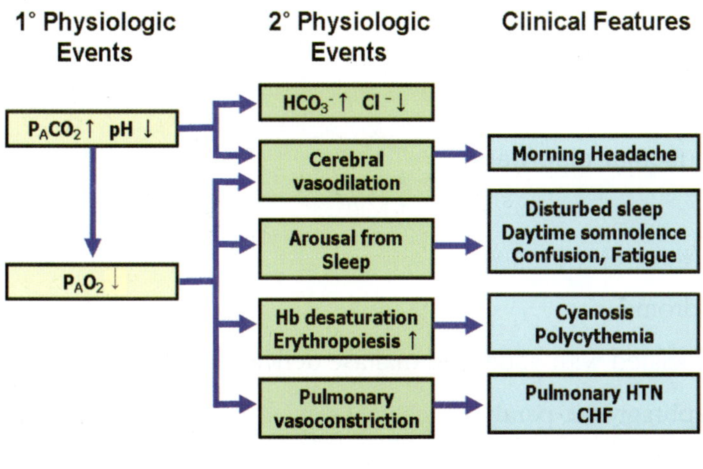

Figure 21-1
Chronic hypoventilation syndrome의 physiology와 clinical features.

2. 검사소견 (laboratory patterns, Table 21-2)

Table 21-2 각각의 chronic hypoventilation syndrome에서 원인에 따른 laboratory patterns.

	Response to ↑CO_2, ↓O_2 Ventilation	P.1	EMGdi	PSG	Voluntary Hyperventilation	P_I max P_E max	Volume flow rates	R′, C′	$AaDO_2$
C	↓	↓	↓	CSA	nl	nl	nl	nl	nl
N	↓	↓	↓	CSA	↓	↓	↓	nl	nl
V	↓	nl	nl	Var	↓	nl	abnl	abnl	↑

C : Control system, N : N-M system, V : Ventilatory apparatus. PSG : polysomnography, P.1 : mouth pressure generated after 0.1s of inspiration against an occluded airway, EMGdi : diaphragmatic EMG, CSA : central sleep apnea, Var : variable, Nl : normal, Abnl. : abnormal, Voluntary hyperventilation : 스스로 과호흡을 시켜 봄, Vol. Flow rates : 공기의 양과 기류 속도, R′: resistance, C′: compliance, $AaDO_2$: alveolus-arterial oxygen difference

3. 임상증후군 (clinical syndromes)

(1) Primary alveolar hypoventilation syndrome

a. N-M disorders나 mechanical ventilatory apparatus의 이상 없이 chronic hypercapnia, hypoxemia를 특징으로 하는 unknown cause의 ventilation disorder → 아마도 metabolic control system의 문제

b. 임상양상 (clinical manifestations)

① Hypercapnia, Hypoxemia ... 그러나 dyspnea은 흔하지 않다.

∵ chemoreception, respiratory drive 소실되었으므로

② Insidious onset → progression with lethargy, fatigue, sleep disturbance, polycythemia etc. (**Figure 21-1** 참조) → 치료하지 않으면 수개월-수년에 걸쳐 진행하여 결국 사망.

③ 검사소견 (laboratory findings)

: chemical stimuli(hypercapnia, hypoxemia)에 대한 response↓

but voluntary respiration (+)

(2) Respiratory neuromuscular disorders

a. 2가지 category

① 호흡기계 침범이 초기부터 오는 경우

- Postpolio syndrome
- Myopathy associated with adult acid maltase deficiency
- Idiopathic diaphragmatic paralysis

② 호흡기계 침범은 대개 나중에 오는 경우

- motor neuron disease
- myasthenia gravis
- muscular dystrophy

b. Significant diaphragmatic weakness

: 이것이 발생해야 chronic hypoventilation syndrome으로 진행

① Orthopnea

② Paradoxical abdominal movement in supine position

③ Paradoxical diaphragmatic movement under fluoroscopy

c. P_I max ↓, P_E max ↓

(3) **Obesity-hypoventilation syndrome**

a. Added weight on rib cage, abdomen → C' (chest wall) ↓ → FRC ↓

… "especially in recumbent position"

b. Obese해도 central respiratory drive가 충분히 compensation을 해 주며 소수에서만 chronic hypoventilation syndrome으로 진행.

c. Pathogenesis : leptin-resistance? (혈중 leptin level ↑)

C. 치료 (treatment) (Table 21-3 참조)

(1) Weight reduction, Stop smoking, OSA 치료

(2) O_2 supplementation

① Hypoxemia, polycythemia, pulmonary hypertension은 개선

② CO_2 retention을 더 조장할 수 있으므로 주의

← 기전 : hypoxic pulmonary vasoconstriction의 소실

(3) Respiration stimulating drugs : progesterone … 일부 환자에서만 효과

(4) Mechanical ventilatory assistance : most patients에서 필요

(5) Electrophrenic pacing : respiratory n./m. defect 있으면 금기

Table 21-3 Chronic hypoventilation syndrome의 치료.

Syndrome	Treatment
Primary alveolar hypoventilation	Pacing, MV assistance
N-M disorders	MV assistance
Obesity-hypovent. syndrome	Weight reduction, Stop smoking, OSA tx., Progesterone

Hyperventilation

A. 서론 (introduction)

1. Hyperventilation이란?

(1) $PaCO_2$↓ (= respiratory alkalosis) +

(2) Minute ventilation(V_E)↑ (frequency↑ *or* tidal volume↑)

∴ 한마디로 '숨을 너무 많이 쉬는 것'

2. Hyperventilation syndrome의 원인 (Table 21-4 참조)

Table 21-4 Hyperventilation syndrome의 원인.

원인	질환
Hypoxemia (m/c)	High altitude, Pulmonary disease, Cardiac shunts
Pulmonary ds.	Pneumonia, Interstitial pneumonitis/ fibrosis/ edema, Pulmonary emboli, Vascular disease, Bronchial asthma, Pneumothorax, Chest wall disorders
Cardiovascular ds.	Congestive heart failure, Hypotension
Metabolic ds.	Acidosis (diabetic, renal, lactic), Liver failure
Neurologic/ Psychogenic ds.	Psychogenic or anxiety hyperventilation, CNS infection, tumor
Drugs	Salicylate, Methylxanthine (theophylline etc.), β-adrenergic agonists, Progesterone
기타	Fever, Sepsis, Pain, Pregnancy

B. 임상양상과 진단 (clinical manifestations & diagnosis)

1. 병태생리와 임상양상 (physiology & clinical features)

· Figure 21-2 참조.

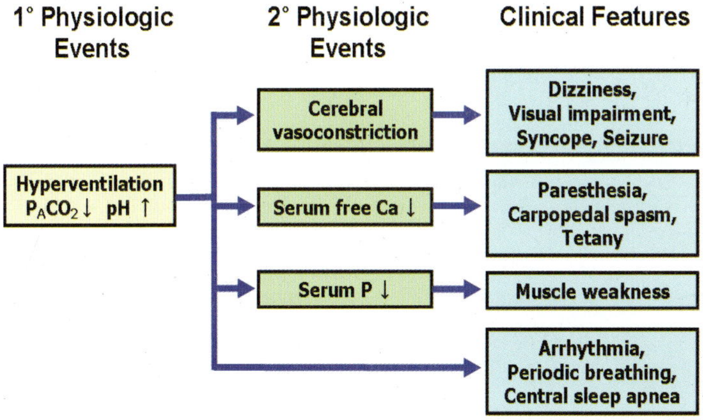

Figure 21-2
Hyperventilation syndrome 의 pathophysiology와 clinical features.

2. 진단 (diagnosis)

(1) History, P/E, underlying disease로부터 원인질환 대부분 확인됨.

(2) 'unexplained hyperventilation'

① Pulmonary vascular ds. (m/c) → exertion시 dyspnea 더 악화

② Anxiety hyperventilation → rest시 dyspnea 호소, exertion과 무관.

C. 치료 (treatment)

(1) 원인질환 치료

(2) CO_2 (low concentration) inhalation이 도움되는 경우

① Significant cerebral vasoconstriction

② Paresthesia

③ Tetany

④ Cardiac disturbances

(3) Anxiety hyperventilation

① Reassurance : 현 증상에 대해 잘 설명해 준다.

② β-adrenergic antagonists

③ Exercise program

④ Specific anxiety treatment

22

Sleep Apnea

수면 무호흡증

서론 (introduction)

1. 용어 (terminology)

(1) **Apnea :** ≥90% 감소한 상태의 **호흡이 10s 이상 지속되는 것**

→ PSG(polysomnography)에서 oronasal thermal sensor로 측정

(2) Hypopnea : ≥30% 감소한 호흡 & ≥4% desaturation이 10s 이상 지속되는 것

→ PSG에서 nasal pressure sensor로 측정

(3) Obstructive events : apnea 또는 hypopnea

(4) AHI (apnea-hypopnea index) : 수면 1시간 당 발생한 obstructive events의 횟수

(5) RERA (respiratory effort-related arousal) : apnea, hypopnea criteria는 만족하지 못하면서 arousal을 유발하는 10s 이상 지속되는 저호흡 … respiratory effort가 증가하거나 flattened nasal pressure wave에 이은 arousal 발생

(6) RDI (respiratory disturbance index) : 수면 1시간 당 발생한 apnea, hypopnea, RERA 횟수

(7) **OSAHS (obstructive sleep apnea/hypopnea syndrome) : Unexplained excessive daytime sleepiness + sleep disordered-breathing (AHI ≥ 5)**

(8) SDB (sleep-disordered breathing) : 코골이(primary snoring), OSAHS를 포함하여 수면 중 발생할 수 있는 비정상적인 호흡장애를 통칭 … 때로는 OSAHS를 뜻하기도 한다.

(9) Hypoventilation : awake 상태 supine 때 값에 비하여 수면 중 ≥10mmHg $PaCO_2$ 증가

(10) CSB (Cheyne-Stokes breathing) : cyclic crescendo-decrescendo breathing amplitude 변화가 3회 이상 나타나는 것 + 1 of

① Central apnea/hypopnea ≥ 5/h per a sleep

② Cycle duration ≥ 10 s

2. Obstructive sleep apnea vs. Central sleep apnea (Table 22-1, Figure 22-1)

Table 22-1 OSA vs. CSA.

	Airflow	Respiratory efforts
OSA	-	+
CSA	-	-

OSA는 anatomical obstruction에 의해 airflow가 소실된다. Airflow가 없을 때도 respiratory efforts는 있다(보상을 위해 더 강해질 수도)는 것이 특징이다. CSA는 central respiration control의 이상으로 respiratory efforts 자체가 없어 이로 인해 airflow가 소실된다.

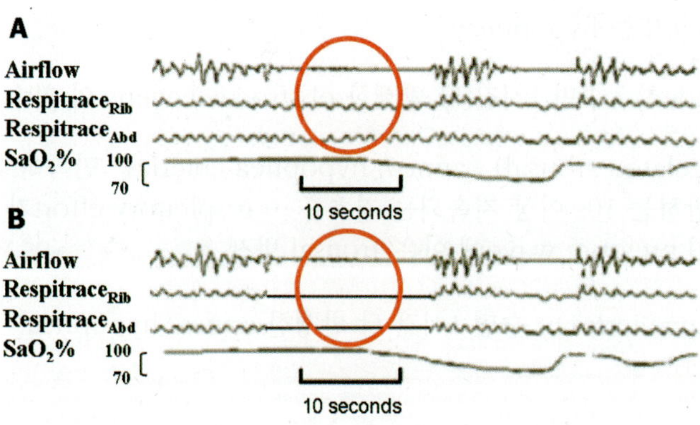

Figure 22-1
OSA vs CSA (polysomnography). 원으로 표시된 부분은 airflow가 없는 부분이다. 이 때 thorax와 abdomen의 respiratory movement 가 있는, 곧 respiratory efforts가 있는 A가 OSA, 없는 B가 CSA에 해당된다. 그림에서 표시되었듯이 10초 이상 airflow가 없으면 apnea라고 할 수 있으며 apnea가 지속되면 saturation이 떨어진다.
$Respitrace_{Rib}$: Thorax movement, $Respitrace_{Abd}$: Abd.movement

폐쇄성 수면 무호흡증 (OSA, obstructive sleep apnea)

A. 발생기전과 병태생리

1. OSA 환자의 수면 (primary events, Figure 22-2)

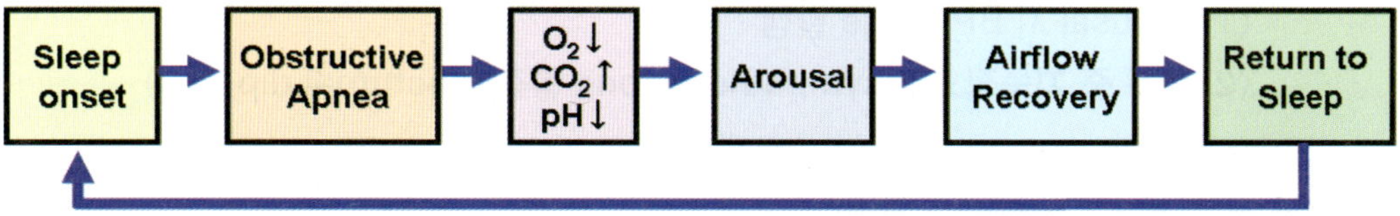

Figure 22-2 OSA 환자의 수면.
OSA 환자는 깨어 있는 동안은 upper airway의 dilator, abductor m.의 activity가 높아 airway의 patency가 유지되지만 sleep(REM sleep)에 들어가면 m. activity가 떨어져 inspiration 시 발생한 negative pressure 때 sucked되면서 airway narrowing이 발생한다. Airway narrowing의 첫 단계가 이른바 **'코골이(snoring)'**이며 소수의 환자에서 critical point를 넘어가면 occlusion이 발생한다. 이로 인해 apnea가 발생하면 alveolar ventilation이 감소하므로 hypoxemia, hypercapnia, respiratory acidosis가 발생한다(nocturnal asphyxia). 이는 arousal을 유발하고 sleep에서 깨어나면 airway가 다시 재개되므로 airflow가 정상화되고 환자는 다시 sleep에 들어갈 수 있다. 하지만, 곧 전술한 primary sequence가 다시 시작되고 다시 sleep에서 깨어나는 sleep fragmentation이 발생한다.

2. Primary events(airway narrowing)에 대한 기여 인자 (predisposing factors)

(1) **Obesity** → contribute to airway narrowing by

① Pharyngeal soft tissue의 fat deposition

② Superficial neck fat tissue의 증가로 pharynx를 compression

… OSAHS 환자의 50%가 BMI≥30

(2) **Mandible/maxilla shortening** → jaw shape 변화

(3) **Alcohol** : m. tone↓

(4) **Hypothyroidism, acromegaly** → tissue infiltration으로 upper airway narrowing

(5) **Male, middle-age** (40~65세) … 이들 중년 남성의 유병률은 1~4%, 여성은 남성의 절반 수준

(6) 기타 : myotonic dystrophy, Ehlers Danlos syndrome, smoking

3. Secondary events

(1) **Hypoxia, Hypercapnia, Respiratory acidosis →**

① Pleural pressure ↓, Cardiac afterload ↑ → Left heart failure

② Vagal bradycardia, ectopic cardiac beats → "Unexplained" nocturnal death

③ Pulmonary vasoconstriction → Pulmonary hypertension, Right heart failure

④ **Systemic hypertension : BP 상승은 nocturnal hypoxemia 정도와 비례**

〈1〉Arousal 시 BP surge 발생

〈2〉하루 중 지속적으로 sympathetic tone 항진 (nocturnal dip 소실)

⑤ Acute CO_2 retention → Chronic hypoventilation

(2) **Recurrent arousal →**

① Cerebral dysfunction, Sleep fragmentation, Loss of deep sleep →

(1) **Disturbed sleep, unrefreshing nocturnal sleep, nocturnal choking, nocturia**

(2) **Excessive daytime sleepiness**

→ 작업능력↓, 대인관계↓, 사회생활 능력↓, 교통사고 위험 3~6배↑

(3) **Cognitive performance, difficulty concentrating, depression, libido↓**

② Excessive motor activity → Restless sleep

4. 동반 질환

(1) **Cardiovascular & cerebrovascular events**

① **Systemic hypertension**

② **Myocardial infarction : 20%↑**

③ **Stroke : 40%↑**

* 이들 cardiovascular events는 OSAHS의 원인이라기 보다는 결과로 생각되고 있으며 OSAHS를 치료해서 stroke outcome이 개선된다는 증거는 없다.

(2) **당뇨병** : obesity와 무관하게 insulin resistance↑→ **OSAHS 치료 시 ↓**

(3) Hepatic dysfunction : 음주, body weight와 무관하게 steatosis(fatty liver), fibrosis↑

(4) Risk of anesthesia : Intubation 어렵거나 마취에서 회복될 때 upper airway obstruction 위험↑

B. 진단 (diagnosis)

1. "Unexplained excessive daytime sleepiness"

- Troublesome sleepiness의 원인이 잘 설명되지 않는 환자로 **Epworth sleepiness score 〉 11**

(1) **Epworth Sleepiness Score (ESS)** : 각 situation 별로 dozing (꾸벅꾸벅 졸기) score를 합산

a. Dozing score

0점 : would never doze	1점 : slight chance of dozing
2점 : moderate chance of dozing	3점 : high chance of dozing

b. Situation
① 앉아서 책 보기
② TV 시청
③ 극장이나 회의에서 발언 없이 앉아 있을 때
④ 휴식 없이 승객으로 차를 타고 1시간 이동중일 때
⑤ 오후 휴식시간에 누워서 쉴 때
⑥ 누군가와 앉아서 대화를 할 때
⑦ 점심식사 후 말 없이 앉아있을 때 (단, 술을 안 먹은 상태)
⑧ 교통이 막혀 몇 분 간 차가 멈춰섰을 때

(2) Sleepiness의 감별진단 (differential diagnosis)

① Insufficient sleep (수면 부족) : history로 대개 구별 가능
② Shift work : 일하는 시간대가 주야가 바뀐 경우. 40세 이상에서 주요한 졸음 이유
③ Depression
④ Drugs : CNS stimulant, sedatives 모두 sleepiness 유발 가능
⑤ **Narcolepsy (기면증, 발작 수면)** : 대개 childhood나 teens 때부터 나타나며 cataplexy(갑자기 muscle tone loss 발생)를 흔히 동반한다.
⑥ **Idiopathic hypersomnolence** : 밤잠도 오래 잔다.
⑦ Phase alteration syndromes

2. "Sleep-disordered breathing (SDB)" → 수면다원검사 (polysomnography)

C. 치료 (treatment)

※ 누구를 치료할 것인가?

① **ESS 〉 11 & AHI 〉 15** → OSAHS 치료 시 symptom↓, sleepiness↓, cognition↑, QoL↑

② ESS 〉 11 & AHI 5~15 → OSAHS 치료 시 symptom↓, sleepiness↓

③ Nonsleepy patients는 효과 없어

1. Predisposition factors 교정

(1) **Weight reduction**

(2) **Alcohol consumption↓**

(3) **Avoid sedatives**

2. Nasal CPAP (continuous positive airway pressure ventilation)

※ **Tx. of choice**

(1) Sleep breathing↑, daytime sleepiness↓, driving accident↓, BP↓, cognition↑, QoL↑

(2) 부작용 : airway drying → heated humidifier 사용으로 도움 가능

3. MRS (mandibular repositioning splint, "oral device") : tx. of choice

· Pharyngeal airway widening ← holding lower jaw, tongue forward

(1) Sleep breathing↑, daytime sleepiness↓, driving accident↓, BP↓

(2) High dropout rate

4. Surgical procedures

(1) **Jaw advancement surgery (maxillo-mandibular osteotomy)**

: retrognathia, young, thin patients에서 고려

(2) **Bariatric surgery** : severe obesity에서 고려 → 내분비학 Chapter 10 참조

(3) **Tonsillectomy** : 어른에서는 잘 시행하지 않는다.

(4) **Tracheostomy** : curative method → 아주 심한 경우는 고려해야 한다.

※ UP3(UPPP, uvulopalatopharyngoplasty)가 도움된다는 증거는 없다.

중심성 수면 무호흡증 (CSA, central sleep apnea)

A. 2가지 형태

1. Hypercapnic CSA

(1) 발생기전 (pathogenesis) : 평소에 chronic hypoventilation이 있는 환자가 sleep이 시작되면 깨어있을 때 있던 호흡자극 효과가 소실됨으로 인하여 (깨어있을 때의 hypoventilation 상태보다 더 심한) apnea 상태에 이름 → OSA와 유사하게 apnea에 의해 arousal가 유발되기는 한다.

(2) 원인 (etiology)

① **Impaired central drive ("won't breathe")**

〈1〉Brainstem tumor, trauma

〈2〉Congenital central hypoventilation syndrome (CCHS, Ondine curse)

〈3〉Opioid-induced SDB (sleep-disordered breathing) : 장기간 사용 시

② **Impaired respiratory motor control ("can't breathe")**

〈1〉Myasthenia gravis : N M junction

〈2〉Amyotrophic lateral sclerosis : motor neuron

〈3〉Post-polio syndrome

〈4〉Myopathies

〈5〉Chest wall syndromes : kyphoscoliosis

(3) 임상양상 (clinical manifestations) : 'chronic alveolar hypoventilation'

① Recurrent respiratory failure

② Polycythemia

③ Pulmonary hypertension, right heart failure

④ Daytime hypercapnia & hypoxemia → Sleep 중 $PaCO_2$ 더 증가

⑤ Unrefreshing sleep, morning headache, daytime sleepiness

2. Noncapnic CSA

(1) 발생기전 (pathogenesis) : **1.**과 달리 평소에 eucapnic 또는 hypocapnic하던 환자가 sleep이 시작되면 일시적으로 respiratory drive에 필요한 threshold보다 $PaCO_2$가 낮은 상황이 발생 → apnea 발생

(2) 원인 (etiology)

① **CSB (Cheyne-Stokes breathing) : CHF (congestive heart failure)**

② **Normocapnic spontaneous CSA**

(3) 임상양상 (clinical manifestations) : 'sleep disturbance'

① Recurrent nocturnal awakening

② Morning fatigue

③ Daytime sleepiness

④ $PaCO_2$ ↓ ∵ hyperventilation

B. 진단 (diagnosis)

(1) 임상양상

(2) OSA를 동반하고 있는가?

① Snoring 있을 때 OSA 가능성 의심

② Obesity, Hypertension은 OSA보다 드물다.

(3) Polysomnography : "apnea without respiratory efforts" (**Figure 22-1**)

C. 치료 (treatment)

(1) CSA with CHF

① CHF treatment

② Nasal CPAP : clinical outcome 개선 *but* survival gain (×), 치료 시작 어렵다

(2) Normocapnic spontaneous CSA

① **Acetazolamide** : respiratory stimulation ↑

② Nasal CPAP : 일부 환자에서는 pharyngeal collapse가 respiratory inhibition reflex 개시하는데 이를 예방하면 효과 있다.

(3) Hypoxemia → Nocturnal supplemental oxygen

23

Lung Transplantation

폐 이식

서론 (introduction)

1. 폐이식의 4가지 방법

(1) Single lung transplantation : one lung만 제거 후 이식하는 것. Anastomosis site는 main bronchus, pulmonary a., pulmonary v.의 3곳. Bilateral lung disease인 경우는 적응이 되지 않는다.

(2) Double lung transplantation : 과거는 1 step으로 하다가 요즘은 2 step으로 single lung transplantation을 sequential하게 2회 실시하는 형태로 한다.

(3) **Heart-lung transplantation (m/c)** : en bloc resection 후 RA, aorta, distal trachea에서 anastomosis한다.

(4) Living donor lobar transplantation : 2명의 living donor의 lower lobe를 잘라 1명의 recipient의 hemithorax에 double lung TPL하듯이 이식한다.

2. Indications/ Contraindications

(1) 폐이식 대상 질환 (indications of adult lung TPL, **Table 23-1**)

(2) 질환별 폐이식 적응증 (**Table 23-2**)

Table 23-1 폐이식의 적응 질환 (성인).

Diseases	No.	%
COPD	3,462	39.4
IPF	1,486	16.9
Cystic fibrosis (CF)	1,412	16.1
α_1-antitrypsin deficiency	815	9.3
Primary pulmonary hypertension (PPH)	401	4.6
Sarcoidosis	232	2.6
Bronchiectasis	190	2.2
Eisenmenger's syndrome	103	1.2
Lymphangioleiomyomatosis (LAM)	95	1.1
Re-TPL	156	1.8
Others	429	4.9

Single/ double lung transplantation을 합한 것. **10년 전에 비해 PPH는 줄고 COPD는 늘어나는 추세를 보였다.**

Table 23-2 Guideline for lung transplantation.

Diseases	PFT	ABGA/ NYHA Fc class	Others
COPD	FEV_1 〈 25%	$PaCO_2$ 〉 55 mmHg	Pulm. HTN, decline ↑
IPF	VC 〈 60% *or* DLCO 〈 50%	SaO_2 ↓ with exertion	Intractable to treatment
CF	FEV_1 〈 30% *or* rapid decline	$PaCO_2$ 〉 55 mmHg *or* PaO_2 〈 55 mmHg	Admission ↑ *or* rapid decline
PPH		Fc III or IV despite vaso-dilator tx.	RA pr. 〉 15 mmHg PAP 〉 55 mmHg CI 〈 2 L/min./m^2
Eisenmenger		Fc III *or* IV	

Pulm. HTN : pulmonary hypertension, PAP : pulmonary artery pressure

(3) **금기 (contraindications)**

a. **절대 금기 (absolute contraindications)**

① Lung 이외의 다른 주요 장기 부전

② Recent active malignancy

③ HIV infection

④ HBsAg (+)

⑤ HCV with active liver disease

⑥ Active substance abuse : smoking 포함

⑦ Thorax에 영향 미치는 severe musculoskeletal disease

b. 상대 금기 (relative contraindications)

① Poor nutritional status (〈70% *or* 〉130% of ideal body weight)

② Symptomatic osteoporosis

③ Fungi, NTM, pan-resistant bacteria colonization

④ Mechanical ventilation이 필요한 경우

⑤ Outcome에 영향을 줄 가능성이 큰 psychological problems

⑥ Corticosteroid use 〉 20mg/d → TPL 후 opportunistic infection risk

폐이식의 실제

1. 이식후 관리 (post-TPL management)

(1) 면역억제제 투여 (immunosuppressives) : 3-drug regimen (①, ②, ③에서 한가지 약씩)

① Calcineurin inhibitors : cyclosporine, tacrolimus (FK-506)

② Purine synthesis antagonists : azathioprine, mycophenolate mofetil (MMF)

③ Prednisolone

(2) 기회 감염 예방 화학요법 (opportunistic infection prophylaxis)

① *P. jirovecii*

② CMV

(3) 추적 관찰 (follow-up) : P/E, chest x-ray, blood tests, spirometry, bronchoscopy

2. 치료 성적 (outcome)

(1) 폐이식 후 생존율 (survival rate, **Table 23-3**)

(2) 폐기능 향상 (lung function improvement)

① 폐기능 빠르게 향상되며 이식 3~6개월까지 안정화된다.

② 지속적인 폐기능 감소 (sustained decline) : 〉 10~15%에서 나타나며 '중요한 문제가 있을 수 있다'는 것을 의미

(3) **폐이식 후 사망 원인 (cause of death after TPL)**

① **Peri-operative mortality**

〈1〉 **수술 자체의 기술적 합병증** (technical complications of Op.)

〈2〉 **Primary graft failure** : ischemic-reperfusion lung injury

〈3〉 Infections

② **〈 1yr. : acute rejection, CMV**가 흔하나 rarely fatal

③ **〉 1yr. : chronic rejection, non-CMV infection**

Table 23-3 각 질환의 lung TPL 후 생존율 (1990-2000).

Diseases	No.	3mo.	1yr.	3yr.	5yr.
COPD	4,643	89%	79%	61%	45%
IPF	1,981	79	66	50	38
Cystic fibrosis (CF)	1,809	87	79	62	52
α_1-antitrypsin deficiency	1,288	85	74	59	50
PPH	714	81	68	53	48

3. 합병증 (complications)

(1) Graft dysfunction

① Not unusual in 1st week after TPL

② Referred to as : reperfusion edema, reimplantation response, ischemia-reperfusion injury

(2) Airway complications : dehiscence, stenosis, bronchomalacia (4~20%)

(3) 급성 이식 거부 반응 (acute rejection)

① 1년 이내에 50%에서 1회 이상 나타남.

② sx./signs : cough, fever, dyspnea, hypoxemia, inspiratory crackles, interstitial infiltrates, lung function decline (CMV infection과 유사)

(4) 만성 이식 거부 반응 (chronic rejection)

① 1년 이후 survival에 있어 중요한 문제

② 임상양상 : **BOS (bronchiolitis obliterans syndrome)** → Chapter 6 참조

a. 50% by 3yr. after TPL

b. 위험인자 (risk factors) : acute rejection, lymphocytic bronchiolitis

c. 진단 (diagnosis) : 1 of

〈1〉Sustained decline $FEV_1 \geq 20\%$

〈2〉Biopsy : bronchiolitis obliterans

* useful early indicator : $FEF_{25\text{-}75\%}$ decline

d. 치료 (treatment) : immunosuppressives 강화 but 'disappointing'

(5) Infection : CMV, *P. aeruginosa*, Aspergillus etc.

(6) Post-TPL lymphoproliferative disorders : EBV-associated

(7) Drug toxicity

① Osteoporosis : corticosteroid

② Chronic renal insufficiency : cyclosporine, tacrolimus

Index

A

B

C

D

E

F

G

H

I

J

K

L

M

N

O

P

Q

R

S

T

U

V

W

프리미어 내과(2판)

Volume 1 순환기 · 호흡기

2006년 8월 5일 1판 발행
2008년 2월 5일 수정판 발행
2010년 1월 10일 2판 1쇄 인쇄
2010년 1월 15일 2판 1쇄 발행

값 30,000원

저 자 : 프리미어 의학연구회

발 행 자 : 최병진

발 행 처 : 도서출판 고 려 의 학
(110-524) 서울 성북구 성북동 115-24 보문빌딩 3층
Tel. 765-0333, 0337
Fax. 743-2288

ISBN 978-89-7043-718-7
ISBN 978-89-7043-722-4(세트)

등록번호 : 제 1-519호 1978. 6. 29.